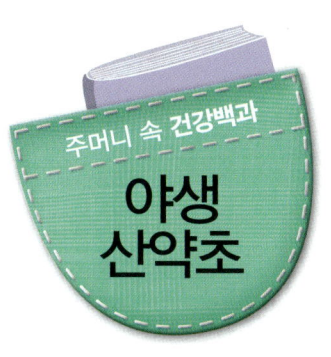

주머니 속 건강백과
# 야생 산약초

초판인쇄 | 2013년 9월 10일
초판발행 | 2013년 9월 16일

지 은 이 | 한종현·곽준수·정연옥
펴 낸 이 | 고명흠
펴 낸 곳 | 푸른행복

출판등록 | 2010년 1월 22일 제312-2010-000007호
주    소 | 서울 서대문구 홍은1동 455번지 벽산아파트상가B/D 304호
전    화 | (02)3216-8401~3 / FAX (02)3216-8404
E-MAIL | munyei21@hanmail.net
**홈페이지 | www.munyei.com**

ISBN 978-89-93426-95-3(13510)

※ 잘못된 책은 바꾸어 드리겠습니다.
※ 이 도서의 국립중앙도서관 출판시도서목록(CIP)은 서지정보유통지원시스템 홈페이지
  (http://seoji.nl.go.kr)와 국가자료공동목록시스템(http://www.nl.go.kr/kolisnet)에서
  이용하실 수 있습니다.(CIP제어번호: CIP2013015801)

생활 주변에서 찾아 쓰는

# 야생 산약초

한종현·곽준수·정연옥 共著

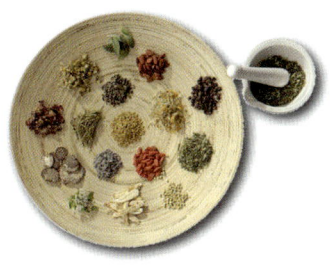

푸른행복

## | 책을 펴내며 |

　우리 조상들은 생활 주변에 자생하는 많은 약용식물들을 음식의 재료로, 때로는 약재로 활용하여 왔으며 여기서 민간요법이 탄생하였고, 요즘도 자연요법이니, 대체요법이니 하는 다양한 용도로 이용되고 있다.

　이 책은 우리가 식용 또는 약용으로 이용할 수 있는 식물들 중 그 중요도와 활용 빈도가 비교적 높은 111종의 식물을 선별하고, 각각의 식물형태학적 특성과 자생지 생육환경을 비롯하여 식물체의 사용 부위 및 성분이나 약리학적 특성, 전통 동양의학적 효능 효과와 이용 방법 등에 대하여 정리하였다. 그리고 이들 식물체를 이용하기 위하여 적절한 채취시기와 방법, 사용 전에 해야 할 전처리 또는 가공방법, 이용방법과 용량, 그리고 개별 약재가 가지는 독성이나 사용상의 주의사항 등을 비교적 상세하게 기술하였다.

　이를 위하여 약리학적 검토와 식품가공 및 이용법에 대한 보완을 하였고, 짧지 않은 시간 동안 다양한 자료들을 조사하고 정리하는 데 필자들 나름대로 최선을 다하였으나 아직 부족함을 많이 느낀다. 그러나 이런 부분들은 독자 여러분의 아낌없는 지적과 지도를 바라며, 앞으로 더욱 보완하고 수정하여 완성도를 높일 수 있도록 노력할 것을 약속한다.

　수록된 식물들은 이용의 편의를 위하여 계절에 관계없이 식물명의 가나다순으로 정리하였고 각각의 식물마다 생약재 이름을 기록하여 활용도를 높였다. 특히 야생화나 음식, 한의약을 전공하는 학생들은

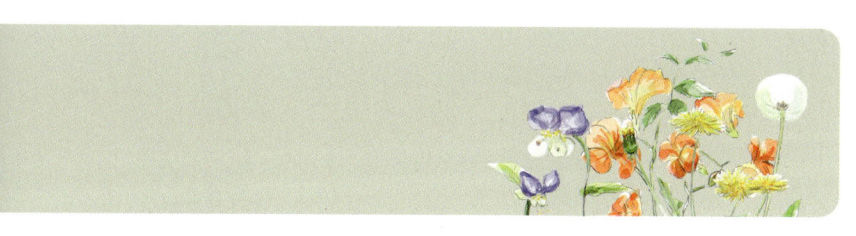

 물론 이를 취미로 하는 일반 독자들과 가정에서도 누구나 쉽게 이용할 수 있도록 가능한 한 용어들을 쉽게 풀어서 썼다. 또한 어려운 한의학의 용어들(특히 효능 효과나 이용방법)은 우리말로 풀어서 쓰고, 이해도를 높이는 데 도움이 된다고 생각되는 것들은 괄호 속에 한자를 병기하여 한문 세대가 아닌 젊은 독자들도 쉽게 이용할 수 있도록 하였다.

 끝으로 이 책은 '주머니 속 건강백과'라는 부제가 붙은 만큼, 먼저 출간된 큰 판형(4×6배판)의 〈야생화 약초도감〉의 포켓판이다. 기본적으로 동일한 내용과 사진을 사용하였으며, 거기에 건강에 좋은 약주 15종과 꽃차 및 약차 15종을 추가하여 작은 판형으로 보기 좋게 다시 편집, 디자인함으로써 독자들과 전문 연구가들이 곁에 두고 수시로 참고할 수 있도록 휴대가 용이한 소책자로 제작하였다.
 이 책이 건강생활을 지향하는 현대인들에게 유용하게 이용되기를 바라면서 부족한 부분은 차후 더욱 보완해 나갈 것을 약속한다.

저자 일동

# 약술 담글 때 숙지사항

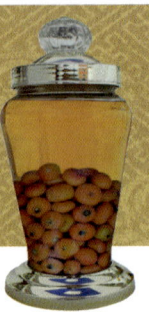

약술은 생으로 먹거나 끓여 먹는 것보다 술에 담가 먹으면 약재 또는 과일이 함유하고 있는 성분을 3~4배 정도 더 추출하여 음용할 수 있기 때문에 약술로 담가 마신다.

- 약술을 담글 때 술 원액은 도수가 높을수록 약리성분 추출이 잘 되므로 원액 술은 도수가 높을수록 좋다.
- 하지만 개인의 기호나 체질에 따라 술 원액 도수를 조절하여 담그거나, 약술의 양을 조절하여 음용할 수 있으며 또한 약술에 설탕이나 꿀을 가미하여 음용할 수 있다.
- 술을 담근 후 밀봉하여 서늘한 냉암소에 보관하여 두고 90~120일 정도 후 부산물을 건져내고 다시 약술 원액을 서늘하고 그늘진 곳에 120일 정도 숙성 후 음용하는 것이 좋다.
- 약술을 담글 때 생것과 말린 것으로 담그는데, 생것으로 담글 때는 90~120일 정도 숙성시키고, 말린 것으로 담글 때에는 120~150일 정도 숙성시킨 후 약재 및 부산물을 건져내고 다시 120일 정도 숙성 후 음용하는 것이 좋다.
- 과일주를 담글 때는 과일에 수분이 많으므로 도수가 높은 원액을 선택하여야 변질이 되지 않는다. 낮은 원액으로 담그면 변질될 우려가 있다.

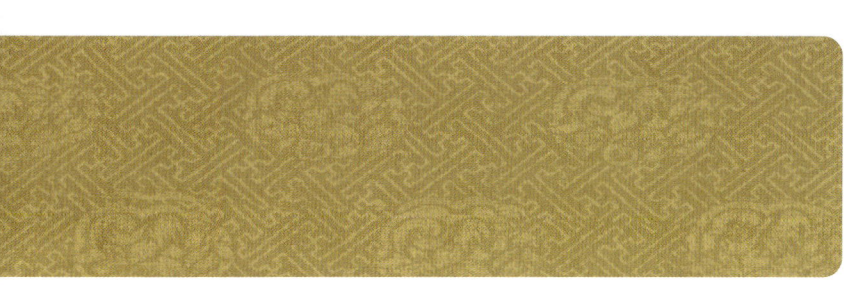

- 약술을 담글 때 과일 중에 과핵(씨앗)이 딱딱한 과일, 예를 들어 매실, 살구, 호두, 자두, 은행 등은 90~100일 이상 술을 담가 두면 씨앗에서 유독물질이 추출되므로 반드시 과일을 건져내고 숙성시킨 후 음용하는 것이 좋다. 딱딱한 씨앗을 제거하고 과육으로만 술을 담글 때에는 시간과 관리가 별 의미가 없다.
- 약술은 정량을 음용하는 게 중요하다. 적정량은 1회에 30~40mL, 하루 1~4회 정도 음용하는 것이 좋으며 특히 다른 술과 혼합하여 음용하면 오히려 역효과가 날 수 있으므로 삼가야 한다. 30~40mL는 소주잔 한 잔을 말한다.
- 담금주병은 예를 들어 술 3L에 약재 300g을 합하면 대략 병의 양이 나온다. 작은 병에 담그면 넘칠 수 있으므로 약간 큰 병에 담그는 게 좋다. 약술병은 플라스틱 또는 페트병은 화학 반응을 일으켜 환경호르몬이 추출될 수 있으므로 유리병 또는 사기그릇이 좋다.
- 약술 원액의 도수가 높은 도수 기준이므로 낮은 도수 원액을 담그려면 도수에 따라 담금기간을 가감하여 연장하거나 단축하여 음용하는 것도 가능하다.

# CONTENTS

- 책을 펴내며 • 4
- 약술 담글 때 숙지사항 • 6

야생 약초 111가지

ㄱ
16

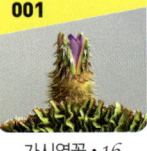
001 가시연꽃 • 16

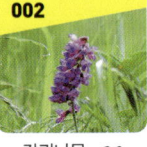
002 갈퀴나물 • 20

003 감국 • 24
감국꽃차

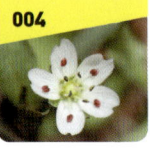
004 개별꽃 • 28

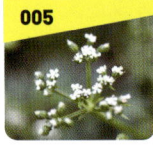
005 갯기름나물 • 32

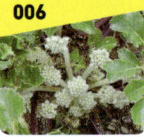
006 갯방풍 • 38

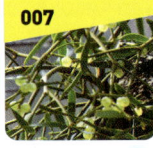
007 겨우살이 • 42

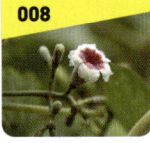
008 계요등 • 46

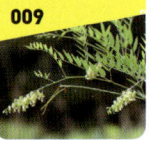
009 고삼 • 50

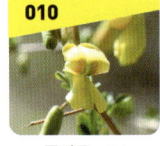
010 골담초 • 54

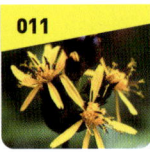
011 곰취 • 57

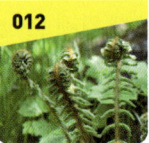
012 관중 • 60

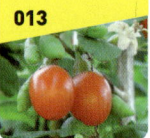
013 구기자나무 • 64
구기자주

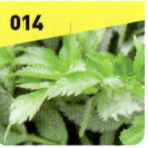
014 구릿대 • 70

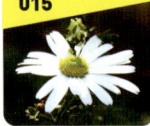
015 구절초 • 74
구절초꽃차

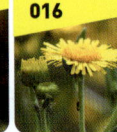
016 금불초 • 78

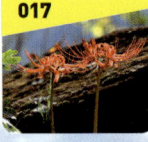
017 꽃무릇 • 82

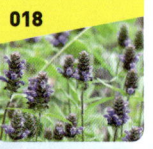
018 꿀풀 • 86

8

야생 약초 111가지

**ㄴ**
· 90

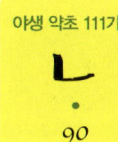 019 노루발 · 90
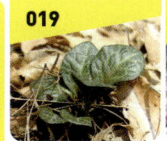 020 누리장나무 · 94
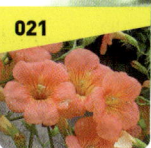 021 능소화 · 98

야생 약초 111가지

**ㄷ**
· 101

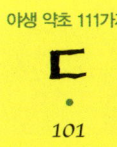 022 닭의장풀 · 101
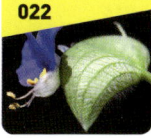 023 더덕 · 104
더덕주
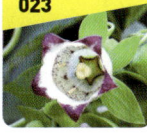 024 도라지 · 110
도라지꽃차 · 도라지주
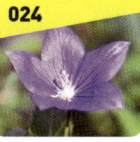 025 독활 · 116

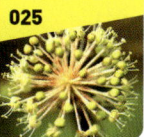 026 돌나물 · 120
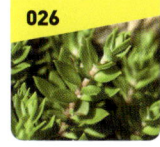 027 동백나무 · 124
동백꽃차
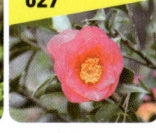 028 둥굴레 · 128
둥굴레꽃차 · 둥굴레주
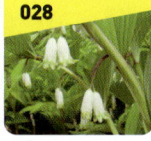 029 등대풀 · 134

야생 약초 111가지

**ㅁ**
· 138

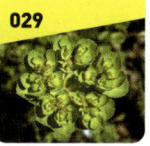 030 마타리 · 138
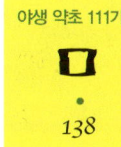 031 맥문동 · 142
맥문동꽃차 · 맥문동주
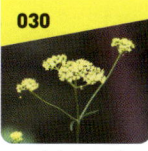 032 머위 · 148
머위꽃차
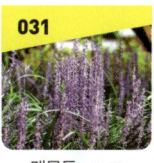 033 메꽃 · 152

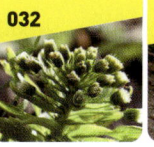 034 모시대 · 155
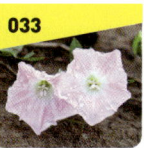 035 민들레 · 158
민들레꽃차 · 민들레주
 036 민백미꽃 · 164
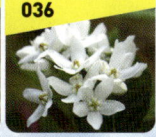

9

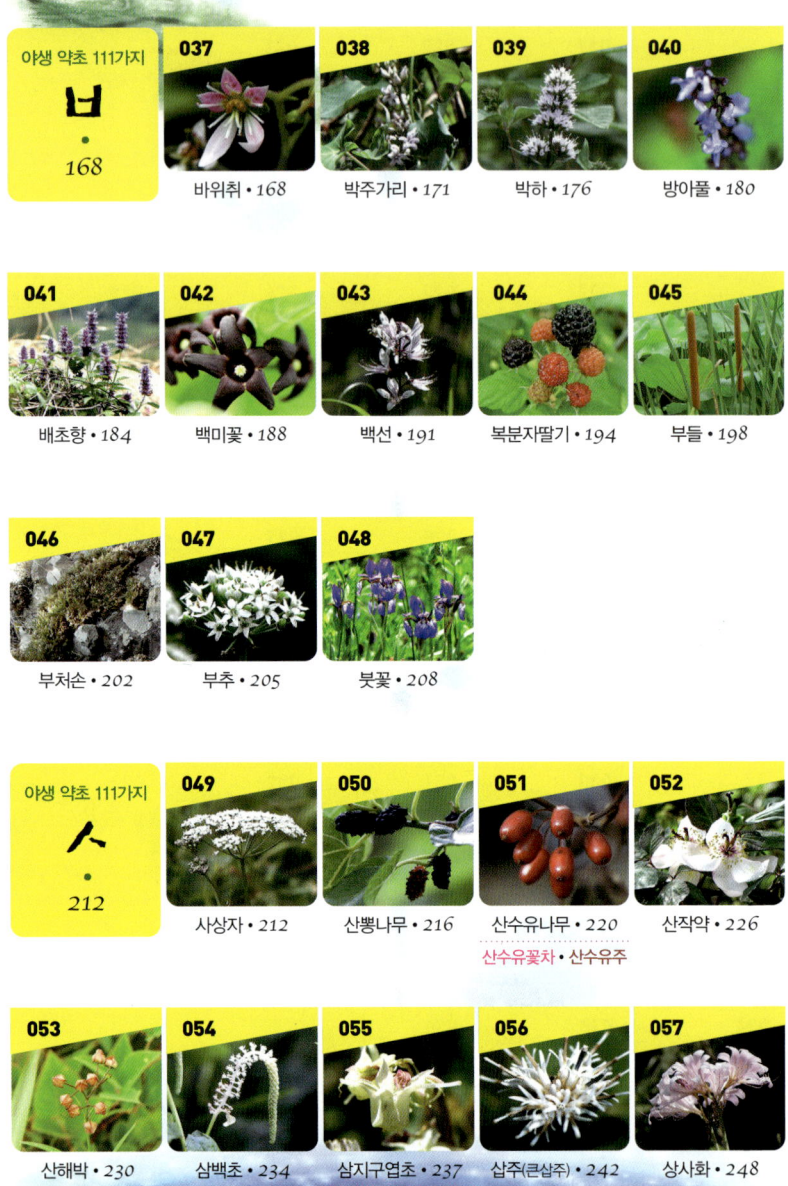

| 058 생강나무 · 251 | 059 석창포 · 254 | 060 속새 · 258 | 061 쇠뜨기 · 261 쇠뜨기꽃차 | 062 쇠무릎 · 266 쇠무릎주 |

| 063 쇠비름 · 270 | 064 술패랭이 · 274 | 065 시호 · 278 | 066 실새삼 · 282 | 067 씀바귀 · 286 |

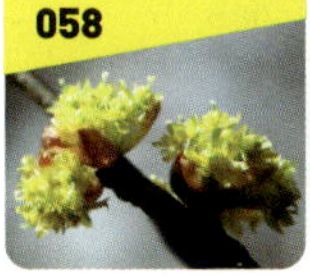

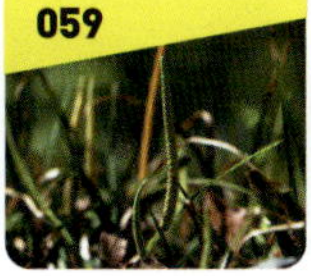

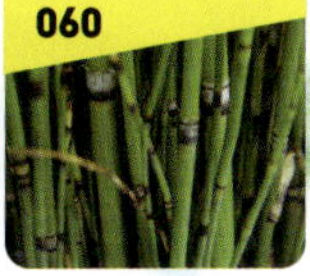

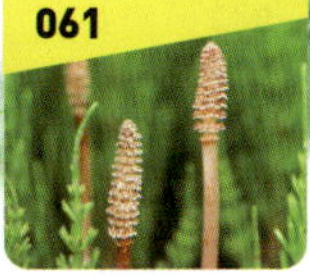

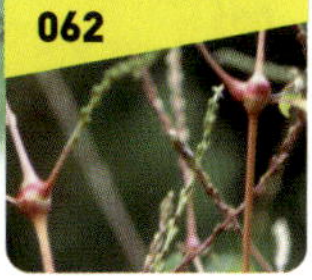

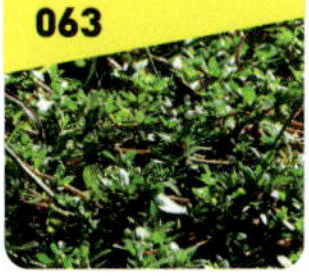

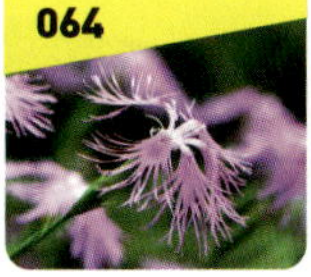

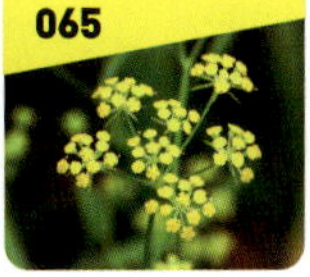

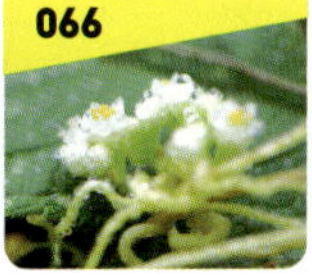

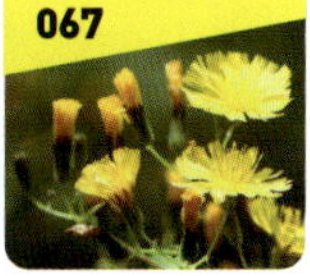

야생 약초 111가지
ㅇ · 290

| 068 약모밀 · 290 | 069 오미자 · 294 오미자주 | 070 오이풀 · 300 | 071 으름덩굴 · 304 |

| 072 으아리 · 308 | 073 은방울꽃 · 312 | 074 이질풀 · 316 | 075 익모초 · 320 | 076 인동덩굴 · 324 인동꽃차 |

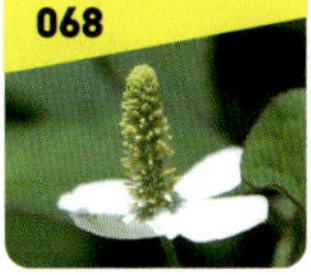

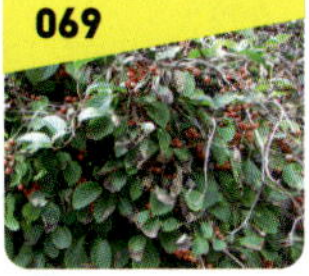

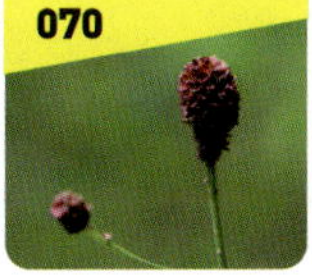

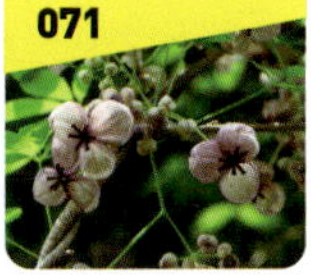

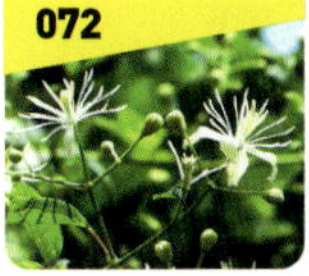

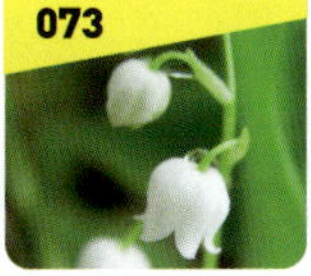

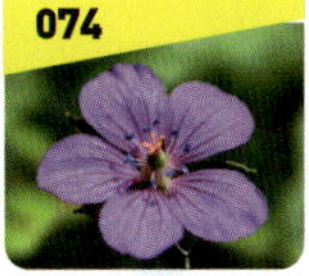

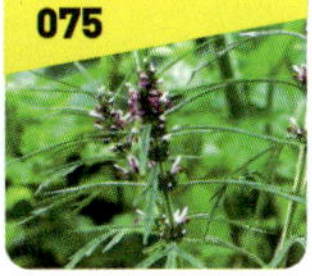

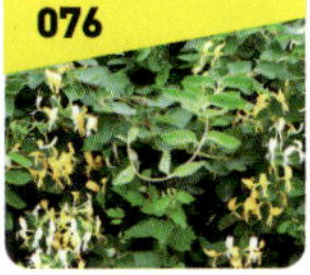

야생 약초 111가지
ㅈ · 330

| 077 자귀나무 · 330 자귀나무꽃차 | 078 잔대 · 334 잔대주 | 079 장구채 · 340 | 080 제비꽃 · 344 제비꽃차 |

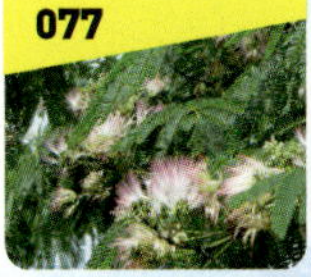

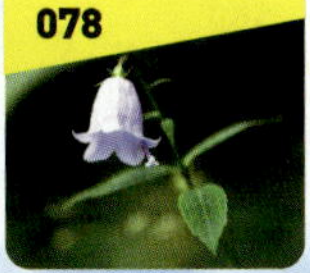

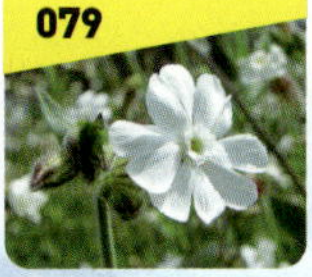

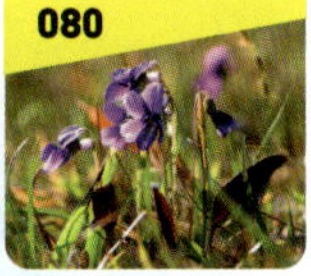

11

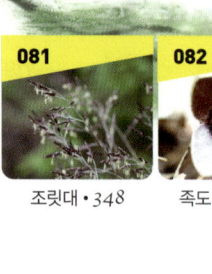 081 조릿대 • 348

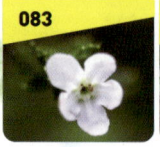 082 족도리풀 • 352

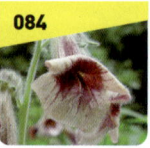 083 지치 • 356

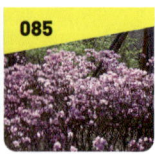 084 지황 • 360
지황주

085 진달래 • 366
진달래꽃차

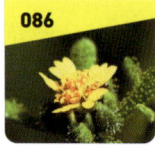 086 진득찰 • 370

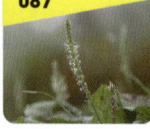 087 질경이 • 374

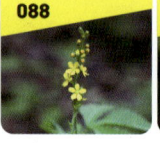 088 짚신나물 • 378

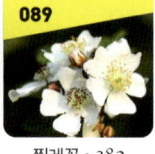 089 찔레꽃 • 382
찔레꽃차

야생 약초 111가지
차
386

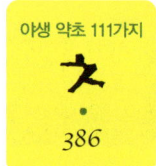 090 참나리 • 386

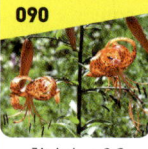 091 참당귀 • 390
참당귀주

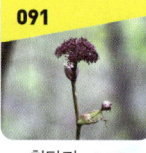 092 참취 • 396

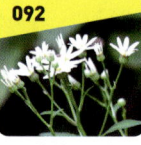 093 천궁 • 400
천궁주

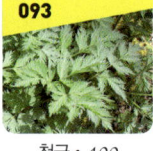 094 천남성 • 406

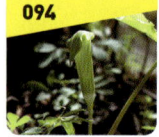 095 천마 • 410

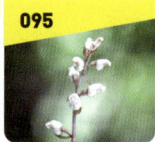 096 천문동 • 414

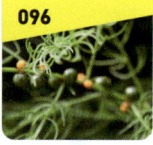 097 청미래덩굴 • 418

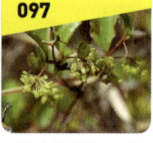 098 층층둥굴레 • 422

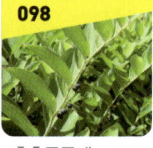

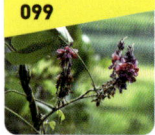 099 칡 • 428

 야생 약초 111가지
키
432

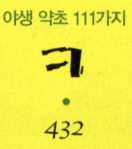 100 큰조롱(은조롱) • 432

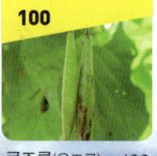

야생 약초 111가지

**ㅌ**
· 436

**101**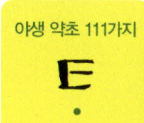
택사(질경이택사) · 436

**102**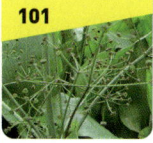
톱풀 · 440

야생 약초 111가지

**ㅎ**
· 444

**103** 
하늘타리 · 444

**104**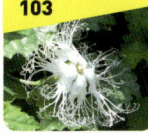
하수오 · 448

**105**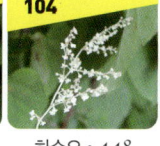
한련초 · 454

**106**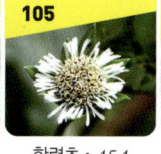
할미꽃 · 458

하수오주

**107** 
해당화 · 462

**108**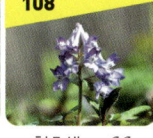
현호색 · 466

**109**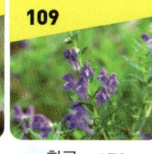
황금 · 470

**110**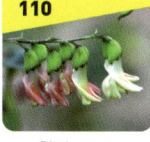
황기 · 474

**111**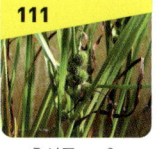
흑삼릉 · 480

■ 부록 – 그림으로 보는 꽃과 잎 · 484
■ 참고문헌 · 486

13

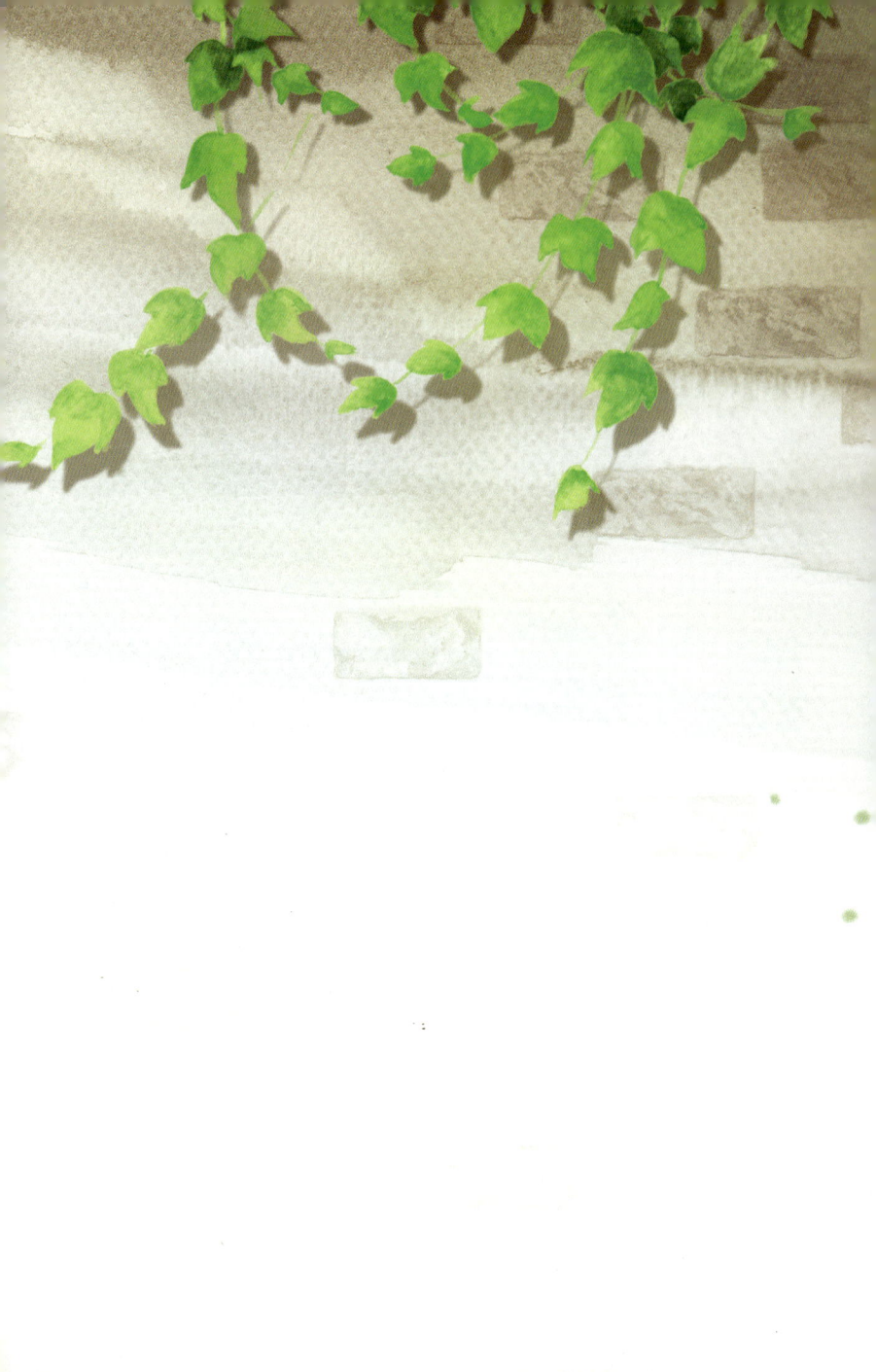

생활 주변에서 찾아 쓰는

# 야생 약초 111가지

약차·약술

# 가시연꽃

*Euryale ferox* Salisb.

- 식물명 : 수련과(睡蓮科, Nymphaeaceae)의 일년생 수생식물. 가시연꽃
- 생약명 : **EURYALES SEMEN**(검인芡仁)
- 다른 이름 : 계두실(鷄頭實), 안훼실(雁喙實), 자연봉실(刺蓮蓬實) 등의 이름으로 불린다.
- 사용부위 : 잘 익은 종인(種仁, 딱딱한 씨 속에 든 알맹이)을 건조한 것.

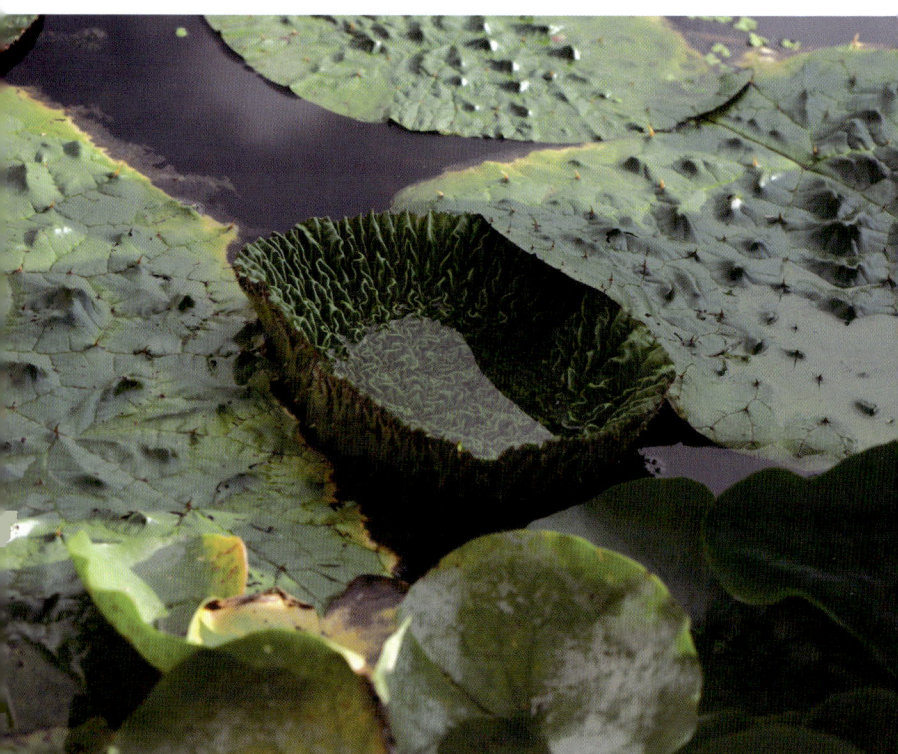

| **생김새** | 1년생 초본으로 가시가 있고, 뿌리줄기는 짧고 수염뿌리가 많다. 두터운 잎은 잎자루가 길고 물 위에 떠 있으며, 표면에 다수의 가시가 있고 타원형의 콩팥 모양 또는 원형인데 잎 뒷면은 짙은 자색으로 맥이 튀어나왔다. 꽃은 9~10월에 가시 돋친 긴 꽃자루에 자색으로 1개가 핀다. 열매는 10~11월에 열린다. 약재는 둥근 공 모양(구형球形)이고 대개는 쪼개져 있다. 완전한 것은 지름이 5~8mm 정도이다. 표면은 갈홍색(褐紅色)의 속껍질이 있으며 한쪽 끝은 황백색으로 전체의 1/3을 차지하며, 움푹 들어간 점(點) 모양의 종자 배꼽 흔적이 있고, 속껍질을 제거하면 흰색을 나타낸다. 질은 비교적 단단하고, 단면은 흰색의 분상(粉狀, 쪼개면 가루가 날리는 성질)이다.

| **주요 생산지** | 우리나라에서는 전주, 대구, 광주, 경기도의 서해안과 창녕 등지의 연못에 자생하고 있으며, 중국에서는 흑룡강성, 길림성, 하북성, 하남성, 산동성 및 광동성 등 거의 전국에서 생산된다.

| **성품과 맛** | 성은 평(平)하고, 맛은 달고(감甘) 떫으며(삽澁) 독은 없다.

| **작용 부위** | 몸 안에서 주로 소화와 소화 흡수된 에너지를 온몸으로 운반하는 기능을 담당하는 비(脾) 경락(비 경락을 굳이 췌장이라고 표현하지 않은 것은 한의학에서는 비脾를 췌장이라고 하는 장부 한 기관만

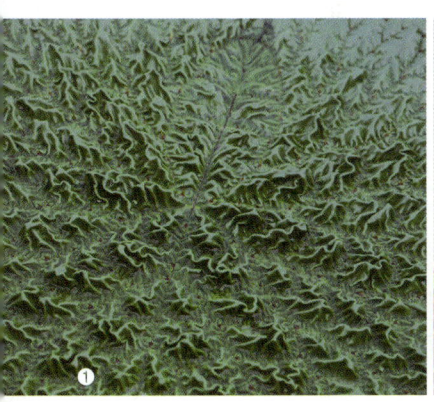 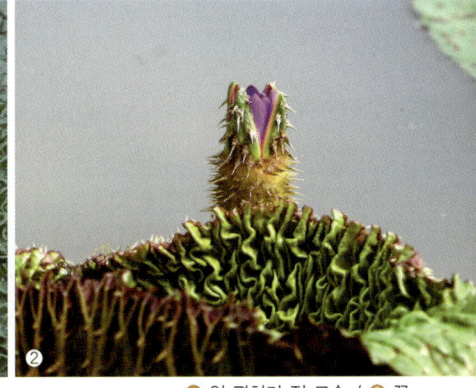

❶ 잎 펼치기 전 모습 / ❷ 꽃

을 가리키지 않고, 그 경락과 관련된 전체의 시스템으로 보기 때문임)에 작용하여 소화기능과 기혈(氣血)의 운행을 원활하게 하며, 생식과 배설의 기능을 담당하는 신(腎) 경락에 작용하여 생식기능과 배설 기능을 주관한다.

| 효능주치 | 신(腎) 경락의 기운을 돕는 익신(益腎), 정(精)을 단단하게 하는 고정(固精), 비의 기능을 보하고 설사를 멈추게 하는 보비지사(補脾止瀉) 등의 효능이 있어서, 습사(濕邪, 몸 안에 불필요한 수분이 많이 정체되어 기혈의 흐름을 막는 나쁜 사기로 작용하는 것)와 정체된 기를 제거하는 거습지체(祛濕止滯)의 효과가 있다. 또 몽정(夢精, 잠을 자면서 사정을 하여 정액이 흘러 나가는 현상으로 신기능이 허하여 나타나는 병적 증상)과 유정(遺精, 평소 소변 등을 통하여 정액이 흘러 나가는 증상), 활정(滑精, 정액이 쉽게 흘러 나가는 증상) 등을 다스린다. 유뇨(遺尿)와 소변이 잦은 증상(빈뇨頻尿)을 다스린다. 비 기능이 허하여 오래된 설사(비허구사脾虛久瀉)나 오줌이 뿌옇게 나오는 증상(백탁白濁), 여성들의 대하(帶下)를 다스린다. 따라서 생식(生殖), 생산(生産)과 관련된 기능과 소화, 배설 및 부인과 질환 등에 유용하게 이용할 수 있다.

| 채취 및 가공 | 늦은 가을이나 초겨울에 성숙한 열매를 채취하여 껍질을 제거하고 씻은 후 다시 겉껍질을 제거하고 햇볕에 말린다. 이물질을 제거하고 약한 불에 옅은 황색이 되도록 볶아서 사용하거나, 또는 밀기울과 함께 볶은 후 밀기울은 버리고 사용한다.

| 용법 | 볶은 재료 10~15g에 물 600~700mL를 붓고 끓기 시작하면 불을 약하게 조절하여 은근하게 달이는데 1/3 정도로 줄 때까지 달여 복용하거나, 물 2L를 붓고 끓기 시작하면 불을 약하게 줄여서 2시간 정도 달여서 200~300mL 정도로 달인 다음 걸러서 두 번에 나누어 마신다. 기호에 따라서 꿀이나 설탕을 가미하여 차로 복용하기도 한다. 그 밖에 가루를 내어 따뜻한 물이나 동치미국 정도의 염도로 맞춘

약한 소금물로 먹거나, 가루를 환으로 만들어 먹기도 한다. 약한 소금물로 복용하는 것은 약재의 성미를 신(腎) 경락으로 인도하기 위한 방법이다.

| 용량 | 종인 말린 것으로 하루 9~20g.

| 사용상의 주의사항 | 떫은맛을 가졌기 때문에 소변이나 대변이 잘 나가지 않는 사람은 지나치게 많이 복용하지 않도록 주의한다.

| 응용 | 설사가 오래되어 멈추지 않을 때 비(脾)를 튼튼하게 하고 습사를 제거하는 기능이 있는 약재들 - 백출(白朮, 삽주), 당삼(薰蔘, 만삼), 복령(茯笭, 백복령), 산약(山藥, 마) 등 - 을 배합하여 응용한다(자생탕資生湯). 그 밖에도 여성들의 대하를 다스리는 데는 이 약재에다 황백(黃栢, 황경피나무 껍질)을 배합하여 사용하고, 비허(脾虛)로 인하여 일어나는 설사를 치료하는 데는 백출(삽주)을 배합하며, 기를 보하는 데는 산약(마)을 가미하기도 한다.

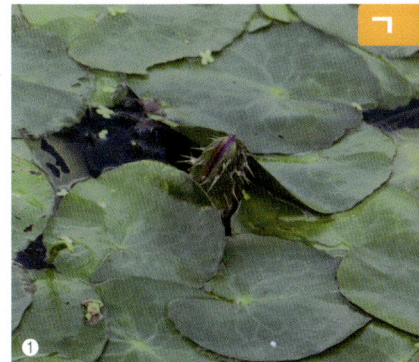
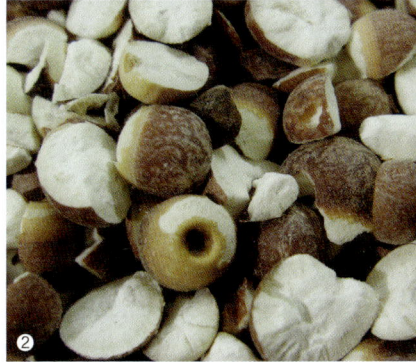

❶ 꽃대 올라오는 모습
❷ 종인을 건조한 것을 약용으로 쓴다.

# 갈퀴나물

*Vicia amoena* Fisch. ex DC.

- **식물명** : 콩과의 다년생 덩굴성 초본식물. 갈퀴나물
- **생약명** : VICIA AMOENA(산야완두山野豌豆)
- **다른 이름** : 산완두, 산두묘, 숙근초등, 산흑두, 투골초, 초등 등의 이름으로 불린다.
- **사용부위** : 줄기와 잎을 사용한다.

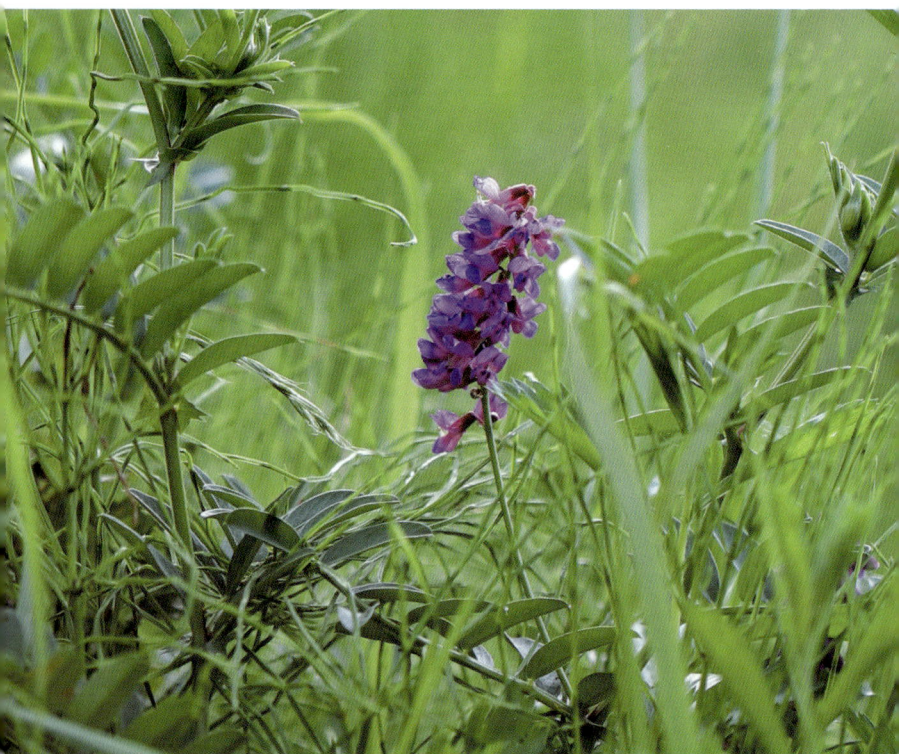

| **생김새** | 다년생 초본식물이다. 줄기는 덩굴성이고 사각형이며 높이가 80~180㎝ 정도로 자라고 부드러운 털이 흩어져 난다. 턱잎은 낚시 미늘 또는 투구 모양으로 중앙에 비교적 큰 돌기가 하나 있으며 드물고 불규칙한 톱니가 몇 개 있다. 짝수깃꼴겹잎이며 작은잎은 4~6쌍이고 잎줄기 끝에

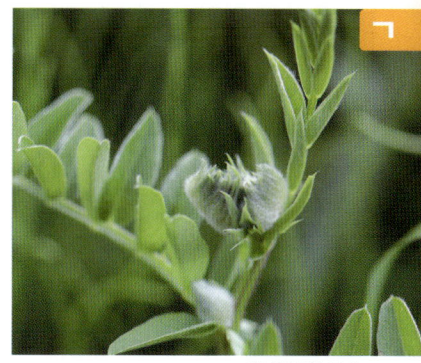

잎 올라온 모습

갈라진 덩굴손이 있다. 작은잎은 타원형이거나 긴 원 모양 타원형이고 길이는 15~35㎜, 나비는 6~12㎜이며 끝이 무딘 원형이거나 약간 오목한 것 또는 가늘고 뾰족한 것도 있으며, 기부가 원형이고 윗면은 통상 털이 적고 밑면은 뚜렷한 회백색이다. 꽃은 7~9월에 피는데, 총상화서(叢狀花序, 모여서 나는 꽃차례)이며 잎겨드랑이에서 나온다. 꽃자루와 꽃받침의 길이는 거의 같다. 꽃은 적자색 또는 남색이거나 청자색이다. 꽃받침은 짧은 통 모양이나 종 모양이고 털이 있으며, 윗부분의 꽃받침 조각은 삼각형이고 밑부분의 꽃받침 조각은 뾰족한 침 모양이거나 삼각형 송곳 모양이다. 꼬투리 모양의 열매는 타원 모양의 마름모형이며 종자는 구형에 가깝고 8~9월에 맺는다. 등갈퀴나물과 생김새가 비슷하지만 작은잎의 수가 갈퀴나물이 더 적고 표본을 만들면 잎이 적갈색으로 변하며 꽃이 등갈퀴나물보다 늦게 핀다.

| **주요 생산지** | 전국의 초원, 길가나 관목이 무성한 곳에서 잘 자란다. 중국에서는 동북, 하북, 내몽고, 산서, 협서, 감숙, 청해, 하남, 산동 등지에 분포하고, 일본, 러시아 등지에도 분포한다.

| **성품과 맛** | 성품은 따뜻하고(溫) 맛은 달고 쓰다(甘 苦). 독은 없다.

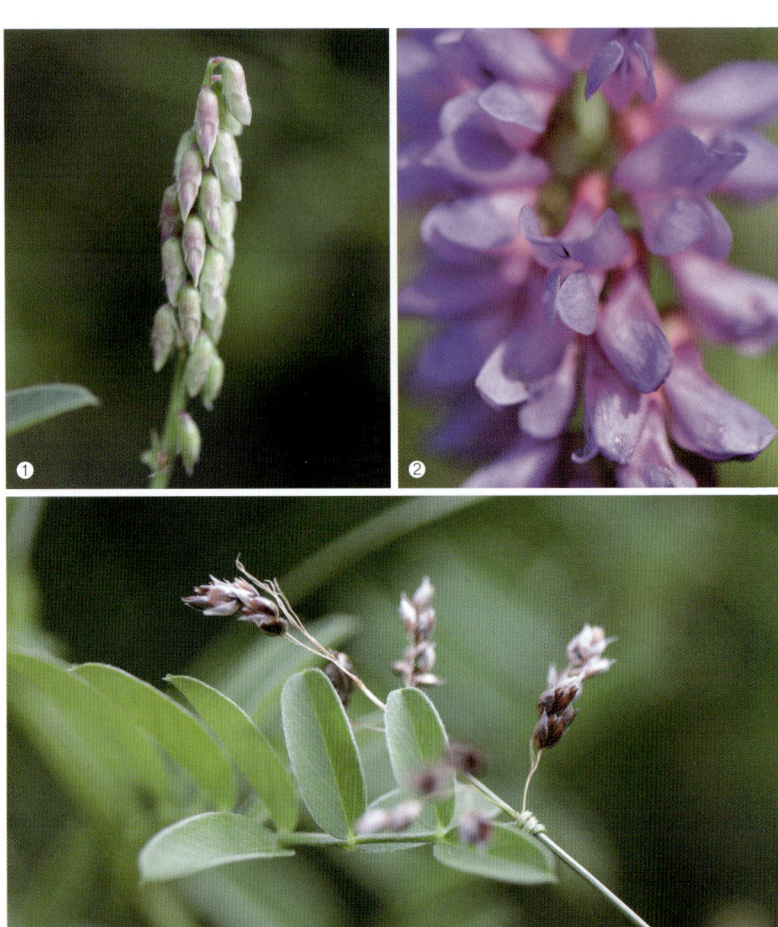

❶ 꽃봉오리 올라온 모습 / ❷ 꽃 / ❸ 꽃이 시든 모습

| 작용 부위 | 심(心), 간(肝), 비(脾) 경락에 작용한다.

| 효능주치 | 통증을 멈추게 하는 진통(鎭痛)작용을 하며, 풍사(風邪)와 습사(濕邪)를 몰아내고 혈액순환을 촉진시키며 근육과 힘줄을 풀어 주는 효능이 있다. 풍습으로 인한 통증, 염좌(삔 데), 음낭의 습진

등을 치유한다. 열독(熱毒)을 치료하고 단단한 덩어리를 부드럽게 한다.

| **채취 및 가공** | 7~9월에 윗부분의 어린줄기와 잎을 채취하여 건조기에 넣어 말린 것을 썰어서 밀봉하여 두고 사용한다.

| **용법** | 전초 말린 재료 10~15g에 물 600~1,000mL를 붓고 끓기 시작하면 불을 약하게 줄여서 200~300mL로 달여 1~2회에 나누어 복용하거나 물 2L를 붓고 2시간 정도 끓여서 거른 뒤 기호에 따라 꿀이나 설탕을 가미하여 차로 복용한다. 그 밖에 달인 물로 찜질을 하거나 씻으며, 가루 내어 개어서 바르기도 한다.

| **용량** | 8~20g/1일.

| **사용상의 주의사항** | 성품이 따뜻하고 쓴맛이 있으므로 몸이 마른 사람이나 열이 많은 사람은 신중하게 사용한다.

| **응용** | 이 재료에 적당량의 창포를 넣어 끓기 시작할 때 그 김을 환부에 쏘이면 류머티스성 통증에 매우 좋은 효과가 있다. 또한 음낭의 습진을 치료할 때는 본 재료에 천초(川椒, 초피나무 열매 껍질)와 애엽(艾葉, 쑥의 잎)을 각각 10g씩 배합하여 달인 약물로 매일 1회씩 찜질을 하거나 씻어낸다.

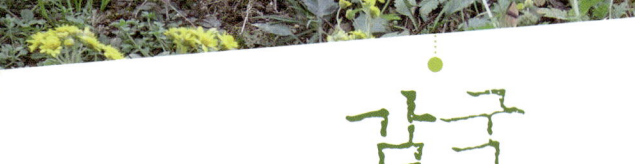

# 감국

*Dendranthema indicum* (L.) DesMoul.

- **식물명** : 국화과(菊花科, Compositae)에 속하는 다년생 식물. 국화
- **생약명** : **CHRYSANTHEMI FLOS**(감국甘菊)
- **다른 이름** : 절화(節華), 금정(金精), 감국(甘菊), 진국(眞菊)
- **사용부위** : 활짝 핀 꽃을 채취하여 말린 것.

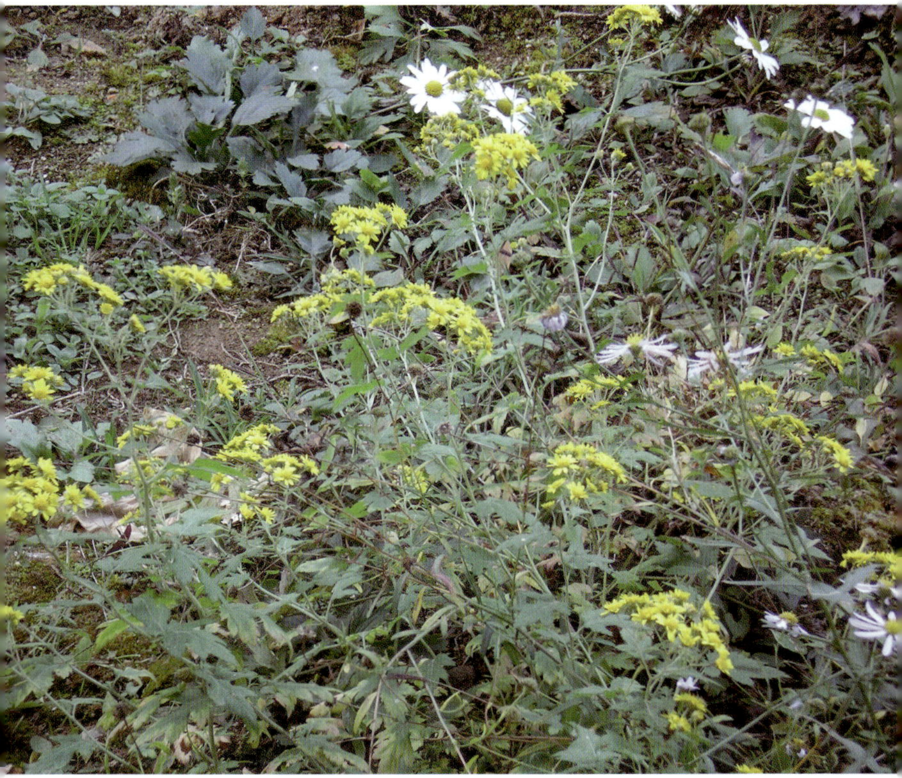

| **생김새** | 두상화서(頭狀花序, 여러 꽃이 꽃대 끝에 모여 머리 모양을 이루어 한 송이의 꽃처럼 보이는 것)로 바깥층은 여러 층의 설상화(舌狀花, 혀 모양)로 되어 있고 납작한 화판상(花瓣狀)으로 중심에는 많은 관(管) 모양의 꽃이 모여 이루어져 있으며, 기부(아랫부분)에는 꽃턱잎이 있는데 3~4층의 꽃턱잎 조각으로 이루어져 있다.

| **주요 생산지** | 우리나라의 전국 각지에 분포하고 있으며 재배도 한다.

| **성품과 맛** | 성품은 약간 차고(미한微寒) 맛은 달고 쓰다(감고甘苦). 독성은 없다.

| **작용 부위** | 폐(肺)와 간(肝) 경락에 작용한다.

| **효능주치** | 풍과 열을 흩어지게 한다(소풍산열消風散熱). 간의 기운을 기르고 눈을 맑게 한다(양간명목養肝明目). 열을 식히고 해독하며(청열해독清熱解毒), 감기와 풍열(감모풍열感冒風熱)을 다스린다. 두통과 어지럼증(두통현훈頭痛眩暈), 목적동통(目赤腫痛, 눈이 빨갛게 충혈되고 부어오르면서 아픈 증상), 눈이 침침해지는 증상(안목혼화眼目混花) 및 종창(腫瘡, 온몸이 붓고 배가 그득해지는 증상)과 종독(腫毒, 헌데)을 다스린다.

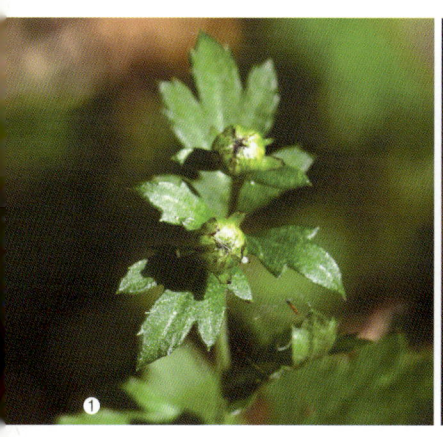 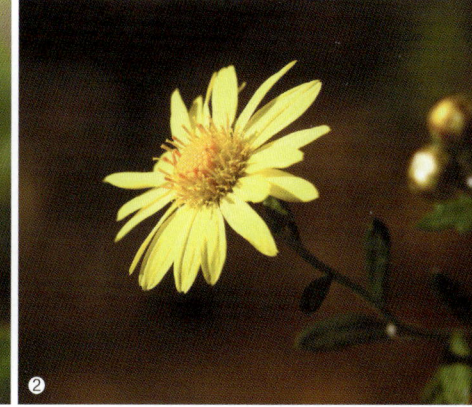

❶ 꽃봉오리 / ❷ 꽃

| **채취 및 가공** | 잎자루와 꽃자루를 제거하고 사용한다. 9~11월 사이에 꽃이 만발할 때 채취하여 그늘에서 말리거나 또는 건조기에 넣어서 건조하고, 또는 훈증한 후 햇볕에 널어 말리기도 한다.

| **용법** | 건조한 감국 5~10g에 물 600~700mL를 붓고 끓기 시작하면 불을 약하게 줄여서 200~300mL로 달여 복용하거나, 물 2L를 붓고 2시간 정도 끓여서 거른 뒤 기호에 따라서 꿀이나 설탕을 가미하여 차로 복용하기도 한다. 그 밖에 가루로 쓰든지, 술을 담가서 먹기도 하는데 보통 술을 빚을 때는 누룩과 고두밥을 비벼 넣을 때 함께 섞어서 넣고 술이 익으면 걸러서 마신다. 꽃을 잘 말려서 베갯속으로 넣어 사용하면 두통을 제거한다 하여 민간에서 애용한다.

| **용량** | 말린 것으로 하루에 6~12g.

| **사용상의 주의사항** | 성질이 차기 때문에 기가 허(虛)하고 위(胃)가 찬 사람, 또는 설사를 하는 사람은 많이 사용하면 안 된다.

| **응용** | 천궁(川芎)과 함께 사용하면 두 약재가 서로 돕는 작용을 하여(상사相使) 열을 내리고 풍을 제거하며 통증을 가라앉히는 효능을 나타내며, 감국(甘菊)에 구기자를 배합하여 사용하면 간(肝)과 신(腎)의 기운이 부족하여 발생하는 두혼(頭昏, 머리가 혼미해지는 증상)이나 안화(眼花, 눈이 따끔따끔하는 증상)의 치료에 도움이 된다.

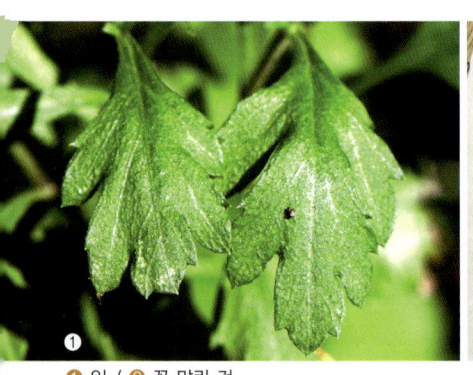
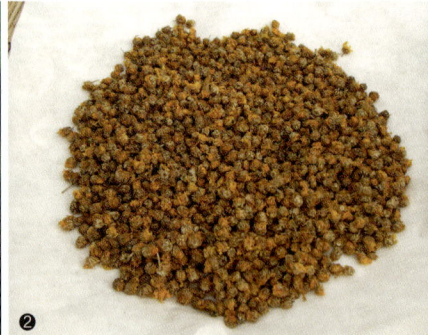

❶ 잎 / ❷ 꽃 말린 것

# 감국꽃차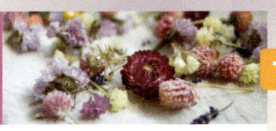

## | 효능 및 꽃의 이용 |

감국꽃차는 예로부터 불로장수의 차로 전해오고 있으며, 특히 간장을 보하고 눈을 밝게 하며 머리를 좋게 한다. 또 신경통, 두통, 기침 등에 유효하고 피부를 좋게 하는 성분이 들어 있다. 열감기, 몸살, 폐렴, 두통, 기관지염에 좋으며 위염, 장염, 종기, 고혈압에도 좋다. 감국의 일반적인 성분으로는 콜린, 스타키드린, 프린, 베타인, 아데닌, 비타민 A, 비타민 $B_1$ 등이 있다.

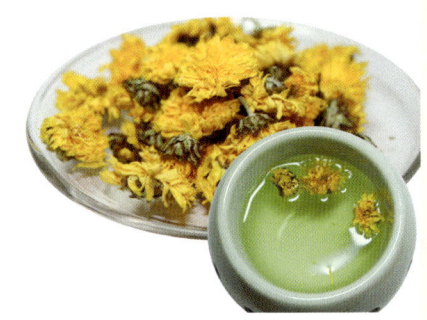

말린 감국꽃과 감국꽃차

감국 성분으로 크리산테민(chrysanthemin), 알칼로이드(alkaloid), 사포닌(saponin)이 함유되어 있다. 차색은 연한 갈색이나 노란빛이 우러 나온다. 향은 풀향이 약간 나며 맛은 구수한 맛이 난다.

## | 채취 방법 |

꽃향기가 진하며 가을에 꽃을 말려서 차를 만들어 마신다. 산국과 비슷하나 감국은 꽃의 크기가 조금 크며 줄기가 검은 편이고 잎이 짙은 녹색으로 윤기가 있어 보인다. 그러나 구별이 쉽지 않다. 산국도 꽃을 말려 차를 만들기도 하나 감국이 더 좋다. 잎도 동시에 말려두고 베갯속으로 사용하여도 좋다.

## | 꽃차 만드는 방법 |

① 가을 이슬이 내릴 때 감국꽃을 따서 말린다.
② 마른 감국꽃을 깨끗하게 손질하여 꿀과 고루 섞어서 재워 용기에 넣고 밀봉하여, 습기 없는 곳에 3~4주 보관한다.
③ 찻잔에 넣고 끓는 물을 부어 마신다.

# 개별꽃

*Pseudostellaria heterophylla* (Miq.) Pax ex Pax & Hoffm.

- **식물명** : 석죽과(Caryophyllaceae)에 속한 다년생 초본인 개별꽃 및 동속 근연식물(큰개별꽃, 참개별꽃 등)
- **생약명** : PSEUDOSTELLARIAE RADIX(태자삼太子蔘)
- **다른 이름** : 해아삼(孩兒蔘), 동삼(童參)
- **사용부위** : 덩이뿌리를 캐서 건조한 것.
- 태자삼(太子蔘)이라고 불리며 인삼의 농약 잔류 독성 등이 염려되는 경우 그 대용품으로 활용해볼 수 있다.

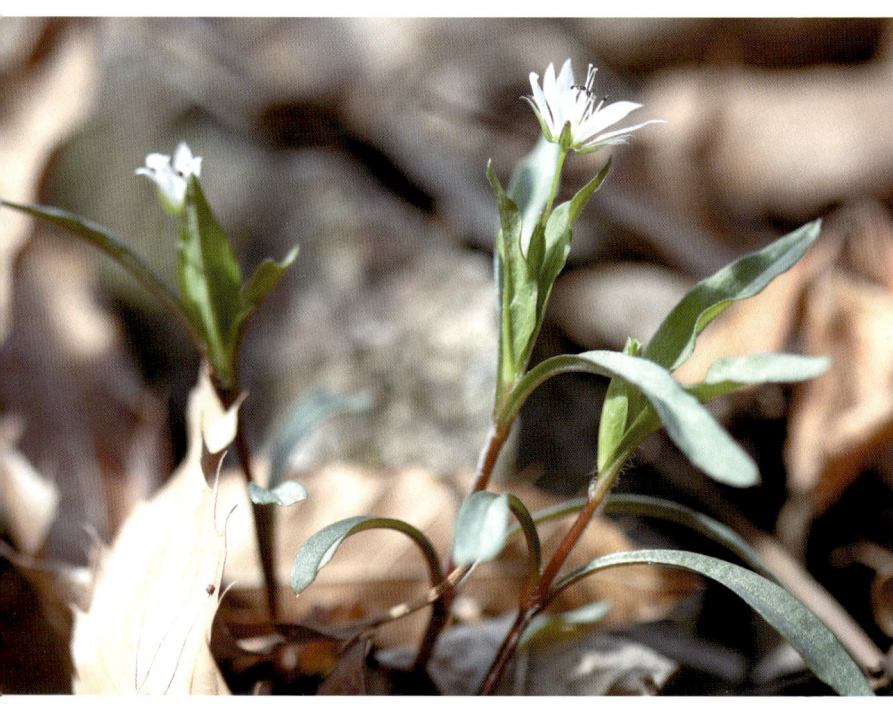

| 생김새 | 숲 속에 자라는 다년초로서 방추형의 덩이뿌리가 1~2개씩 달리며 원줄기는 1~2개씩 나오고 높이 8~12㎝로서 줄기 전체에 줄줄이 돋은 털이 있다. 잎은 마주나고, 윗부분의 잎이 특히 커지지 않고 거꿀피침형이며 잎 길이는 10~40mm, 잎 나비는 2~4mm로서 잎 끝이 뾰족하며 밑부분이 좁아져서 잎자루처럼 된다.

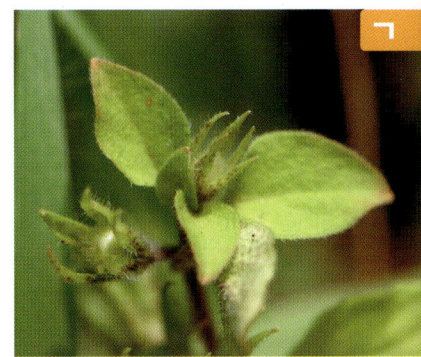

잎 올라오는 모습

| 주요 생산지 | 우리나라 전국 고산지대의 그늘지고 습한 곳에 자생한다.

| 성품과 맛 | 성품은 평(平)하고, 맛은 달고 약간 쓰며(감고甘苦), 독은

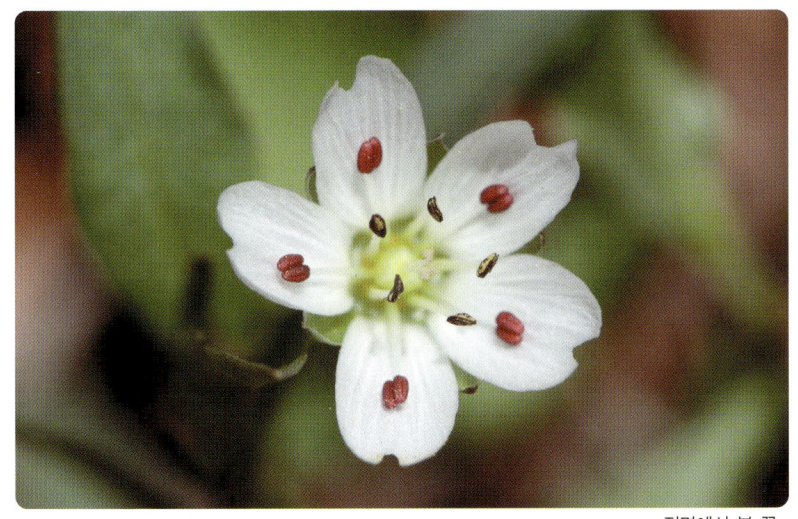

정면에서 본 꽃

없다.

| 작용 부위 | 심(心), 폐(肺), 비(脾) 경락에 작용한다.

| 효능주치 | 태자삼(太子蔘)이라고 불리며 강장작용(强壯作用)이 있고, 폐를 윤활하게 하며(윤폐潤肺), 비위를 튼튼하게 하고, 에너지의 근원인 진액(津液)을 생성하는(생진生津) 효능이 있어서 신체허약, 식욕부진, 소화불량, 심계항진(가슴이 두근거리면서 두려워하는 증상), 설사 등에 이용할 수 있고, 폐가 허하여 오는 기침에도 이용할 수 있다.

| 채취 및 가공 | 여름에 잎이 누렇게 단풍이 졌을 때 덩이뿌리를 채취하여 수염뿌리를 제거하고, 건조기에 넣어 말려서 사용하거나, 끓는 물 속에 3~5분간 담갔다가 햇볕에 말린 후 사용한다.

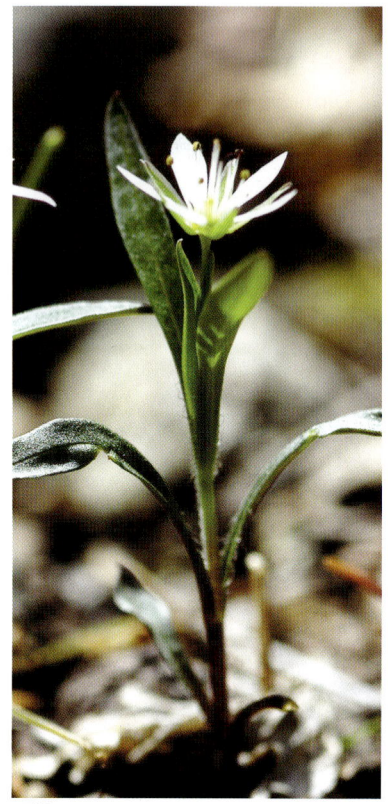

전초

| 용법 | 말린 재료 10~15g에 물 600~700mL를 붓고 끓기 시작하면 불을 약하게 줄여서 200~300mL로 달여 복용하거나, 물 2L를 붓고 2시간 정도 끓여서 거른 뒤 기호에 따라서 꿀이나 설탕을 가미하여 차로 복용한다. 그 밖에 가루 또는 환을 만들어 복용하기도 한다.

| 용량 | 말린 것으로 하루에 9~18g.

| **사용상의 주의사항** | 최근 잔류농약 문제로 인삼을 기피하는 사람들이 늘어나면서 만삼이나 태자삼을 대용할 수 있으나, 만삼은 인삼보다 약효가 약하고, 태자삼은 만삼에 비하여도 약효가 약하므로 사용 시 비교적 대량으로 사용하거나 오랫동안 사용하는 등 응용이 필요하다.

| **응용** | 원기를 보하고 갈증과 땀을 멈추며 진액을 생성하는 등 거의 모든 점에서 인삼(人蔘)의 효능을 발휘할 수 있는 약효성분들은 종류별로 거의 모두 갖추고 있으나, 성분 함량 자체가 매우 낮다. 또한 대용량을 장기간 복용할 수 있어 인삼의 농약 잔류 독성 등이 염려되는 경우 그 대용품으로 활용해 볼 수 있다.

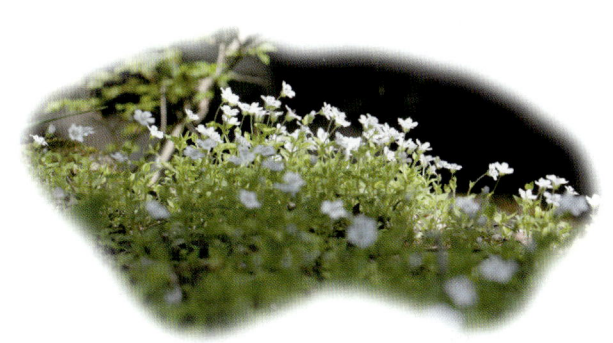

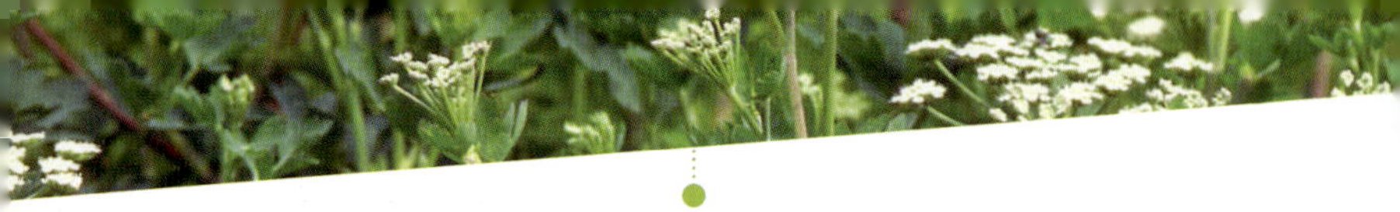

# 갯기름나물

*Peucedanum japonicum* Thunb.

- **식물명** : 산형과(Umbelliferae)에 속한 숙근성 다년생 초본. 갯기름나물
- **생약명** : PEUCEDANI JAPONICI RADIX(목방풍牧防風)
- **다른 이름** : 산방풍(山防風), 식방풍(植防風), 목단방풍(牧丹防風)
- **사용부위** : 뿌리를 이용한다. 아울러 우리나라에서는 같은 과(科)에 속한 방풍[*Ledebouriella seseloides* (Hoffm.) H. Wolff]과 기름나물[*Peucedanum terebinthaceum* (Fisch.) Fisch. ex DC.]의 뿌리도 각각 '방풍', '석방풍'이라 하며 약용하고 있다.

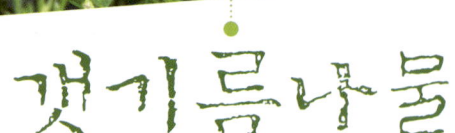

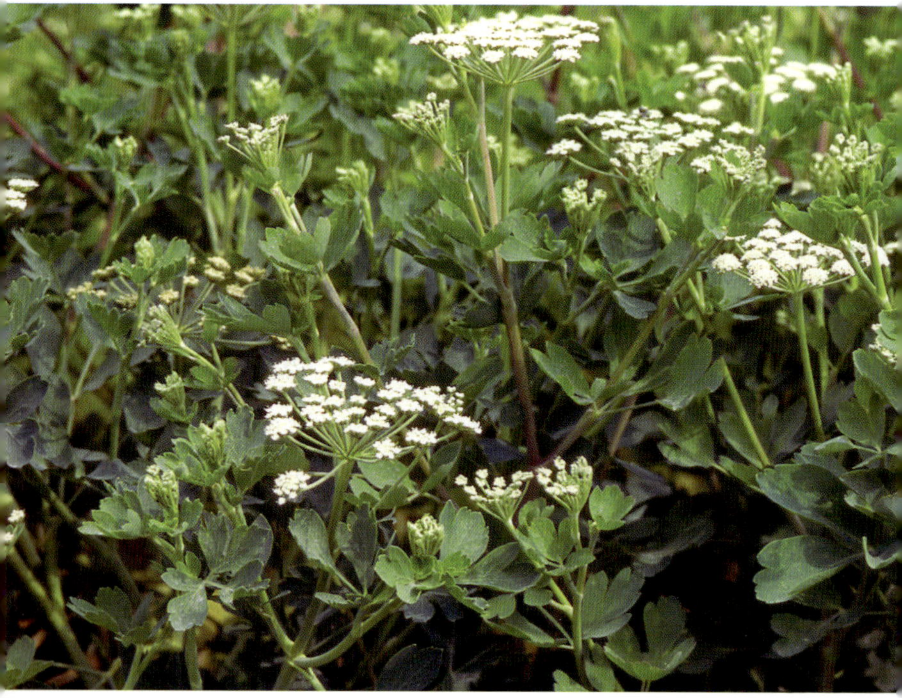

| 생김새 |

가. **방풍** : 뿌리는 긴 원뿔 모양 또는 긴 원기둥 모양으로 아래쪽은 점점 가늘어져 조금 구부러졌으며, 길이 15~30㎝, 지름 0.5~2㎝ 이다. 표면은 회갈색으로 거칠고 세로주름이 있으며 많은 피공과 가는 뿌리 자국이 있다. 뿌리의 머리 부분에는 촘촘한 돌림마디가 있으며 돌림마디 위에는 갈색의 털 모양으로 된 잎집의 자국이 붙어 있는 것도 있다. 원뿌리는 가볍고 질은 잘 부스러지며, 단면은 평탄하지 않고, 껍질부는 엷은 갈색으로 빈틈이 여러 개 보이며, 목부(木部, 목질부)는 엷은 황색이다.

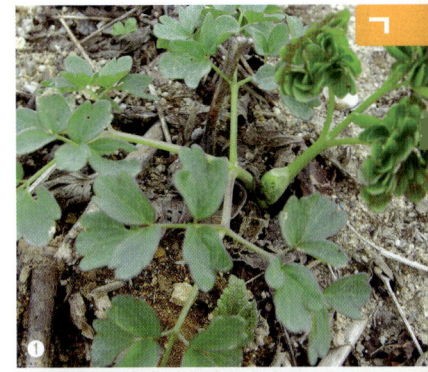
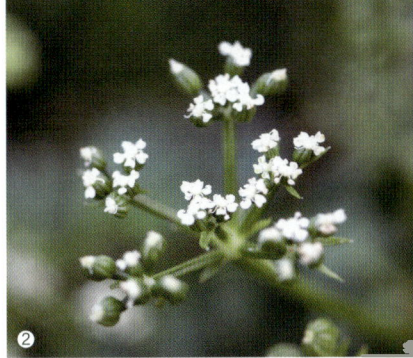

❶ 잎과 줄기 / ❷ 꽃

나. **목방풍(갯기름나물)** : 바닷가 또는 냇물 근처에 사는 다년생 숙근초(宿根草, 가을에 지상부는 시들지만 뿌리는 살아남아서 이듬해 다시 싹이 나는 식물)로서 높이 60~100㎝ 정도 곧추 자라고 끝 부분에 짧은 털이 있고 그 밖의 부분은 넓고 평평하며 뿌리는 굵고 목질부에 섬유가 있다. 잎은 어긋나고, 잎자루는 길고 회록색으로 흰 가루를 칠한 듯하고, 2~3회 깃꼴겹잎이다. 꽃은 6~8월에 흰색으로 피고 가지 끝과 원줄기 끝의 복산형화서(우산 모양의 꽃대 끝에 다시 부챗살 모양으로 갈라져 피는 꽃차례)에 달리며 화서는 10~

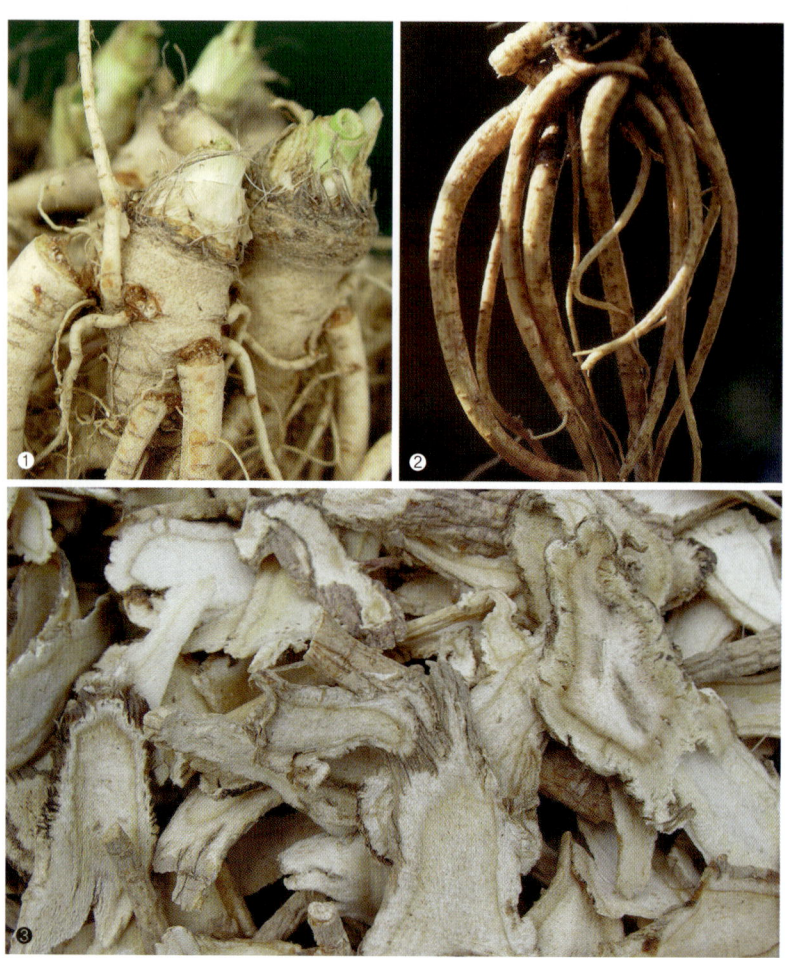

❶ 식방풍 뿌리 / ❷ 방풍 뿌리(재배) / ❸ 식방풍 뿌리를 건조(절편)해서 약용으로 쓴다.

20개의 소산편(작은 우산 모양)으로 갈라져서 끝에 각각 20~30개의 꽃이 달린다.

| 주요 생산지 |

가. 방풍 : 전국 각지의 고산에 자생하며 주로 재배한다.

나. 목방풍 : 바닷가 또는 냇가에서 자생한다.

| 성품과 맛 |

가. 방풍 : 맵고(신辛) 달며(감甘), 따뜻(온溫)하고 독이 없다.
나. 목방풍 : 쓰고(고苦) 매우며 따뜻하고 약간의 독성이 있다.

| 작용 부위 |

가. 방풍 : 방광, 간, 비 경락에 작용한다.
나. 목방풍 : 간, 폐 경락에 작용한다.

| 효능주치 |

가. 방풍 : 표사(表邪, 피부 표면 아래 머무르고 있는 사기邪氣)를 흩어지게 하고 풍을 제거하며(해표거풍解表去風), 습사를 다스리고(승습勝濕), 통증을 멈추게 하며(지통止痛), 풍한으로 오는 감기(외감풍한外感風寒)와 두통을 치료한다. 또한 눈이 침침한 증상(목현目眩), 뒷목이 뻣뻣한 증상(항강項强), 풍한으로 오는 심한 통증(풍한습비風寒濕痺), 관절의 통증(골절산통骨節痠痛), 사지경련(四肢攣

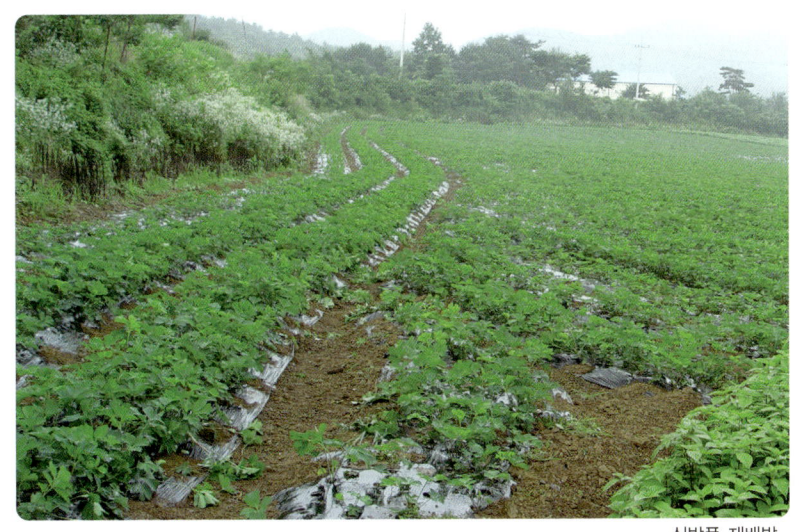

식방풍 재배밭

急), 파상풍(破傷風) 등의 치료에 응용한다.

나. **목방풍** : 발한(發汗), 해열(解熱), 진통(鎭痛)의 효능이 있어서 감기 발열, 두통, 신경통, 중풍, 안면신경마비, 습진 등에 응용할 수 있다.

| 채취 및 가공 |

가. **방풍** : 봄과 가을에 꽃대가 나오지 않은 것을 채취하여 수염뿌리와 모래, 흙 등 이물질을 제거하고 물을 뿌린 부직포를 하룻밤 정도 씌워두는 방법으로 수분을 흡수시켜 뿌리 조직이 부드러워지면 얇게 잘라서 말린 다음 약재로 사용한다. 사용하는 용도에 따라서 사용 전에 전처리(炮製, 포제. 약재를 이용 목적에 맞게 가공하는 방법으로서 찌고, 말리고, 볶아주는 등의 처리과정)를 해주어야 하는데, 가려움증이나 종기 등을 치료하는 데는 꿀물을 흡수시켜 볶아주고(밀자蜜炙), 두창에는 술로 씻어서(주세酒洗) 사용하며, 설사를 멈추고자 할 때(지사止瀉)는 볶아서 사용(초용炒用)한다.

나. **목방풍** : 봄과 가을에 꽃대가 나오지 않은 것을 채취하여 수염뿌리와 모래, 흙 등 이물질을 제거하고 햇볕에 말려서 사용한다.

| 용법 | 말린 방풍 5~10g에 물 600~700mL를 붓고 끓기 시작하면 불을 약하게 줄여서 약액을 200~300mL로 달여 복용하거나, 물 2L를 붓고 끓기 시작하면 불을 약하게 줄여서 2시간 정도 끓여서 거른 뒤 기호에 따라서 가미하여 차로 복용한다.

| 용량 |

가. **방풍** : 말린 것으로 하루에 2~12g.

나. **목방풍** : 건조한 약재로 하루 6~12g.

| 사용상의 주의사항 | 풍을 흩어지게 하고 습사(濕邪)를 다스리는 효능이 있으므로 몸 안의 진액(津液, 몸 안의 체액을 통틀어서 말함. 피, 임파액, 조직액, 정액, 땀, 콧물, 눈물, 침, 가래, 장액 등)이 고갈되어 화기

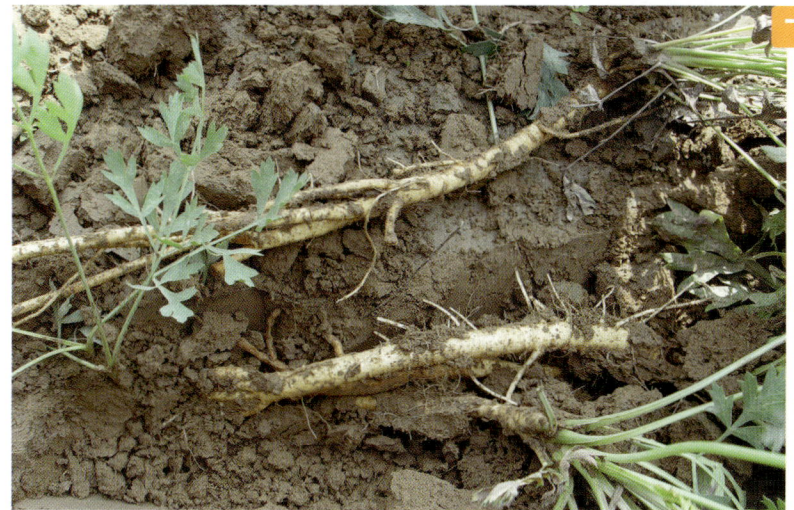

재배된 방풍(뿌리, 잎, 줄기)

가 왕성한(음허화왕陰虛火旺) 증상이나, 혈이 허(虛)하여 발생된 경기(驚氣)에는 사용을 피한다.

| 응용 | 민간요법으로 방풍과 구릿대(백지白芷)를 1:1로 섞어서 가루 내고 여기에 적당량의 꿀을 섞어 콩알 크기로 환을 만들어 한 번에 20~30알씩 하루 세 번 식후 1시간 정도에 따뜻한 물로 먹어 두통을 치료하기도 한다.

# 갯방풍

*Glehnia littoralis* F.Schmidt ex Miq.

- **식물명** : 다년생 초본식물 갯방풍(*Glehnia littoralis*)으로서 북사삼, 해방풍 등의 이름으로 약용한다. 일부에서 방풍의 대용으로 이용하는 사람들도 있으나 이것은 잘못된 것이다.
- **생약명** : GLEHNIAE RADIX(해방풍)
- **다른 이름** : 화방풍(和防風), 북사삼, 해사삼(海沙蔘), 빈방풍(濱防風)
- **사용부위** : 뿌리를 사용한다.

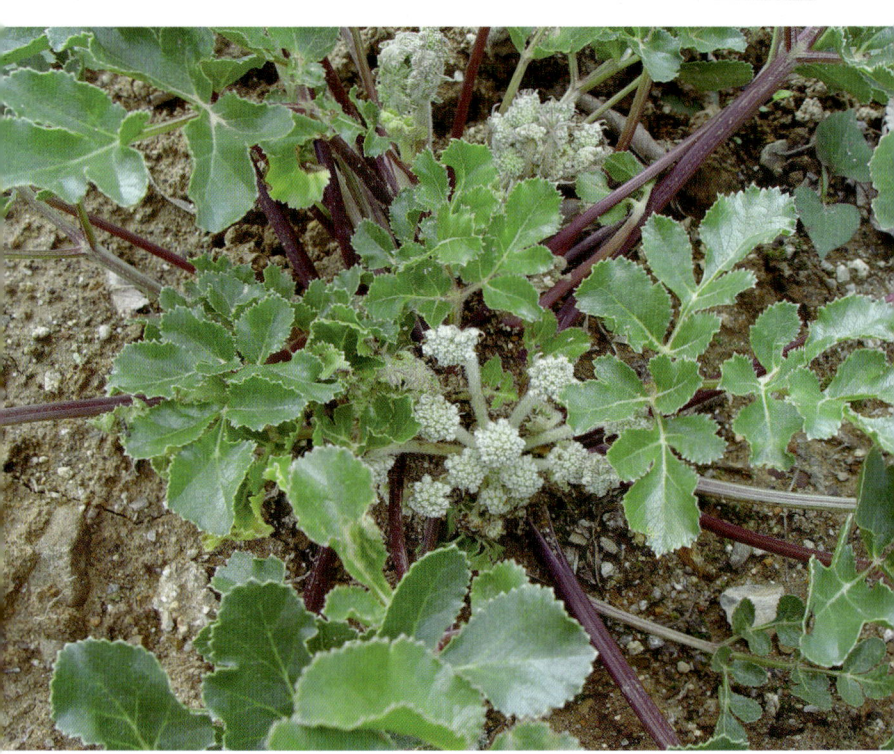

| **생김새** | 다년생 초본식물로 식물체는 10~30㎝ 정도 자라며 전체에 긴 흰털이 빽빽히 나며 6~7월에 흰색 꽃이 피고, 복산형화서(겹우산꽃)로서 7~8월에 열매를 맺는다. 원뿌리는 원기둥형으로 가늘고 길다. 근생엽(뿌리에서 바로 올라오는 잎)은 잎자루가 길며, 삼각형 또는 달걀 모양의 삼각형이고, 2~3회 깃꼴로 갈라진다.

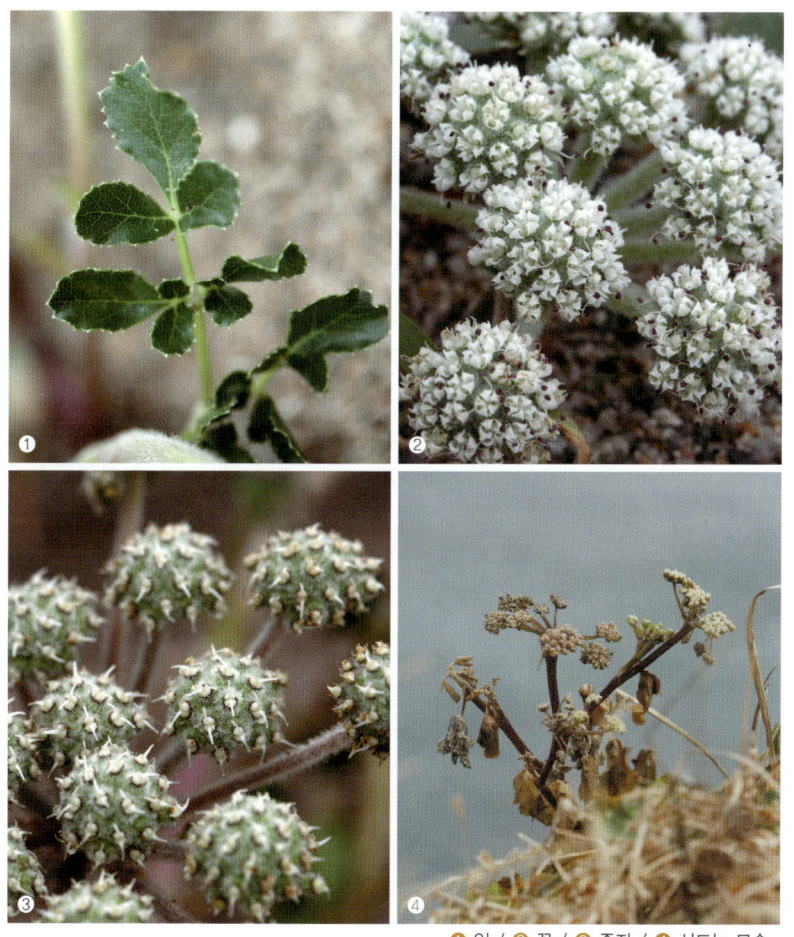

❶ 잎 / ❷ 꽃 / ❸ 종자 / ❹ 시드는 모습

| 주요 생산지 | 우리나라 전국의 해변 모래땅에 자생하고, 재배도 한다.

| 성품과 맛 | 성품은 시원하고(양凉) 맛은 달고 맵다(감신甘辛).

| 작용 부위 | 폐(肺), 비(脾) 경락에 작용한다.

| 효능주치 | 폐의 기운을 맑게 하고(청폐淸肺), 기침을 멈추게 하며(진해鎭咳), 가래를 제거하고(거담祛痰), 갈증을 멈추게(지갈止渴) 하는 등의 효능이 있어서 폐에

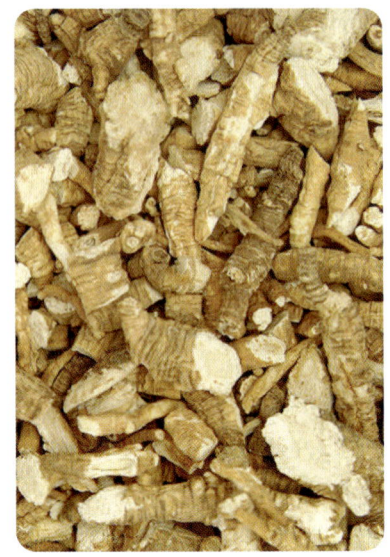

갯방풍 뿌리 잘라서 건조한 것

열이 있어 오는 마른기침(건해乾咳), 결핵성 해수(咳嗽), 기관지염, 감기, 입안이 마르는 증상(구건口乾), 인후부가 마르는 증상(인건咽乾), 피부의 가려움증 등을 다스리는 데 응용할 수 있다.

| 채취 및 가공 | 늦가을에 뿌리를 수확하여 이물질을 제거하고 씻어서 말린 다음 그대로 이용한다. 더러는 프라이팬에 약한 불로 노릇노릇하게 볶아서 사용하기도 한다.

| 용법 | 말린 재료 10~15g에 물 600~700mL를 붓고 끓기 시작하면 불을 약하게 줄여서 200~300mL로 달여 복용하거나, 물 2L를 붓고 2시간 정도 끓여서 거른 뒤 기호에 따라서 가미하여 차로 복용한다. 환(丸) 또는 가루로 만들어 따뜻한 물에 아침저녁으로 한 스푼씩 복용하기도 한다.

| 용량 | 말린 것으로 하루에 9~18g.

**| 사용상의 주의사항 |** 이 약재는 성미가 차기 때문에 풍사(風邪)와 한사(寒邪)로 인한(보통 땀 흘리고 난 후 찬바람을 쏘였을 때 나타나는 증상) 해수(咳嗽, 기침)에는 사용을 금하며, 비위가 허하고 찬 사람은 사용하면 좋지 않다.

**| 응용 |** 담이 없는 해수, 골증노열(骨蒸勞熱, 뼛속이 후끈후끈 달아오르는 증상으로 신정腎精의 과도한 소모나 지나친 과로로 진음이 부족하고 혈이 소모되어 골수가 고갈되어 생기는 증상), 피부 건조, 입이 쓰고 번갈이 나는 증상 등을 치료하기 위하여 이 약재에 맥문동(麥門冬), 지모(知母), 천패모(川貝母), 숙지황(熟地黃), 별갑(鱉甲), 지골피(地骨皮) 등을 각각 150~160g씩 합하여 환(丸)이나 고(膏)를 만들어 매일 아침 식사 전에 12g씩 복용한다.

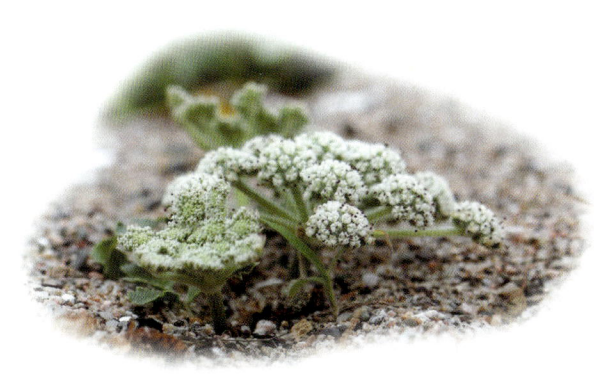

# 겨우살이

*Viscum album* var. *coloratum* (Kom.) Ohwi

- **식물명** : 겨우살이과(桑寄生科, Loranthaceae) 상록반기생소관목. 겨우살이(槲寄生)
- **생약명** : VISCI HERBA(곡기생槲寄生)
- **다른 이름** : 겨우사리, 북기생(北寄生), 동청(冬靑), 상기생(桑寄生), 유기생(柳寄生)
- **사용부위** : 잎이 붙어 있는 줄기(경지莖枝)를 건조한 것.

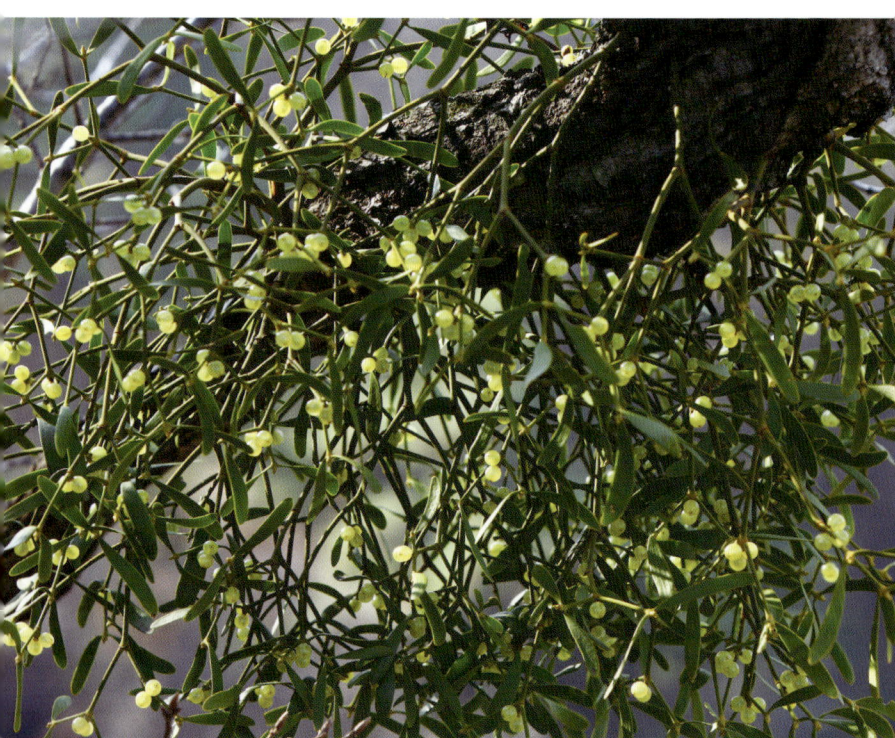

| 생김새 | 잎은 가지 끝에 마주 나고 두껍고 피침형이며 길이는 3~6cm, 폭은 6~12mm로 끝이 무디고 둥글며 밑으로 갈수록 점점 좁아진다. 잎자루는 없고 짙은 녹색이며 잎이 두껍고 윤기가 없다. 10~12월에 익는 열매는 반투명의 액과로 되며 과육은 점성이 강하다. 모양은 둥글며 연한 황색이 되고, 속에 씨가 하나씩 들어 있다. 직경은 6mm 정도로서 끝에 꽃잎과 암술머리가 남아 있다. 꽃은 암수딴그루로 가지 끝에 맺혀 2~3월에 보통 3개씩 핀다. 꽃자루가 없고 황색이며 소포(꽃턱잎)는 술잔 모양, 꽃덮개는 종 모양이고 4개로 갈라지고 암술머리는 대가 없다. 줄기는 기생성 상록수로서 까치둥지같이 둥글고 황록색으로 털이 없으며 마디 사이가 3~6cm이고 매끈하다. 기생성 상록활엽소관목으로 높이가 40~60cm에 달한다.

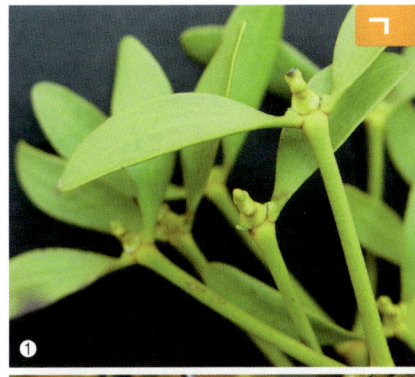
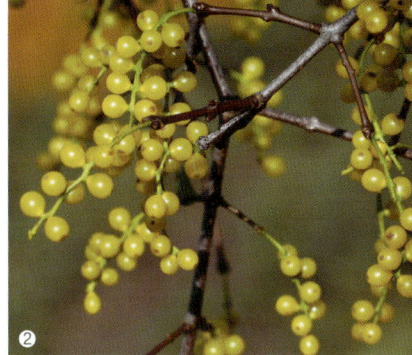

❶ 잎 / ❷ 열매

| 주요 생산지 | 우리나라 각지에 분포하고, 중국의 동북, 화북 각성에 분포한다.

| 성품과 맛 | 성품은 평(平)하고 맛은 쓰며, 독은 없다.

| 작용 부위 | 간(肝), 신(腎) 경락에 작용한다.

| 효능주치 | 풍습을 제거하는 거풍습(祛風濕), 간과 신을 보하는 보간

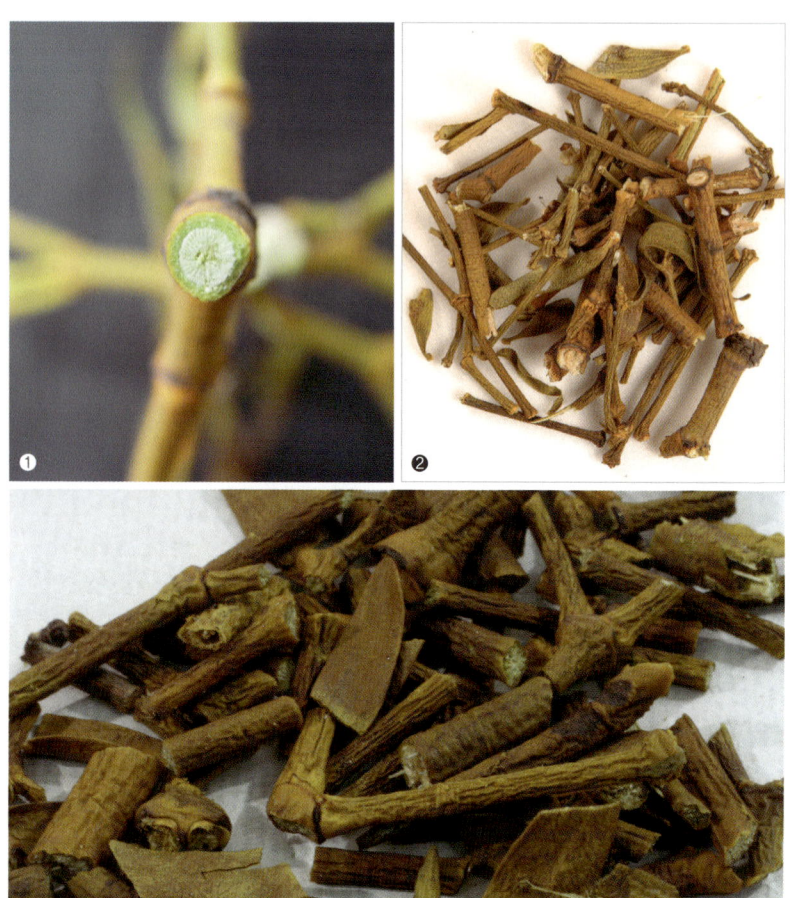

❶ 줄기 단면 / ❷❸ 겨우살이 경지(잎이 붙어 있는 줄기) 건조한 것

신(補肝腎), 근골을 강하게 하는 강근골(强筋骨), 태아를 안정시키는 안태(安胎) 등의 효능이 있어 풍습비통(風濕痺痛, 풍사나 습사로 인하여 기혈의 순행이 되지 않아 결리고 아픈 증상), 요슬산연(腰膝酸軟, 허리나 무릎이 시리고 아픈 증상), 태동불안(胎動不安) 등을 다스린다.

| **채취 및 가공** | 겨울부터 다음 해 봄 사이에 채취하여 볕에 말리거나 시루에 쪄서 말린다. 사용할 때는 이물질을 제거하고 가늘게 썰어서 사용한다.

| **용법** | 말린 약재 15~20g에 물 700mL를 붓고 끓기 시작하면 불을 약하게 줄여서 200~300mL 정도로 달여서 아침저녁으로 두 차례에 나누어 복용한다. 가루 또는 환으로 만들어 복용한다.

| **용량** | 말린 것으로 하루에 10~20g.

| **사용상의 주의사항** | 사용상의 특별한 문제점은 없다.

| **응용** | 술을 부어 우려서 마시기도 하는데, 말린 약재 100g에 소주 (30%) 3.6L를 붓고 100일 정도 담가 두었다가 걸러서 하루에 한 번 30mL씩 반주로 마신다.

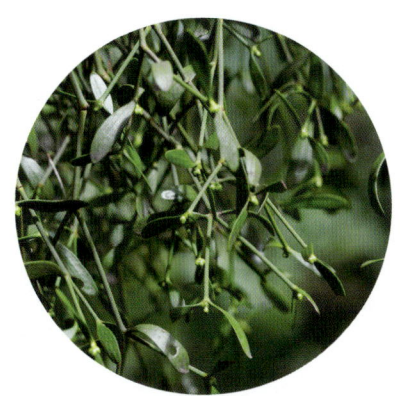

잎과 줄기

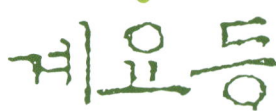

# 계요등

*Paederia scandens* (Lour.) Merr. var. *scandens*

- **식물명** : 낙엽성 덩굴식물 계요등, 좁은잎계요등[*P. scandens* var. *angustifolia* (Nakai)]
- **생약명** : PAEDERIAE CAULIS ET FOLIUM(계시등鷄屎藤)
- **다른 이름** : 취피등(臭皮藤), 취등(臭藤), 계시등(鷄矢藤), 취경자(臭莖子)
- **사용부위** : 뿌리를 포함한 줄기와 잎 전체를 사용.

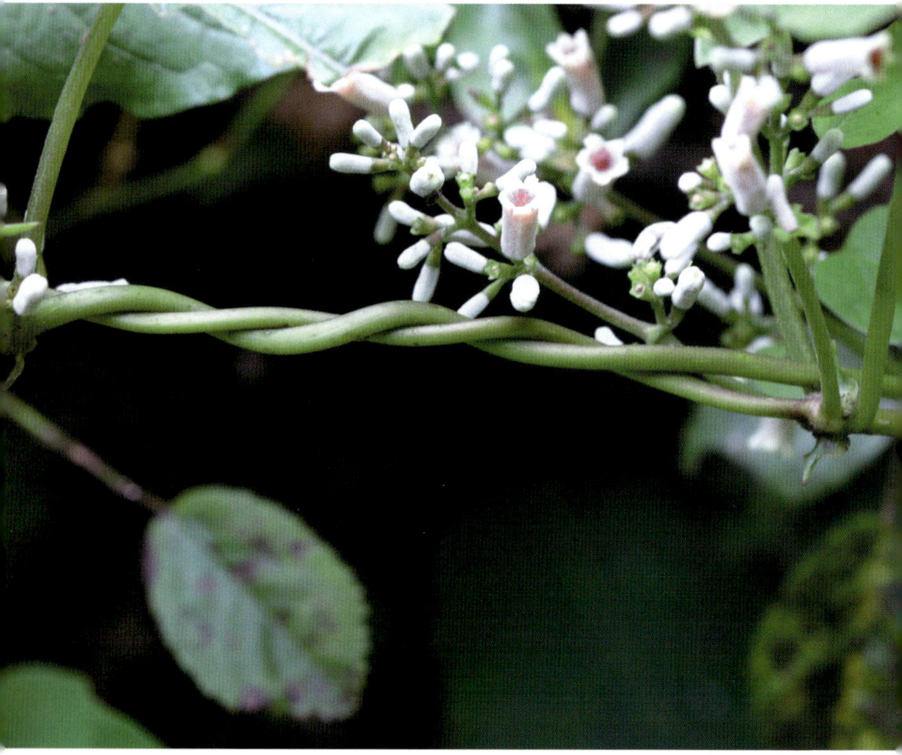

| 생김새 | 낙엽성 덩굴줄기로서 3~5m 정도 길게 뻗으며, 어린가지에는 부드러운 털이 있고 윗부분은 겨울에는 죽는다. 잎은 마주나고, 달걀형 또는 타원형이며 끝이 뾰족하다. 꽃은 7~8월에 피며 자주색 붉은 점이 있고 원추(둥근 추 모양)화서 또는 취산(모여나는 우산 모양)화서로서 정생(頂生, 줄기 끝에 피는 것)하거나 액생(腋生,

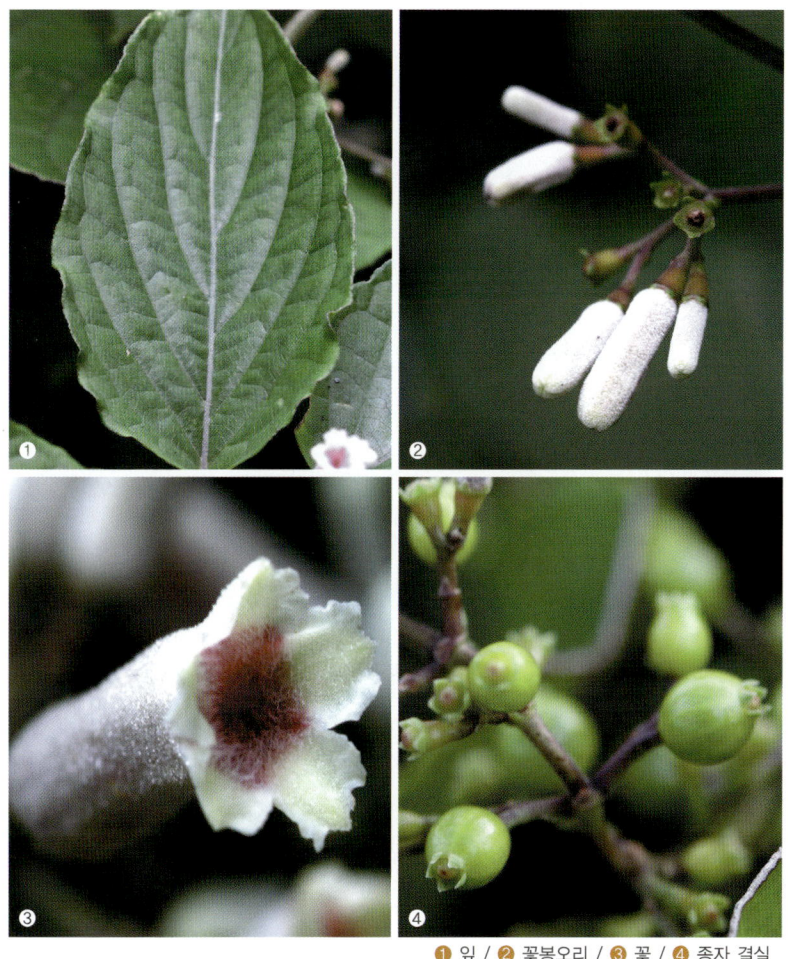

❶ 잎 / ❷ 꽃봉오리 / ❸ 꽃 / ❹ 종자 결실

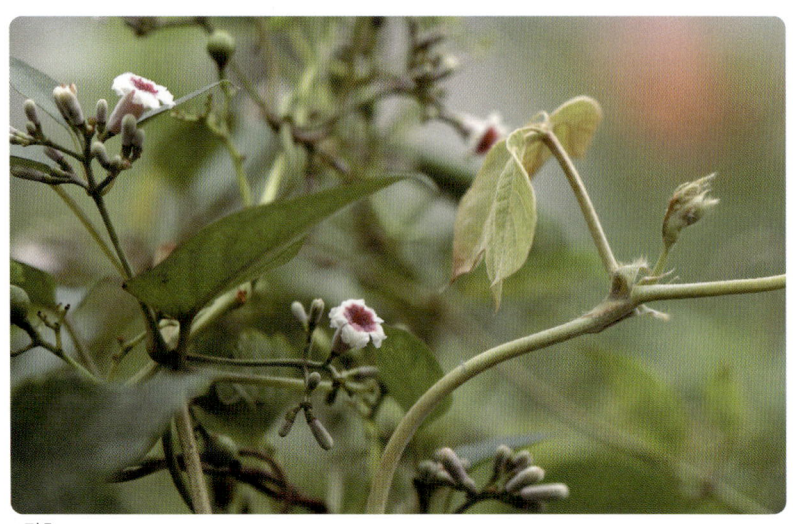
전초

잎겨드랑이에 피는 것)한다. 열매는 9~10월에 회갈색으로 열린다.

| 주요 생산지 | 우리나라 중부 이남 지방에서 자란다.

| 성품과 맛 | 성품은 평(平)하고 달며 시다(감산甘酸).

| 작용 부위 | 심, 간, 비, 대장 경락에 작용한다.

| 효능주치 | 풍(風)을 제거하고(거풍祛風), 통증을 없애며(진통鎭痛), 활혈(活血), 해독(解毒)하고 종기를 없애는(소종消腫) 효능이 있어 신경통이나 풍습(風濕)으로 인하여 결리고 아픈 통증, 관절통, 소화불량, 위통, 장염, 간염, 기관지염, 해수(咳嗽), 타박상, 골수염, 임파선염, 기타 화농성(환부가 부어오르고 곪아서 고름이나 진물이 나는) 질환 등에 이용한다.

| 채취 및 가공 | 여름과 가을에 채취한 지상부 전초를 잘게(5~8cm 정도) 썰어서 건조기에 넣어 말리거나 그늘에서 말려 밀봉하여 두고 사용한다.

| 용법 | 잘 말린 전초 10~20g에 물 600~700mL를 붓고 끓기 시작하면 불을 약하게 줄여서 200~300mL로 달여 복용하거나, 물 2L를 붓고 2시간 정도 끓여서 거른 뒤 기호에 따라서 설탕이나 꿀을 가미하여 차로 복용한다. 또는 건조한 재료 적당량에 술(30% 이상의 소주) 1.8L를 붓고 100일 정도 우려내어 복용하기도 한다.

| 용량 | 말린 것으로 하루에 10~20g.

| 응용 | 민간에서는 생잎이나 어린싹으로 1일 2~3회, 1회 5분 정도씩 환부를 문지르는 방법으로 신경성 피부염이나 피부병을 치료하는 데 이용한다.

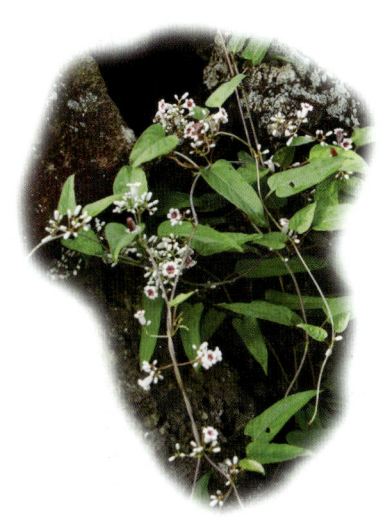

# 고삼

*Sophora flavescens* Solander ex Aiton

- 식물명 : 도둑놈의지팡이. 콩과(豆科, Leguminosae) 다년생 초본인 고삼
- 생약명 : SOPHORAE RADIX(고삼苦蔘)
- 다른 이름 : 수괴(水槐), 지괴(地槐), 토괴(土槐), 야괴(野槐)
- 사용부위 : 뿌리를 캐서 건조한 것.

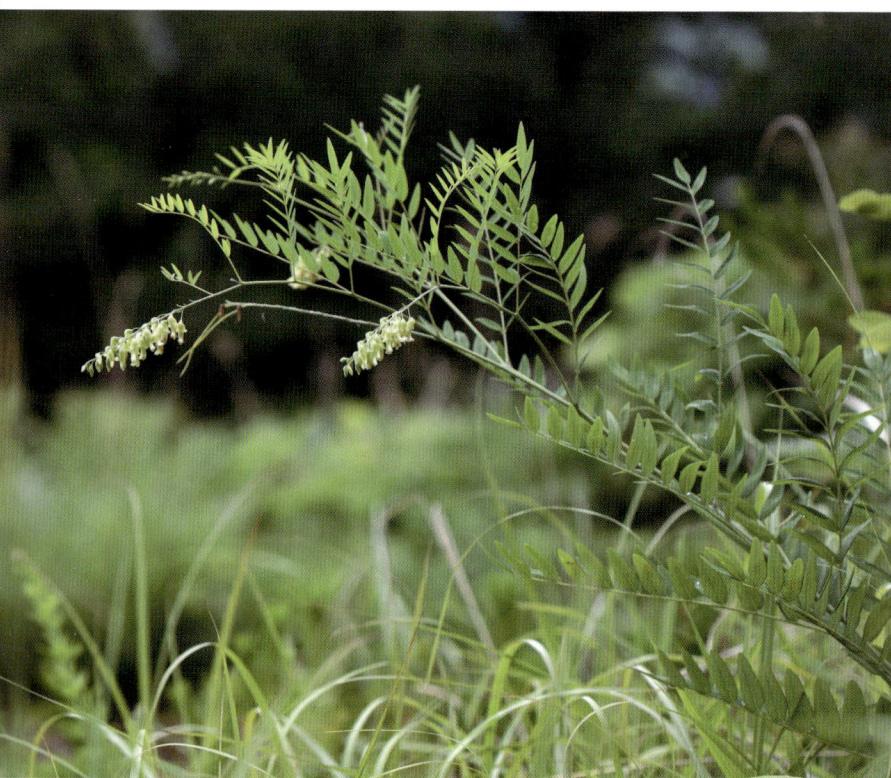

| 생김새 | 다년생 초본으로 높이 1~1.2m 정도 자란다. 꽃은 연한 황색으로 6~8월에 원줄기 끝과 가지 끝에 총상화서(모여나기 꽃차례)로 많은 꽃이 달린다. 꽃잎은 기판의 끝이 위로 구부러진다. 약재로 사용하는 뿌리는 긴 원기둥형으로 하부는 갈라져(분지分枝) 있고, 길이 10~30㎝, 지름 1~2㎝이다. 뿌리의 표면은 회갈색 또는 황갈색으로 가로주름과 세로로 긴 피공(皮孔)이 있다. 외피는 얇고 파열되어 반대로 말려 있으며 쉽게 떨어지고 떨어진 곳은 황색을 나타내며 넓다. 질은 단단하여 절단하기 어렵고, 단면은 섬유질이다.

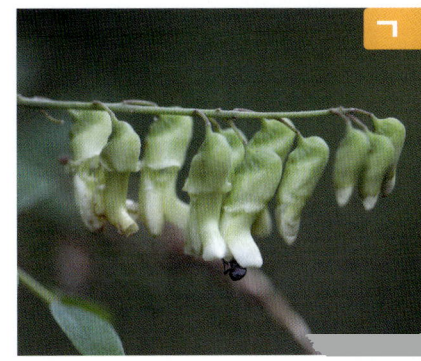

꽃

| 주요 생산지 | 우리나라 전국 각지에 분포한다.

| 성품과 맛 | 성품은 차고(한寒) 맛은 쓰며 독은 없다.

| 작용 부위 | 심, 간, 위, 대장, 방광 경락에 작용한다.

| 효능주치 | 열을 식히고(청열淸熱) 습을 제거해주며(제습除濕), 풍을 제거하고 충(蟲)을 죽인다. 소변을 잘 나가게 하고, 혈변(血便, 대변에 피가 섞여 나오는 증상)을 치료하며, 적백 대하(帶下, 여성들의 냉)를 다스린다. 피부소양증(가려움증), 옴 등을 치료한다.

| 채취 및 가공 | 봄과 가을에 채취하여 이물질을 제거하고, 남아 있는 줄기도 제거한 다음 흙을 깨끗이 씻어 버리고 물에 적셔서 수분이 잘 스미게 한 다음 얇게 잘라서 햇볕에 말리거나 건조기에 말려서 사용한다.

| 용법 | 건조한 고삼 5~10g에 물 600~700mL를 붓고 끓기 시작하면

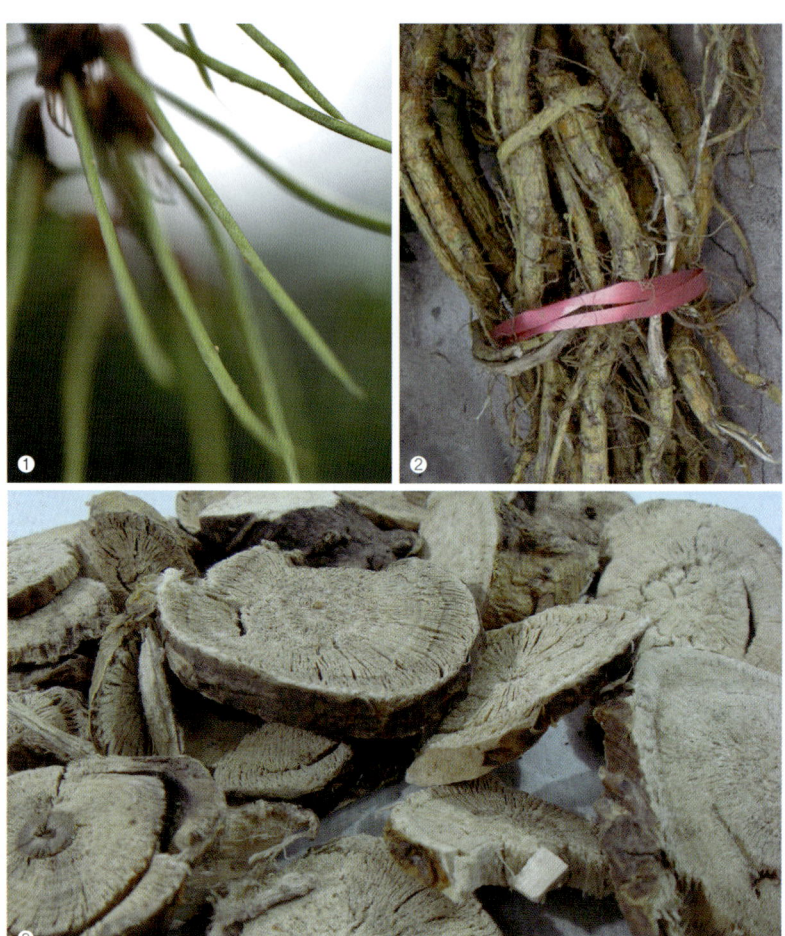

❶ 종자 / ❷ 뿌리 / ❸ 건조한 뿌리(절편)

약한 불로 200~300mL가 되게 달여서 두 번에 나누어 복용하거나, 가루 또는 환을 만들어 복용한다. 맛이 쓰기 때문에 차로 이용하기는 부적합하다.

| 용량 | 말린 것으로 하루에 4~12g.

| **사용상의 주의사항** | 성미가 쓰고 차서 비위가 허하고 찬 경우에는 사용을 삼가고, 여로(黎蘆, 박새)와는 상반(相反, 두 가지 이상의 약재를 함께 사용할 때 약성이 나빠지거나 부작용이 심하게 나타나는 현상)작용을 하므로 함께 사용하면 안 된다.

| **응용** | 고삼(苦蔘)은 이름처럼 매우 쓴 약재이다. 따라서 고삼을 사용할 때는 먼저 찹쌀의 진한 쌀뜨물에 하룻밤 동안 담그고 이튿날 아침 비린내와 수면 위에 뜨는 것이 없어질 때까지 여러 차례 깨끗한 물로 잘 헹구어 잘 말린 다음 얇게 썰어서 사용한다. 이뇨작용이나 항부정맥작용, 항병원체작용 등에 응용한다.

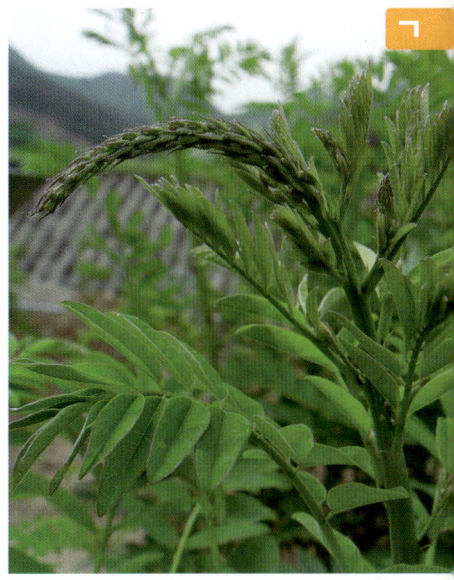

전초

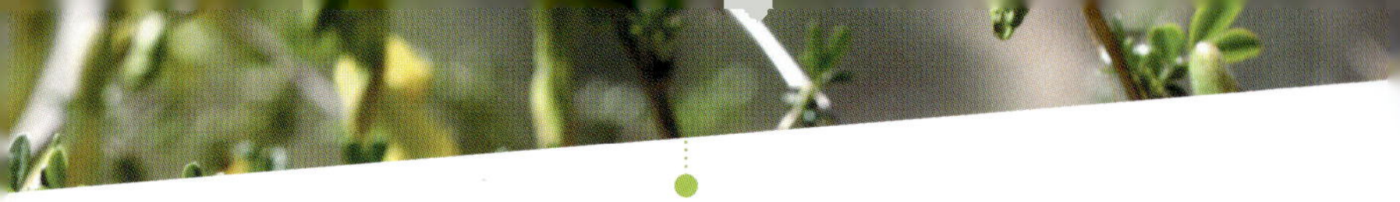

# 골담초

*Caragana sinica* (Buc'hoz) Rehder

- **식물명** : 콩과(豆科, Leguminosae) 다년생 식물. 골담초
- **생약명** : CARAGANAE RADIX(골담근骨膽根, 금작근金雀根)
- **다른 이름** : 판삼(板蔘), 금작근(金雀根), 토황기(土黃芪), 야황기(野黃芪)
- **사용부위** : 골담초의 뿌리를 사용한다.

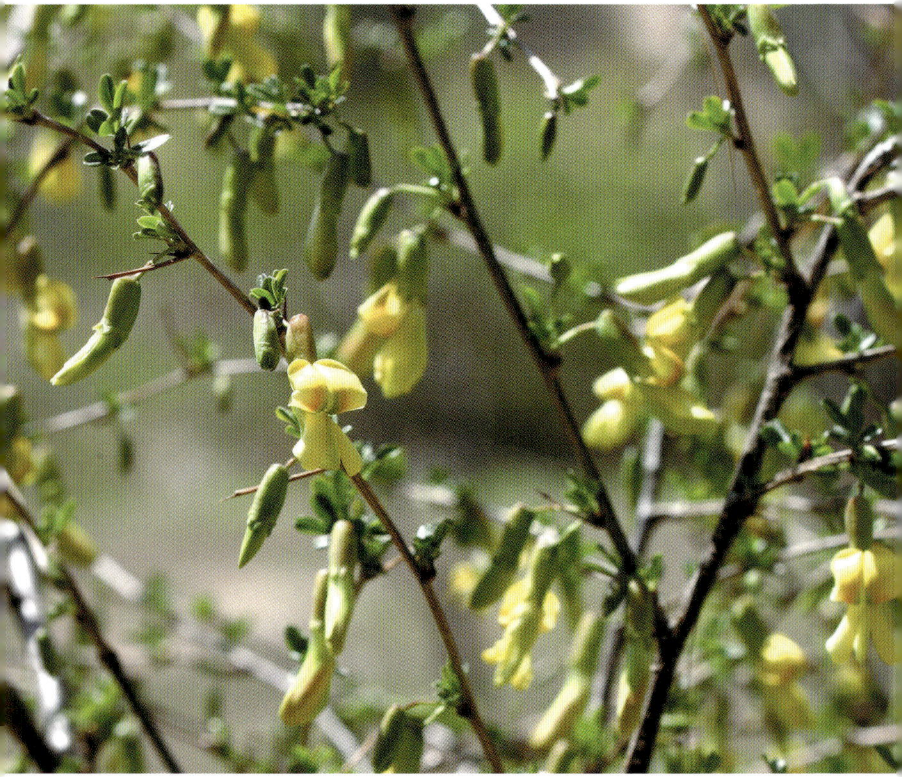

| **생김새** | 낙엽성 관목으로 1.5~2m 정도 자라며 잎은 어긋나고, 1회 깃꼴겹잎이며, 소엽은 4개로서 거꿀달걀형이다. 꽃은 5월에 피는데 황색에 적색을 띠며, 열매는 9월에 길이 3㎝ 정도로 열린다.

| **주요 생산지** | 우리나라 전국 각지에 분포하며 꽃이 아름다워 정원에 심기도 한다.

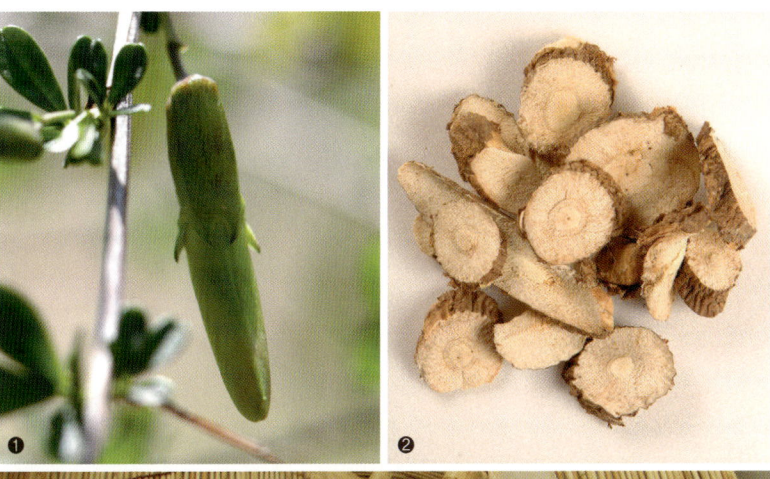

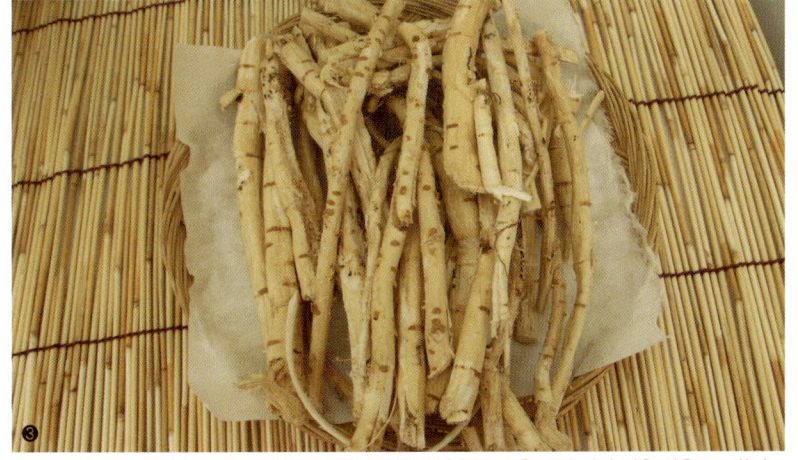

❶ 꽃이 피기 전 / ❷ 뿌리 말린 것을 썰어서 이용한다. / ❸ 뿌리 말린 것을 약용으로 쓴다.

| **성품과 맛** | 평(平)하고 쓰고 맵다(고신苦辛). 약간의 독이 있다.

| **작용 부위** | 심, 비, 폐 경락에 작용한다.

| **효능주치** | 통증을 멈추는 진통, 혈을 활성화시키는 활혈(活血), 맥을 잘 통하게 하는 통맥(通脈) 등의 효능이 있으며 신경통, 통풍(痛風), 해수(咳嗽), 대하(帶下), 고혈압(高血壓), 타박상(打撲傷) 등에 이용할 수 있다.

| **채취 및 가공** | 가을에 지상부 잎이 다 진 뒤에 뿌리를 캐서 이물질을 골라내고 물에 씻어서 말린 다음 잘게 썰어서 사용한다.

| **용법** | 건조된 뿌리 15~30g에 물 600~700mL를 붓고 끓기 시작하면 약한 불로 줄여서 200~300mL로 달여서 복용하거나, 가루 또는 환을 만들어 복용한다.

| **용량** | 건조한 약재로 하루 15~30g.

| **응용** | 민간요법으로는 보통 술이나 식혜로 만들어 먹는데, 신경통 치료를 위하여 골담초 뿌리를 채취하여 맑은 물로 씻고 술을 빚을 때 뿌리를 썰어서 술밥과 함께 독에 넣어 술을 만들어 하루에 2~3회 반주[飯酒, 식사할 때 작은 소주잔(약 30mL 정도)으로 한 잔 정도를 마시는 것을 기준으로 함]로 마신다. 또 관절염 치료를 위하여 골담초 뿌리를 건조시켜 곱게 가루 내어 3.5g씩 술에 넣어 하루 2회 복용한다.

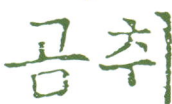

# 곰취

*Ligularia fischeri* (Ledeb.) Turcz.

- **식물명** : 국화과의 다년생 초본식물. 곰취
- **생약명** : LIGULARIAE RADIX(호로칠葫蘆七)
- **다른 이름** : 산자완(山紫菀), 대구가(大救駕)
- **사용부위** : 곰취의 뿌리 또는 뿌리줄기.

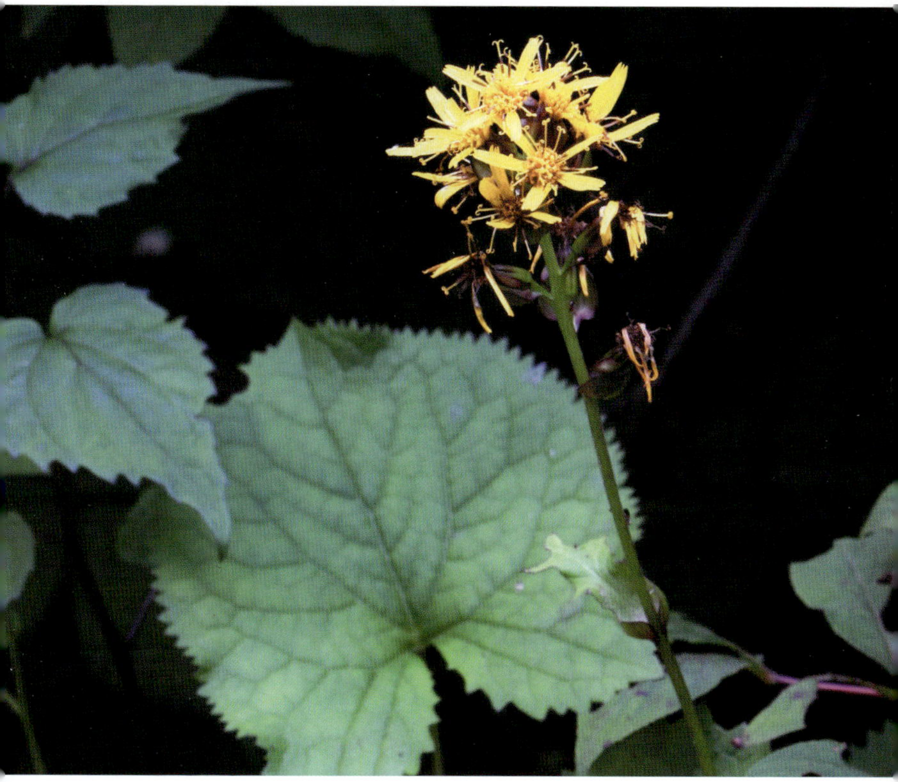

| 생김새 | 다년생 초본으로 1m 이상 자라며, 뿌리줄기는 짧고 수염뿌리가 많다. 뿌리에서 나오는 근생엽(根生葉)은 신장형(콩팥 모양)이고 규칙적인 톱니가 있으며 줄기에서 나오는 경생엽(莖生葉)은 크기가 작다. 꽃은 7~9월에 노란색으로 피며, 열매는 9~10월에 열린다. 어린잎은 나물로 귀하게 이용된다. 독성이 있어 식용이 금지된 동의나물과 혼동하기 쉬우므로 오용하지 않도록 주의를 요한다.

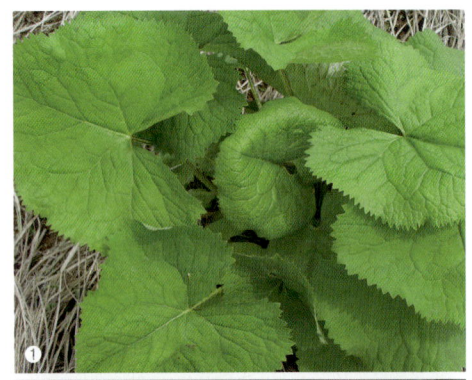

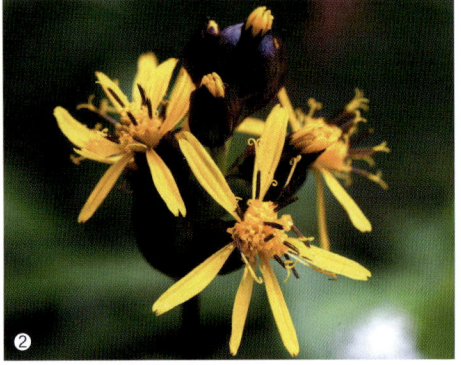

❶ 잎 / ❷ 꽃

| 주요 생산지 | 전국에 분포하며 깊은 산중의 습지에서 잘 자란다.

| 성품과 맛 | 따뜻하고 달며 맵다(온감신溫甘辛).

| 작용 부위 | 폐(肺), 심(心), 간(肝) 경락에 작용한다.

| 효능주치 | 기침을 멈추게 하는 진해(鎭咳), 담을 제거하는 거담(祛痰), 통증을 멈추게 하는 진통(鎭痛), 혈을 활성화시키는 활혈(活血) 효능이 있어서 해수(咳嗽), 백일해(百日咳), 천식, 요통(腰痛), 관절통, 타박상 등에 이용한다.

| 채취 및 가공 | 가을에 뿌리를 채취하여 줄기와 흙 등을 제거하고 햇

❶ 종자 결실 / ❷ 전초 / ❸ 동의나물 잎. 독성이 있어서 식용 불가 / ❹ 곰취 잎(가장자리에 톱니)

볕에 말린 다음 그대로 썰어서 이용한다.

| 용법 | 건조한 뿌리 5~10g에 물 600~700mL를 붓고 끓기 시작하면 약한 불로 줄여서 200~300mL로 달여서 복용하거나 가루로 만들어 온수로 복용한다. 신선한 잎을 따서 끓는 물에 2~3분간 데쳐 나물로 이용하기도 한다.

| 용량 | 말린 것으로 하루에 6~12g.

| 응용 | 어린잎은 채취하여 쌈 재료로 사랑받는다.

# 관중

*Dryopteris crassirhizoma* Nakai

- **식물명** : 면마과(綿馬科, Dryopteridaceae)의 다년생 양치식물(羊齒植物). 관중
- **생약명** : **CRASSIRHIZOMAE RHIZOMA**(관중貫中)
- **다른 이름** : 면마(綿馬), 관중(貫中), 관중(管仲)
- **사용부위** : 뿌리줄기와 잎자루의 밑부분(기부)을 건조한 것.

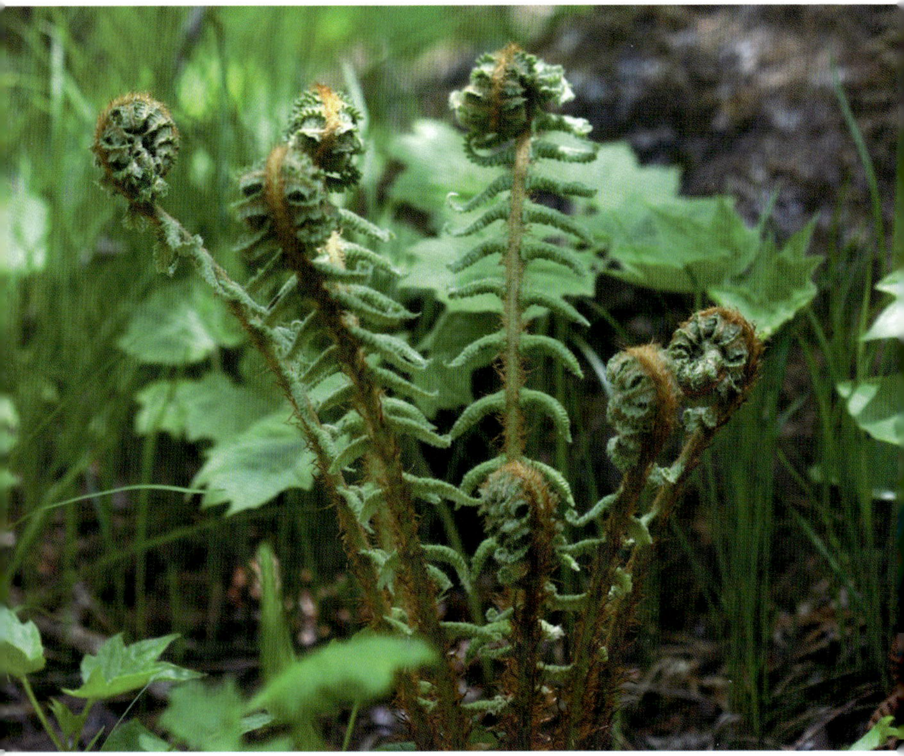

| 생김새 | 여러해살이풀로 높이 50~90㎝로 자란다. 뿌리줄기는 굵고 끝에서 잎이 모여난다. 잎은 길이 1m 내외, 너비 25㎝에 달하며 잎몸은 깃 모양으로 깊게 갈라지고 깃 조각은 대가 없다. 건조한 약재는 긴 원추형을 띠고 윗부분은 무딘 원형이며 아랫부분은 약간 뾰족하며 약간 구부러져 있다. 길이 10~20㎝, 지름 5~8㎝이다. 표

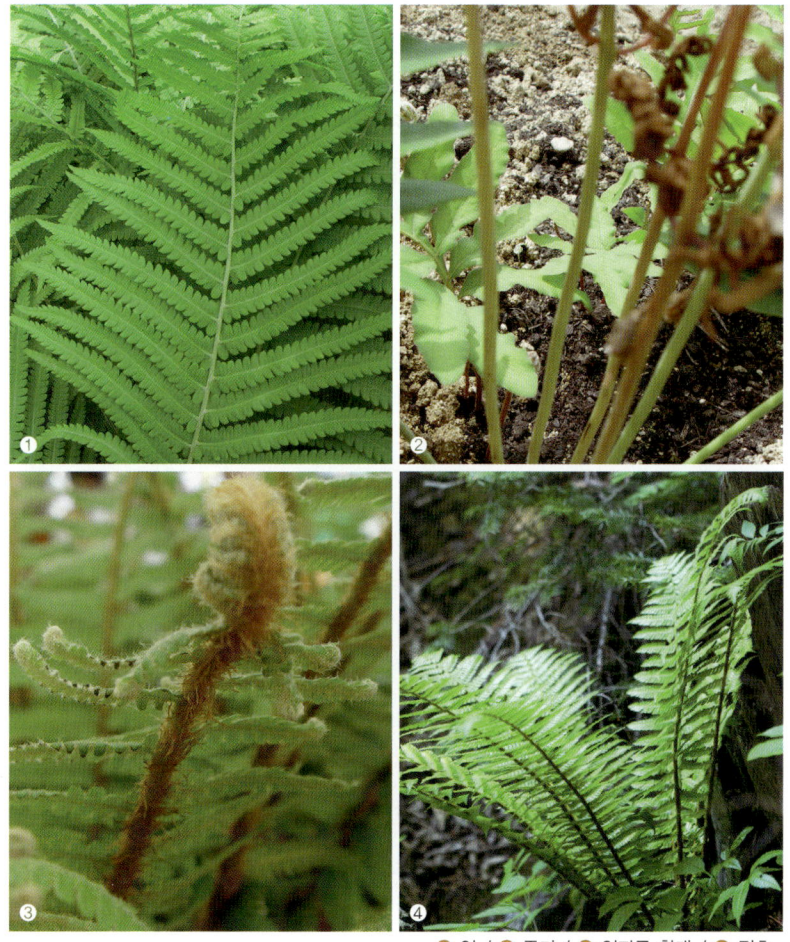

❶ 잎 / ❷ 줄기 / ❸ 잎자루 확대 / ❹ 전초

면은 황갈색 또는 검은빛을 띠는 진한 갈색으로 가지런한 잎자루의 모습과 비늘잎이 밀포되어 있다. 질은 단단한데 횡단면은 약간 평탄하고 갈색이며 유관속이 5~7개로 황백색의 점상을 이루고 둥그런 환을 형성하면서 배열되어 있다.

| 주요 생산지 | 우리나라 각지에 분포한다.

| 성품과 맛 | 시원하고 쓰며(양고凉苦) 약간의 독성이 있다.

| 작용 부위 | 간, 위 경락에 작용한다.

| 효능주치 | 회충, 조충, 요충을 죽이며, 열을 내리고 독을 풀어주는 청열해독(淸熱解毒), 혈액을 맑게 하고 출혈을 멈추게 하는 양혈지혈(凉血止血) 등의 효능이 있어서 풍열감기(풍사와 열사로 인한 감기)를 치료하고, 토혈(吐血, 피를 토하는 증)이나, 코피, 피똥을 누는 데 요긴하게 사용될 수 있고 여성들의 혈붕(血崩, 심한 하혈)이나 대하(帶下, 냉증)를 치료한다.

| 채취 및 가공 | 가을에 뿌리째 캐서 잎자루와 수염뿌리를 제거한 다

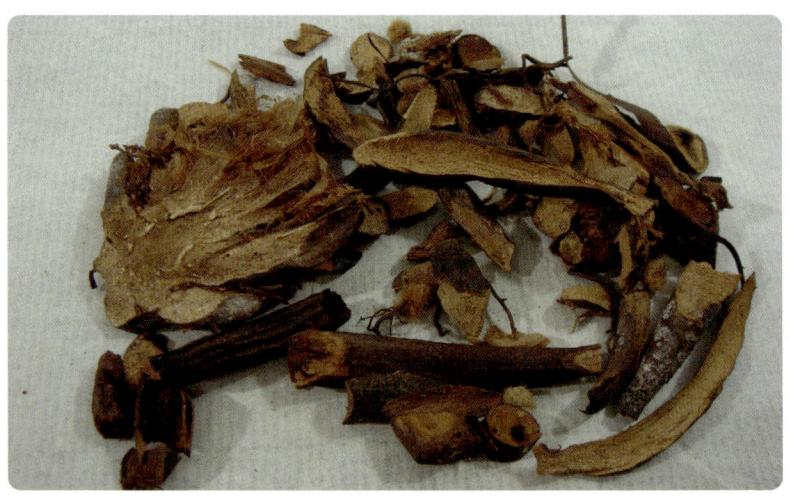

뿌리줄기, 잎자루 건조한 것

음 이물질을 제거하고 씻어서 햇볕에 말린다. 말린 것을 그대로 하거나 까맣게 태워서(초탄炒炭) 사용한다.

- **용법** | 말린 뿌리줄기 5~10g에 물 600~700mL를 붓고 끓기 시작하면 약한 불로 줄여서 200~300mL로 달여서 하루 두 번에 나누어 복용하거나 가루 또는 환으로 만들어 복용한다. 시력장애나 혈뇨, 혼수, 실명 등의 우려가 있으므로 과량복용하면 안 되며, 비위가 약한 사람이나 임산부는 복용하면 안 된다.
- **용량** | 말린 것으로 하루에 5~12g.
- **사용상의 주의사항** | 성미가 쓰고 차므로 음허내열(陰虛內熱, 음적인 에너지 소스가 부족하면서 허열이 있는 증상), 비위(脾胃)가 허한(虛寒, 허하고 찬)한 경우에는 사용을 삼간다.
- **응용** | 귤피(橘皮), 백출 등과 배합하여 관중환(貫中丸)을 만들어 복용하면 기(氣)를 이롭게 하고 비(脾)를 튼튼하게 하여 기와 혈을 잘 돌려주는 작용이 있다.

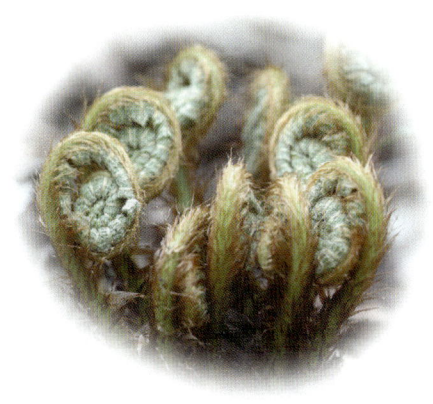

# 구기자나무

*Lycium chinense* Mill.

- **식물명** : 가지과(Solanaceae) 덩굴성 관목인 구기자나무, 중국에서는 주로 영하구기(寧夏枸杞, *L. barbarum* L.)를 사용한다.
- **생약명** : LYCLL FRUCTUS(구기자枸杞子)
- **다른 이름** : 순기자(荀起子), 첨채자(甛菜子), 기(杞)
- **사용부위** : 성숙(成熟)한 과실을 건조한 것으로, 여름부터 가을에 걸쳐 성숙한 것을 채취하며 양건한다. 뿌리는 심을 빼내고 껍질 부위만 따로 사용하는데 지골피(地骨皮)라고 하며, 잎은 구기엽이라 한다.

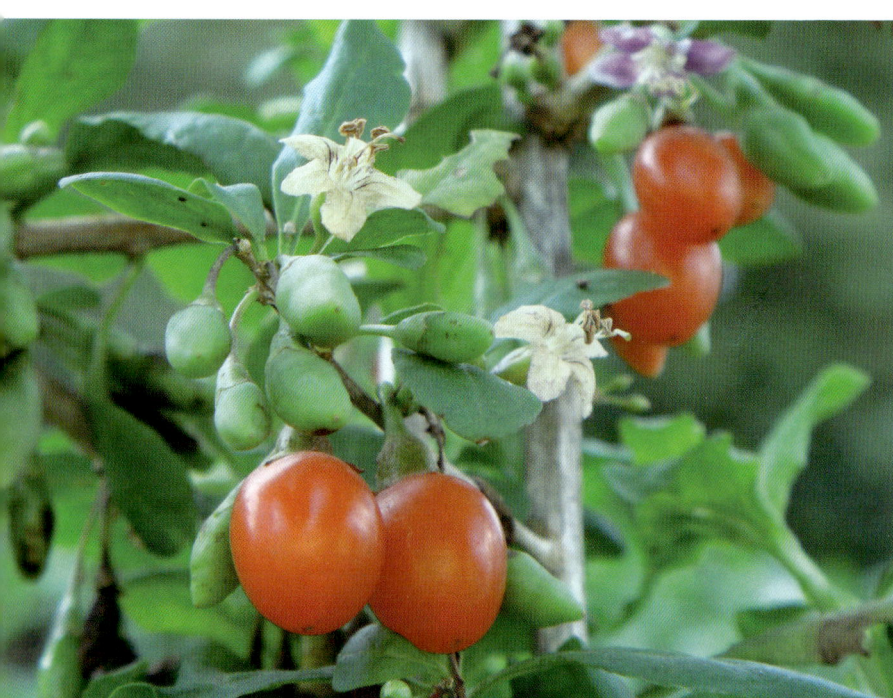

| 생김새 | 갈잎떨기나무로서 높이는 1~2m 정도 자란다. 꽃은 연한 자줏빛으로 6~9월에 1~4개씩 잎겨드랑이에 핀다. 열매는 한쪽이 뾰족한 방추형으로 조금 납작하고 길이 6~18㎜, 지름 3~8㎜이다. 열매의 표면은 선홍색 또는 암홍색으로 끝 부분에는 작고 볼록한 모양의 암술대 자국이 있고 기부에는 흰색의 열매자루(果梗) 자국이 있다. 열매 껍질은 부드럽고 질기며 쭈그러졌고, 과육의 육질은 부드럽고 윤택(柔潤)하면서 점성(粘性)이 있으며 많은 종자가 들어 있다.

| 주요 생산지 | 우리나라의 각지에서 재배하고 있으며 전통적으로 전남의 진도 지방이 특산지이고, 최근 충남의 청양이 새로운 특산지로 자리 잡고 있다.

| 성품과 맛 | 차고(한寒), 달며(감甘) 독성이 없다.

| 작용 부위 | 간(肝), 신(腎) 경락에 작용한다.

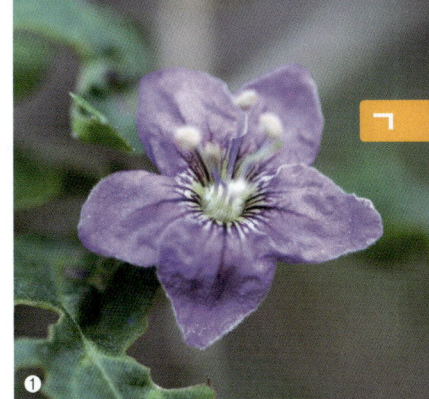

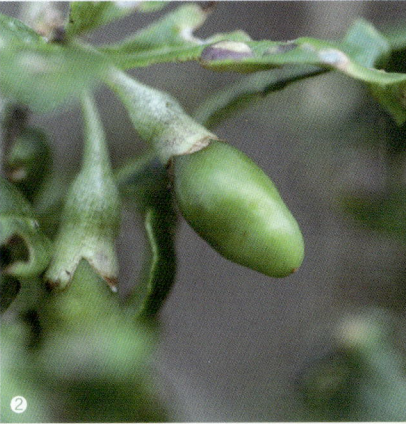

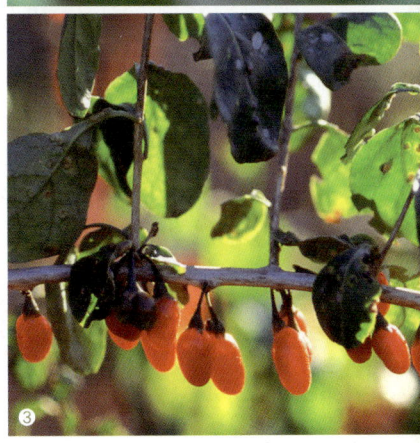

❶ 꽃 / ❷ 덜 익은 열매 / ❸ 완숙 열매

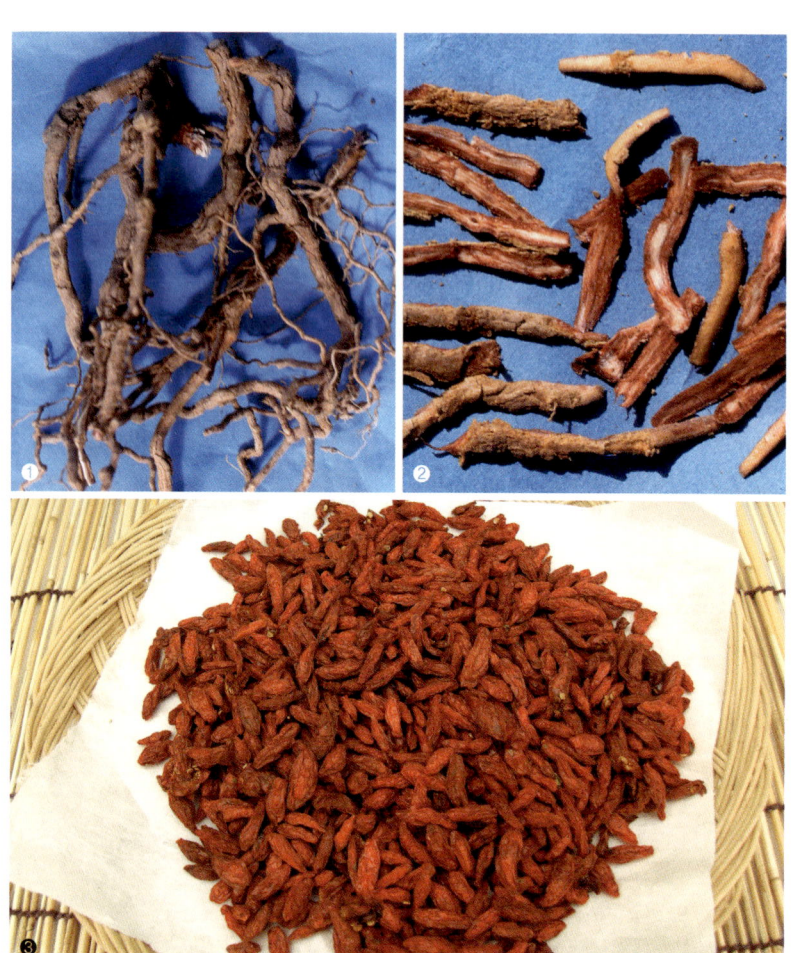

❶ 뿌리 말린 것 / ❷ 뿌리 껍질을 건조한 것(지골피) / ❸ 열매 말린 것

| 효능주치 | 신(腎)의 기운을 자양하고(자신滋腎), 폐를 윤활하게 하며(윤폐潤肺), 간의 기운을 보하고(보간補肝), 눈을 밝게 한다(명목明目). 간과 신 경락의 음기가 훼손된 것을 치료하며(치간신음휴治肝腎陰虧), 허리와 무릎 아픈 데(요슬산연腰膝痠軟), 머리가 어지러운 데(두

훈頭暈), 현기증(목현目眩), 눈이 침침하고 눈물이 많은 데(목혼다루目昏多淚), 허로(虛勞)에 의한 해수, 소갈증(消渴, 당뇨), 유정(遺精, 정액이 흘러나가는 증상) 등을 치료하는 데 유용하다. 특히 간과 신의 음기(陰氣, 몸 안에서 에너지를 생성하는 데 필요한 에너지 소스)가 부족하여 오는 증상을 치료하는 데 구기자는 매우 유용하다.

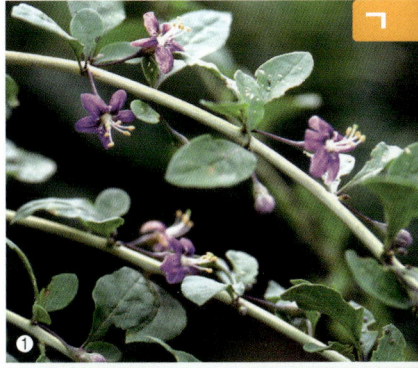

| 채취 및 가공 | 구기자는 무한화서(無限花序, 아래에서부터 끊임없이 꽃이 피고 열매가 맺는 성질로서 온도만 떨어지지 않고 양분과 수분관리를 잘해주면 겨울에도 계속 꽃이 핀다)이기 때문에 고추처럼 계속해서 꽃이 피고

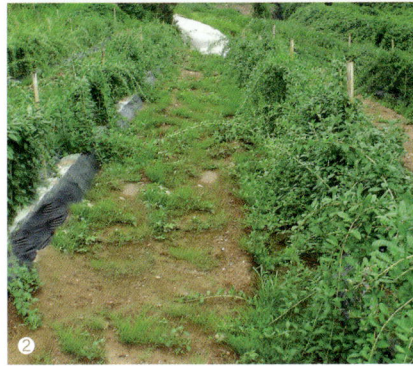

❶ 꽃과 줄기 / ❷ 구기자 재배밭

익는다. 따라서 열매가 익는 대로 채취하여 이물질을 제거하고 건조하여 이용한다. 가지와 꼭지를 떼어내 버리고, 색깔이 선명한 것을 골라서 깨끗이 씻은 다음 청주나 막걸리에 하룻밤 담갔다가 사용하면 더욱 좋다. 사용 전 프라이팬에 넣고 살짝 볶아서 사용하면 구기자 고유의 매운맛을 제거하고 맛을 부드럽게 하는 데 좋다.

| 용법 | 물에 끓여서 복용하거나 가루로 하여 복용한다. 보통 프라이팬에 볶은 구기자 5~10g에 물 600~700mL를 붓고 끓기 시작하면 약한 불로 줄여서 200~300mL로 달여서 하루 두 번에 나누어 복용

하거나, 당귀, 국화, 두충 등과 혼합하여 차로 달여서 마시기도 하며, 국화, 숙지황, 산수유 등과 혼합하여 환을 만들어 복용하기도 한다(구국지황환枸菊地黃丸). 또한 산약, 지황, 황기 등과 배합하여 소갈증(消渴症, 당뇨)을 치료하는 데 이용하기도 한다.

| 용량 | 말린 것으로 하루에 6~12g.

| 사용상의 주의사항 | 맛이 달고 질이 윤(潤)하기 때문에 비가 허(虛)하고 습사가 쌓여 막힌 증상 및 장활(腸滑, 장이 지나치게 윤활하여 설사 등이 나타나는 증상)인 경우에는 모두 사용을 삼간다.

| 응용 | 지방간이나 고혈압에도 응용할 수 있으며, 정기를 보충하고, 안색을 희게 하며 눈을 밝게 하고 정신을 안정시키는 데 좋은 약재이다.

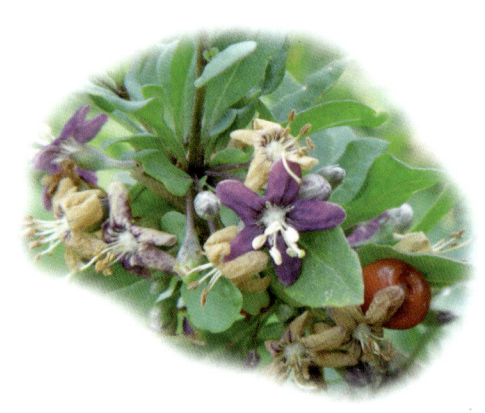

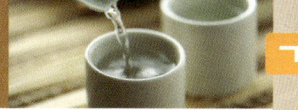

# 구기자주

맛은 달다. 기호와 식성에 따라 꿀, 설탕을 가미하여 음용할 수 있다.

## | 적용병증 |

- 당뇨(糖尿) : 당뇨병에 엄나무술과 함께 음용하면 효과적이다. 30mL를 1회분으로 1일 1~2회씩, 25~35일 정도 음용한다.
- 보양(補陽) : 남자의 양기와 정신력과 원기를 돋우는 처방이다. 30mL를 1회분으로 1일 1~2회씩, 25~30일 정도 음용한다.
- 빈혈(貧血) : 혈액 속에 적혈구나 헤모글로빈이 부족하여 어지럼증을 일으키는 증세이다. 30mL를 1회분으로 1일 1~2회씩, 15~20일 정도 음용한다.
- 기타 질환 : 강장보호, 강정제, 건위, 두통, 불면증, 신경쇠약, 요실금, 조갈증

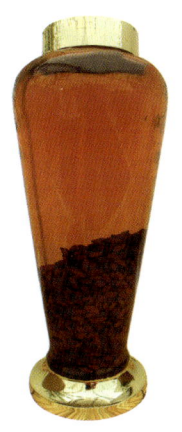

## | 만드는 방법 |

① 열매, 줄기, 뿌리에 약효가 있다. 뿌리는 껍질을 사용한다.
② 열매 구기자는 약재상에서, 줄기나 뿌리는 농가에서 채취하여 쓴다.
③ 열매는 씻어 사용하고, 줄기나 뿌리는 적당한 크기로 다듬어 씻어서 사용한다.
④ 생열매, 생뿌리 약 250g, 또는 건재 약 220g을 소주 3.8L에 넣고 밀봉하여 서늘한 냉암소에서 보관 숙성시킨다.
⑤ 90~180일간 침출한 후 음용한다. 540일 정도 후에 찌꺼기를 걸러낸다.

## | 구입방법 및 주의사항 |

- 약재상에서 구입한다. 오래 묵지 않고 잘 마른 것이 좋다.
- 가리는 음식은 없다.
- 너무 많은 양이나 오래 음용하는 것은 좋지 않다.

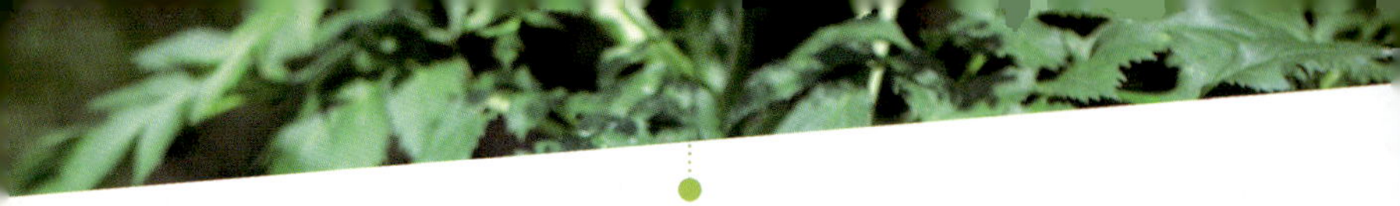

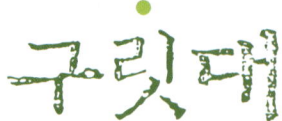

# 구릿대

*Angelica dahurica* (Fisch. ex Hoffm.) Benth. & Hook.f. ex Franch. & Sav.

- 식물명 : 산형과(繖形科, Umbelliferae) 2~3년생 초본인 구릿대 또는 개구릿대(*A. anomala* Ave-Lall.)
- 생약명 : ANGELICAE DAHURICAE RADIX(백지白芷)
- 다른 이름 : 백채, 방향, 두약, 택분, 삼려, 향백지
- 사용부위 : 2~3년생의 뿌리.

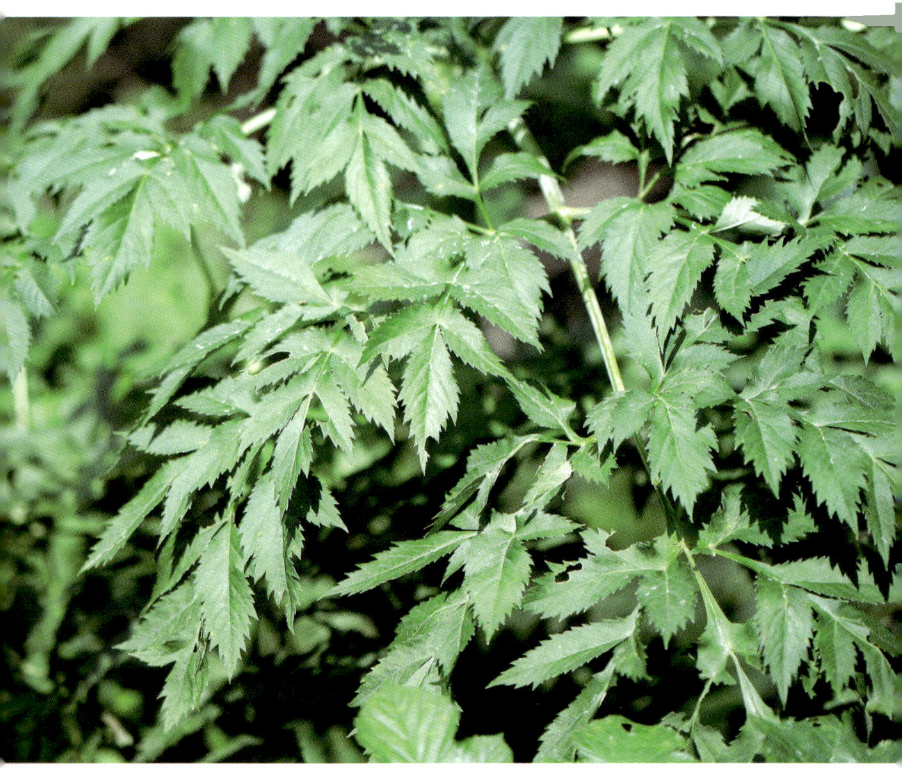

| 생김새 | 2~3년생 초본식물로서 1~2m 정도 곧게 자라며, 줄기는 원기둥 모양이고 뿌리 부근은 자홍색을 나타낸다. 뿌리는 거칠고 크다. 뿌리에서 나오는 근생엽은 잎자루가 길며, 2~3회 깃꼴로 갈라지고 끝 부분의 소엽은 다시 3개로 갈라지며 타원형으로 톱니가 있고 끝이 뾰족하다. 6~8월에 흰색 꽃이 피며 산형화서(꽃대 끝에서 많은 꽃이 우산 모양으로 나와서 끝마디에 꽃이 하나씩 붙는다)이고 열매는 9~10월에 맺는다.

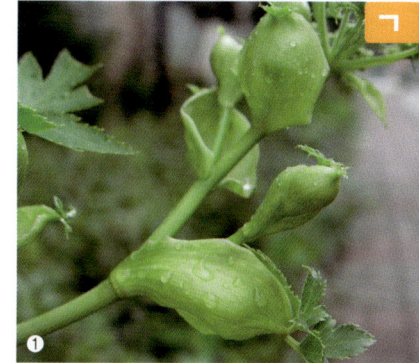

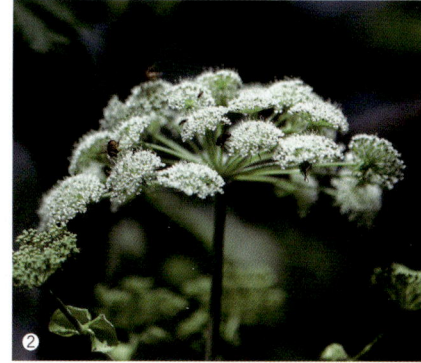

❶ 꽃봉오리 / ❷ 꽃

| 주요 생산지 | 우리나라 전국의 산골짜기에 자생하며 농가에서 재배한다.

| 성품과 맛 | 성품은 따뜻하고(온 溫), 맛은 맵다(신辛).

| 작용 부위 | 폐(肺), 비(脾), 위(胃) 경락에 작용한다.

| 효능주치 | 풍을 제거하는 거풍(祛風), 통증을 멈추게 하는 진통(鎭痛), 몸 안의 습사(濕邪)를 제거하는 조습(燥濕), 종기를 치료하는 소종(消腫) 등의 효능이 있어서 두통(頭痛), 편두통(偏頭痛), 목통(目痛), 치통(齒痛), 각종 신경통(神經痛), 복통, 비연(鼻淵), 적백대하(赤白帶下), 대장염(大腸炎), 치루(痔漏), 옹종(癰腫) 등을 치료한다.

| 채취 및 가공 | 가을에 파종한 것은 다음 해 가을 9~10월 잎과 줄기

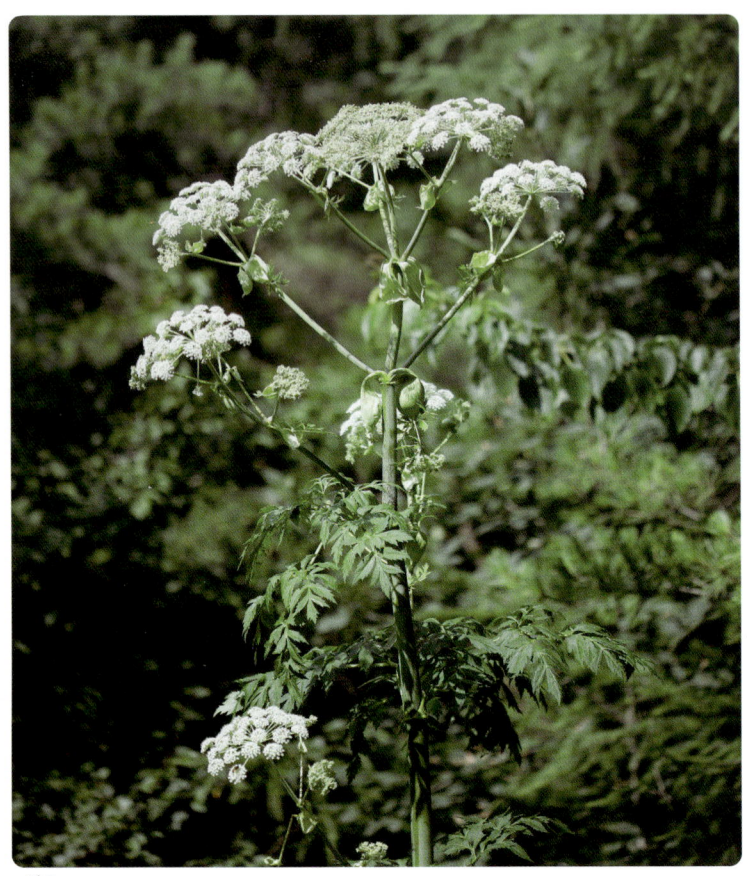

전초

가 다 마른 뒤에, 그리고 봄에 파종한 것은 당년 가을 9~10월에 채취하여 이물질을 제거하고 햇볕에 말린다.

| 용법 | 말린 뿌리 5~10g에 물 600~700mL를 붓고 200mL로 달여서 아침저녁 두 번에 나누어 복용한다. 또는 가루나 환으로 만들어 복용하기도 한다.

| 용량 | 말린 것으로 하루에 3~9g.

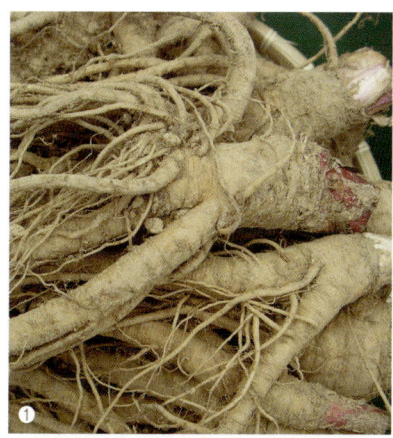
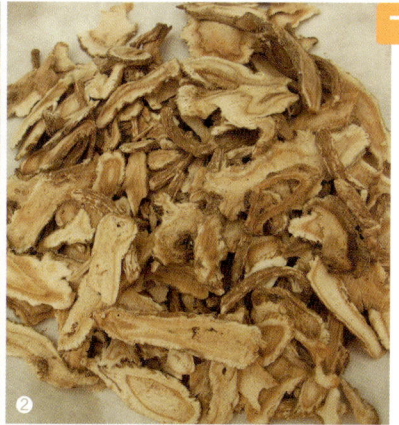
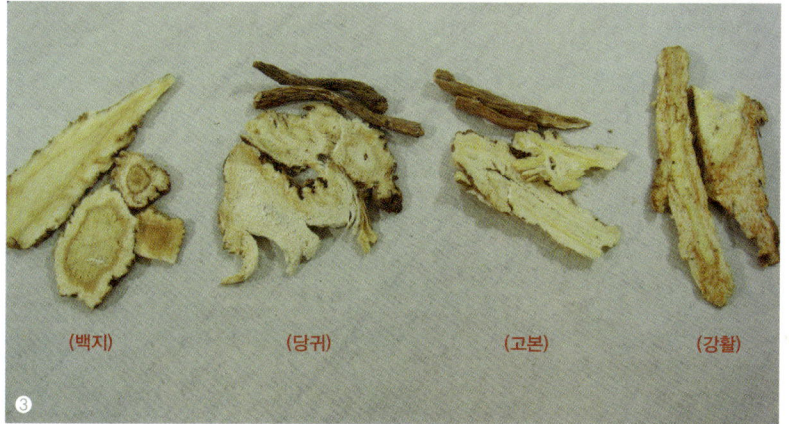

(백지)  (당귀)  (고본)  (강활)

❶ 뿌리 / ❷ 뿌리 말린 것 / ❸ 백지, 당귀, 고본, 강활 비교

| 사용상의 주의사항 | 성미가 맵고 따뜻하며 건조하고 열이 있는 약재이므로 혈허(血虛)하며 열이 있는 경우, 음허양항(陰虛陽亢, 음적인 에너지 소스는 부족한데 헛된 양기가 항진된 증상으로서 음허화왕과 같은 의미)의 두통에는 사용을 삼간다.

| 응용 | 웅황(雄黃)이나 유황(硫黃)의 독성을 해독하는 데 유효하다.

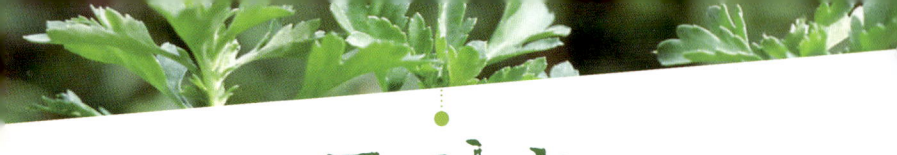

# 구절초

*Dendranthema zawadskii* var. *latilobum* (Maxim.) Kitam.

- **식물명** : 국화과(Compositae) '다년생 초본. 구절초, 산구절초[*D. zawadskii* (Herb.) Tzvelev], 바위구절초(*D. sichotense* Tzvelev) 등
- **생약명** : ZAWADSKII HERBA(구절초九節草)
- **다른 이름** : 구절초(九折草)
- **사용부위** : 식물체 전초.

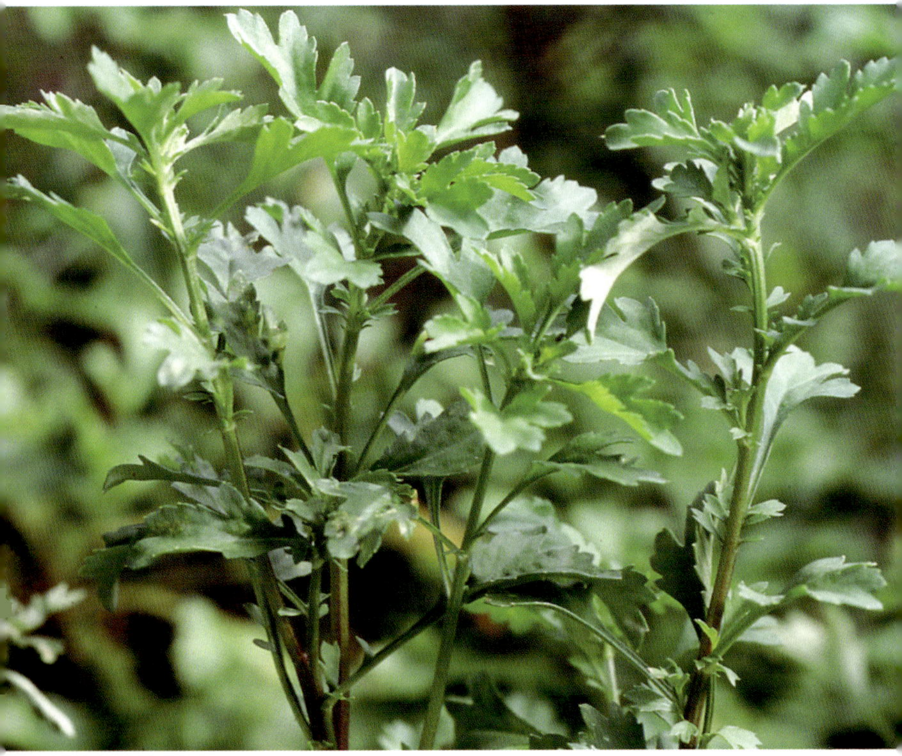

| 생김새 | 다년생 초본으로 식물체는 30~50㎝ 정도 자라고 뿌리줄기 (근경根莖)는 옆으로 벋는다. 잎은 어긋나고 넓은 달걀형으로 깃꼴로 갈라졌으며, 둔한 톱니가 있다. 꽃은 9~10월에 흰색, 또는 담자홍색으로 피며 열매는 10~11월에 맺는다.

| 주요 생산지 | 전국의 산야에 분포한다.

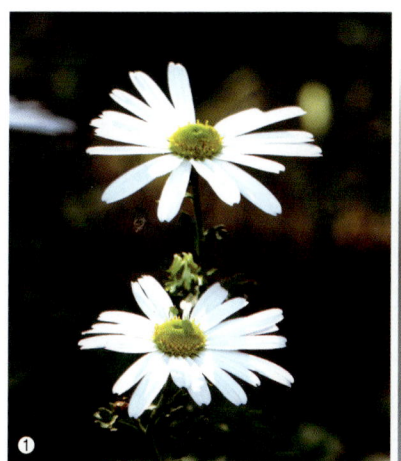
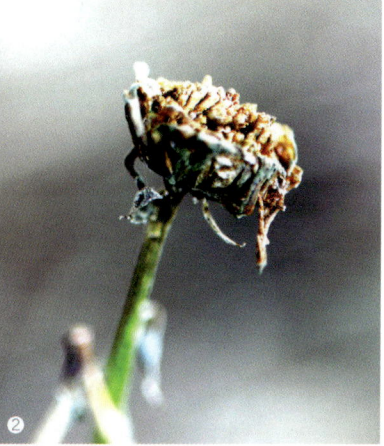
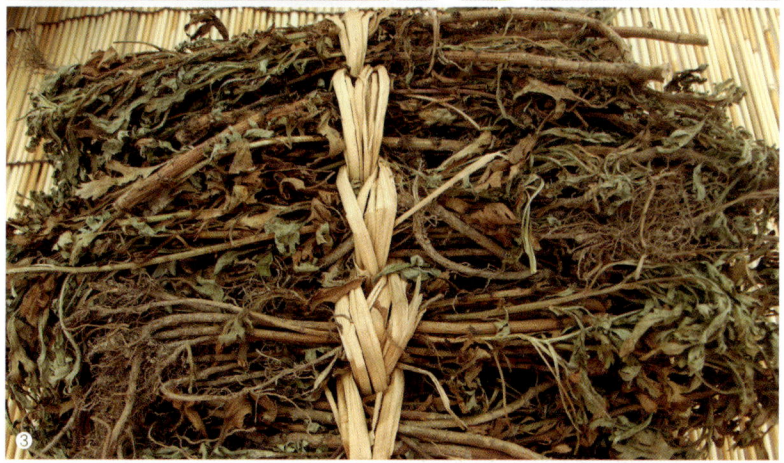

❶ 꽃 / ❷ 종자 결실 / ❸ 구절초 말린 것

| **성품과 맛** | 성품은 따뜻하고 맛은 쓰다.

| **작용 부위** | 심(心), 비(脾), 위(胃) 경락에 작용한다.

| **효능주치** | 소화기능을 담당하는 중초(中焦)를 따뜻하게 하는 온중(溫中), 여성의 생리를 조화롭게 하는 조경(調經), 음식물을 잘 삭히는 소화(消化) 등의 효능이 있으며, 월경불순, 자궁냉증, 불임증, 위냉(胃冷), 소화불량 등을 치료하는 데 응용한다.

| **채취 및 가공** | 구절초(九節草)라는 이름은 구월에 채취하는 것이 약효가 우수하다는 의미에서 붙여진 이름이다. 따라서 개화 직전에 채취하여 말려두고 사용하면 좋다.

| **용법** | 전초 50g에 물 1,500mL를 붓고 끓기 시작하면 약한 불로 줄여서 200~300mL로 달인 액을 두 번에 나누어 복용한다.

| **용량** | 말린 것으로 하루에 30~60g.

| **사용상의 주의사항** | 사용상 특별한 주의사항은 없다.

| **응용** | 민간요법으로 가을에 꽃이 피기 전에 채취하여 햇볕에 건조한 후 환약이나 엿을 고아서 장기간 복용하면 생리가 정상적으로 유지되고 임신하게 된다. 특히 오랫동안 냉방기를 사용하는 근무 조건에서 근무하거나, 차가운 곳에서 생활하여 몸이 냉해져서 착상이 되지 않는 착상장애 불임에 효과적이다.

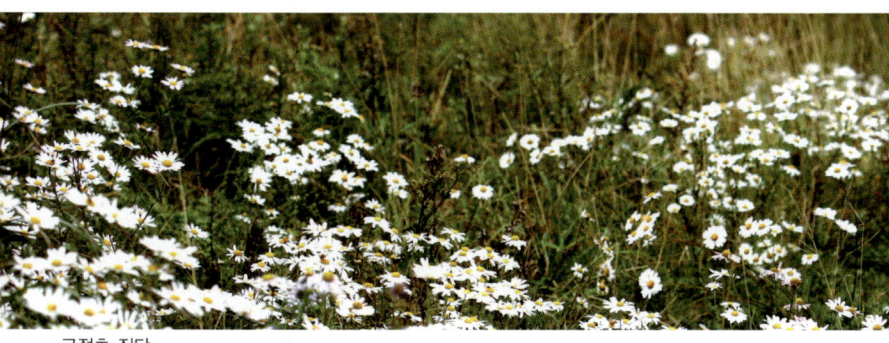

구절초 집단

# 구절초꽃차

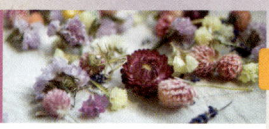

## | 효능 및 꽃의 이용 |

들국화의 대표적인 꽃인 구절초는 음력 5월 5일(단오) 즈음에 줄기 마디가 다섯 마디로 자라고 음력 9월 9일(중양절)에 줄기 마디가 아홉 마디 정도가 된다. 중양절에 채취한 것이 가장 약효가 좋다 하여 그 이름을 구절초라고 했다.

한방 및 민간에서는 선모초라 하여 건위, 신경통, 정혈, 식욕촉

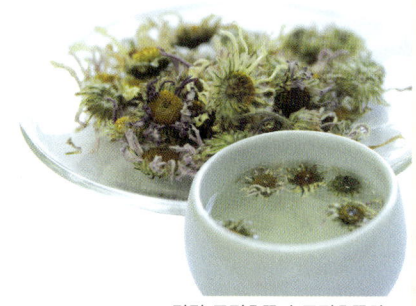

말린 구절초꽃과 구절초꽃차

진, 중풍, 강장, 부인병, 보온 등에 다른 약재와 같이 처방하여 쓰며 예로부터 부인병와 보온에 구절초를 달여서 먹기도 했다.

꽃을 말려서 술에 적당히 넣고 약 1개월이 지난 후에 먹으면 은은한 국향과 더불어 강장제, 식욕촉진제가 된다. 구절초꽃차는 차향이 좋으며 구수한 맛이 난다. 차색은 약한 노란색이지만 투명함에 가깝다. 뜨거운 물을 부어도 색이 변하지 않아 열에 안정적이다.

## | 채취 방법 |

봉오리에서 바로 핀 꽃을 선택한다.

## | 꽃차 만드는 방법 |

① 꽃을 따서 깨끗이 씻어 그늘에서 말린다.
② 밀폐용기에 넣어 냉장 보관한다.
③ 꽃 3~5송이 정도를 찻잔에 넣고 뜨거운 물을 부어 마신다.

## | 차로 마신 후 꽃 이용법 |

차로 마신 후 남은 꽃잎은 포푸리로 만들어 사용하면 좋다.

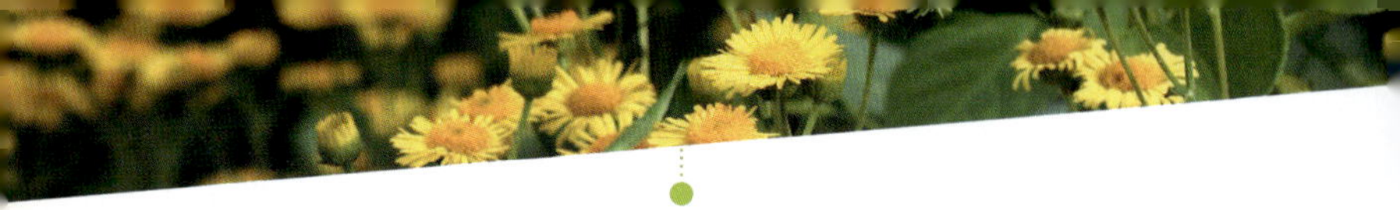

# 금불초

*Inula britannica* var. *japonica* (Thunb.) Franch. & Sav.

- **식물명** : 국화과(Compositae)의 다년생 초본식물인 금불초 및 동속 근연 식물(가는금불초, 버들금불초)
- **생약명** : **INULAE FLOS**(선복화旋覆花)
- **다른 이름** : 하국(夏菊), 도경(盜庚), 금불화(金佛花), 금전화(金錢花), 비천예(飛天蕊), 황숙화(黃熟花)
- **사용부위** : 꽃을 따서 말려서 이용.

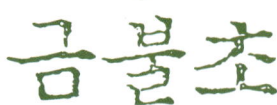

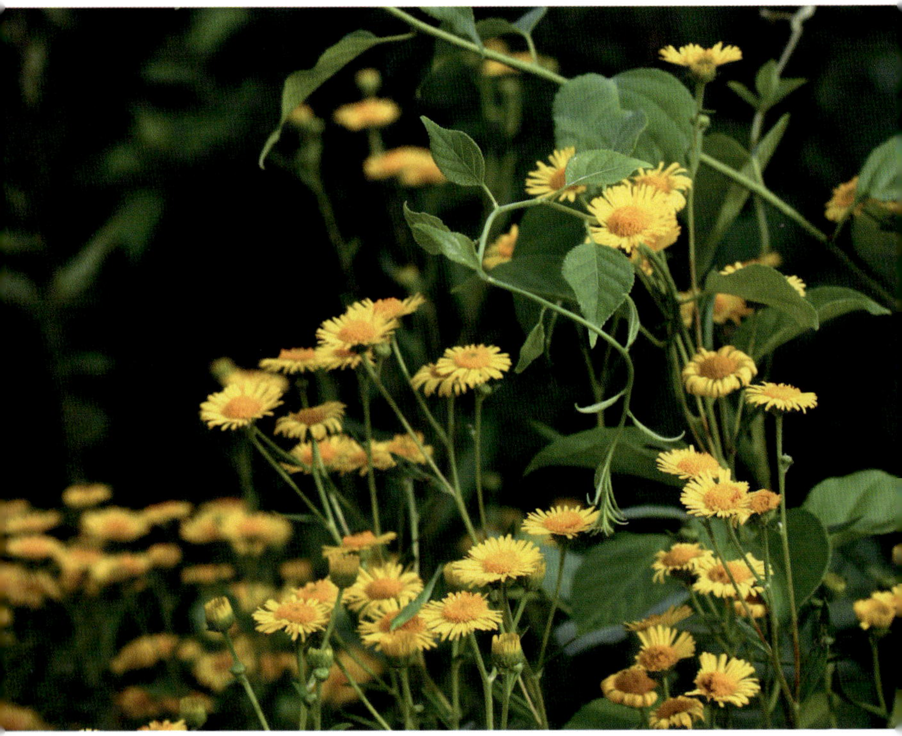

| **생김새** | 다년생 초본으로 식물체는 20~70㎝ 정도로 곧게 자라고 뿌리줄기는 옆으로 벋으며 번식한다. 잎은 어긋나고 타원형 또는 장타원형이며 작은 톱니가 있고 끝이 뾰족하다. 꽃은 7~9월에 황색으로 피며 열매는 8~9월에 맺는다.

| **주요 생산지** | 우리나라 전국에 분포하고 산과 들의 습기가 있는 지

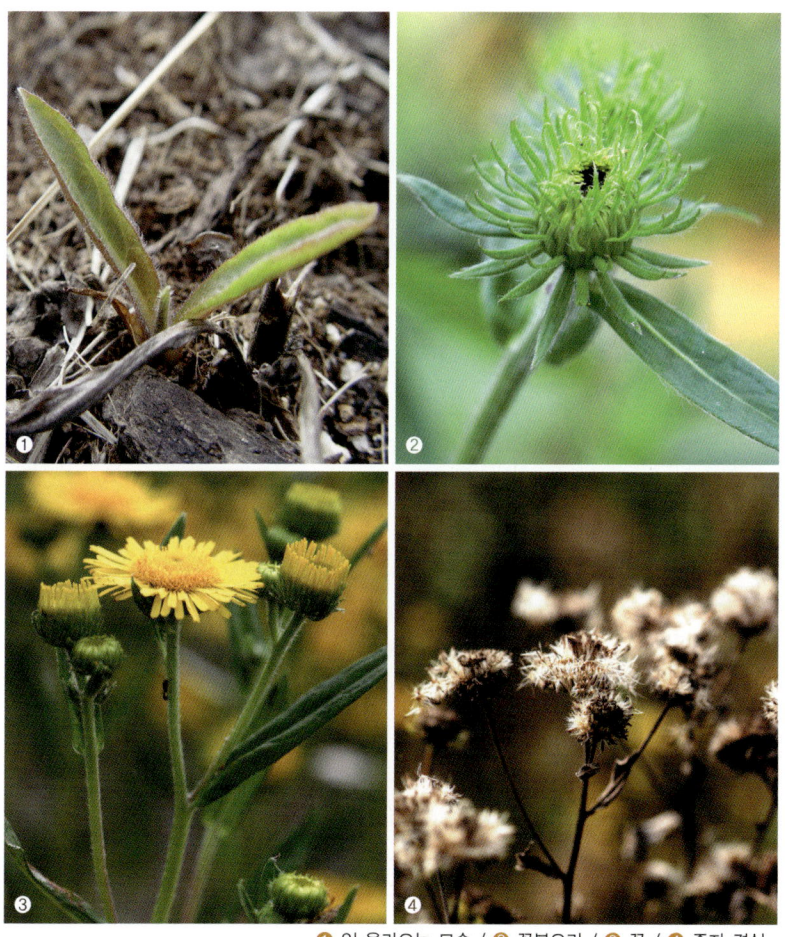

❶ 잎 올라오는 모습 / ❷ 꽃봉오리 / ❸ 꽃 / ❹ 종자 결실

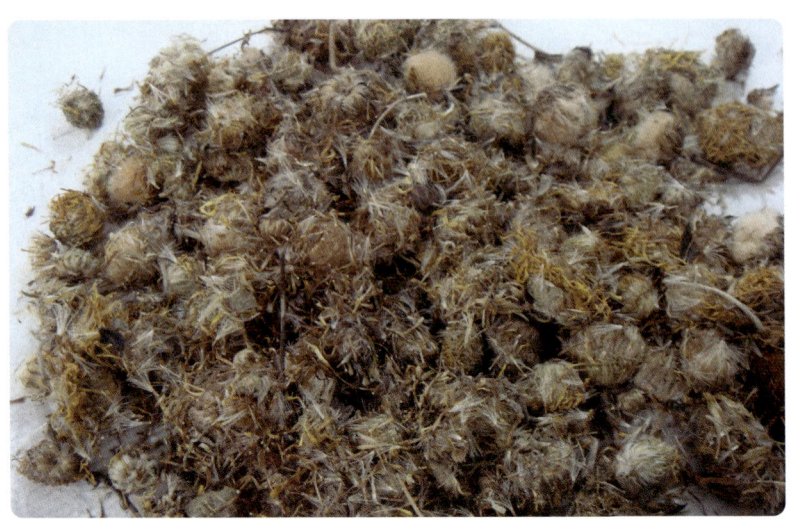

꽃 말린 것을 약용으로 쓴다.

역에 자란다.

| 성품과 맛 | 성품은 따뜻하고(온溫), 맛은 짜고(함鹹), 맵고(신辛), 쓰다(고苦).

| 작용 부위 | 간(肝), 폐(肺), 위(胃), 방광(膀胱) 경락에 작용한다.

| 효능주치 | 기침을 멈추게 하는 진해(鎭咳), 가래를 제거하는 거담(祛痰), 위를 튼튼하게 하는 건위(健胃), 구토를 진정시키는 진토(鎭吐), 소변을 잘 나가게 하는 이수(利水), 기가 아래로 잘 내려가게 하는 하기(下氣) 등의 효능이 있어서 해수(咳嗽), 천식(喘息), 소화불량(消化不良) 등에 이용하고, 가슴과 옆구리가 그득하게 차오르는 느낌이 드는 흉협창만(胸脇脹滿), 애역(呃疫, 딸꾹질), 복수(腹水, 배에 물이 차는 것), 희기(噫氣, 탄식, 한숨) 등을 다스리는 데 사용한다.

| 채취 및 가공 | 7~9월경 꽃이 만개했을 때 채취하여 그늘에서 말린다.

| 용법 | 말린 꽃 15g에 물 700mL를 붓고 끓기 시작하면 약한 불로 줄

여서 200~300mL로 달인 액을 두 번에 나누어 복용한다. 환 또는 가루로 만들어 복용하기도 하며, 외용(外用)할 때는 생것을 짓찧어 환부에 바른다.

| 용량 | 말린 것으로 하루에 6~12g.

| 사용상의 주의사항 | 성이 따뜻하여 기를 흩어지게 하고 위로 오르는 기운을 내리게 하는 효능이 있으므로 음허노수(陰虛勞嗽, 음허 상태에서 성행위를 심하게 하여 오는 기침)나 풍열조해(風熱燥咳, 풍사나 열사로 인하여 마른기침이 나오는 증상)인 경우에는 사용을 삼간다. 허한 사람은 많이 사용하면 안 되고, 설사를 하는 사람에게는 적당하지 않다.

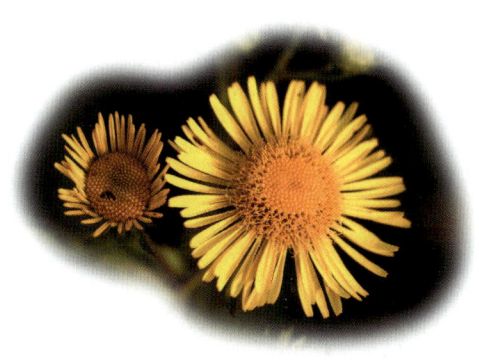

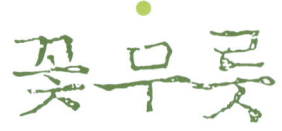

*Lycoris radiata* (L' Her.) Herb.

- **식물명** : 수선화과(Amaryllidaceae)의 다년생 초본. 꽃무릇
- **생약명** : **LYCORIDS BULBUS**(석산石蒜)
- **다른 이름** : 오산(烏蒜), 독산(獨蒜)
- **사용부위** : 알뿌리 모양의 비늘줄기인 인경(鱗莖).

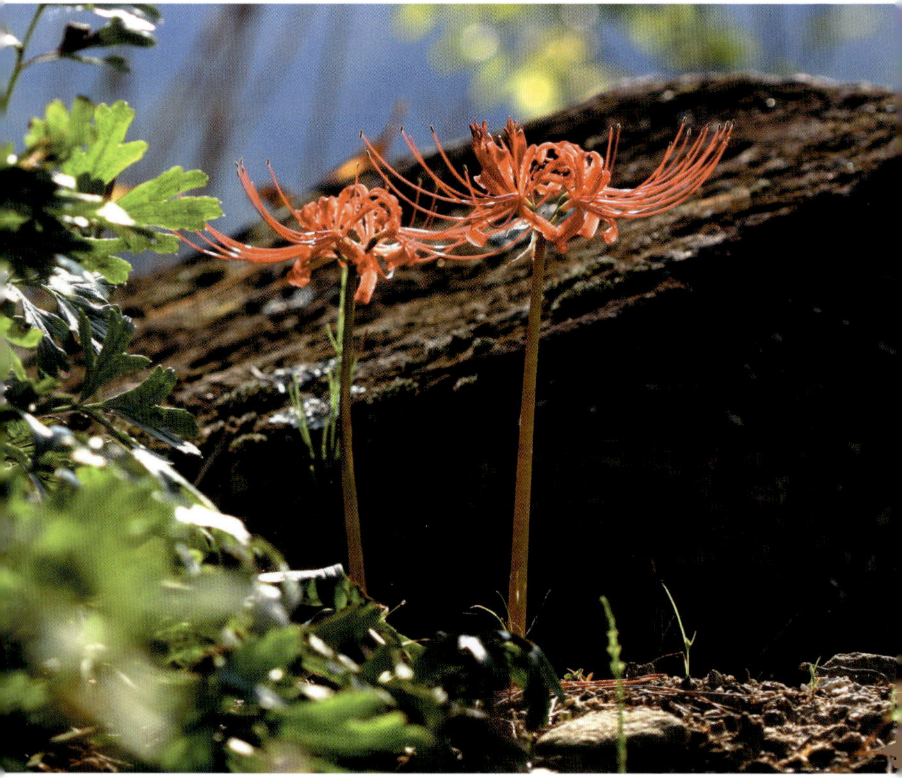

| **생김새** | 다년생 초본으로서 인경(鱗莖, 알뿌리 모양의 비늘줄기)은 타원형 또는 구형이며, 외피는 자갈색이다. 잎은 총생(叢生, 한 곳에 모아나는 것)하고 줄 모양(선형線形) 또는 띠 모양(대형帶形)이며, 윗면은 청록색, 아랫면은 분녹색(粉綠色)이다. 꽃은 9~10월에 적색(赤色)으로 피나 잎이 없이 꽃대가 나와서 피며 열매도 맺지 않고, 꽃이 스러진 다음에 짙은 녹색의 잎이 나온다. 인경은 물에 담가서 알칼로이드를 제거하면 좋은 녹말을 얻을 수 있다. 이 꽃무릇을 상사화로 혼동하는 사람들이 더러 있으나 다른 식물이므로 혼동하지

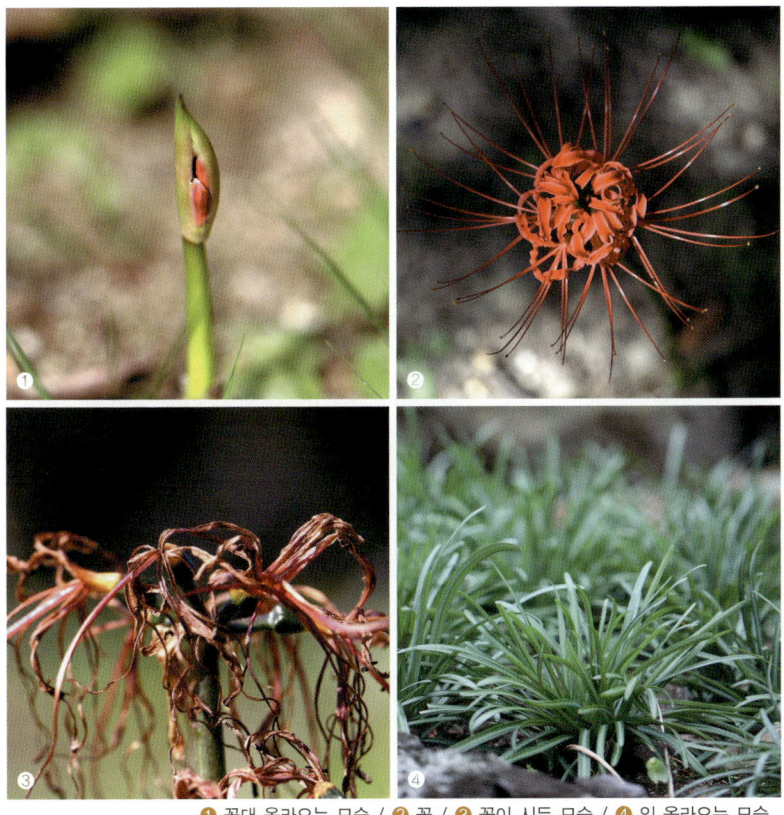

❶ 꽃대 올라오는 모습 / ❷ 꽃 / ❸ 꽃이 시든 모습 / ❹ 잎 올라오는 모습

않도록 주의를 요한다.

| 주요 생산지 | 우리나라의 남부 지방에 주로 분포하고, 습윤한 곳에 잘 자라며, 전북 고창 선운사와 전남 영광 불갑사 등의 군락지가 유명하다.

| 성품과 맛 | 성은 따뜻하고, 맛은 매우며 독이 있다(상사화는 무독無毒).

| 작용 부위 | 폐(肺) 경락에 주로 작용한다.

| 효능주치 | 가래를 제거하는 거담(祛痰), 소변을 잘 나가게 하는 이뇨(利尿), 종기를 삭히는 소종(消腫), 잘 토하도록 도와주는 최토(催吐) 등의 효능이 있어서 해수(咳嗽), 수종(水腫, 종기), 임파선염 등에 이용할 수 있고, 옹저(癰疽, 종기나 암종), 창종(瘡腫, 부스럼 등의 각종 피부병) 등의 치료에 이용하기도 한다.

| 채취 및 가공 | 가을에 꽃이 진 뒤에 채취한 인경을 깨끗이 씻어서 그늘에서 말린다.

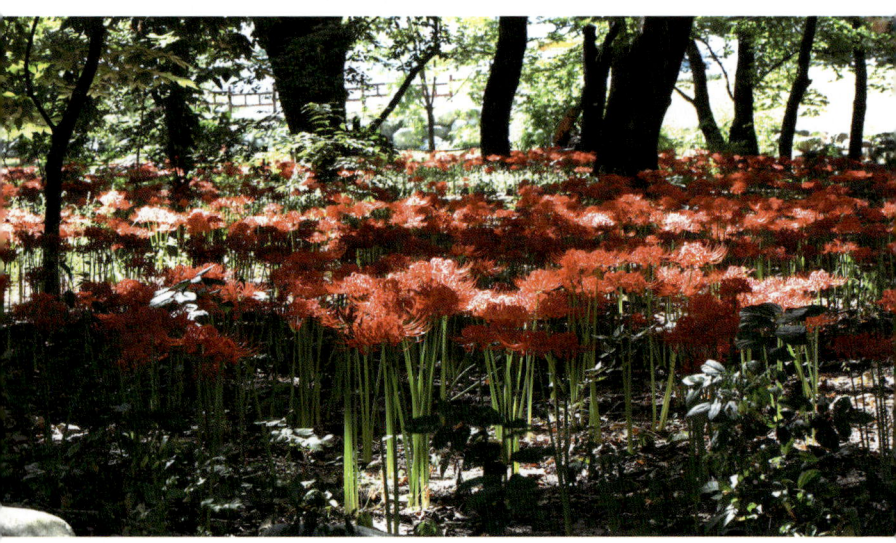

집단

| 용법 | 잘 말린 인경(鱗莖) 2~3g에 물 700mL를 붓고 끓기 시작하면 약한 불로 줄여서 200~300mL로 달인 액을 아침저녁으로 두 번에 나누어 복용한다. 또한 생것을 짓찧어서 환부에 붙이거나 달인 물로 환부를 씻어내기도 한다.

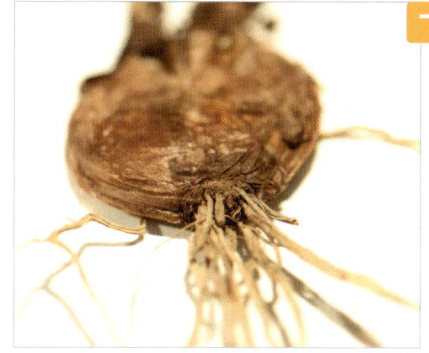

알뿌리 모양의 비늘줄기인 인경을 약용으로 쓴다.

| 용량 | 말린 것으로 하루에 1.5~3g.

| 사용상의 주의사항 | 신체가 허약한 사람, 실사(實邪)가 없고 구역질을 하는 사람은 복용하면 안 된다.

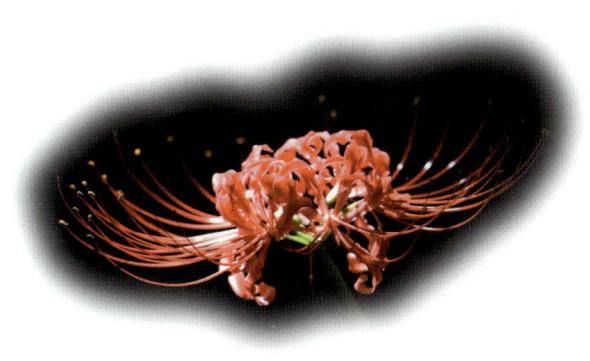

# 꿀풀

*Prunella vulgaris* var. *lilacina* Nakai

- **식물명** : 꿀풀과(Labiatae) 다년생 초본. 꿀풀
- **생약명** : **PRUNELLAE SPICA**(하고초夏枯草)
- **다른 이름** : 석구(夕句), 내동(乃東), 맥수하고초(麥穗夏枯草), 유월건(六月乾)
- **사용부위** : 이삭을 잘라 건조한 것.

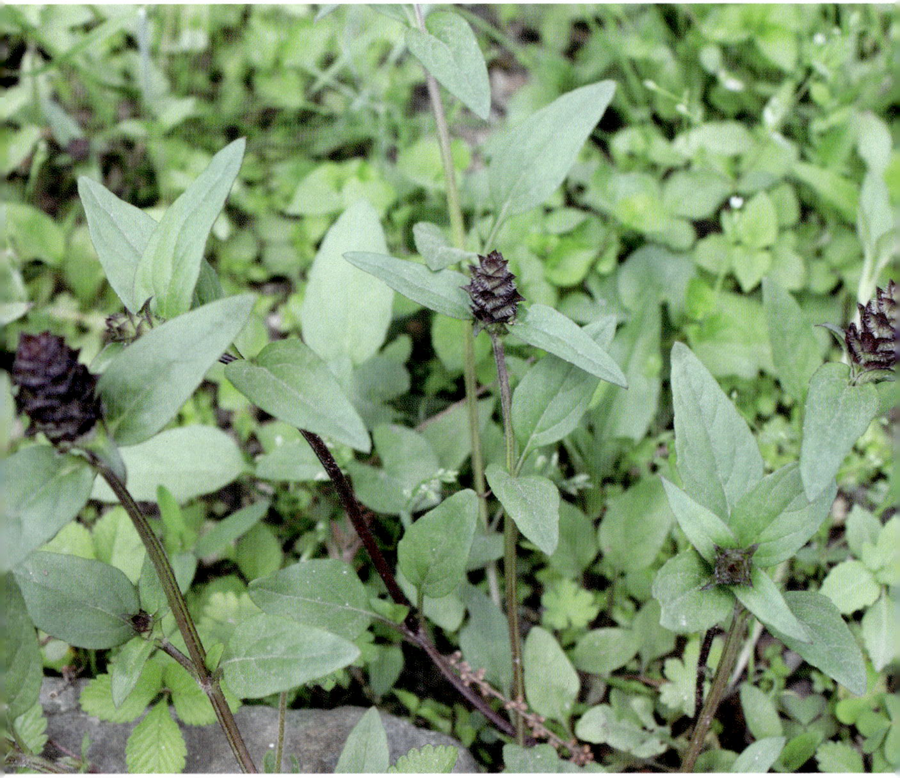

| **생김새** | 이삭은 긴 원주형 혹은 보탑형(寶塔形)으로 길이 2.5~6.5cm, 지름 1~1.5cm이며 갈색 또는 엷은 자갈색을 띤다. 꽃의 중심축에는 4~13 윤(輪, 둘레)의 포엽(苞葉, 감싸고 있는 잎) 및 꽃받침이 붙어 있다. 포엽은 심장형 또는 편심형(扁心形, 한쪽으로 눌린 심장 모양)이며 꽃받침과 맥 위에는 흰색의 털이 있다. 꽃받침 속에는 4개의 조그마한 견과(堅果)가 있고 과실은 달걀 모양으로 갈색이며 광택이 있다. 가볍고 질은 취약하며 청향(淸香)한 기가 조금 있다.

| **주요 생산지** | 우리나라 전역에 분포한다.

| **성품과 맛** | 차고(한寒), 맵고(신辛) 쓰며(고苦), 독은 없다.

| **작용 부위** | 간(肝)과 담(膽) 경락에 작용한다.

| **효능주치** | 간을 깨끗하게 하며(淸肝), 맺힌 기를 흩어지게 하고(散結), 나력(瘰癧, 연주창), 영류(瘿瘤, 혹), 유옹(乳癰, 유방의 종창), 유방암 등을 치료

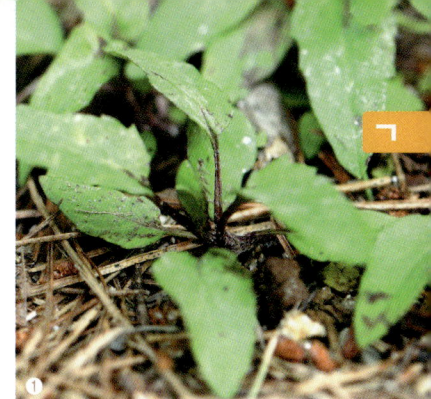
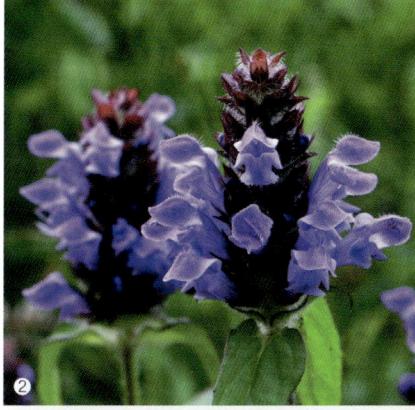
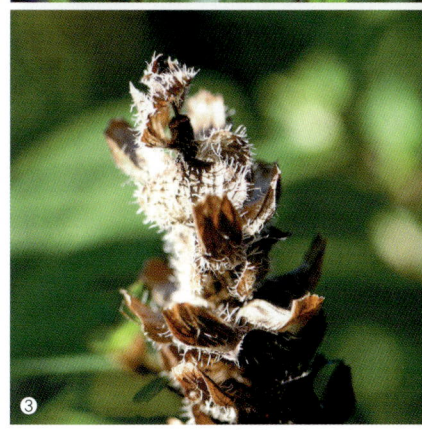

❶ 새순 올라오는 모습
❷ 꽃 / ❸ 종자 결실

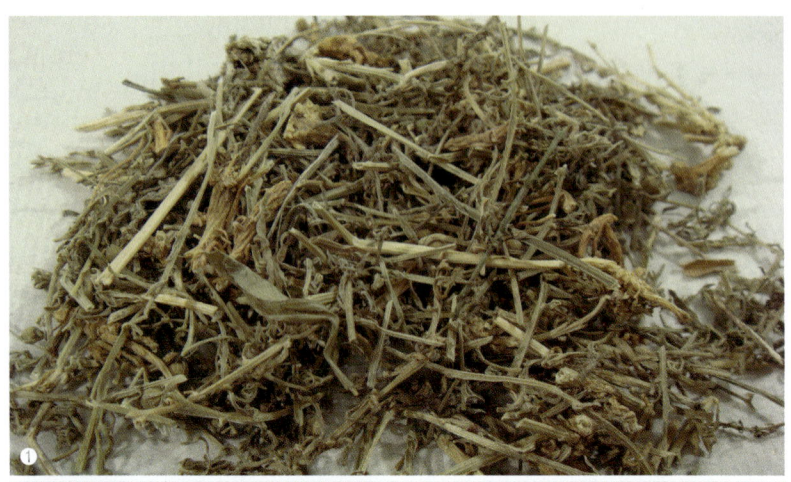

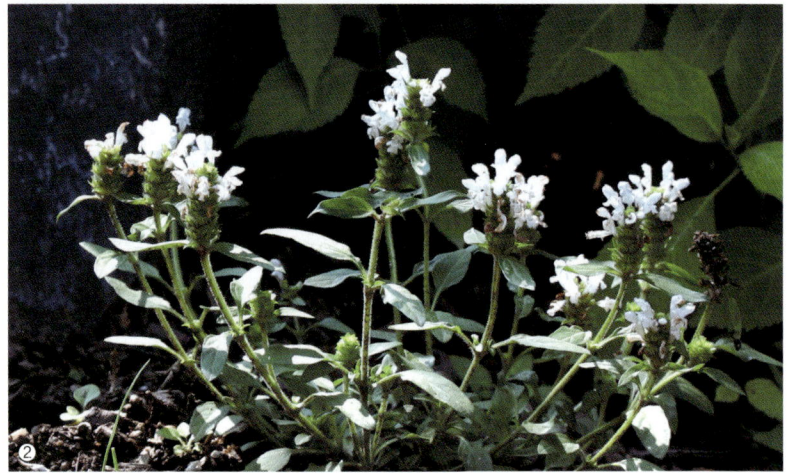

❶ 전초 말린 것 / ❷ 흰꿀풀 전초

한다. 그 밖에도 밤에 안구에 통증이 있을 때(목주야통目珠夜痛), 두통과 어지럼증, 구안와사(口眼喎斜, 풍사로 인하여 입이 틀어지는 증상), 근육과 뼈의 통증(근골동통筋骨疼痛), 폐결핵(肺結核), 급성황달형 전염성간염, 여성들의 혈붕(血崩, 둑이 무너진 듯 쏟아지는 하혈),

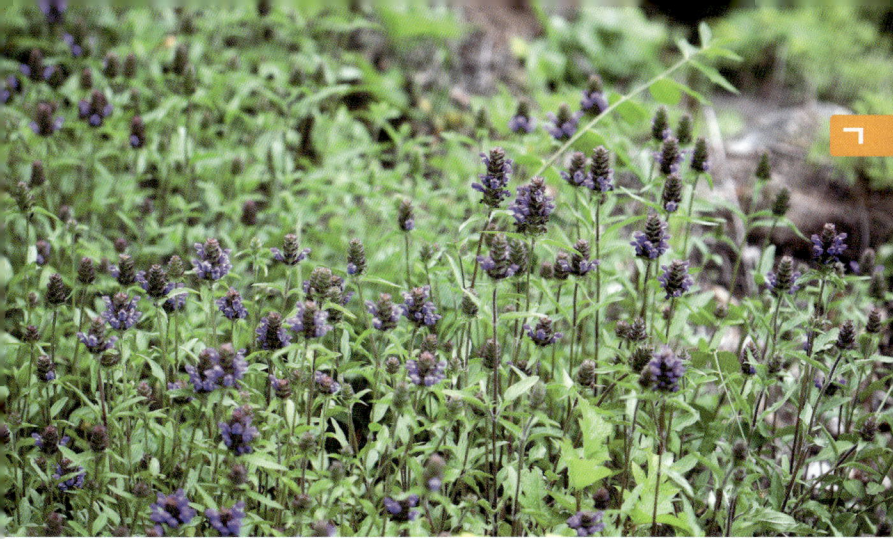

집단

대하 등의 치료에도 이용한다.

| **채취 및 가공** | 여름철에 이삭이 반쯤 말라서 홍갈색을 띨 때(이런 특성 때문에 하고초라는 이름이 붙여짐)에 이삭을 채취하여 이물질을 제거하고 잘게 썰어서 말린 다음 사용한다.

| **용법** | 주로 간열(肝熱)을 풀어 눈을 밝게 하거나 머리를 맑게 하는 목적으로 많이 이용한다. 보통 700mL의 물을 붓고 끓기 시작하면 약한 불로 줄여서 200~300mL로 달인 액을 아침저녁으로 두 번에 나누어 복용한다.

| **용량** | 건조한 약재로 하루 12~20g.

| **사용상의 주의사항** | 성미가 찬 약재이므로 비위가 허약한 증에는 신중하게 사용해야 한다.

| **응용** | 향부자(香附子), 국화(菊花), 현삼(玄蔘), 박하(薄荷), 황금(黃芩), 포공영(蒲公英, 민들레를 말린 것) 등을 배합하는 방법으로 차로 우려내거나 달여서 마시기도 한다.

# 노루발

*Pyrola japonica* Klenze ex Alef.

- **식물명** : 노루발과(鹿蹄草科, Pyrolaceae)의 다년생 초본. 노루발 및 동속 근연식물
- **생약명** : PYROLAE HERBA(녹제초鹿蹄草)
- **다른 이름** : 녹포초(鹿饱草), 녹수초(鹿壽草), 녹함초(鹿含草), 파혈초(破血草)
- **사용부위** : 뿌리를 포함한 전초.

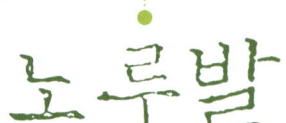

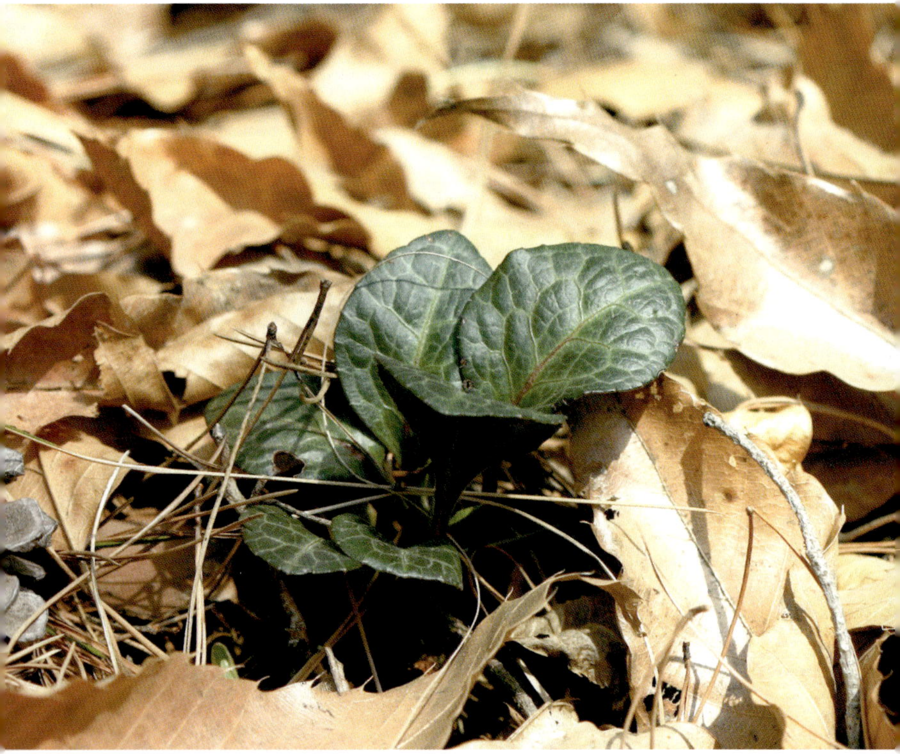

| **생김새** | 늘푸른 다년생 초본으로 높이 20~30cm까지 자란다. 잎은 1~8개가 근경에서 모여나며, 달걀 모양 또는 넓은 타원형이고 잎자루가 길다. 6~7월에 흰색 꽃이 총상화서로 밑을 향해서 핀다.

| **주요 생산지** | 우리나라 전국의 산야, 숲 속 및 나무 아래 잘 자란다.

| **성품과 맛** | 성품은 평(平)하고, 맛은 달고 쓰다(감고甘苦).

| **작용 부위** | 간(肝), 비(脾), 신(腎) 경락에 작용한다.

| **효능주치** | 몸을 튼튼하게 하는 강장(强壯), 신장의 기운을 돕는 보신

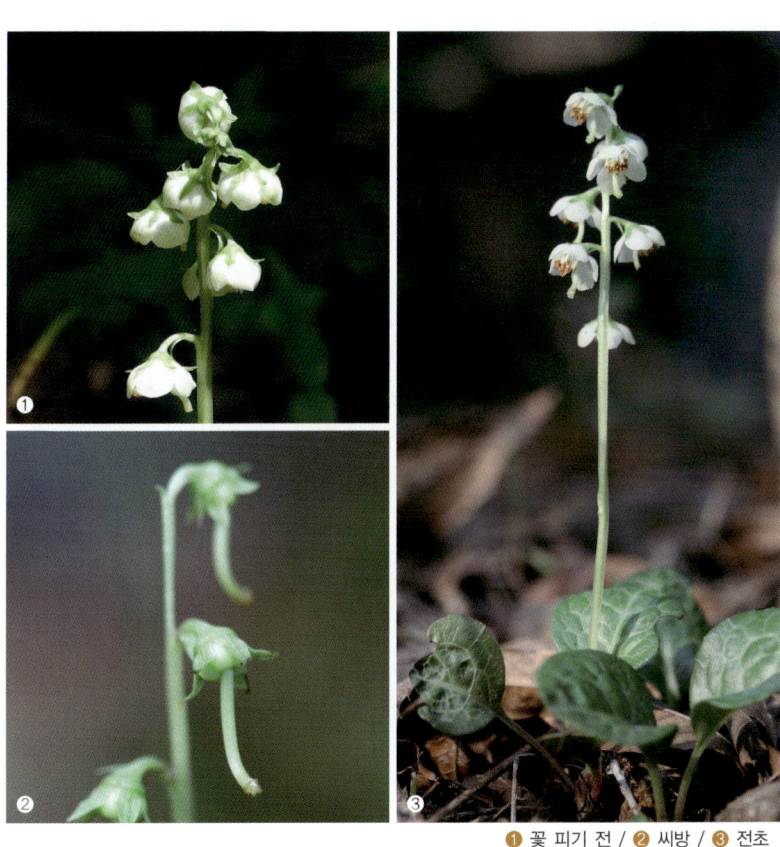

❶ 꽃 피기 전 / ❷ 씨방 / ❸ 전초

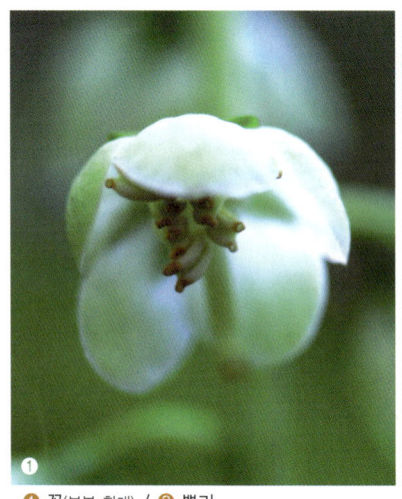 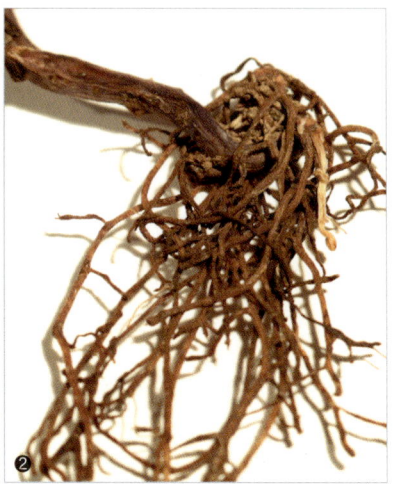

❶ 꽃(부분 확대) / ❷ 뿌리

(補腎), 습사를 이롭게 하는 이습(利濕), 통증을 멈추는 진통(鎭痛), 혈액을 깨끗하게 해주는 양혈(凉血), 독성을 풀어주는 해독(解毒) 등의 효능이 있으며, 신장이 허(虛)해서 오는 요통(腰痛), 양도(陽道, 남자의 성기)가 위축되는 양위(陽萎, 조루나 임포텐츠), 관절이 쑤시고 아픈 관절동통(關節疼痛), 만성 관절류머티스, 경계(驚悸, 놀라서 가슴이 두근거리거나 가슴이 두근거리면서 놀라는 증세로서 심계보다는 경한 증상), 고혈압(高血壓), 요도염(尿道炎), 음낭습(陰囊濕, 음낭 아랫부분이 축축한 증상), 월경과다, 타박상, 뱀 물린 데(蛇咬傷) 등을 치료하는 데 응용한다. 특히 이 약재는 풍사와 습사를 제거하는 거풍제습(祛風除濕)작용과 간과 신장의 기운을 돕는 보익간신(補益肝腎), 근육을 강화하고 뼈를 튼튼하게 하는 강근건골(强筋健骨) 등의 효능이 뛰어나므로 풍습성 관절통(風濕性關節痛)을 비롯하여 각종 신경성 동통(疼痛), 근육과 뼈가 위축되고 약해지는 근골위연(筋骨萎軟), 신장 기능이 허약하여 오는 요통, 발목과 무릎의 무력증세 등의 병증을 다스리는 데 유용하다.

| **채취 및 가공** | 연중 채취가 가능하지만 6~7월 개화기에 채취하는 것이 가장 좋다. 채취한 약물은 햇볕에서 잎이 연하고 부드럽게 꼬들꼬들할 정도로 말려서(약 60~80%) 쌓아두고 잎의 양면이 자홍색이나 자갈색으로 변하면 다시 햇볕에 완전히 말려 보관한다.

| **용법** | 전초 15g에 물 700mL를 붓고 끓기 시작하면 약한 불로 줄여서 200~300mL로 달인 액을 아침저녁으로 두 번에 나누어 복용한다. 또는 술에 담가서 복용하기도 하는데, 발효주를 담글 때는 고두밥을 지을 때 함께 넣기도 하고, 침출주를 담글 때는 소주 30%짜리 3.6L에 약재 말린 것 20~50g을 넣고 100일 정도 두었다가 걸러서 반주로 한 잔씩 마신다.

| **용량** | 말린 것으로 하루에 12~24g.

| **사용상의 주의사항** | 사용상 특별한 주의사항은 없다.

| **응용** | 민간에서는 이 약재를 단독으로 사용하기도 하며, 간과 신의 기운을 돕는 보간신(補肝腎) 효능이나 근육과 뼈를 튼튼하게 하는 효능이 있는 약물들, 예를 들어 두충, 우슬(쇠무릎), 음양곽, 골쇄보(骨碎補), 숙지황 등의 약물들과 배합하여 사용하기도 한다.

# 누리장나무

*Clerodendrum trichotomum* Thunb.

- **식물명** : 마편초과(馬鞭草科, Verbenaceae) 누리장나무
- **생약명** : CLERODENDRI TRICHOTOMI FOLIUM(취오동·臭梧桐)
- **다른 이름** : 해주상산(海州常山), 해동(海桐), 암동자(岩桐子)
- **사용부위** : 어린가지(눈지嫩枝)와 잎을 건조한 것.

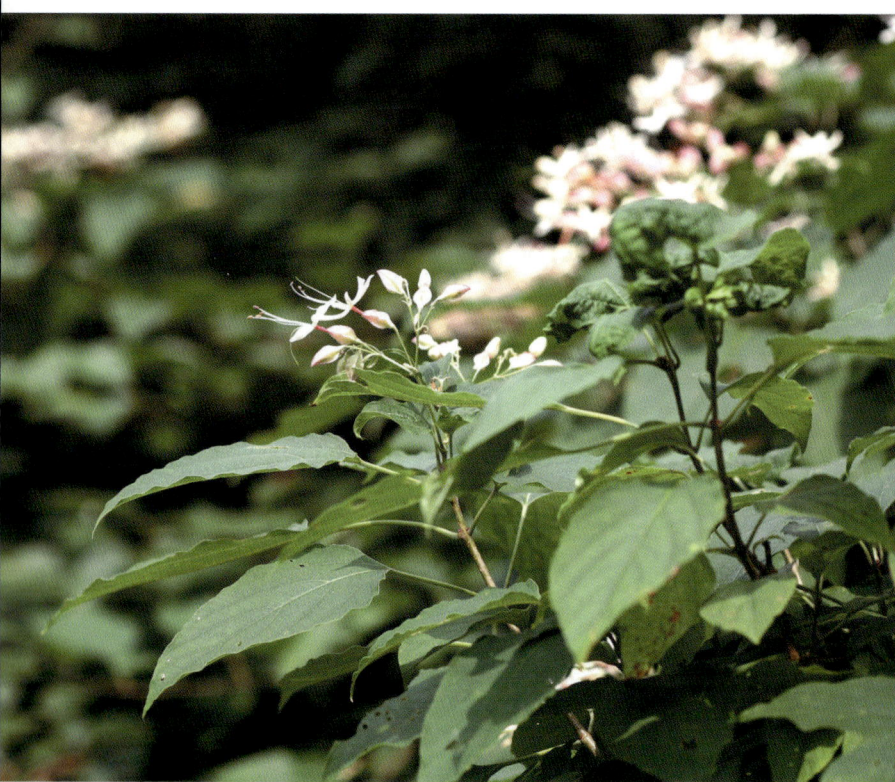

| 생김새 | 잎은 쭈그러졌고 다 자란 잎은 펴보면 넓은 달걀형 또는 타원형으로 길이 5~16cm, 너비 3~13cm로 선단은 뾰족하고 톱니가 없이 미끈한 모양(전연全緣)이거나 혹은 물결 모양(파상波狀)의 톱니(거치鋸齒)가 있으며, 잎의 아랫부분(기부基部)은 끊김형(절형截形) 또는 넓은 문설주 모양(설형楔形)이며, 윗면은 회녹색이고 아랫면은 녹색 또는 황록색이며 양면에는 흰색의 짧은 털이 있다. 잎자루의 길이는 2~8cm로 갈색의 짧은 털에 싸여 있다.

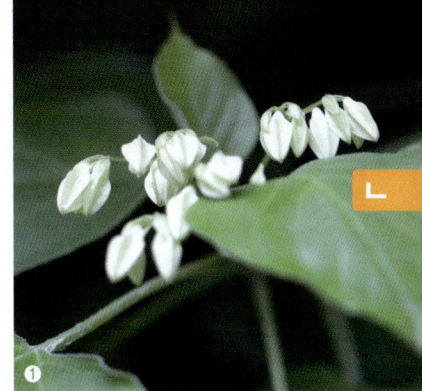

| 주요 생산지 | 우리나라 각지에 분포한다.

| 성품과 맛 | 시원하고(양凉), 맵고 쓰고(신고辛苦) 달며(감甘) 독은 없다.

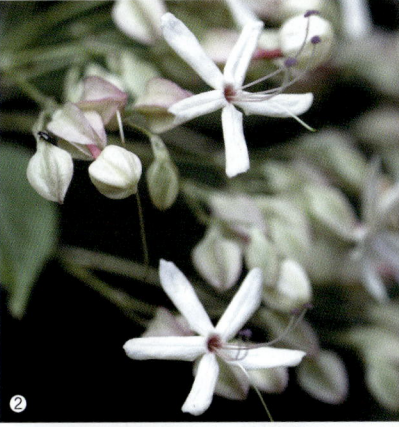

| 작용 부위 | 간(肝) 경락에 작용한다.

| 효능주치 | 풍사(風邪)와 습사(濕邪)를 제거하고, 통증을 멈추며, 혈압을 낮추는 효능이 있다. 따라서 풍사와 습사로 인한 심한 통증(풍습비통風濕痺痛)과

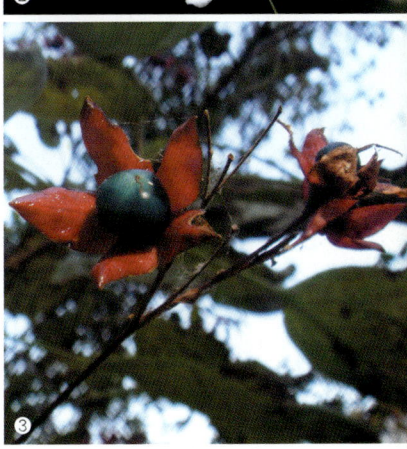

❶ 꽃봉오리 / ❷ 꽃 / ❸ 종자 결실

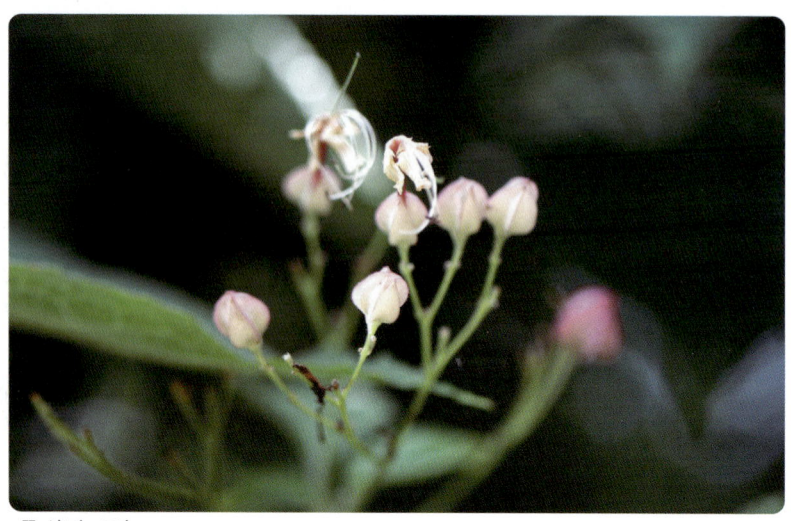
꽃 시드는 모습

반신불수, 고혈압, 편두통, 학질(瘧疾), 이질(痢疾), 치창(痔瘡, 치질로 인한 항문부의 종기), 옹저창개(癰疽瘡疥, 악성 종기) 등을 치료한다.

| **채취 및 가공** | 8~10월의 개화 후 또는 6~7월 개화 전에 가느다란 끝가지(눈지嫩枝)와 잎을 따서 햇볕에 말린다. 이물질을 제거하고 그대로 말려서 사용하는데, 요즘은 대부분 기계식 건조기에서 건조한다.

| **용법** | 말린 가지와 잎 10g에 물 700mL를 붓고 끓기 시작하면 약한 불로 줄여서 200~300mL로 달인 액을 아침저녁으로 두 번에 나누어 복용한다.

| **용량** | 건조한 약재로 하루 6~20g.

| **사용상의 주의사항** | 일반적으로 개화 전(꽃이 피기 전)에 채취한 것이 약효가 좋고, 높은 온도에서 끓이는 것보다 낮은 온도에서 끓이는 것이 더욱 좋다. 따라서 약재가 끓기 시작하면 온도를 약하게 낮추

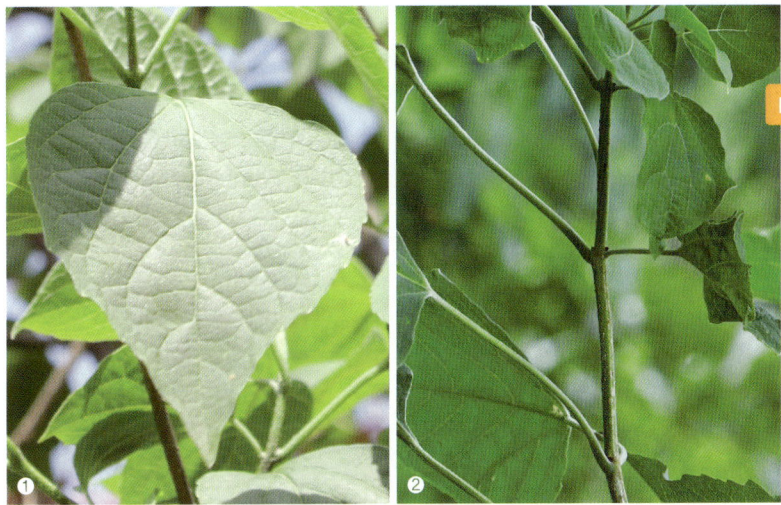

❶ 잎(약용) / ❷ 약용으로 쓰는 누리장나무 끝가지

어서 미지근한 불에서 끓여내는 것이 요령이다.

| 응용 | 민간에서는 중풍으로 인한 반신불수를 치료하기 위하여 이 약물에 진득찰(희첨稀簽)을 배합하여 응용한다.

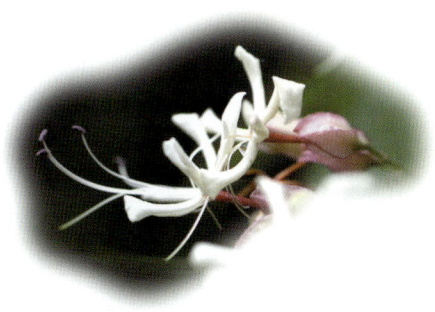

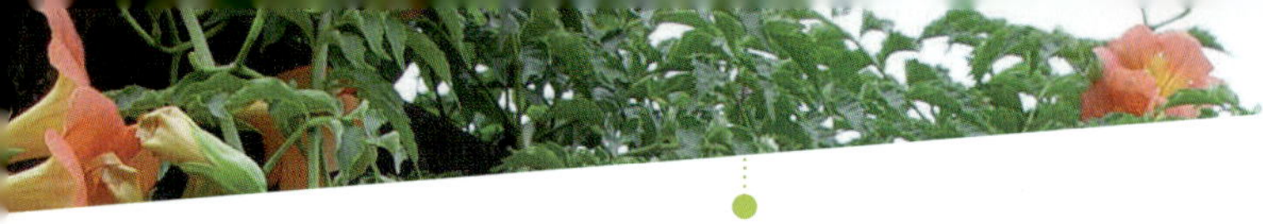

# 능소화

*Campsis grandifolia* (Thunb.) K.Schum.

- **식물명** : 다년생의 능소화과(Bignoniaceae) 낙엽 덩굴성 식물. 능소화
- **생약명** : CAMPSIS FLOS(능소화凌霄花)
- **다른 이름** : 자위화, 타태화(墮胎花), 등라화(藤羅花)
- **사용부위** : 꽃을 건조한 것.

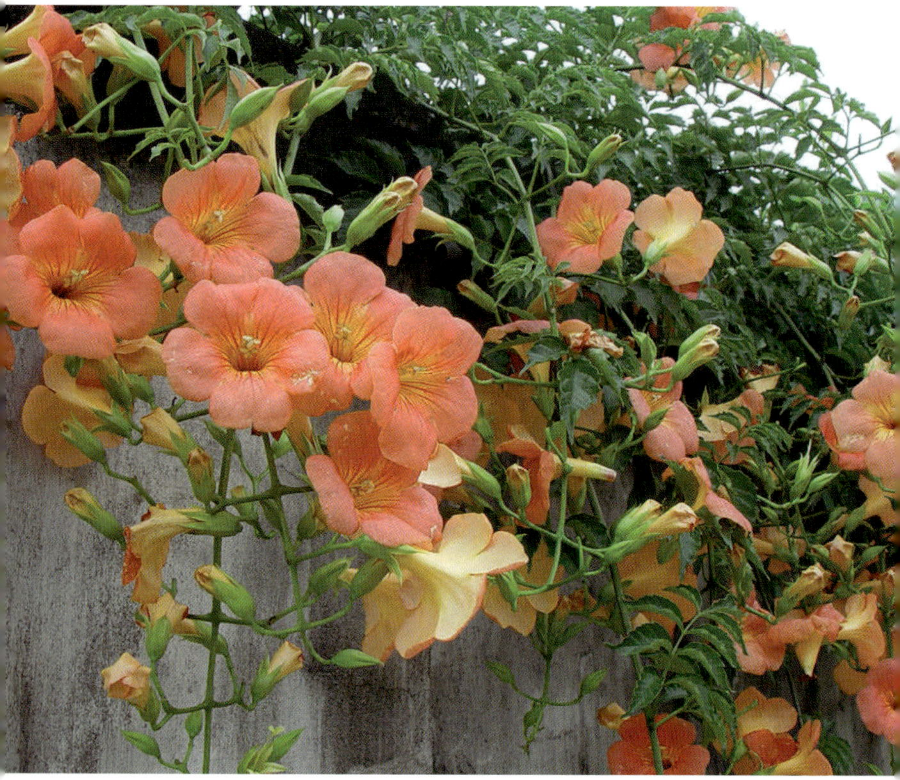

| 생김새 | 꽃은 주황에서 주홍색으로 8~9월에 가지 끝에 원추화서로 많이 달린다. 꽃받침은 어두운 갈색이고 길이 2~3㎝, 기부는 합쳐서 통상(筒狀, 통모양)으로 되고 윗부분은 5개로 갈라지고 갈라진 조각(열편裂片)은 끝이 뾰족한 삼각형(三角形)을 이룬다. 화관(花冠)은 통상으로 황갈색이며, 윗부분은 5개로 갈라지고 열편은 반원형이며, 표면은 홍갈색의 가는 맥이 있는 문양과 갈색의 반점이 있다. 약재는 쭈그러지고 말려 있으며 온전한 것은 길이가 약 5㎝ 정도이다.

| 주요 생산지 | 중국 원산으로 우리나라의 각지에 심고 있으며, 관상용으로 많이 심는다.

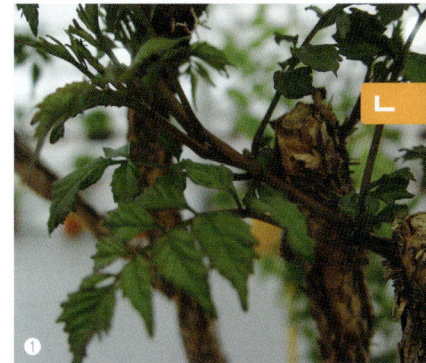
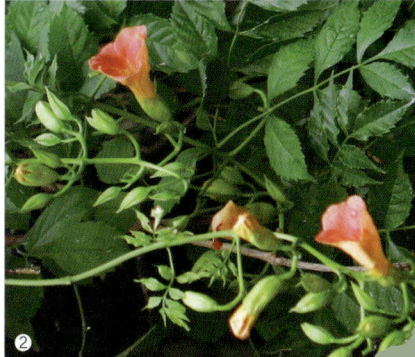

❶ 잎과 줄기 / ❷ 꽃봉오리

| 성품과 맛 | 약간 차고(미한微寒), 달고 시며(감산甘酸) 독은 없다.

| 작용 부위 | 간(肝)과 심포(心包) 경락에 작용한다.

| 효능주치 | 혈액순환을 돕고 어혈(瘀血, 출혈이 되어 혈액이 응고되어 뭉친 것으로 기혈의 순환을 방해함)을 제거하며, 혈을 깨끗하게(양혈凉血) 하고 풍을 제거(거풍祛風)한다. 폐경(閉經)을 치료하고, 징가(癥瘕, 오랜 체증으로 몸 안에 덩어리가 생기는 증상), 산후유종(産後乳腫), 피부 가려움증(소양瘙痒) 등을 다스린다.

| 채취 및 가공 | 개화기에 채취하여 그늘에서 말린다. 이물질을 제거

하고 사용한다.

| **용법** | 말린 꽃 5g에 물 500mL, 잎과 줄기의 경우에는 15g에 물 700mL를 붓고 끓기 시작하면 약한 불로 줄여서 200~300mL로 달인 액을 아침저녁으로 두 번에 나누어 복용한다.

| **용량** | 건조한 약재로 하루 4~12g.

| **사용상의 주의사항** | 파혈(破血, 어혈을 깨트리는 효과)의 효능이 있어서 혈이 울체된 실증에 응용하는 약재이기 때문에 기혈(氣血)이 허약한 사람이나 임산부 등은 신중하게 사용한다(임신 중에는 유산의 우려가 있다).

| **응용** | 단방으로 사용하기도 하지만 피부습선(皮膚濕癬, 피부에 생긴 습성. 옴)을 치료하기 위하여 이 약재에 웅황(雄黃), 백반(白礬), 황련(黃連), 양제근(羊蹄根), 천남성(天南星) 등의 약재를 배합하여 외용(外用)으로 응용하기도 한다.

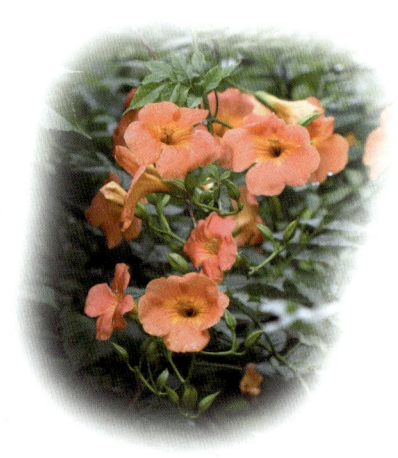

# 닭의장풀

*Commelina communis* L.

- **식물명** : 닭의장풀과(Commelinaceae)의 한해살이 초본식물. 닭의장풀
- **생약명** : **COMMELINAE HERBA**(압척초鴨跖草)
- **다른 이름** : 계설초(鷄舌草), 벽죽초(碧竹草), 죽근채(竹根菜), 압자초(鴨仔草), 죽엽수초(竹葉水草)
- **사용부위** : 지상부 전초를 건조한 것.

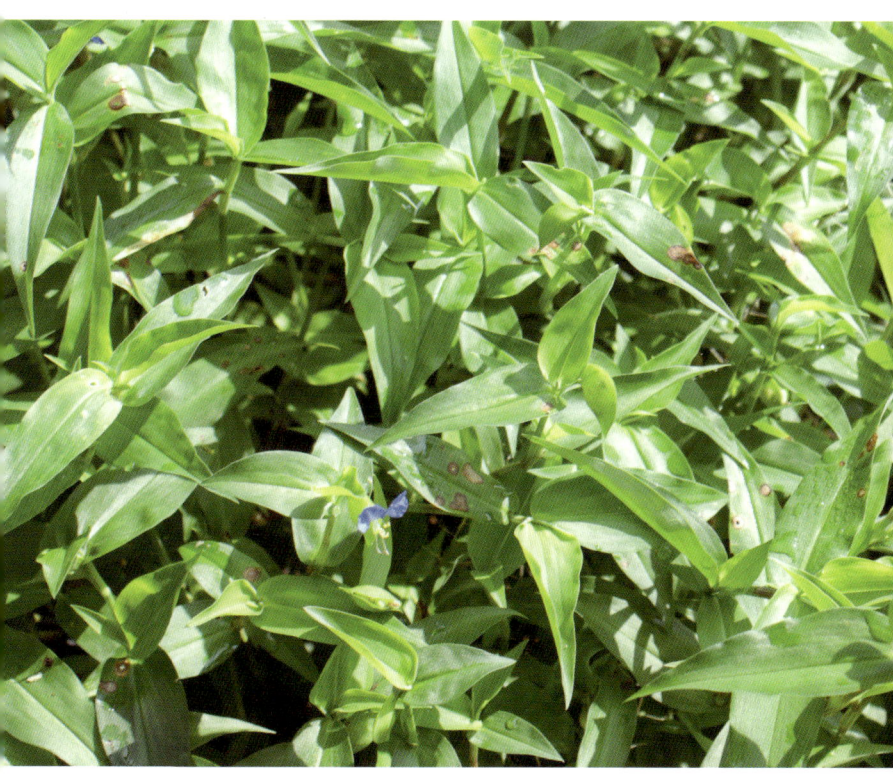

| 생김새 | 닭의장풀은 식물체의 키가 15~50cm에 이르고 황록색 혹은 황백색으로 비교적 밝고 매끈하다. 줄기에는 세로주름이 있고 대부분 분지(分枝, 가지가 갈라진 것)되어 있으며 혹은 수염뿌리(鬚根)가 있다. 마디 사이는 3~9cm이며, 질은 유연하고 절단면 중앙에는 수(髓)가 있다. 잎은 어긋나고 쭈그러져 있으며 완전한 잎몸은 난상피침형(卵狀披針形, 달걀 모양이면서 끝이 가늘어지는 기다란 잎 모양) 혹은 침형(針形, 바늘 모양)이며 길이 3~9cm, 너비 1~2.5cm이다.

| 주요 생산지 | 우리나라 각지의 들, 길가, 인가 근처에 자란다.

| 성품과 맛 | 차고(한寒), 달며 담백하고(감담甘淡) 독은 없다.

| 작용 부위 | 심(心), 간(肝), 비(脾), 신(腎), 대장(大腸), 소장(小腸) 경락에 작용한다.

| 효능주치 | 소변을 잘 나가게 하는 이뇨(利尿), 몸의 열을 식히는 청열(淸熱), 피를 맑게 하는 양혈(凉血), 독을 푸는 해독(解毒) 등의 효능이 있어 수종(水腫)과 소변불리(小便不利), 풍열로 인한 감기(感氣), 피부가 붉고 화끈거리면서 열이 나는 단독(丹毒), 황달간염, 학질(瘧疾), 비뉵(鼻衄, 코피), 피오줌을 누는 증상(뇨혈尿血), 심한 하혈(혈붕血崩), 백대하(白帶下, 냉증), 인후부가 붓고 아픈 인후종통(咽喉腫痛), 옹저(癰疽), 종창 등을 다스린다.

| 채취 및 가공 | 여름과 가을에 채취하여 이물질을 제거하고 절단하여 햇볕에 말린다.

| 용법 | 말린 전초 15g에 물 700mL를 붓고 끓기 시작하면 약한 불로 줄여서 200~300mL로 달인 액을 아침저녁으로 두 번에 나누어 복용한다.

| 용량 | 말린 것으로 하루에 10~15g 또는 건조하지 않은 신선한 것은 60~90g을 복용하며, 대량으로 사용하는 대제(大劑)에는 150~200g도 가능.

❶ 새순 올라오는 모습 / ❷ 꽃 / ❸ 전초 / ❹ 흰꽃좀닭의장풀 꽃

| 사용상의 주의사항 | 열을 식히는 청열작용이 있으므로 비위가 허한(虛寒)한 경우에는 신중하게 사용한다.

| 응용 | 민간에서는 독사에 물렸을 때도 이용하는데, 주로 이 약재에 반변련(半邊蓮) 등을 배합하여 달여 먹거나, 외용(外用, 상처 부위에 짓이겨 붙임)하기도 한다.

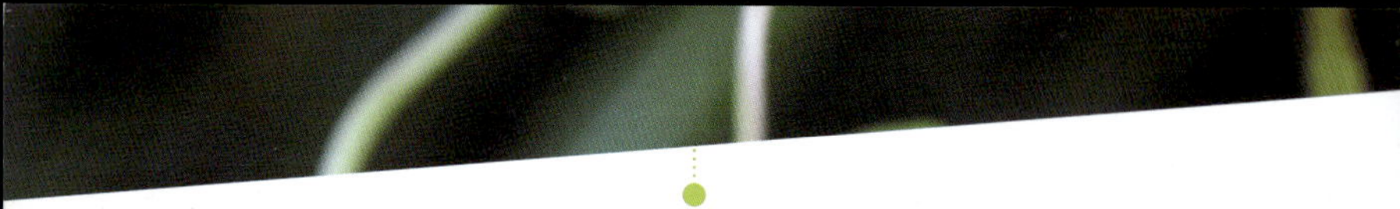

# 더덕

*Codonopsis lanceolata* (Siebold & Zucc.) Trautv.

- **식물명** : 초롱꽃과(Campanulaceae)에 속하는 다년생 덩굴성 초본. 더덕
- **생약명** : CODONOPSITIS LANCEOLATAE RADIX(양유羊乳)
- **다른 이름** : 노삼(奴蔘), 지황(地黃), 통유초(通乳草), 사엽삼(四葉蔘), 백하거(白河車), 토당삼(土黨蔘)
- **사용부위** : 뿌리를 캐서 사용.

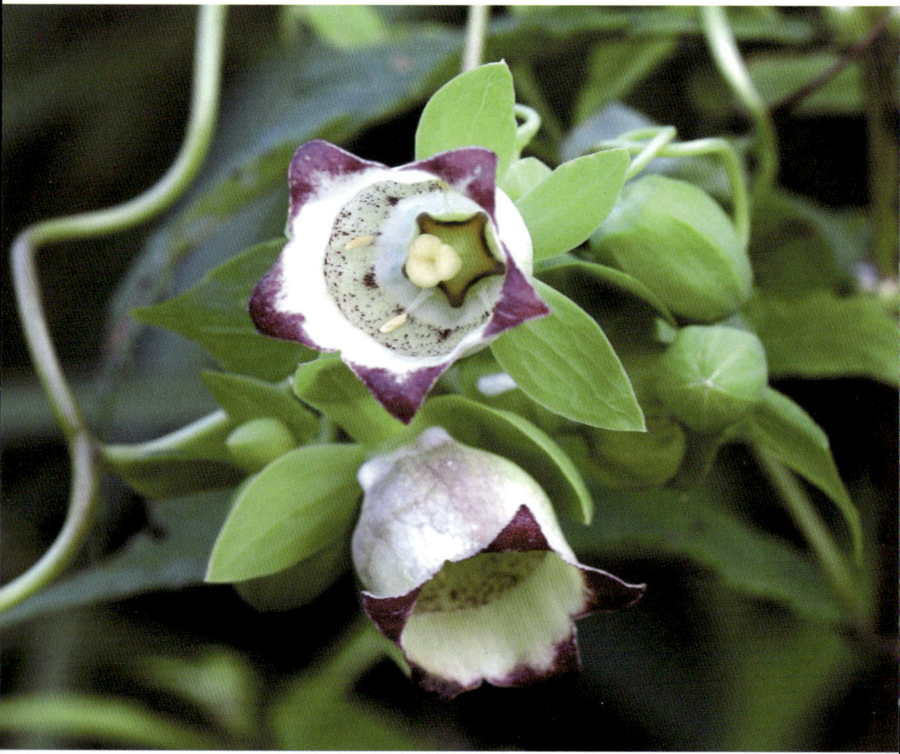

| **생김새** | 다년생 덩굴성 초본식물로 덩굴은 150~250㎝ 정도 자라고 뿌리는 비대하며, 줄기를 자르면 흰색 유액(乳液)이 나온다. 잎은 어긋나고 3~4개의 잎이 접근하여 나오는데 피침형(披針形) 또는 장타원형으로 톱니는 없다. 꽃은 8~9월에 피는데 녹색 바탕에 자갈색의 반점과 테가 있고, 아래를 향하여 종 모양으로 핀다. 열매는 9~10월에 맺는다.

| **주요 생산지** | 우리나라 전국에 분포하고, 산야에 자생하며, 농가에서 많이 재배한다. 실제로 우리나라의 한약재 생산 현황을 조사한 자료를 보면, 사삼(沙蔘, 기원식물 잔대)의 재배 면적이 모두 이 더덕을 기반으로 하여 조사되었다.

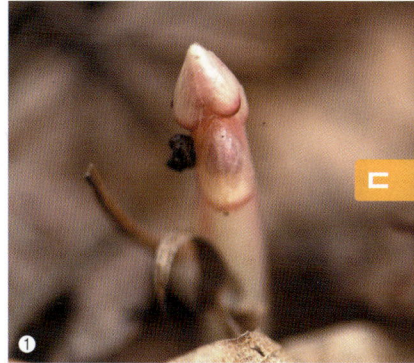
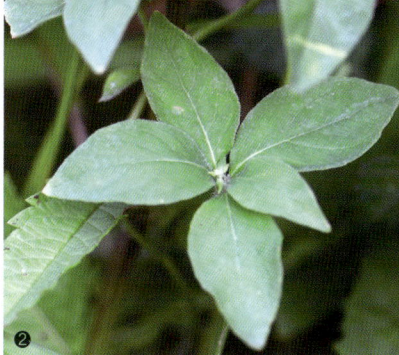

❶ 새순 올라오는 모습 / ❷ 잎

| **성품과 맛** | 성은 평(平)하고 맛은 달고 맵다(감신甘辛).

| **작용 부위** | 비(脾), 폐(肺) 경락에 작용한다.

| **효능주치** | 가래를 제거하는 거담(祛痰), 고름을 배출하는 배농(排膿), 몸을 튼튼하게 하는 강장(强壯), 젖이 잘 나오게 하는 최유(催乳), 독을 푸는 해독(解毒), 종기를 삭히는 소종(消腫), 진액을 만들어내는 생진(生津) 등의 효능이 있으며, 해수(咳嗽), 인후염(咽喉炎), 폐농양(肺膿瘍), 유선염(乳腺炎), 장옹(腸癰, 장에 생기는 종창), 옹종(擁腫, 악

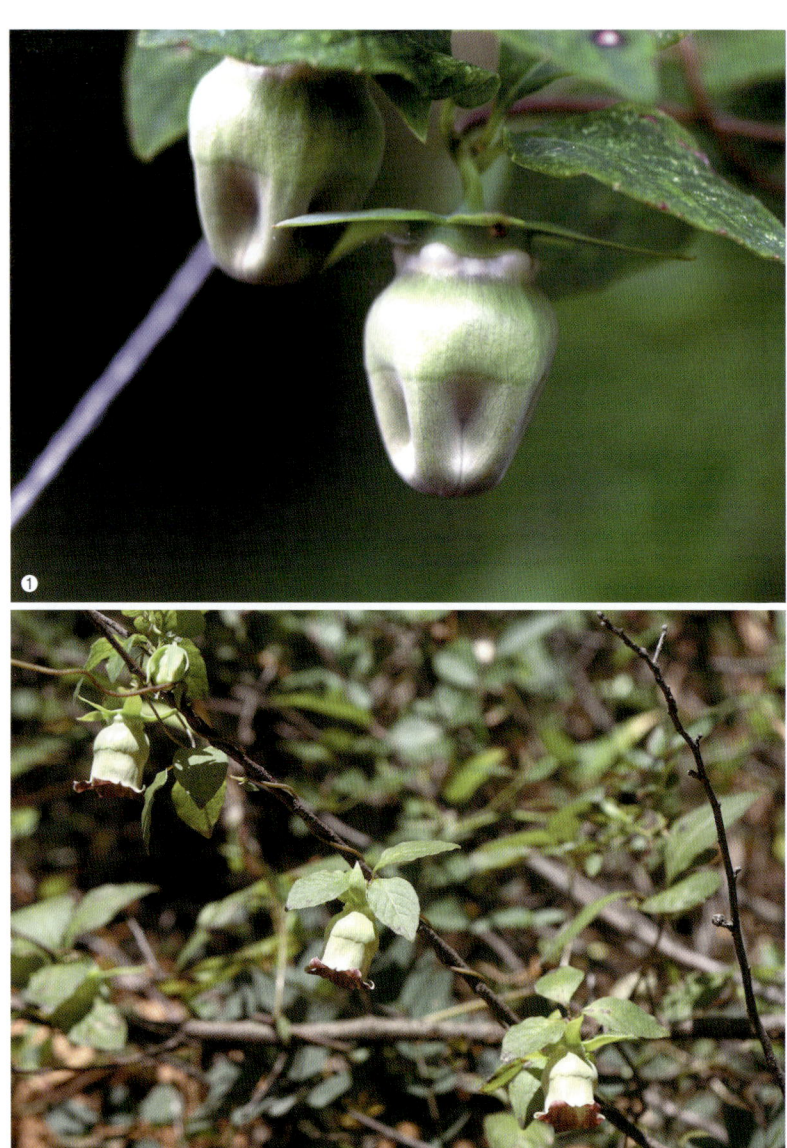

❶ 꽃이 피기 전 / ❷ 가지를 감고 올라간 더덕 덩굴줄기와 꽃

창과 부스럼), 유즙(乳汁) 부족, 사교상(蛇咬傷, 뱀에 물린 상처) 등에 이용한다.

| **채취 및 가공** | 가을철에 채취하여 품질별로 정선하고, 식용으로 사용할 것은 저온저장을 하며, 약용할 것은 건조하여 저장한다.

| **용법** | 뿌리 30g에 물 1,200mL를 붓고 끓기 시작하면 약한 불로 줄여서 200~300mL로 달인 액을 아침저녁으로 두 번에 나누어 복용한다. 또는 가루로 만들어 복용하기도 하고 상처 부위에 외용할 경우에는 생 더덕을 짓찧어 환처에 붙이거나 달인 물로 환처를 씻기도 한다.

| **용량** | 말린 것으로 하루에 12~30g.

| **사용상의 주의사항** | 여로(藜蘆)와 함께 사용하지 않는다.

| **응용** | 몸 안의 진액을 기르고 폐(肺)의 기운을 촉촉하게 하는 작용이 있으므로, 병후에 몸이 허약해졌을 때, 폐의 음액이 부족할 때,

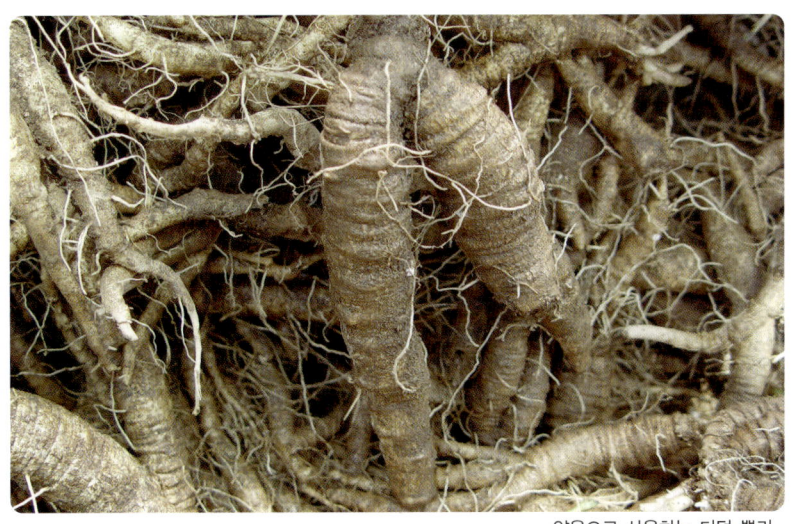

약용으로 사용하는 더덕 뿌리

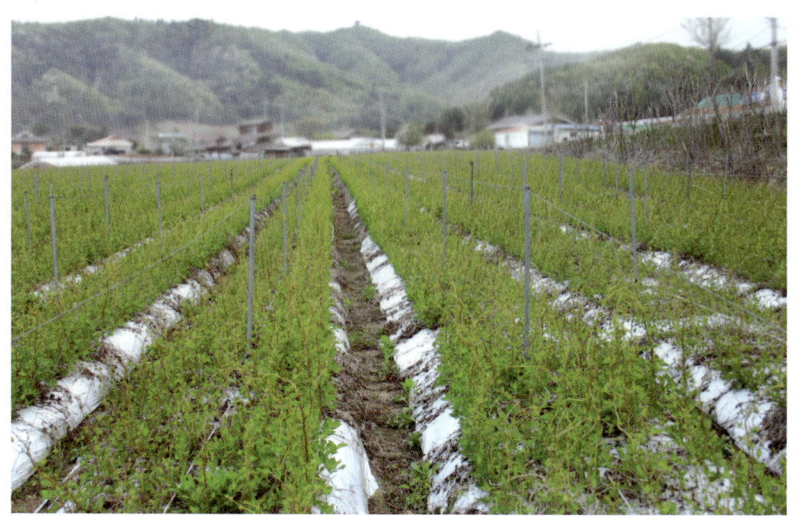
더덕 재배밭

해수(심한 기침) 등의 병증에 응용할 수 있는데, 병후에 몸이 허약해졌을 때는 이 약재에 숙지황, 당귀 등을 배합하고, 폐음(肺陰) 부족으로 해수(기침)가 있을 때는 이 약재에 백부근(百部根, 덩굴백부 뿌리), 자완(紫菀, 개미취 뿌리), 백합(百合) 등을 배합하여 사용하며, 출산 후에 몸이 허약해진 경우나 젖이 잘 나오지 않을 때는 이 약재에 동과자(冬瓜子, 동아호박 씨), 의이인(薏苡仁, 율무), 노근(蘆根, 말린 갈대의 뿌리), 길경(桔梗, 도라지), 야국(野菊, 산국), 금은화(金銀花, 인동덩굴), 생감초(生甘草) 등의 약물을 배합하여 응용한다. 독사에 물렸을 때도 응용할 수 있는데, 이 약재를 끓여서 복용하거나 또는 이 약재를 깨끗이 씻어서 짓찧어 환부에 붙이면 매우 효과가 좋다.

# 더덕주

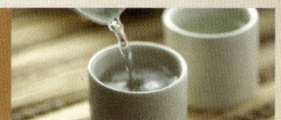

맛은 달고 맵다. 기호와 식성에 따라 꿀, 설탕을 가미하여 음용할 수 있다.

## | 적용병증 |

- 산통(疝痛) : 발작성 복통으로 급성위염, 신장결석, 기생충 등이 원인으로 격심한 복통, 두통과 함께 고환이 붓고 아픈 증상을 말한다. 30mL를 1회분으로 1일 1~2회씩, 12~15일 정도 음용한다.
- 임파선염(淋巴腺炎) : 임파선에 생겨나는 병원균에 의한 염증으로 목, 겨드랑이, 팔꿈치, 허벅지 등의 임파의 화농 등이 있다. 30mL를 1회분으로 1일 1~2회씩, 20~25일 정도 음용한다.
- 인후염(咽喉炎) : 목구멍이 아프고 붓는 증상을 말한다. 30mL를 1회분으로 1일 1~2회씩 10~15일, 심하면 20일 정도 음용한다.
- 기타 질환 : 고환염, 불면증, 신경쇠약, 심장병, 오장보익, 편도선염

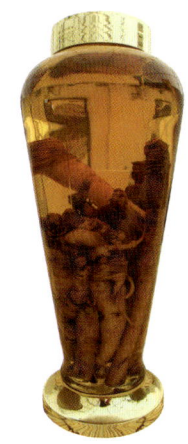

## | 만드는 방법 |

① 약효는 뿌리에 있으므로, 주로 뿌리를 사용한다.
② 말린 것보다 생으로 사용하는 것이 더 좋다.
③ 씻은 다음 껍질을 벗기고 적당한 크기로 잘라 사용한다.
④ 생뿌리 약 370g, 마른 것을 쓸 경우에는 약 240g을 소주 3.8L에 넣고 밀봉하여 서늘한 냉암소에서 보관 숙성시킨다.
⑤ 360일 정도 침출한 다음 음용하며, 찌꺼기를 걸러내지 않아도 된다.

## | 구입방법 및 주의사항 |

- 약재상이나 관광지의 노점상에서 구입할 수 있으며, 깊은 산속 구릉지에서 직접 채취할 수 있다.
- 오래 음용해도 무방하다. 본 약술을 음용 중에 특별히 가리는 음식은 없다.

# 도라지

*Platycodon grandiflorum* (Jacq.) A.DC.

- **식물명** : 초롱꽃과(Campanulaceae) 다년생 초본. 도라지.
- **생약명** : PLATYCODI RADIX(길경桔梗)
- **다른 이름** : 제니(薺苨), 고경(苦梗), 고길경(苦桔梗)
- **사용부위** : 뿌리를 캐서 사용.

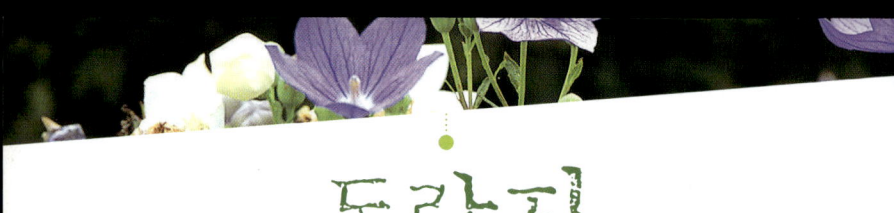

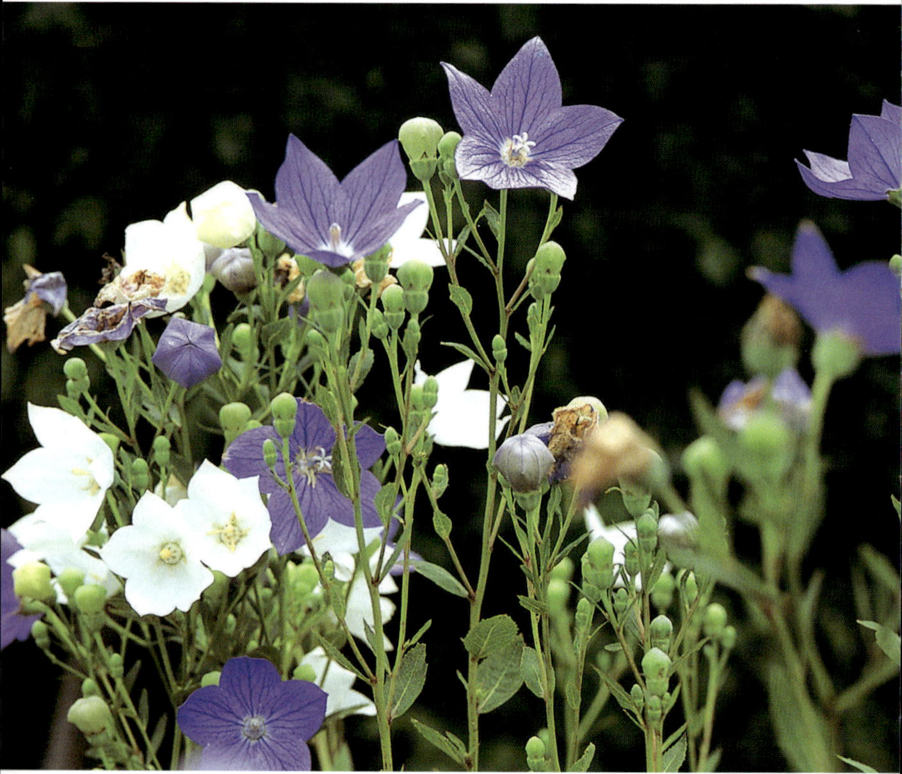

| 생김새 | 여러해살이식물로 높이는 40~100㎝에 이르고, 잎은 마주나기, 돌려나기 또는 어긋나기도 하며 긴 달걀 모양이고 길이 4~7㎝, 너비 1.5~4㎝로 가장자리에 예리한 톱니가 있다. 꽃은 보라색 또는 흰색으로 7~8월에 원줄기 끝에 1개 또는 여러 개가 위를 향해 끝이 퍼진 종 모양으로 핀다. 뿌리는 원기둥(원주)형 혹은 약간 방추형(紡錘形)으로 하부는 차츰 가늘어지고 분지된 것도 있으며 약간 구부러져 있다. 길이는 7~20㎝, 지름 1~1.5㎝이다.

뿌리 표면은 백색 또는 엷은 황백색으로 껍질을 벗기지 않은 것은 표면이 황갈색 또는 회갈색이며 비틀린 세로주름이 있고 또한 가로로 긴 구멍과 곁뿌리의 흔적이 있다. 상부에는 가로주름이 있고, 정단(頂端)에는 짧은 뿌리줄기가 있으며 그 위에는 여러 개의 반달형 줄기흔적(莖痕)이 있다. 질은 부스러지기 쉽고, 단면은 평탄하지 않으며, 형

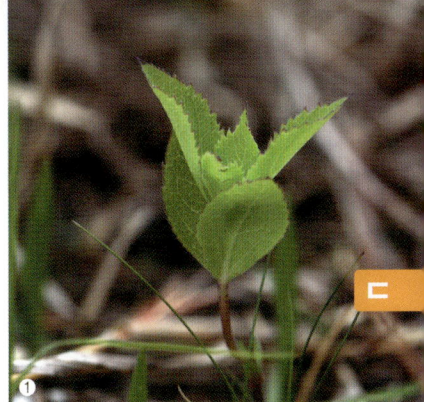

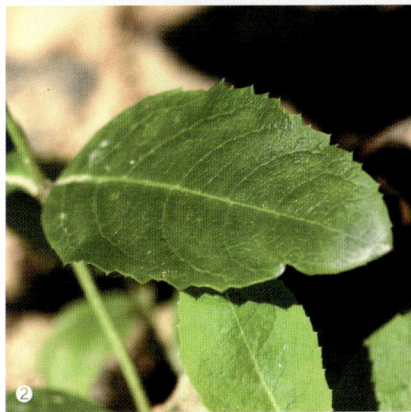

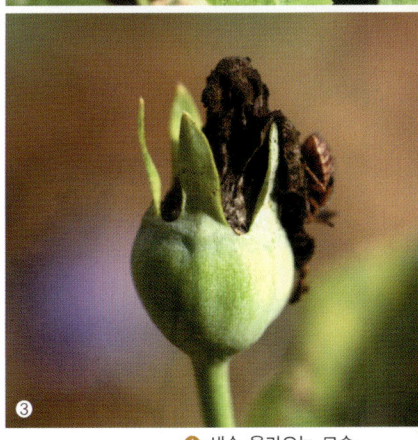

❶ 새순 올라오는 모습
❷ 잎 / ❸ 종자 결실

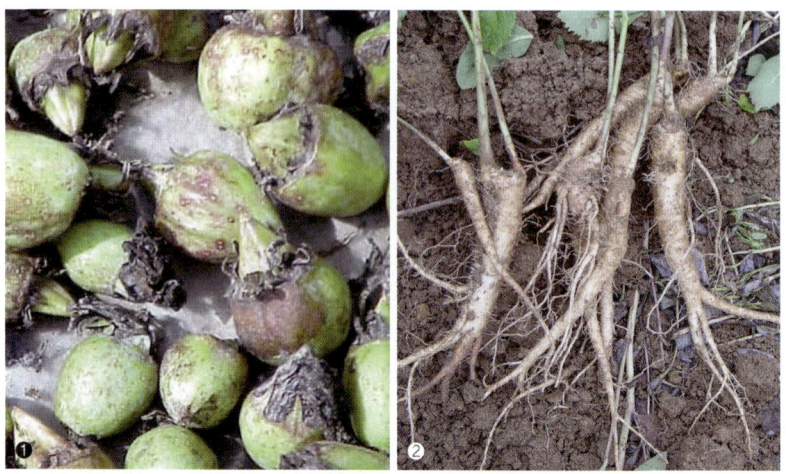

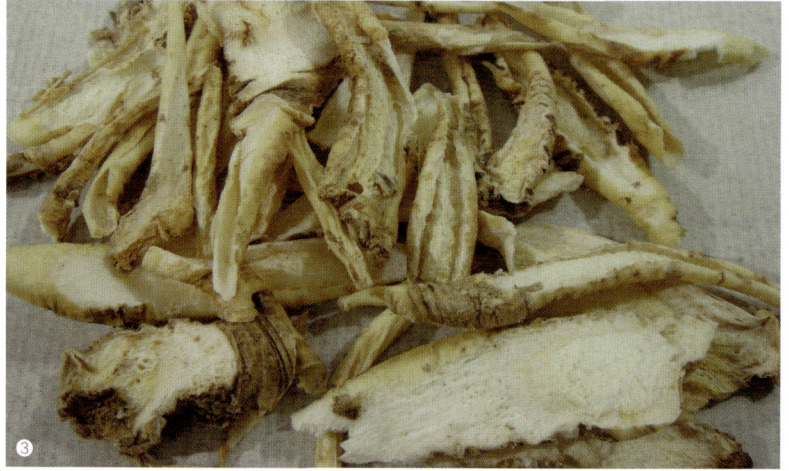

❶ 종자 / ❷ 뿌리 / ❸ 뿌리 말린 것

성층은 갈색의 가락지 모양이며, 껍질부는 유백색으로 쪼개져 비어 있고, 목부는 엷은 황백색이다.

| 주요 생산지 | 우리나라 각지에 분포하고 전국적으로 재배되고 있으며, 경북 봉화, 충북 단양, 전북 순창과 진안 등지에서 많이 재배되

고 있다.

| **성품과 맛** | 평(平)하고 맵고 쓰며(신고辛苦), 독은 없다.

| **작용 부위** | 폐(肺) 경락에 작용한다.

| **효능주치** | 폐의 기운을 이롭게 하고 인후부에 도움을 주며(선폐이인 宣肺利咽), 담과 농을 배출하며(거담배농祛痰排膿). 해수와 담이 많은 데(해수담다咳嗽痰多), 가슴이 답답하고 꽉 막힌 데, 인후부의 통증, 폐에 옹저가 있거나 농을 토하는 증상 등을 치유하는 데 유용하다.

| **채취 및 가공** | 봄과 가을에 채취하여 이물질을 제거하고 잘게 잘라서 건조기에 넣어 말린 후 사용한다.

| **용법** | 도라지는 실로 이용방법이 매우 다양하다. 일상 식생활에서 껍질을 벗긴 후 물에 담가 쓴 물을 우려낸 후 나물로 무쳐 먹기도 하고, 튀김이나 구이용으로 사용하기도 하며, 말린 도라지를 적당량 물에 끓여서 차로 마시기도 한다. 특히 기관지염이나 가래가 많을 때 애용한다. 특히 가래를 묽게 하여 밖으로 배출하는 데 아주 요긴한 약재이다. 다만 말린 도라지를 물로 끓일 때는 쓴맛이 너무 강하므로 지나치게 많이 넣지 않도록 주의한다.

| **용량** | 말린 것으로 하루에 4~12g.

| **사용상의 주의사항** | 맛이 매운 약재이므로 진액을 소모(消耗)하는 작용이 있어 음허(陰虛)로 오래된 해수, 또는 기침에 피가 나오는 해혈(咳血)이 있는 경우에는 사용할 수 없고, 위궤양이 있는 경우에는 신중하게 사용한다. 또 내복하는 경우 많은 양을 사용하면 오심구토(惡心嘔吐)를 일으킬 수 있으므로 주의한다.

| **응용** | 폐(肺)에 한사(寒邪)가 든 폐한(肺寒)의 경우나 폐에 열사(熱邪)가 든 폐열(肺熱)의 경우를 막론하고 응용할 수 있는 장점이 있다. 가미감길탕(加味甘桔湯)이나 길경이진탕(桔梗二陳湯) 참조.

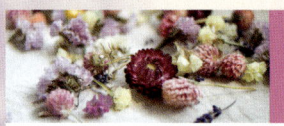

# 도라지꽃차

## | 효능 및 꽃의 이용 |

도라지꽃차는 맛이 순하며, 찻물을 부으면 말랐던 꽃이 예쁘게 피어오른다. 보랏빛 꽃차의 경우는 열에 안정적이어서 뜨거운 물을 부어도 색이 유지된다. 따라서 건조할 때 되도록 색이 보존될 수 있도록 잘 건조하는 것이 좋겠다. 차색은 약간 갈색이다.

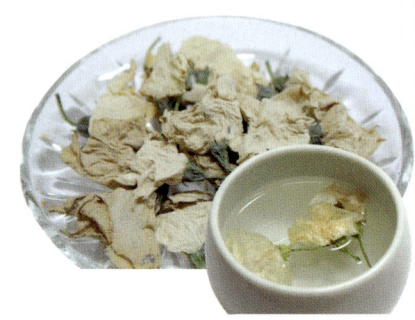

말린 도라지꽃과 도라지꽃차

## | 채취 방법 |

봉오리에서 바로 핀 꽃을 선택한다. 도라지 꽃봉오리 터뜨리기는 아이들과 같이 하면 신나는 놀이가 될 수 있다.

## | 꽃차 만드는 방법 |

① 꽃봉오리와 꽃을 수확하여 깨끗하게 손질하여 말린다.
② 말린 꽃 3송이 정도를 찻잔에 넣고 뜨거운 물을 부어 마신다.

### 도라지 화전 만들기

**재료**
밀가루 100g, 찹쌀가루 50g, 통도라지 50g, 잣가루 2Ts, 분유 1Ts, 물 적당량, 도라지꽃

**만드는 법**
1. 밀가루, 찹쌀가루, 분유를 섞어 체에 내리고 잣은 고깔을 떼고 곱게 다져 놓는다.
2. 굵은 소금으로 깨끗이 씻어 놓은 통도라지에 물을 넣고 갈아 놓는다.
3. 앞의 1, 2를 섞고 물로 농도를 맞춰 반죽을 준비한다.
4. 달군 팬에 포도씨유와 참기름을 섞어서 두르고 3의 반죽을 한 수저씩 떠서 도라지꽃을 올리고 노릇하게 지져낸 후 설탕을 뿌려 접시에 꺼내 놓는다.

# 도라지주

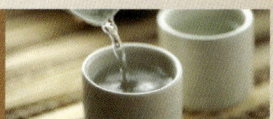

맛은 쓰고 맵다. 기호와 식성에 따라 꿀, 설탕을 가미하여 음용할 수 있다.

## | 적용병증 |

- 폐기보호(肺氣保護) : 폐가 약한 경우나 폐병을 앓고 난 후에 효과적이다. 30mL를 1회분으로 1일 1~2회씩, 25일 정도 음용한다.
- 해수(咳嗽) : 기침을 계속하는 경우이다. 30mL를 1회분으로 1일 1~2회씩, 15~20일 정도 음용한다.
- 천식(喘息) : 호흡이 곤란하면서 심한 기침을 하게 되며 심하면 쇳소리가 나기도 한다. 30mL를 1회분으로 1일 1~2회씩, 25일 이상 음용한다.
- 기타 질환 : 기관지염, 늑막염, 대하증, 딸꾹질, 요실금, 위산과다증, 폐혈

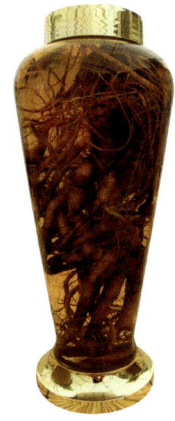

## | 만드는 방법 |

① 백도라지의 뿌리가 약효에 좋다.
② 들이나 산에서 직접 채취하는 것이 좋다.
③ 생뿌리는 약 230g, 말린 것은 약 180g을 소주 3.8L에 넣고 밀봉하여 서늘한 냉암소에서 보관 숙성시킨다.
④ 180~270일 정도 침출한 다음 음용하며, 찌꺼기를 걸러내지 않아도 된다.

## | 구입방법 및 주의사항 |

- 약재상에서 많이 취급하며, 야채가게에서도 취급한다. 산이나 들 또는 재배농가에서도 구입할 수 있다.
- 음용 중에는 대암풀, 뽕나무, 산수유 등을 금한다.
- 장기 음용해도 해롭지는 않으나 치유되는 대로 금한다.

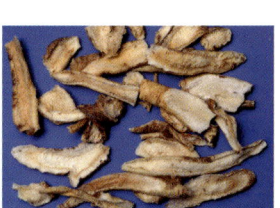

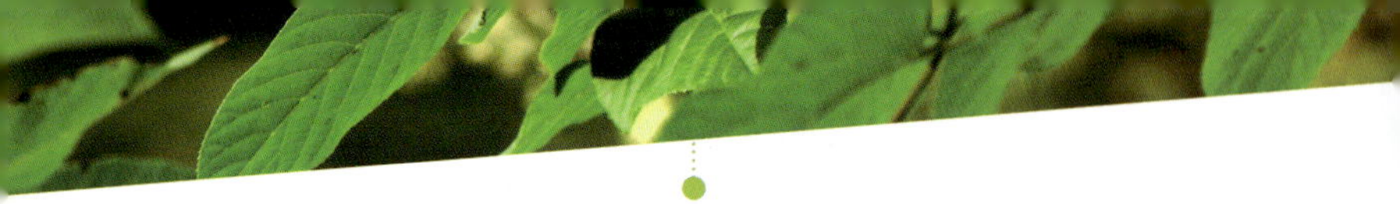

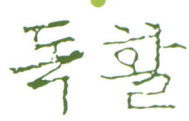

# 독활

*Aralia cordata* var. *continentalis* (Kitag.) Y.C.Chu

- **식물명** : 두릅나무과(五加科, 오가과, Araliaceae)의 땅두릅(독활, 九眼獨活, *A. cordata* Thunb.)
- **생약명** : ARALIAE CORDATAE RADIX(독활獨活)
- **다른 이름** : 강활(羌活), 강청(羌靑), 독요초(獨搖草), 독활(獨滑)
- **사용부위** : 뿌리를 건조한 것. 뿌리를 수시로 채취하여 건조하여 사용하고 있다.
- 일부에서 땃두릅나무라고 잘못 따라하는 경향이 있는데 땃두릅은 본 식물과는 전혀 다른 식물이므로 혼동하지 않도록 주의를 요한다.

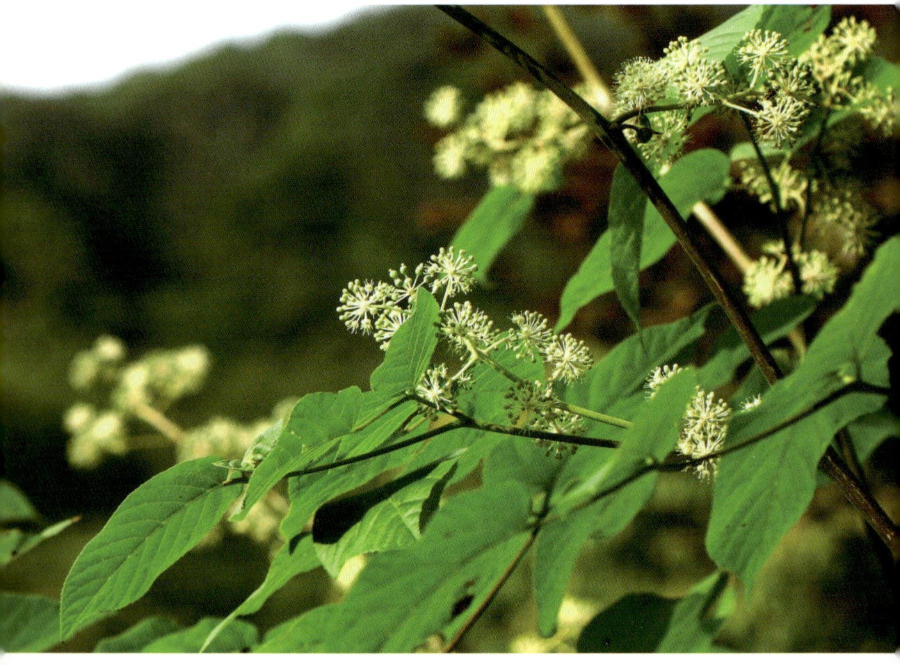

| **생김새** | 여러해살이 초본식물로서 높이가 150㎝ 정도 자란다. 잎은 어긋나고 2회 깃꼴겹잎이다. 꽃은 암수한그루로서 7~8월에 가지와 원줄기 끝 또는 윗부분의 잎겨드랑이에 큰 원뿔 모양으로 자라다가 다시 모여나기로 갈라진 가지 끝에 둥근 산형(傘形, 우산 모양)화서로 달린다. 뿌리는 긴 원주형에서 막대 모양을 하고 길이 10~30㎝, 지름 5~20㎜ 정도이다. 바깥 면은 회백색~회갈색이며, 세로주름과 잔뿌리의 자국이 있다. 꺾은 면은 섬유성이고 연한 황색의 속심이 있고, 질은 가볍고 엉성하다. 이 약재는 특유의 냄새가 있고 맛은 처음에는 텁텁하고 약간 쓰다.

| **주요 생산지** | 우리나라의 독활은 전국 각지에 분포한다. 전라북도 임실이 주산지로서 전국 생산량의 60% 이상을 차지한다. 중국의 중치모당귀는 호북, 사천성에 분포한다.

| **성품과 맛** | 따뜻(혹은 약간 따뜻)

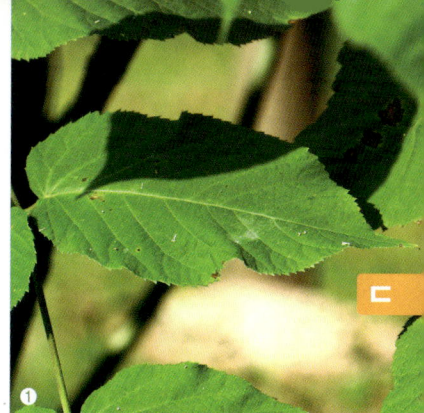
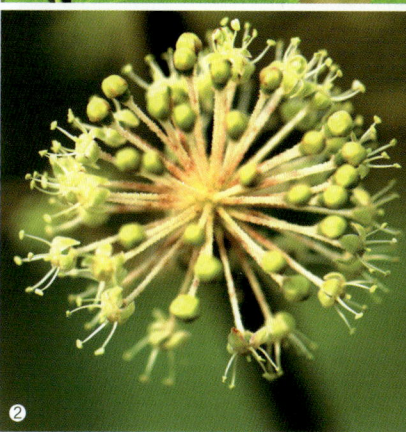
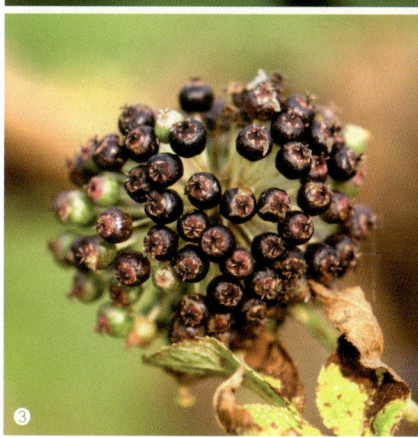

❶ 잎 / ❷ 꽃 / ❸ 종자 결실

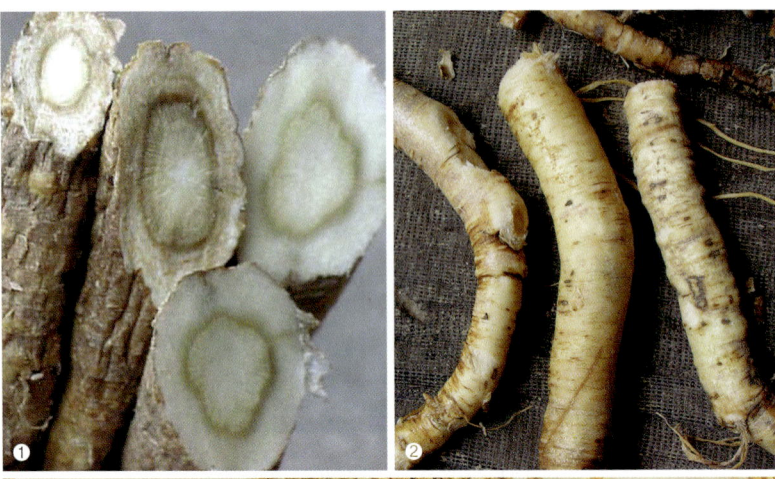

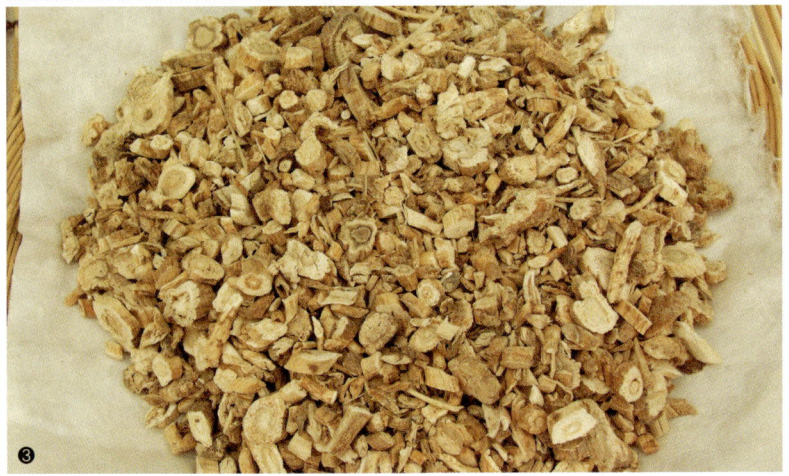

❶ 줄기 단면 / ❷ 생뿌리 / ❸ 뿌리 건조한 것

하고(온온溫 또는 미온微溫), 맵고 쓰며(신고辛苦) 독은 없다.

| **작용 부위** | 신(腎), 방광(膀胱) 경락에 작용한다.

| **효능주치** | 풍사(風邪)와 습사(濕邪)를 제거하고(祛風除濕), 표사(表邪, 바람이나 추위 또는 열 등 사기가 모공을 타고 들어와 피부 아래 머무는

증상으로 오한과 발열 또는 일사병 등을 수반하는 경우가 많음)를 흩어지게 하며 통증을 멈춘다(解表止痛). 풍사와 한사, 습사로 인한 심한 통증(풍한습비風寒濕痺)을 다스리고, 허리와 무릎의 동통을 치료한다(요슬동통腰膝疼痛). 관절의 구부리고 펴는 동작이 어려운 것을 치료하며(관절굴신불리關節屈伸不利), 오한과 발열을 다스린다(오한발열惡寒發熱). 두통과 몸살을 치료하는 데 유용하다.

| 채취 및 가공 | 봄과 가을에 채취하여 이물질을 제거하고 2~5mm 두께로 절단하여 말린다.

| 용법 | 단제로 끓여서 복용할 때는 말린 독활 5~10g에 물 1L 정도를 붓고 끓기 시작하면 약한 불로 줄여서 200~300mL로 달인 액을 아침저녁으로 두 번에 나누어 복용한다.

| 용량 | 건조한 약재로 하루 4~12g.

| 사용상의 주의사항 | 맵고 따뜻한 약재로서 습사(濕邪)를 말리고 흩어지게 하는 효능이 있으므로 몸 안의 진액이 상할 우려가 있어 음허혈조(陰虛血燥, 몸 안의 진액이 부족하고 음기가 허한 증상)의 경우에는 사용하면 안 된다.

| 응용 | 민간에서는 신경통 관절염에 당귀, 상기생, 백작약, 숙지황, 천궁, 인삼, 백복령, 우슬, 두충, 방풍, 육계, 감초, 생강 등과 함께 달여서 복용한다(독활기생탕 참조).

# 돌나물

*Sedum sarmentosum* Bunge

- **식물명** : 돌나물과(景天科, Crassulaceae)의 여러해살이 초본식물. 돌나물
- **생약명** : **SARMENTOSI HERBA**(석상채石上菜)
- **다른 이름** : 불지갑(佛指甲), 석지갑(石指甲), 삼칠자(三七子), 반지련(半枝蓮), 토삼칠(土三七)
- **사용부위** : 지상부 전초.

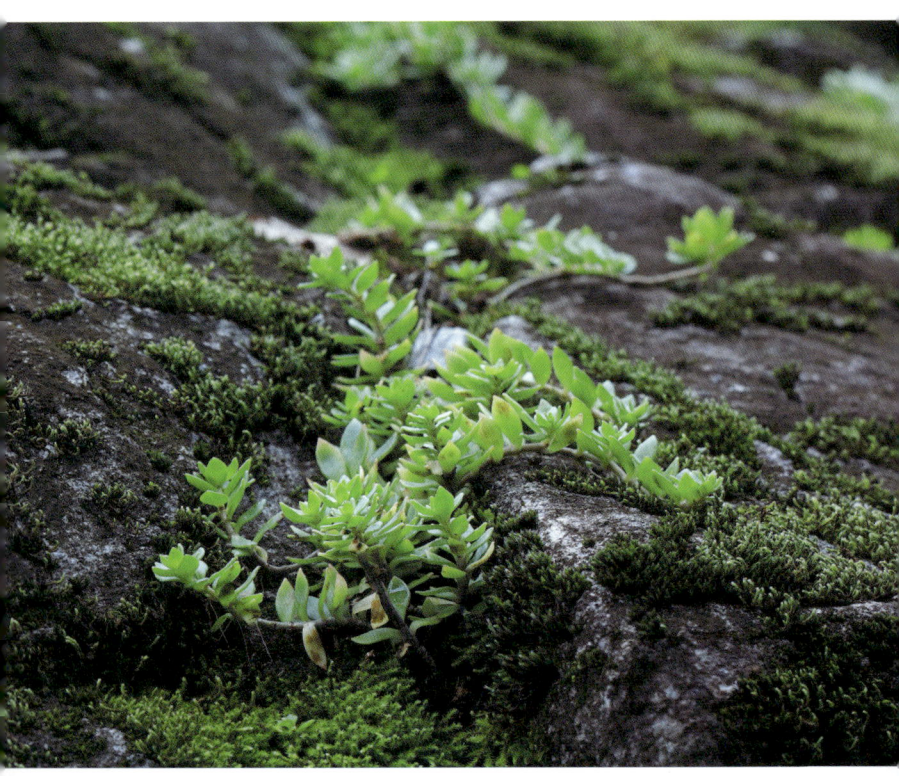

| **생김새** | 다년생 초본식물로 지면을 기어 뻗어나가며, 10~20㎝ 정도 자란다. 육질(肉質)이며, 잎은 3개씩 돌려나고 장타원형 또는 거꿀피침형이고 끝은 둔하다. 꽃은 5~6월에 황색으로 피며, 열매는 7~8월에 맺는다. 연한 순을 나물로 먹는다.

| **주요 생산지** | 우리나라 전국에 분포하고 습기가 다소 있는 땅이나 바위 위에서 잘 자란다.

| **성품과 맛** | 성은 시원하고(양凉), 맛은 달다(감甘).

| **작용 부위** | 간(肝), 폐(肺) 경락에 작용한다.

| **효능주치** | 열을 내리는 해열(解熱), 독을 푸는 해독(解毒), 종기를 삭히는 소종(消腫) 등의 효능이 있으며, 급만성 간염(肝炎), 황달(黃疸), 인후종통(咽喉腫痛), 기관지염(氣管支炎), 옹종(癰腫), 뱀이나 벌레 물린 데, 화상(火傷) 등에 이용한다.

| **채취 및 가공** | 봄에서 가을 사이에 채취하여 생것으로 사용하거나

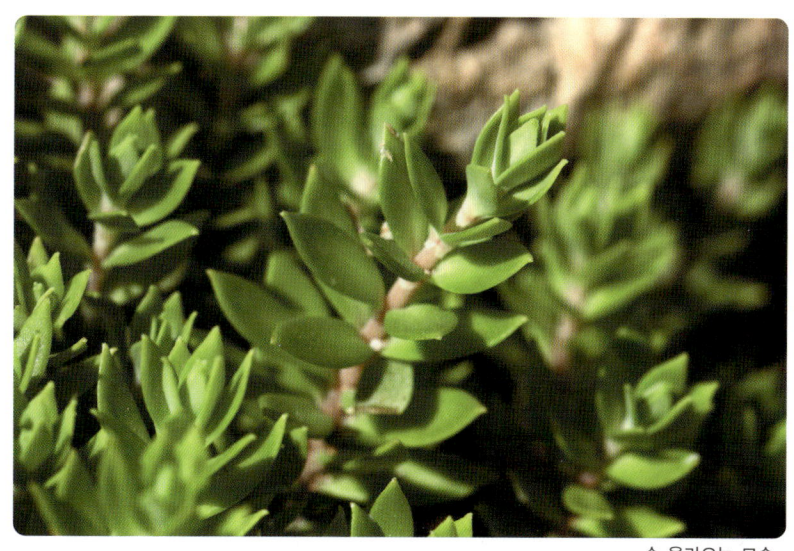

순 올라오는 모습

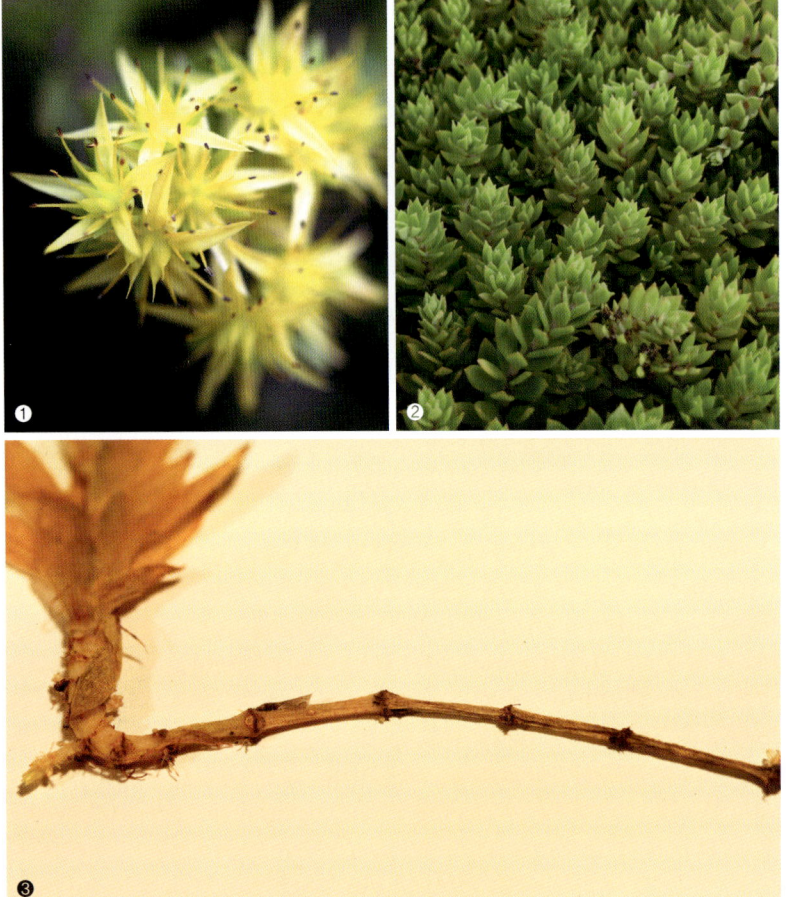

❶ 꽃(확대) / ❷ 집단 / ❸ 약용으로 사용하는 지상부 전초

햇볕에 말려서 보관한다.

|용법| 말린 전초 30g에 물 1,200mL를 붓고 끓기 시작하면 약한 불로 줄여서 200~300mL로 달여서 아침저녁으로 두 차례로 나누어 복용한다. 또는 외용에는 짓찧어서 환부에 붙인다. 연한 순을 뜯어

나물로 무쳐 먹으면 아삭한 맛이 일품일 뿐만 아니라 간 기능을 돕는 데 매우 좋다.

| **용량** |  말린 것으로 하루에 15~40g.

| **사용상의 주의사항** |  시원한 성질이 있으므로 비위가 허하고 찬 사람은 신중하게 사용한다.

| **응용** |  신선한 돌나물 40~150g을 채취하여 깨끗이 씻은 후 짓찧은 즙을 복용하면 화상, 옹종창독, 독사 물린 상처의 치료에 유용하다. 외용(外用)할 때는 신선한 약재 적당량을 짓찧어 상처 부위에 붙인다.

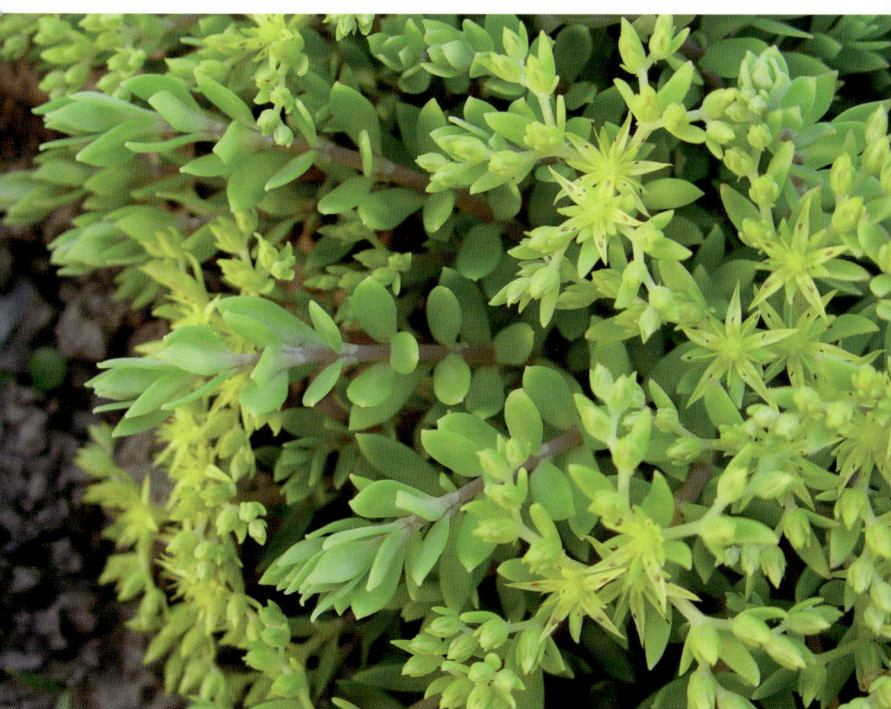

전초

# 동백나무

*Camellia japonica* L.

- **식물명** : 차나무과(山茶科, Theaceae)의 상록(늘푸른식물) 소관목. 동백나무
- **생약명** : CAMELLIAE FLOS (산다화山茶花)
- **다른 이름** : 홍다화(紅茶花)
- **사용부위** : 꽃을 말려 사용함.

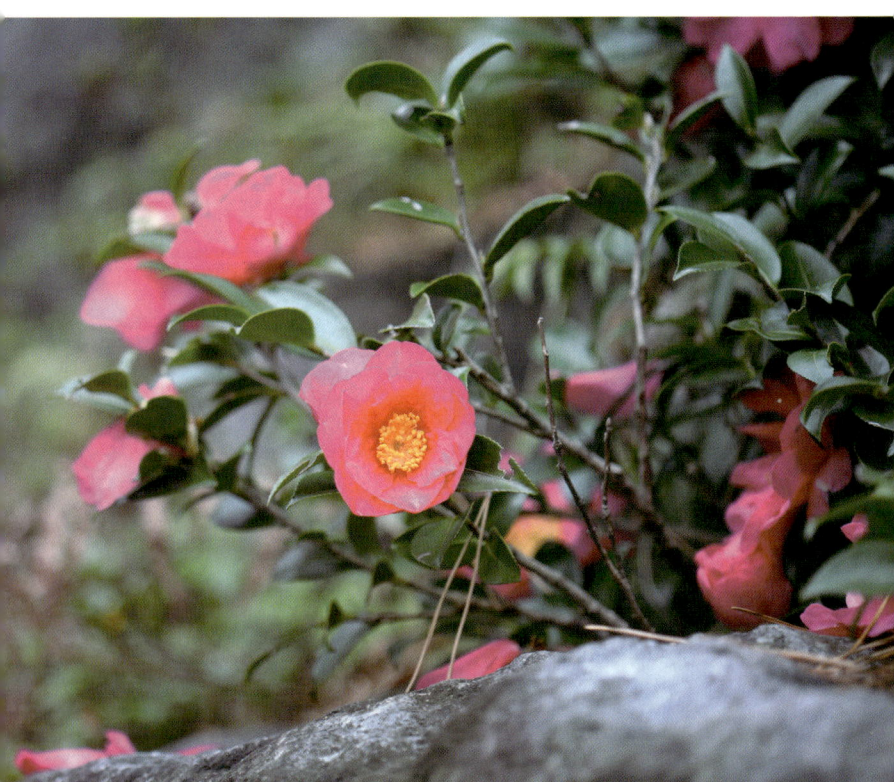

| **생김새** | 늘푸른 소관목으로 7m 정도 자라며 수피는 회갈색, 잎은 어긋나고 타원형 또는 장타원형이며 작은 톱니가 있다. 잎 끝은 뾰족하고 짙은 녹색으로 광택이 있다. 4~5월에 붉은 꽃이 피며 열매는 9~10월에 열려 저절로 벌어진다. 종자는 암갈색이다.

| **주요 생산지** | 주로 남부 지방에 자생하며 조경수로 많이 재배한다.

| **성품과 맛** | 성은 시원하고(양凉), 맛은 달고 쓰고 맵다(감고신甘苦辛).

| **작용 부위** | 간(肝), 폐(肺), 심(心) 경락에 작용한다.

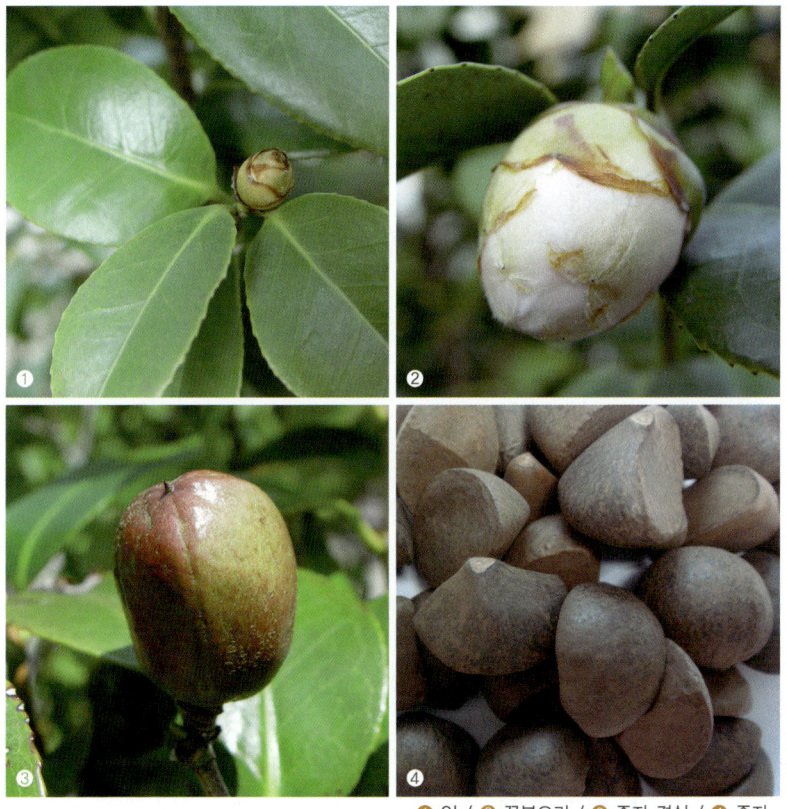

❶ 잎 / ❷ 꽃봉오리 / ❸ 종자 결실 / ❹ 종자

동백나무

| **효능주치** | 피를 맑게 하는 양혈(凉血), 어혈(瘀血)을 풀어주는 파혈(破血), 출혈을 멈추는 지혈(止血), 종기를 없애주는 소종(消腫) 등의 효능이 있어서, 토혈(吐血), 코피(뉵혈衄血), 장염하혈(腸炎下血), 월경과다(月經過多), 혈붕(血崩, 둑이 무너지듯 쏟아지는 하혈), 화상(火傷), 타박상(打撲傷) 등에 응용할 수 있다.

| **채취 및 가공** | 4~5월 개화 직전에 꽃을 채취하여 햇볕에 말리거나 건조기에 말린다.

| **용법** | 꽃(말린 것) 10g에 물 700mL를 붓고 끓기 시작하면 약한 불로 줄여서 200~300mL로 달인 액을 아침저녁으로 두 번에 나누어 복용한다. 또는 가루로 내어 복용하기도 하며, 외용할 때는 가루로 내어 삼씨 기름에 개어 환부에 바른다.

| **용량** | 말린 것으로 하루에 6~12g.

| **사용상의 주의사항** | 쓰고 맵고 시원한 성미가 있어서 비위가 허한(虛寒)한 사람은 사용에 신중을 기한다.

| **응용** | 전통적으로 열매는 동백기름을 짜서 이용하기도 하고, 종자를 베갯속으로 넣어 두통을 예방할 목적으로 이용하기도 한다.

동백나무 꽃 떨어진 모습

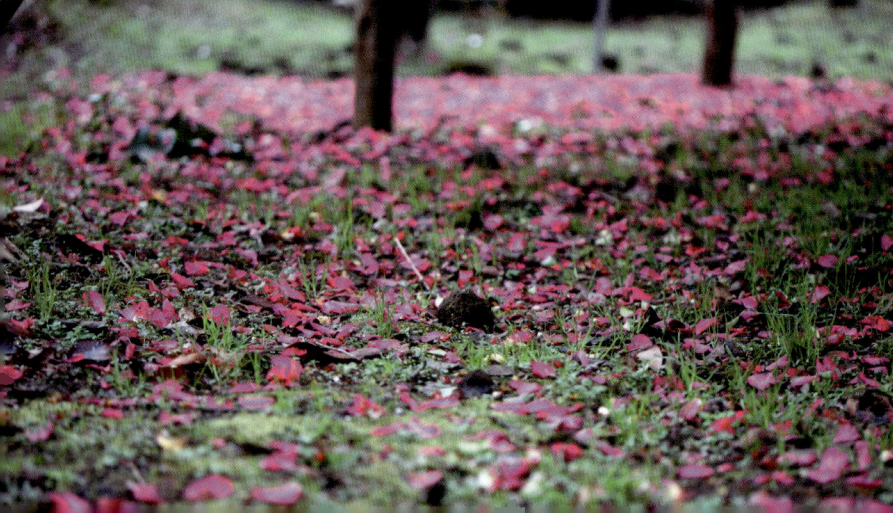

# 동백꽃차

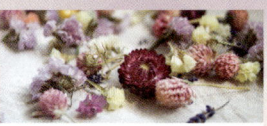

## | 효능 및 꽃의 이용 |

이른 봄에 절에 가보면 주변에 동백나무가 많이 심어져 있는 것을 볼 수 있다. 사찰 주변에 동백나무를 많이 심는 것은 화려함의 극치를 이루던 꽃이 한 순간에 떨어지는 모습을 보며 무상함을 깨닫기 위함이라고 한다. 꽃이 시들지 않고 통째로 떨어지기 때문에 동백꽃은 절조와 굳은 의지를 상징하기도

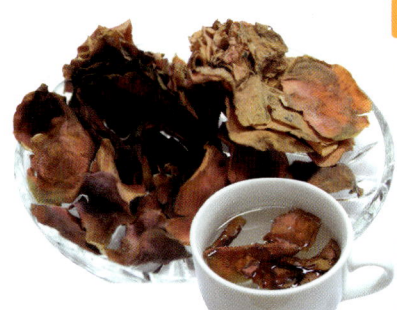

말린 동백꽃과 동백꽃차

한다. 꽃에는 루코안토시아닌(leucoanthocyanin), 안토시아닌(anthocyanin), 카멜린(camellin), 수바키사포닌(tsubakisaponin), 카멜리아게닌(camelliagenin) A, B, C 등이 함유되어 있다. 차색은 붉은빛이 도는 갈색이며 동백의 꽃잎을 하나씩 떼어 말려 놓은 것은 마치 장미꽃과 비슷하다.

## | 채취 시기와 방법 |

① 시기 : 늦겨울이나 초봄에 꽃이 피기 직전의 꽃봉오리를 수확한다.
② 방법 : 차의 재료로 쓸 때는 향이나 맛이 더 부드러운 겹동백을 쓰는 것이 좋으며, 꽃봉오리를 따서 꽃잎만 떼어낸다.

## | 꽃차 만드는 방법 |

【만드는 방법 I 】① 동백은 점액질이 많아 잘 마르지 않는다. 그늘에서 7~10일간 잘 말린 뒤 밀폐용기에 넣어 보관한다. ② 마실 때는 말린 꽃잎 3~4개를 찻잔에 넣어 끓는 물을 부어 1~2분간 우려내어 마신다.

【만드는 방법 II 】① 꽃잎을 따서 같은 양의 꿀이나 설탕에 재워 꽃잎이 저며진 것 같으면 차로 마실 수 있다. ② 저며 둔 꽃차는 냉장 보관한다. ③ 한 스푼 정도 찻잔에 넣고 뜨거운 물을 부어 우려내어 마신다.

# 둥굴레

*Polygonatum odoratum* var. *pluriflorum* (Miq.) Ohwi

- **식물명** : 백합과(百合科)의 다년생 초본. 둥굴레, 용둥굴레, 퉁둥굴레, 왕둥굴레, 죽대
- **생약명** : POLYGONATI OFFICINALIS RHIZOMA (옥죽玉竹)
- **다른 이름** : 위유(萎蕤), 여위(女萎), 황지(黃芝), 옥출(玉朮)
- **사용부위** : 뿌리줄기(근경根莖)를 사용.

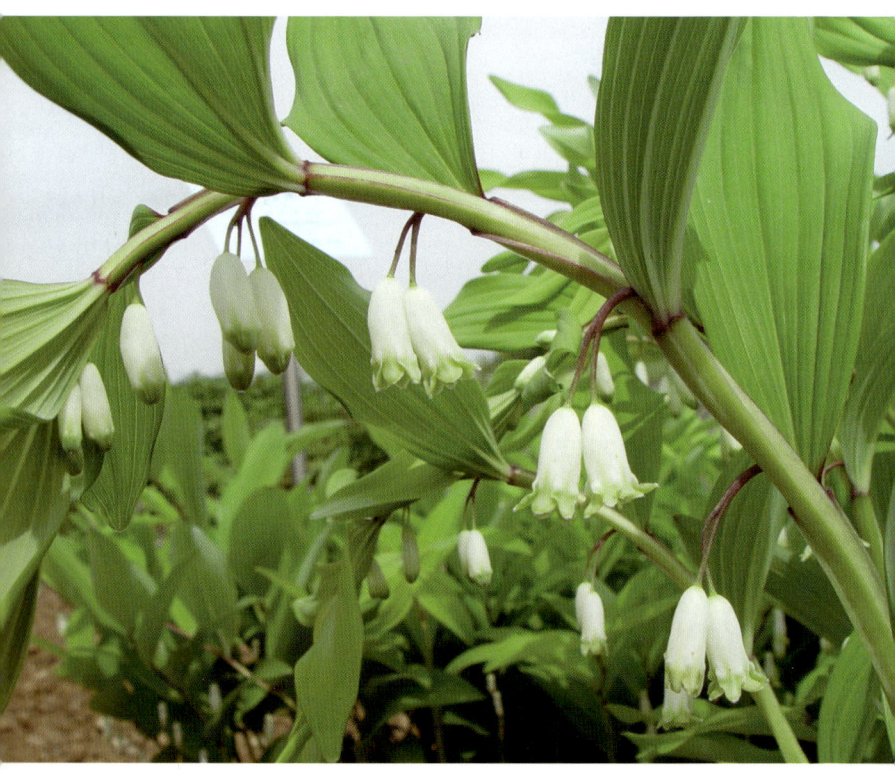

| **생김새** | 다년생 초본으로 30~60cm 정도 자란다. 근경은 굵고 옆으로 뻗으며, 잎은 어긋나고 장타원형으로 끝이 뾰족하다. 5~6월에 담녹색의 꽃이 통 모양(통형筒形)으로 핀다.

| **주요 생산지** | 우리나라의 경우 전국에 분포하고 숲 속에서 자라며 일부 농가에서 많이 재배한다. 충청, 전라, 경상도 지역에서 많이 생산한다.

| **성품과 맛** | 성품은 평(平)하고 맛은 달다(감甘).

| **작용 부위** | 위(胃), 폐(肺), 신(腎) 경락에 작용한다.

| **효능주치** | 몸 안의 진액과 양기를 길러주는 자양(滋養), 폐가 건조하지 않도록 윤활하게 해주는 윤폐(潤肺), 갈증을 멈추어주는 지갈(止渴), 진액을 생성해주는 생진(生津) 등의 효능이 있어서, 허약체질의 개선, 폐결핵, 마른기침(건해乾咳), 가슴이 답답하고 갈증이 나는 번갈(煩渴), 당뇨병(糖尿病), 심장쇠약, 협심통, 소변빈삭(小便頻數, 소변이 자주 마려운 증상) 등을 치유하는 데 응용한다.

| **채취 및 가공** | 가을에 지상부 잎과 줄기가 다 고사한 후부터 이른 봄 싹이 나기 전까지 채취하며 줄기와 수염뿌리를 제거한 후 수증기

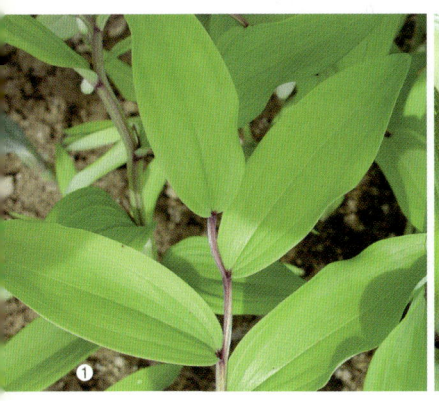 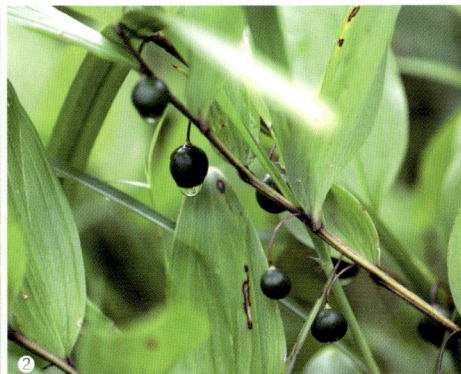

❶ 잎 / ❷ 종자 결실

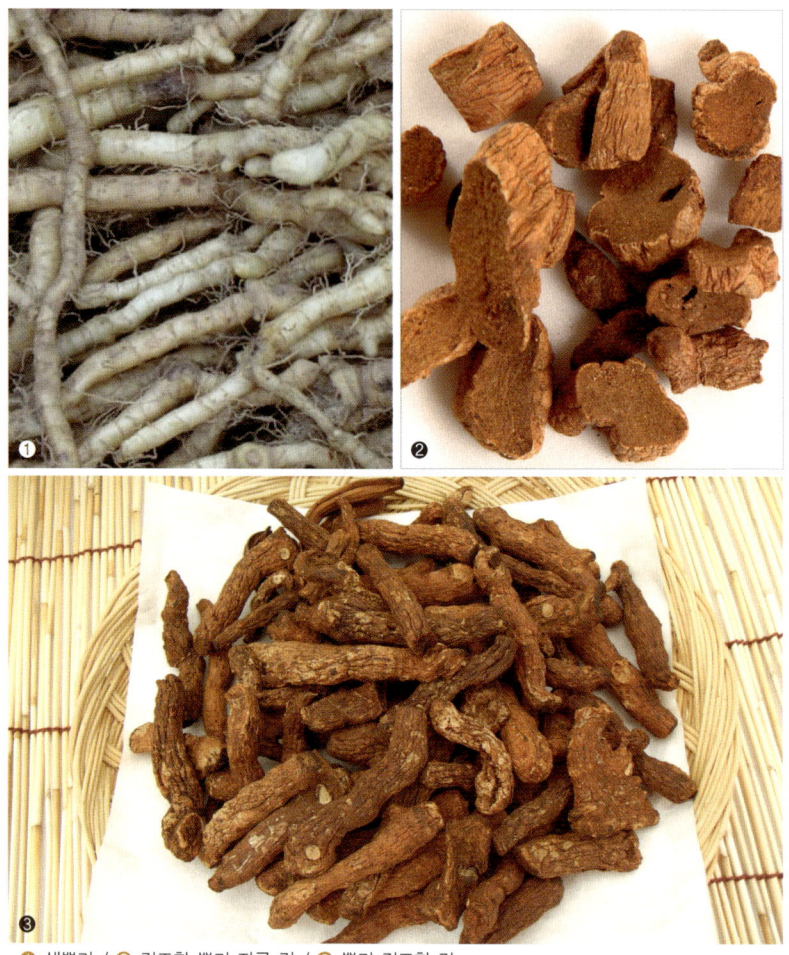

❶ 생뿌리 / ❷ 건조한 뿌리 자른 것 / ❸ 뿌리 건조한 것

로 쪄서 말린다.

|용법| 뿌리 10~15g에 물 700mL를 붓고 끓기 시작하면 약한 불로 줄여서 200~300mL로 달인 액을 아침저녁으로 두 번에 나누어 복용한다. 보통 민간에서 둥굴레차로 마실 때는 둥굴레를 볶거나 팽

화(튀겨서)하여 사용하면 잘 우러나오고 향도 좋다.

| 용량 | 말린 것으로 하루에 12~18g.

| 사용상의 주의사항 | 달고 평한 성미가 있으므로 습사(濕邪)가 쌓여서 기혈의 운행을 막는 담습(痰濕)이나 기가 울체된 경우에는 사용을 피하고, 비허(脾虛)로 인하여 진흙 같은 변을 누는 사람은 신중하게 사용한다.

| 응용 | 흔히 민간에서는 황정(黃精)과 혼동하는 경향이 있으나 황정은 층층갈고리둥굴레, 층층둥굴레, 진황정 등의 뿌리줄기로서 보중익기(補中益氣, 소화기능을 담당하는 중초의 기운을 돕고 기를 더함)의 기능과, 강근골(強筋骨, 근육과 뼈를 튼튼하게 하는 기능)의 효능이 강한 보기(補氣) 약재인 반면 둥굴레(옥죽)는 보음(補陰) 약재로서 자양(滋養) 윤폐(潤肺)의 특징이 있으므로 구분해서 사용하는 것이 좋다.

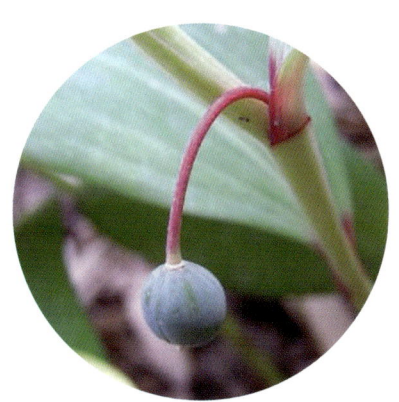

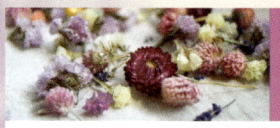

# 둥굴레꽃차

## 효능 및 꽃의 이용

예로부터 둥굴레는 어린순과 꽃을 데쳐서 나물로 무치거나 튀김, 기름에 볶아서 먹었다. 또한 갓 채취한 둥굴레꽃은 샐러드 재료로 이용 가능하다.
둥굴레꽃차는 찻잔에 뜨거운 물을 넣자마자 구수한 향이 풍겨 기분이 저절로 좋아진다. 건조되었을 때에는 갈색이었던 꽃이 뜨거운 물속에서 끝부분의 녹색 부분이 보이면서 오히려 색이 선명해진다.

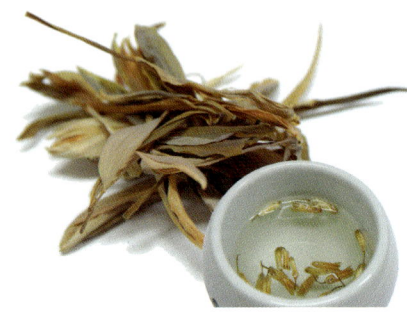

말린 둥굴레잎과 둥굴레꽃차

평소 꽃에 관심 없던 사람도 꽃차를 마시면서는 꽃을 관찰하게 된다. 조금씩 피어나는 꽃을 기다리는 모습들이 사람을 정돈되게 만든다. 맛은 순하고 차색은 갈색이다.

## 채취 시기와 방법

① 시기 : 4월 초에 꽃을 채취한다. 초록빛이 들어간 것이 꽃이 핀 것이며 그런 꽃을 수확해야 하는데 눈에 금방 띄지 않으므로 2~3일에 한 번씩은 꽃이 피었나 살펴본다.
② 방법 : 둥굴레꽃을 아침에 하나씩 떼어서 말린다.

## 꽃차 만드는 방법

① 하나씩 떼어 낸 둥굴레꽃잎은 증기로 말리거나 바람이 잘 통하는 그늘에서 말린다. 꽃잎이 두꺼워서 쉽게 마르지 않아 10일 이상 걸린다.
② 둥굴레꽃 10송이 정도를 찻잔에 넣고 뜨거운 물을 부어 우려내어 마신다.

# 둥굴레주

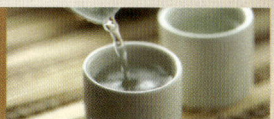

맛은 달다. 기호와 식성에 따라 꿀, 설탕을 가미하여 음용할 수 있다.
단, 360일 이상 침출할 경우 설탕이나 꿀을 첨가하지 않는다.

## | 적용병증 |

- 번갈(煩渴) : 가슴이 답답하고 목이 마르거나 또는 병적으로 갈증이 심한 증상을 말한다. 30mL를 1회 분으로 1일 1~2회씩, 10~15일 정도 음용한다.
- 강심제(强心劑) : 심장의 기능을 강하게 하기 위한 처방이다. 30mL를 1회분으로 1일 1~2회씩, 25~30일 정도 음용한다. 오래 음용해도 몸에 이롭다.
- 조갈증(燥渴症) : 목이 말라 물을 자꾸 마시는 증상을 말한다. 30mL를 1회분으로 1일 1~2회씩, 15~20일 정도 음용한다.
- 기타 질환 : 당뇨, 명목, 보신, 심신허약, 오장보익, 폐기보호, 풍습

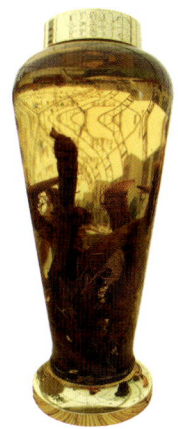

## | 만드는 방법 |

① 약효는 뿌리줄기에 있으므로, 주로 뿌리줄기를 사용한다.
② 대개 약재상에서 말린 것을 구입하여 사용한다.
③ 건제품 약 220g을 소주 3.8L에 넣고 밀봉하여 서늘한 냉암소에서 보관 숙성시킨다.
④ 360일 이상 장기간 침출할수록 효과적이다.
⑤ 10~100년까지 계속 숙성시킬 수 있으며 오래 묵힐수록 특효가 있다고 전해 내려오고 있다.

## | 구입방법 및 주의사항 |

- 약재상에서 취급한다. 산과 들의 초지에서 채취할 수도 있다.
- 많이 음용해도 무방하다.
- 본 약술을 음용 중에 특별히 가리는 음식은 없다.

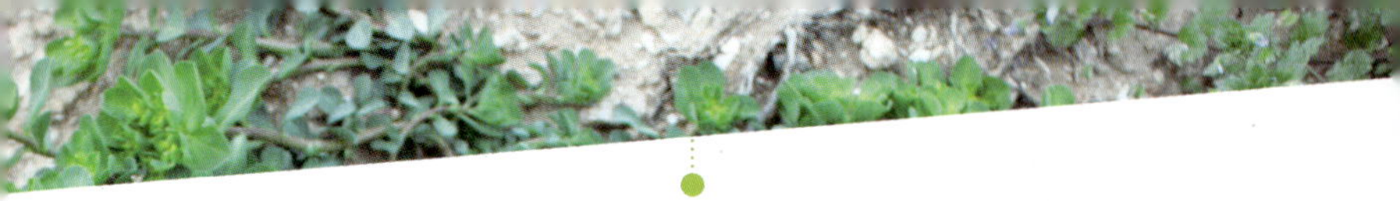

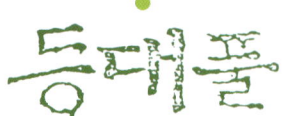

*Euphorbia helioscopia* L.

- **식물명** : 대극(大戟)과의 2년생 초본. 등대풀
- **생약명** : **EUPHORBIAE HELIOSCOPIAE HERBA**(택칠澤漆)
- **다른 이름** : 유초(乳草), 양산초(凉傘草), 오풍초(五風草)
- **사용부위** : 전초(全草).

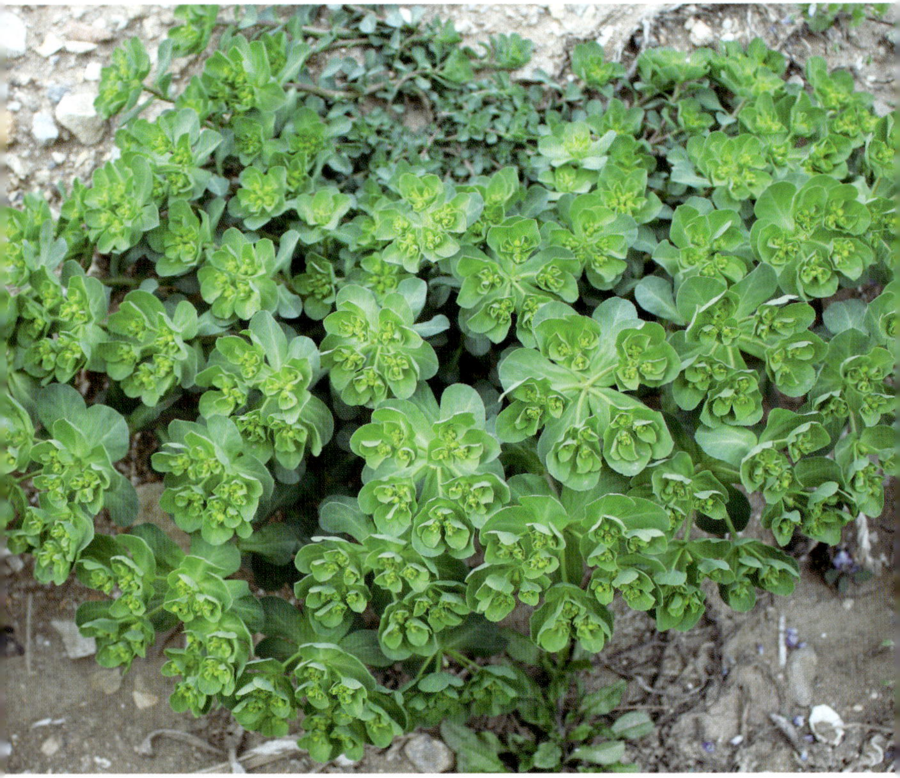

| **생김새** | 2년생 초본으로 25~30㎝ 정도의 높이로 곧게 자란다. 전체에 유즙(乳汁)이 들어 있다. 대개 아랫부분은 적자색이며, 가지를 많이 치기도 하는데 잎은 어긋나고 거꿀달걀형 또는 주걱형으로 끝이 둥글다. 가지가 갈라진 끝 부분에서는 5개의 잎이 돌려난다. 꽃은 5월에 피는데, 술잔 모양의 취산화서(聚散花序, 흐드러지게 모

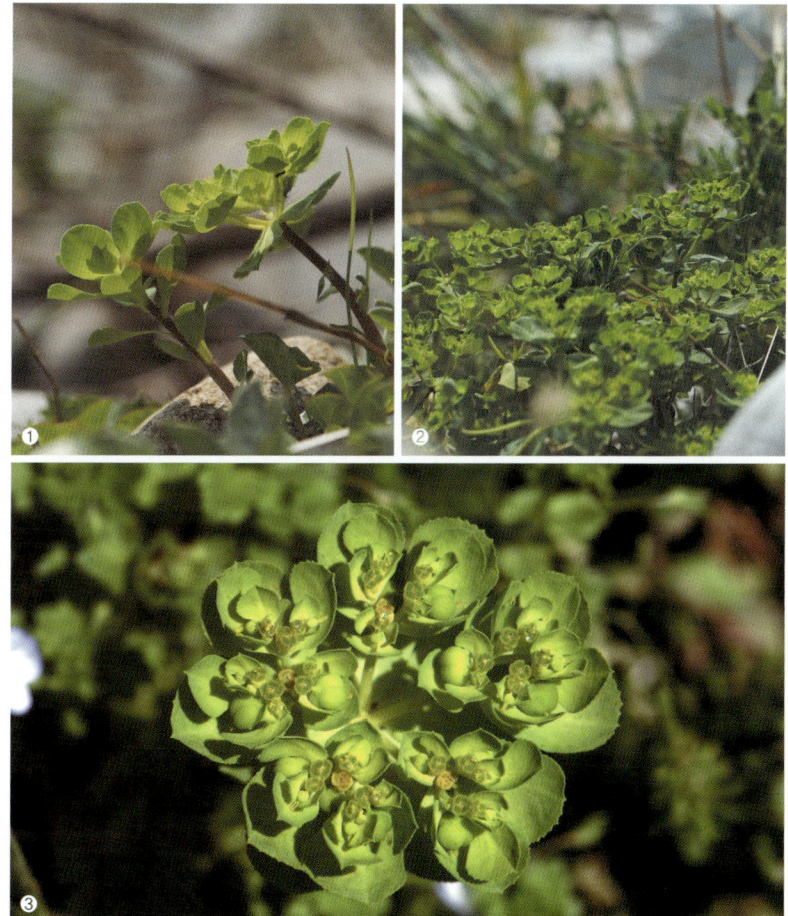

❶ 잎 올라오는 모습 / ❷ 잎이 무성해지는 모습 / ❸ 꽃(확대)

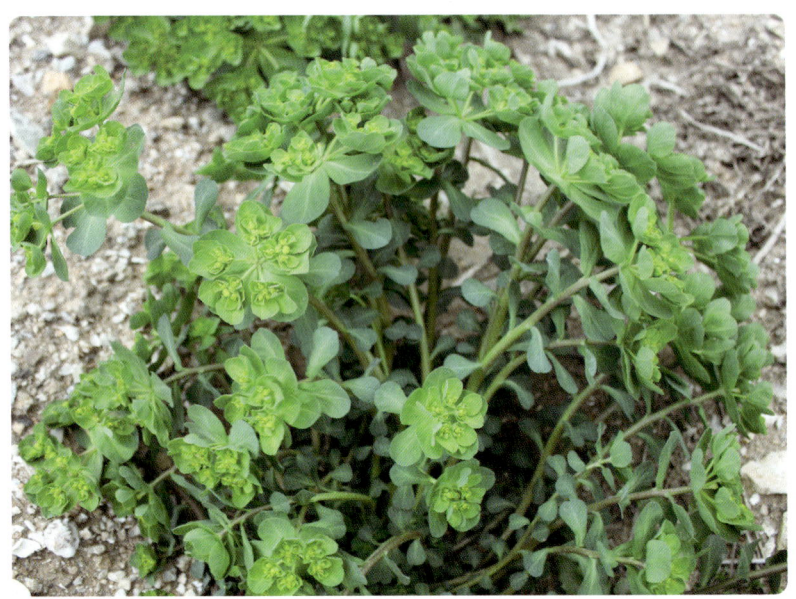
전초

여나는 꽃차례)는 꼭대기에 핀다. 열매는 6월에 맺는다.

| **주요 생산지** | 경기도 이남에 자생하며 제주도에도 많이 나온다.

| **성품과 맛** | 성은 시원하고(凉), 맛은 쓰고 맵다(고신苦辛). 독성이 있다.

| **작용 부위** | 폐(肺), 신(腎), 비(脾), 대장(大腸) 경락에 작용한다.

| **효능주치** | 소변을 잘 나가게 하는 이수(利水), 가래를 제거하는 거담(祛痰), 독을 풀어주는 해독(解毒), 종기를 삭히는 소종(消腫) 등의 효능이 있어서, 수종(水腫), 소변불리, 해수(咳嗽), 결핵성 임파선염, 골수염(骨髓炎), 이질(痢疾), 대장염, 개선(疥癬, 옴) 등을 치유하는 데 이용한다.

| **채취 및 가공** | 5월경 개화기에 전초를 채취하여 햇볕에 말린다.

| **용법** | 전초 말린 것 10g에 물 700mL를 붓고 끓기 시작하면 약한 불

로 줄여서 200~300mL로 달인 액을 아침저녁으로 두 번에 나누어 복용한다. 가루나 환으로 만들어 복용하기도 하고, 외용(外用)할 때는 물로 달여서 환부를 닦아내거나 말려서 가루낸 약재를 약재 우린 물에 개어 환부에 붙이기도 한다.

| 용량 | 말린 것으로 하루에 6~12g.

| 사용상의 주의사항 | 독성이 있고 축수(逐水, 수분을 빼내는 효능)작용이 있으므로 기혈이 허약(虛弱)한 사람이나 비위가 허한 사람, 임산부들은 사용하지 말고, 산약(山藥, 마)과 함께 사용하지 않는다.

| 응용 | 소변이 잘 나오게 하는 것은 대극과 비슷하지만 등대풀(택칠)은 소변을 잘 나오게 하면서 남자의 음기를 돕는다.

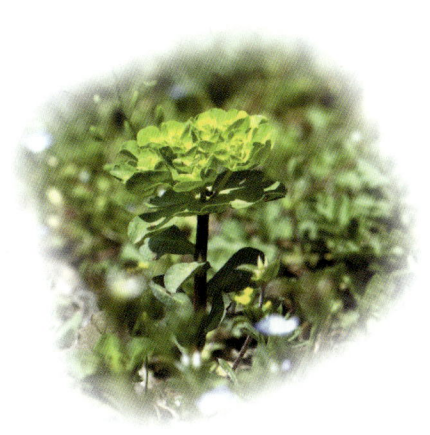

# 마타리

*Patrinia scabiosaefolia* Fisch. ex Trevir.

- **식물명** : 마타리과(敗醬科, Valerianaceae)의 다년생 초본. 뚝갈[白花敗醬, *Patrinia villosa* (Thunb.) Juss.], 마타리(黃花敗醬, *P. scabiosaefolia* Fisch. ex Trevir.)
- **생약명** : PATRINIAE RADIX(패장敗醬)
- **다른 이름** : 마사(鹿賜), 녹수(鹿首), 마초(馬草), 마장(鹿醬), 야고채(野苦菜)
- **사용부위** : 뿌리가 달린 전초를 건조한 것. 약물에서 썩은 장류(醬類)의 냄새가 난다하여 패장(敗醬)이라 이름 붙여짐.

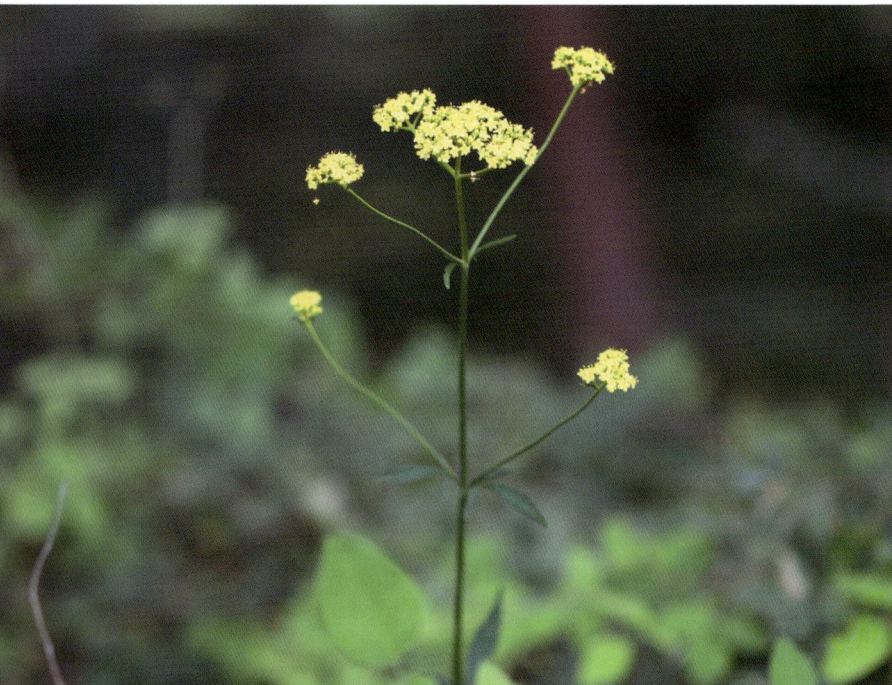

| 생김새 |

① 뚝갈(白花敗醬) : 여러해살이 풀로 높이가 1m가량 자란다. 꽃은 흰색으로 7~8월에 피며, 열매는 달걀 모양으로 길이 2~3mm이며 뒷면이 둥글다. 약재는 근경과 마디 사이(節間)의 길이가 3~6cm이다. 여러 개의 거칠고 강한 뿌리가 붙어 있다. 줄기는 나누어지지 않고 흰색의 긴 털과 세로로 깊이 파인 문양이 있다. 단면은 가운데가 비어 있다. 줄기의 잎은 분열하지 않았고, 잎자루의 길이는 1~4cm이다.

② 마타리(黃花敗醬) : 여러해살이풀로 높이가 1~1.5m에 달한다. 꽃은 황색으로 7~8월에 피며 열매는 타원형이다. 이 약재는 길이가 50~100cm이다. 근경은 원주형으로 한쪽으로 구부러졌고 마디가 있으며 마디와 마디 사이는 2cm로 마디 위에는 가는 뿌리가 있다. 줄기는 원주형으로 지름 0.2~0.8cm이고 황록색 또는 황갈색으로 마디가 뚜렷하

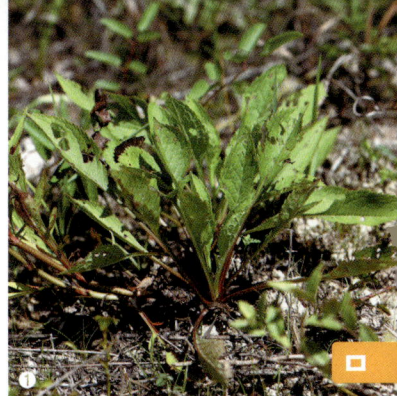
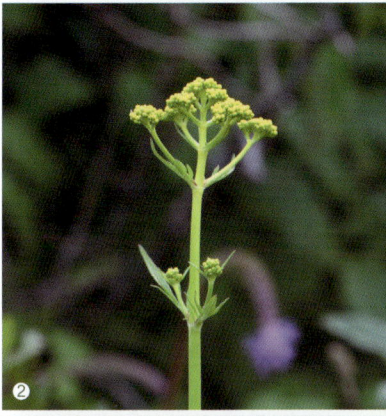
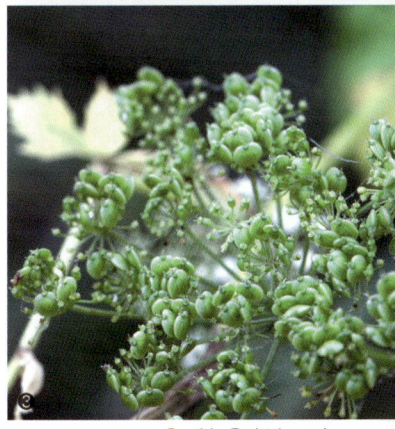

❶ 새순 올라오는 모습
❷ 꽃봉오리 / ❸ 종자 결실

며 엉성한 털이 있다. 질은 부서지기 쉽고, 단면의 중앙에는 부드러운 속심이 있거나 혹은 비어 있다. 잎은 마주나고 잎몸은 얇으며 쭈그러졌거나 혹은 파쇄되었고, 다 자란 잎을 펴보면 깃꼴로 깊게 쪼개졌고 거친 톱니가 있으며 녹색 또는 황갈색이다.

| 주요 생산지 | 우리나라 각지의 산야에 분포한다.

| 성품과 맛 | 약간 차고(미한微寒), 맵고 쓰며(신고辛苦), 독은 없다.

| 작용 부위 | 위, 대장, 간 경락에 작용한다.

| 효능주치 | 열을 식히고 독을 푼다(청열해독淸熱解毒). 종기를 다스리고 농을 배출한다(소종배농消腫排膿). 어혈을 풀고 통증을 멈추게 한다(거어지통去瘀止痛). 장옹(腸癰)과 설사(하리下痢), 적백대하(赤白帶下), 산후어체복통(産後瘀滯腹痛, 산후에 어혈이 완전히 제거되지 않고 남아서 심한 복통을 유발하는 증상), 목적종통(目赤腫痛, 눈에 핏발이 서거나 종기가 생기면서 아픈 증상), 옹종개선(癰腫疥癬, 종양이나 옴) 등을 치유한다.

| 채취 및 가공 | 여름에 채취하여 이물질을 제거하고 두께 2~3mm로 가늘게 썰어서 사용한다.

| 용법 | 용도에 따라 적작약(청열소종), 율무(화농의 배설), 금은화(옹종치료), 백두옹(설사) 등과 각각 배합하여 물을 붓고 끓여 복용하는데 보통 약재가 충분히 잠길 정도의 물을 붓고 끓기 시작하면 불을 약하게 줄여서 약액을 1/3 정도로 달여서 복용한다.

| 용량 | 말린 것으로 하루에 8~20g.

| 사용상의 주의사항 | 맛이 쓰고 차서 혈액순환을 활성화시키고 어혈을 흩어지게 하는 작용이 있으므로 실열(實熱)이나 어혈(瘀血)이 없는 경우에는 신중하게 사용할 것이며, 출산 후의 과도한 출혈이나 혈허(血虛), 또는 비위가 허약한 사람이나 임산부도 사용에 신중을 기해야 한다.

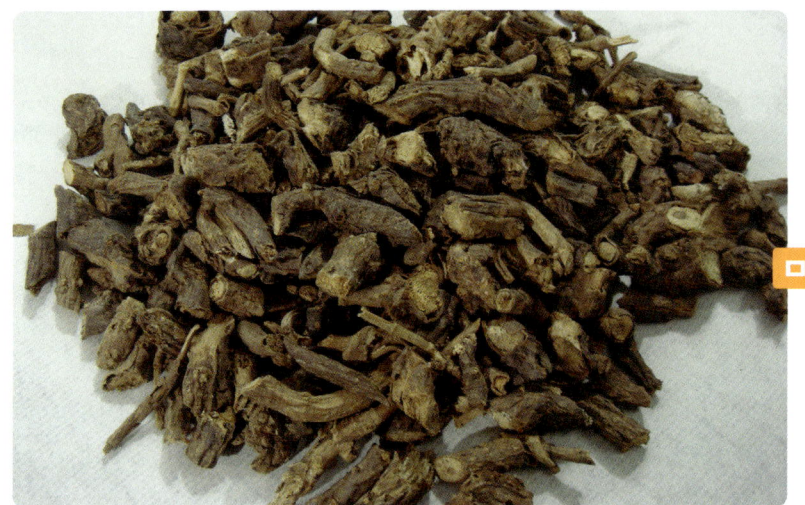

마타리 말린 것

|응용| 열을 내리고 울결(鬱結, 막히고 덩어리진 것)을 제거하며 소변을 잘 나오게 하고 부기를 가라앉히며 어혈을 없애고 농(膿)을 배출시키는 데 아주 좋은 효과가 있다. 산후에 오로(惡露)로 인하여 심한 복통이 있을 경우에는 이 약재 200g을 물 7~8L에 넣고 3~4L가 되게 달여서 한번에 200mL씩 하루에 3회 복용한다(衛生易簡方).

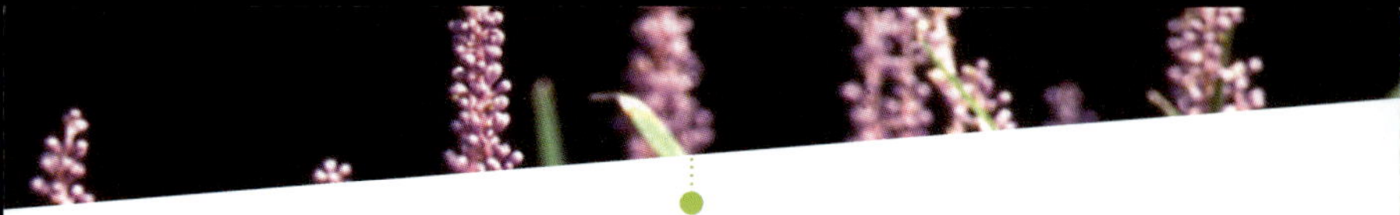

# 맥문동

*Liriope platyphylla* F.T.Wang & T.Tang

- **식물명** : 백합과(百合科, Liliaceae) 다년생 초본. 맥문동, 소엽맥문동 [*Ophiopogon japonicus* (L.f.) KerGawl.]
- **생약명** : LIRIOPIS TUBER(맥문동麥門冬)
- **다른 이름** : 맥동(麥冬), 문동(門冬)
- **사용부위** : 덩이뿌리를 건조한 것.

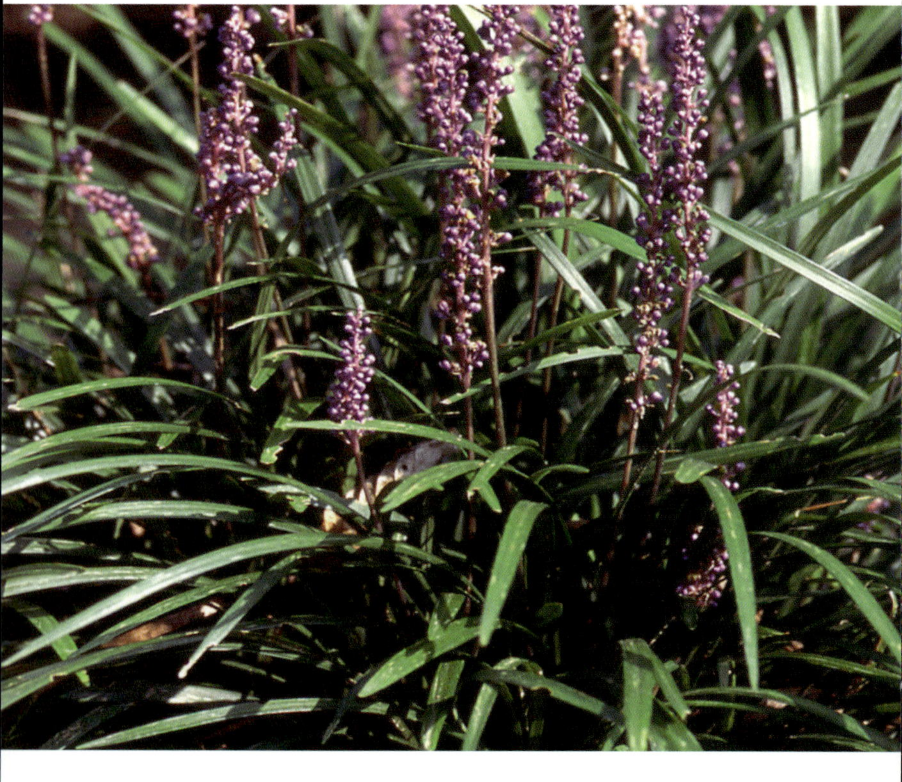

| **생김새** | 늘푸른 여러해살이풀로 뿌리줄기는 굵고 딱딱하며 옆으로 뻗지 않는다. 뿌리는 가늘지만 강하고 수염뿌리는 끝이 땅콩처럼 굵어지는 것이 있는데 이것을 채취하여 약용한다. 약재의 모양은 방추형(紡錘形)으로 길이 10~25㎜, 지름 3~5㎜이다. 한쪽 끝은 뾰족하고 다른 쪽은 좀 둥글다. 표면은 엷은 황색 또는 황갈색이며 크고 작은 세로주름이 있다. 피층(皮層)은 부드러우며 무르고 중심부는 질겨서 꺾기 어렵다. 피층(皮層)의 꺾인 면은 황갈색을 나타내고 약간 반투명하며 점착성이 있다.

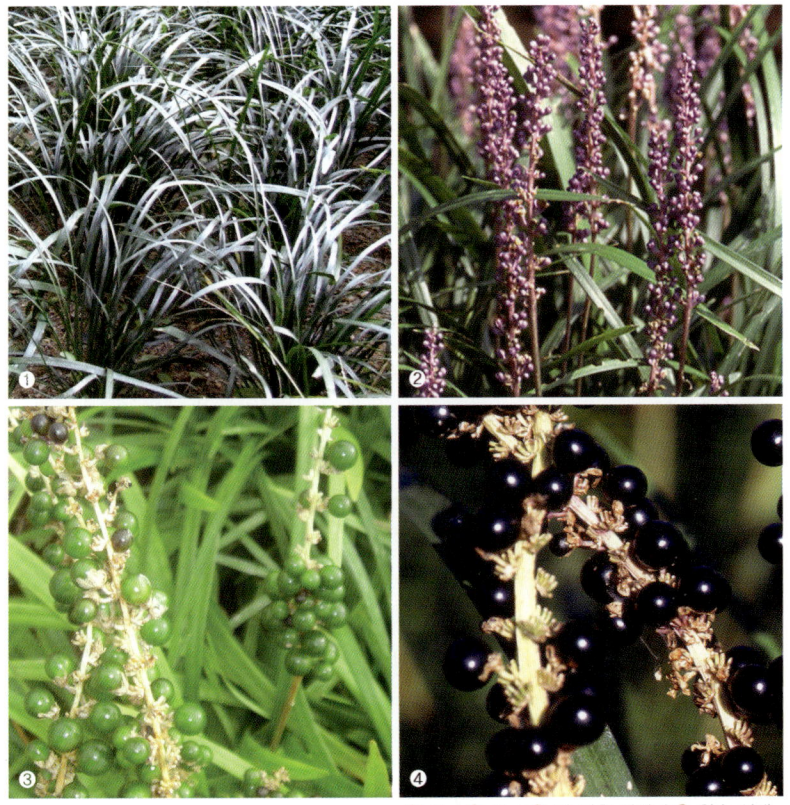

❶ 잎 / ❷ 꽃 / ❸ 덜 익은 열매 / ❹ 완숙 열매

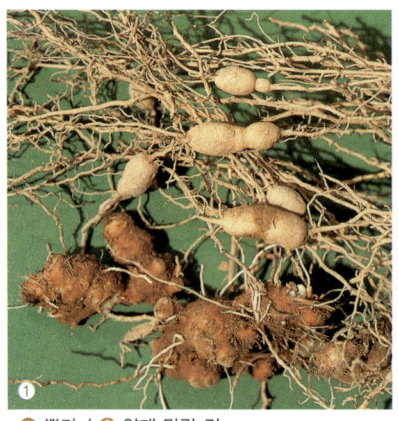 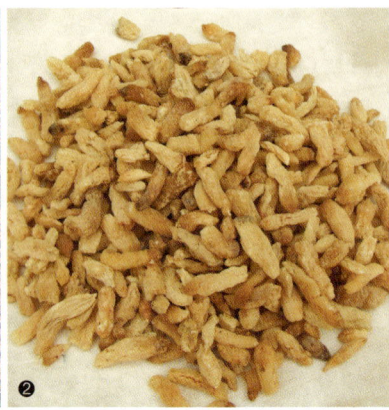

❶ 뿌리 / ❷ 약재 말린 것

| 주요 생산지 | 우리나라 중부 이남 산지 나무 밑에 분포하며 충남, 경남, 전남 일원에서 많이 재배되고 있다.

| 성품과 맛 | 약간 차고(미한微寒), 달며, 조금 쓰다(감미고甘微苦). 독은 없다.

| 작용 부위 | 폐(肺), 위(胃), 심(心) 경락에 작용한다.

| 효능주치 | 음기를 자양하고 폐를 윤활하게 하는 자음윤폐(養陰潤肺), 심의 기능을 맑게 하여 번다(煩多) 증상을 제거하는 청심제번(淸心除煩), 위의 기운을 돕고 진액을 생성하는 익위생진(益胃生津) 등의 효능이 있어서, 폐의 건조함으로 오는 마른기침을 다스리는 폐조건해(肺燥乾咳), 토혈(吐血), 각혈(咯血), 폐의 기운이 위축된 증상, 폐옹(肺癰), 허로번열(虛勞煩熱), 소갈(消渴), 열병으로 진액이 손상된 열병상진(熱病傷津) 증상, 인후부의 건조함과 입안이 마르는 인건구조(咽乾口燥) 증상, 변비(便秘) 등을 치료한다.

| 채취 및 가공 | 반드시 겨울을 넘기고 봄(3~4월)에 채취하여 건조하고, 포기는 다시 정리하여 분주묘(分株苗, 포기나누기용 묘)로 이용한다. 폐, 위의 음기를 청양(淸養, 맑게 하고 길러주는 것)하려면 맑은

물에 2시간 이상 담가서 습윤(濕潤, 습기를 머금어서 무르게 된 것)하여 거심(祛心, 약재의 중간부를 관통하고 있는 실뿌리를 제거하는 것)하고 사용하며, 자음청심(滋陰淸心, 음기를 기르고 심장의 열을 식힘)하려면 거심하여 사용하고, 자보(滋補)하는 약에 넣으려면 주침(酒浸, 청주를 자작하게 부어서 충분히 스며들게 함)하여 거심하여 사용하고, 정신을 안정시키는 안신(安神)약제에 응용하려면 주맥문동(朱麥門冬, 속심을 제거한 맥문동을 대야에 담고 물을 조금 뿌려서 누기가 들게 한 다음 여기에 부드러운 주사朱砂 가루를 뿌려줌과 동시에 수시로 뒤섞어 맥문동의 겉면에 주사가 고루 묻게 한 다음 꺼내어 말린다. 맥문동 5kg에 주사 110g 사용)을 만들어 사용하기도 한다.

| **용법** | 물 700mL를 붓고 끓기 시작하면 불을 약하게 줄여서 200~300mL 정도로 달여서 아침저녁으로 두 차례에 나누어 복용한다.

| **용량** | 말린 것으로 하루에 4~16g.

| **사용상의 주의사항** | 이 약재는 자이성(滋膩性, 매끄럽고 끈적끈적 들러붙는 성질)으로서 약하지만 달고 윤(潤, 젖은)한 성질, 약간의 찬 성질 등이 있기 때문에 비위가 허하고 찬 원인으로 인하여 설사를 하거나 풍사(風邪)나 한사(寒邪)로 인하여 기침과 천식이 유발된 경우에는 모두 피해야 한다.

| **응용** | 인삼, 오미자 등과 함께 달여서 여름철 땀을 많이 흘린 후의 갈증과 기력 회복에 음료수로 이용하기도 한다(생맥산生脈散). 또 위(胃)의 진액이 손상된 경우에는 이 맥문동에 사삼(沙蔘), 건지황(乾地黃), 옥죽(玉竹) 등을 배합하여 이용한다(익위탕益胃湯). 보통 정신불안(精神不安)에 사용하는 처방에는 맥문동을 쓰고, 유정(遺精), 강장(强壯) 등의 처방에는 천문동(天門冬)을 사용한다. 맥문동과 천문동을 배합하면 마른기침(건해乾咳)과 지나친 방사(성행위)로 인한 기침(노수勞嗽)을 치료한다.

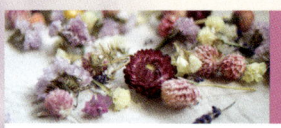

# 맥문동꽃차

## 효능 및 꽃의 이용

맥문동 뿌리는 보리와 비슷하고, 잎은 겨울에도 시들지 않는다고 하여 맥문동(麥門冬)이라는 이름이 지어졌다. 해열 등에 약효가 있고 폐결핵, 만성기관지염, 만성인후염 등에도 효과가 있다. 둥굴레차 맛과 비슷하며, 꽃줄기에 꽃이 올망졸망 맺힌 것이 아주 귀엽다. 꽃을 관찰하면서 마실 수 있어 더욱 좋은 차이다. 차색은 투명한 연한 노란색이다. 향은 별로 없고 맛은 씁쓸한 맛이며 꽃색은 뜨거운 물을 부어도 빠져 나오지 않는다.

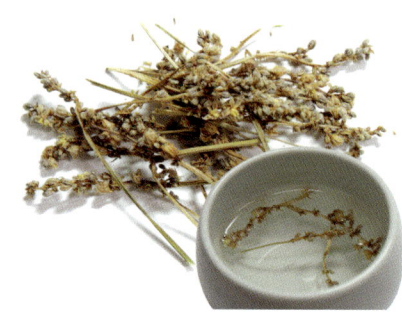

말린 맥문동꽃과 맥문동꽃차

## 채취 방법

봉오리에서 바로 핀 꽃을 선택한다.

## 꽃차 만드는 방법

① 꽃을 그늘에서 1주일 정도 말린다.
② 건조 후 밀폐용기에 보관한다.
③ 꽃줄기 2~3개를 찻잔에 넣고 끓는 물을 부어 1~2분간 우려 마신다.

### 맥문동이 심어진 아름다운 길

전국에서 가장 아름다운 가로수 길 중의 하나로 꼽히는 전남 담양 메타세쿼이아 가로수 길에 맥문동이 심어져 있어 8월 중순에 이 길을 찾으면 만개한 맥문동꽃을 볼 수 있다. 이 시기에는 무더위가 한풀 꺾이면서 데이트하는 연인들과 관광객들이 몰려 자주색 꽃을 배경으로 사진을 찍거나 손을 꼭 잡고 오가는 모습을 볼 수 있다. 맥문동은 가뭄과 추위에 잘 견뎌 겨울에도 잎이 지지 않고 푸른색을 그대로 지니기도 한다.

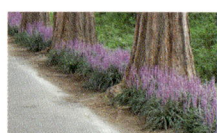

담양 메타세쿼이아 길

# 맥문동주

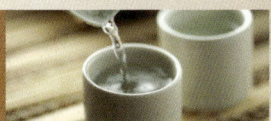

맛은 달고 약간 쓰다. 기호와 식성에 따라 꿀, 설탕을 가미하여 음용할 수 있다.
1년 이상 보관할 경우에는 설탕류를 가미하지 않는다.

## | 적용병증 |

- 자궁발육부전(子宮發育不全) : 여성의 생식기관인 수란관(수정관)이 자라며 제 기능을 수행하지 못하는 증상을 말한다. 30mL를 1회분으로 1일 1~2회씩, 30~35일 정도 음용한다.
- 불면증(不眠症) : 대뇌가 지나치게 흥분하거나 신경쇠약, 심신피로 등으로 잠을 이루지 못하는 증상을 말한다. 30mL를 1회분으로 1일 2~3회씩, 10~15일 정도 음용한다.
- 신경과민(神經過敏) : 사소한 자극에도 예민한 반응을 보이는 신경계통의 불안정한 상태를 말한다. 30mL를 1회분으로 1일 1~3회씩, 15~25일 정도 음용한다.
- 기타 질환 : 강심제, 거담, 구갈증, 기관지염, 변비, 심장병, 음위증, 폐혈, 호흡곤란

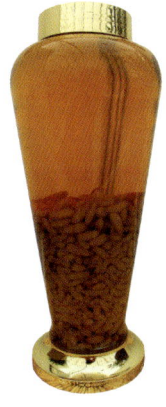

## | 만드는 방법 |

① 약효는 덩이뿌리에 있으므로, 주로 덩이뿌리를 사용한다.
② 덩이뿌리를 채취한 것은 물로 깨끗이 씻어 사용하고, 약재상에서 구입한 것은 깨끗이 씻어 말린 후 사용한다.
③ 말린 뿌리 약 200g을 소주 3.8L에 넣고 밀봉하여 서늘한 냉암소에서 보관 숙성시킨다.
④ 240일 이상 침출한 다음 음용하며, 찌꺼기를 거르지 않아도 된다.

## | 구입방법 및 주의사항 |

- 건재약상에서 많이 취급하며, 직접 채취할 경우에는 뿌리만 채취한다.
- 음용 중에 오이풀, 무, 마늘, 파를 금한다.
- 오래 음용해도 해롭지는 않으나 치유되는 대로 중단한다.

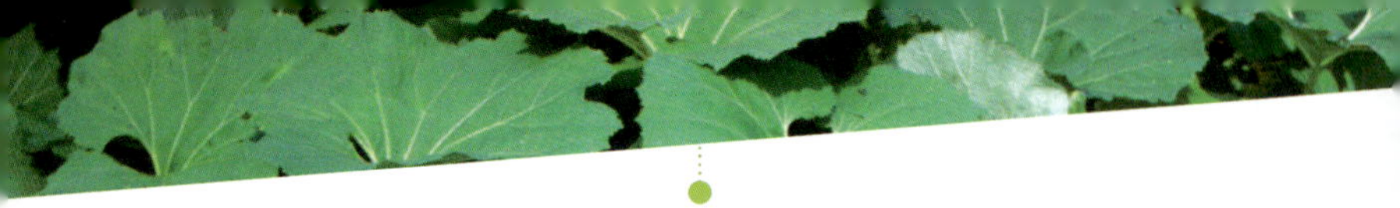

# 머위

*Petasites japonicus* (Siebold & Zucc.) Maxim.

- **식물명** : 국화과(Compositae) 다년생 초본. 머위
- **생약명** : PETASITEI RADIX(봉두근, 봉두채蜂斗菜)
- **다른 이름** : 사두초(蛇頭草), 야남과(野南瓜), 흑남과(黑南瓜), 남과삼칠(南瓜三七)
- **사용부위** : 근경(根莖, 뿌리줄기) 및 뿌리.

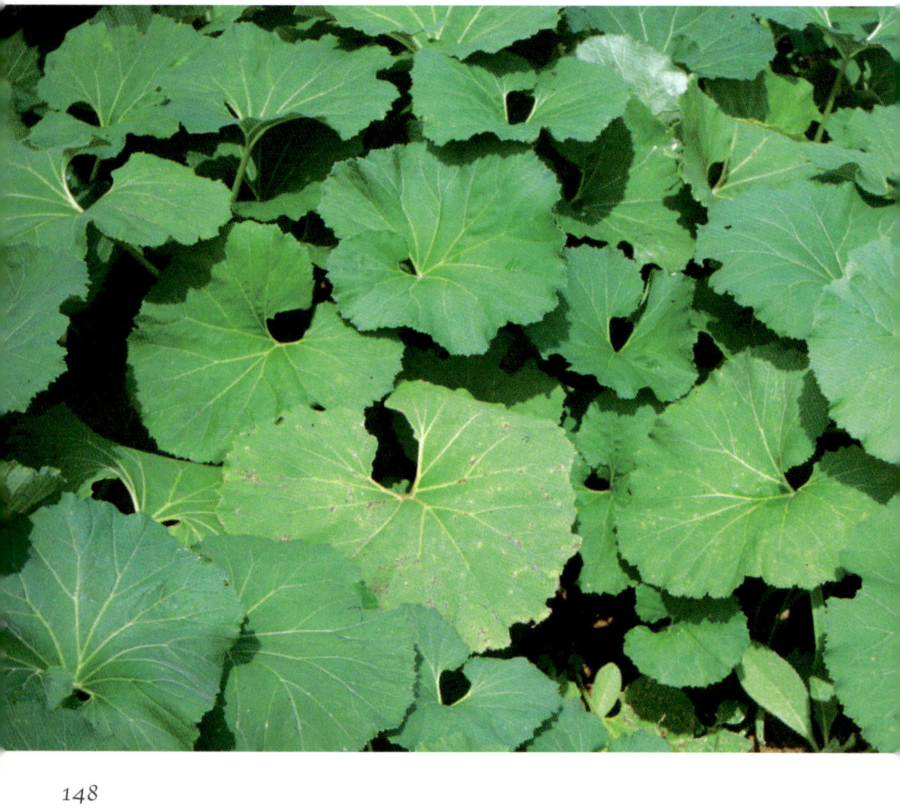

| 생김새 | 다년생 초본으로 땅속줄기가 사방으로 뻗으면서 많은 가지를 낸다. 잎은 근생(根生, 뿌리로부터 바로 나옴)하며 신장 모양으로 가장자리에 불규칙한 톱니가 있고, 잎자루는 길다. 꽃은 양성화(兩性花, 암꽃과 수꽃이 따로 피는 것)로 소형인데 3~4월에 피며 자웅이주(雌雄異株, 암그루와 수그루가 따로 있는 것)로서 암꽃은 흰색, 수꽃은 황백색으로 잎보다 먼저 피기 시작한다. 전초를 봉두채, 꽃을 봉두화, 뿌리를 봉두근이라 하여 약용한다.

| 주요 생산지 | 우리나라의 경우 중남부 지방에 주로 분포하며 주로 햇볕이 잘 드는 습한 곳을 좋아한다. 잎자루를 식용한다.

| 성품과 맛 | 성은 시원하고(양凉), 맛은 쓰고 맵다(고신苦辛).

| 작용 부위 | 폐(肺), 심(心) 경락에 작용한다.

| 효능주치 | 어혈을 없애고(구어혈驅瘀血), 독을 풀며(해독解毒), 종기를 없애는(소종消腫) 등의 효능이 있어서, 타박상(打撲傷), 인후염(咽喉炎), 편도선염(扁桃腺炎), 기관지염(氣管支炎), 옹종(癰腫), 암종(癌腫), 뱀에 물린 상처(사교상蛇咬傷) 등에 이용한다.

| 채취 및 가공 | 가을철에 채취하여 햇볕에 말리거나 생것으로 이용한다.

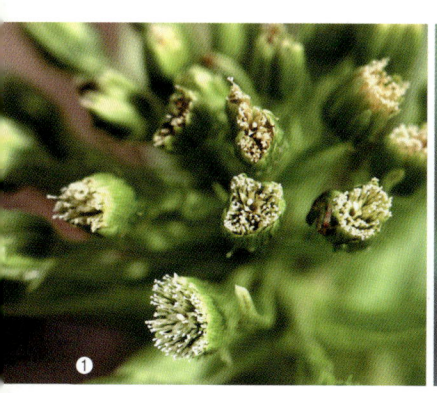 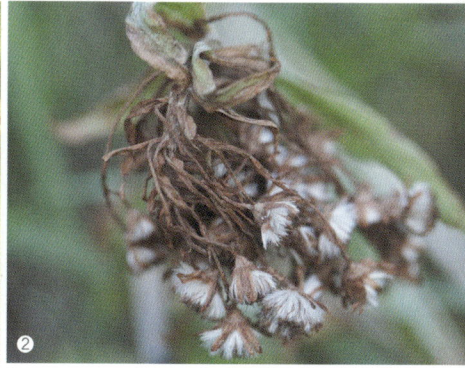

❶ 꽃(위에서 본 모습) / ❷ 머위 꽃 시드는 모습

|용법| 가을에 잎을 따서 그늘에 말린 것은 항산화 효과가 뛰어나다. 꽃봉오리나 잎 모두 식욕증진과 가래를 없애는(거담祛痰) 데 효과적인데 하루 15g에 물 700mL를 붓고 끓기 시작하면 약한 불로 줄여서 약액을 200~300mL로 달여 3번에 나누어서 식사 전에 마시거나, 양치질 액으로 이용한다.

|용량| 말린 것으로 하루에 10~20g.

|사용상의 주의사항| 시원하고 쓰고 매운 성미가 있으므로 비위가 허하고 찬 사람은 사용에 주의를 해야 한다. 민간에서는 머위의 꽃봉오리를 관동화로 사용하고 있으나 관동화는 땅머위(*Tussilago farfara* L.)의 꽃망울을 말린 것으로서 혼동하면 안 된다.

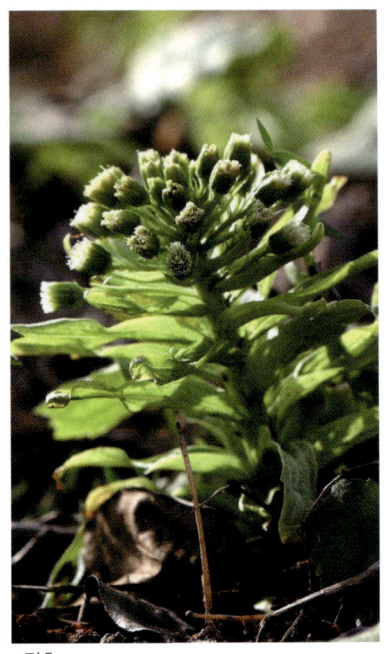
전초

|응용| 염좌(捻挫, 삔 것)에는 생잎을 불에 약간 구워서 부드럽게 만들어 환부에 온습포를 하면 통증이 가라앉고 빨리 낫는다. 식용으로 할 때는 머위 잎이 붙은 대를 베어 잎은 제거하고 끓는 물에 살짝 데쳐 삶아서 껍질을 벗기고 물에 우렸다가 들깻가루로 양념하거나 국을 끓여 먹는다.

# 머위꽃차

## | 효능 및 꽃의 이용 |

봄철에 덩어리로 뭉쳐 갓 자라는 머위꽃은 날것을 된장에 박아 장아찌를 만들거나 조림을 하면 맛이 아주 좋다. 머위는 줄기나 잎보다는 꽃을 튀김하면 일품으로 치는데 만날 수 있는 시기가 짧아 아쉬움이 있다. 차맛은 순하다. 약간 코끝이 찡한 느낌은 있지만 독한 느낌은 없다. 찻잔에서 꽃이 무더기로 피는 모습이 아름답다. 차로 우리면 말린 꽃은 4배 정도 커진다. 차색이 연녹색으로, 두면 둘수록 계속 쓴맛이 우러난다. 재탕을 해서 먹으면 좋을 차 재료이다. 머위는 3월 말부터 땅에 바짝 붙어 핀다. 처음에는 눈에 띄지 않지만 자세히 들여다보면 작은 꽃들이 뭉쳐서 피어 있다. 습한 곳에서 잘 자란다.

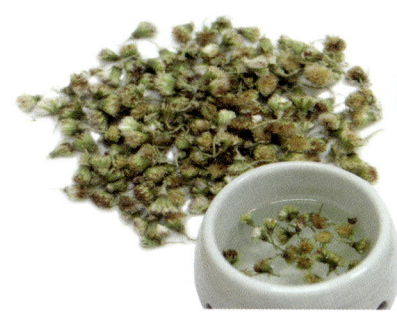

말린 머위꽃과 머위꽃차

## | 채취 방법 |

봉오리에서 바로 핀 꽃을 선택한다.

## | 꽃차 만드는 방법 |

① 머위꽃을 하나씩 떼어내어 그늘에서 말린다.
② 밀폐용기에 담아 두고 사용한다.
③ 작은 꽃봉오리를 7~8송이 찻잔에 담고 뜨거운 물을 부어 우려내어 마신다.

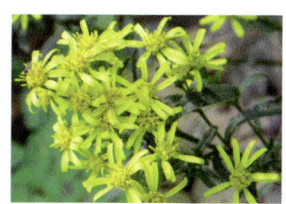

털머위꽃

# 메꽃

*Calystegia sepium* var. *japonicum* (Choisy.) Makino

- 식물명 : 메꽃과(Convolvulaceae) 다년생 초본. 메꽃, 큰메꽃[*C. sepium* (L.) R.Br.]
- 생약명 : CALYSTEGIAE HERBA(선화旋花)
- 다른 이름 : 근근화(筋根花), 고자화(鼓子花)
- 사용부위 : 뿌리를 포함한 전초.

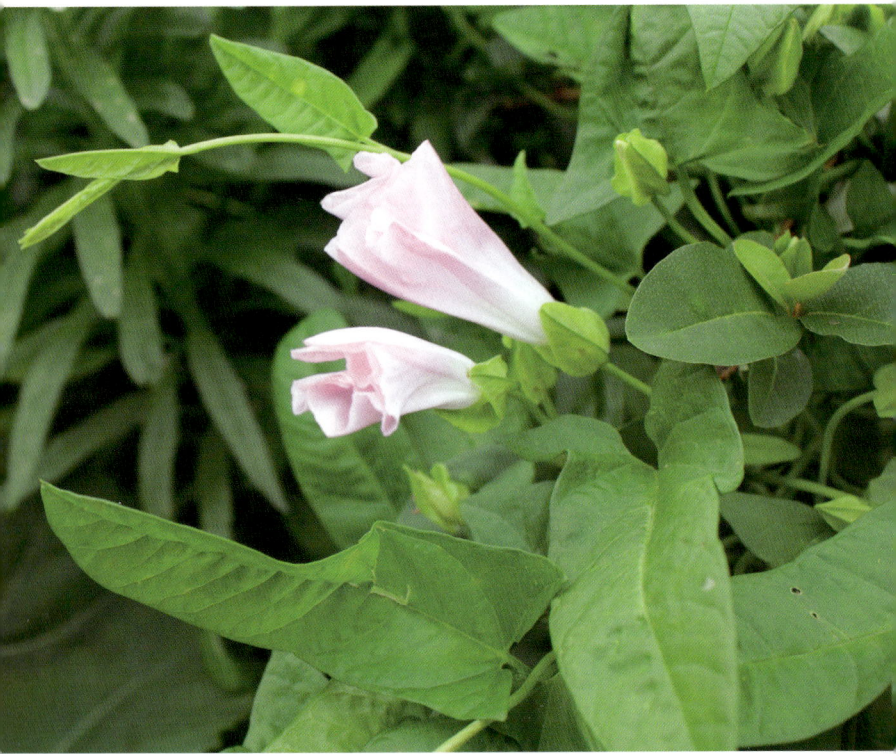

| 생김새 | 다년생 초본으로 줄기는 1~2m 정도 뻗고, 지하줄기는 흰색인데 사방으로 뻗으면서 새순이 나온다. 잎은 타원상 피침형으로 끝이 둔한 편이고 6~8월에 담홍색 꽃이 피는데 열매는 잘 맺지 않는다. 어린순은 나물로 식용한다.

| 주요 생산지 | 우리나라 전국의 산야에 분포한다.

| 성품과 맛 | 성품은 따뜻하고(온溫), 맛은 달고 쓰다(감고甘苦).

| 작용 부위 | 비(脾), 신(腎) 경락에 작용한다.

| 효능주치 | 기를 더해주는 익기(益氣), 소변을 잘 나오게 하는 이수(利水), 혈당을 조절하는 항당뇨(抗糖尿) 등의 효능이 있어서 신체가 허약하고 기가 손상되었을 때 이용할 수 있고, 소변을 잘 보지 못하는 소변불리(小便不利), 고혈압(高血壓), 당뇨병(糖尿病) 등에 응용할 수 있다.

| 채취 및 가공 | 6~8월에 뿌리를 포함한 전초를 채취하여 흙먼지를 제거하고 햇볕에 말리거

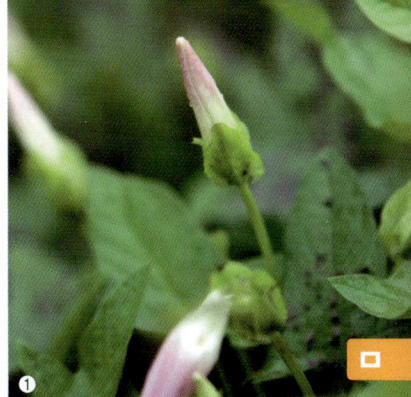
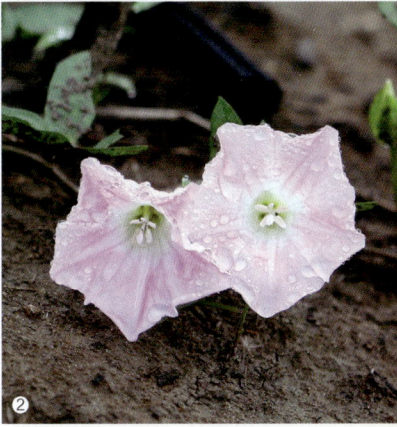
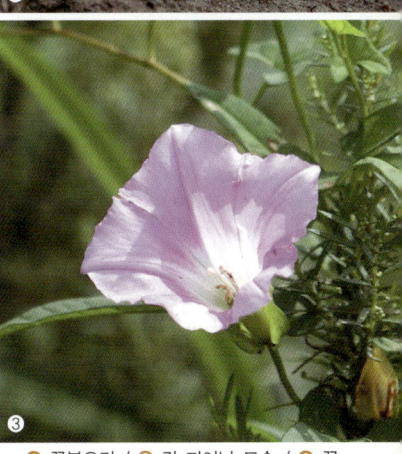

❶ 꽃봉오리 / ❷ 갓 피어난 모습 / ❸ 꽃

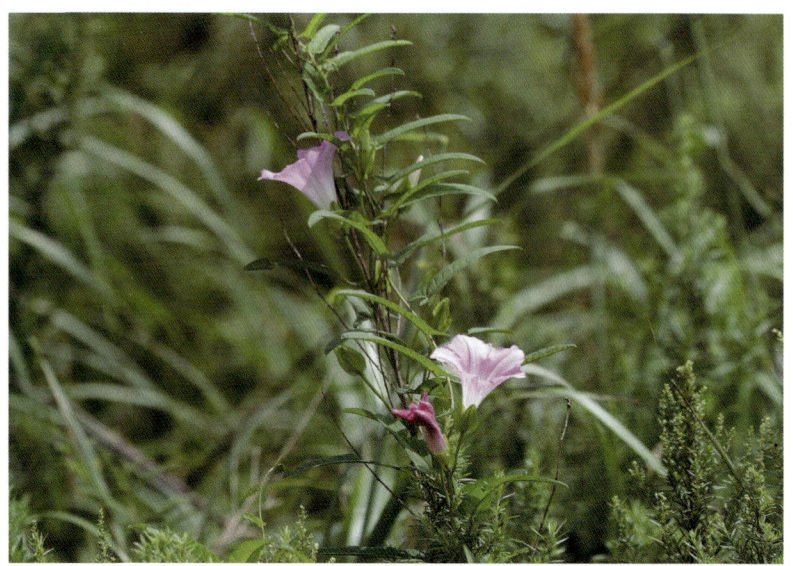

메꽃은 뿌리를 포함한 전초를 약용으로 쓴다.

나 생것으로 사용하기도 한다.

| 용법 | 전초 말린 것 20g에 물 700mL를 붓고 끓기 시작하면 불을 약하게 줄여서 200~300mL 정도로 달여서 아침저녁으로 두 차례에 나누어 복용한다. 신선한 식물체를 채취하여 생즙을 내어 복용하기도 한다.

| 용량 | 말린 것으로 하루에 20~40g.

| 사용상의 주의사항 | 특별히 금기사항은 없다.

| 응용 | 뿌리와 싹을 짓찧어서 그 즙을 복용하면 단독, 소아열독을 치료한다. 뿌리는 근골을 접합시키고 칼 따위에 베인 상처를 아물게 한다(『본초강목습유本草綱目拾遺』).

# 모시대

*Adenophora remotiflora* (Siebold & Zucc.) Miq.

- **식물명** : 초롱꽃과(Campanulaceae) 다년생 초본. 모시대
- **생약명** : REMOTIFLORAE RADIX(제니薺苨)
- **다른 이름** : 기니(芪苨), 매삼(梅蔘), 행삼(杏蔘), 취소(臭蘇), 공사삼(空沙蔘), 모싯대
- **사용부위** : 뿌리를 사용한다.

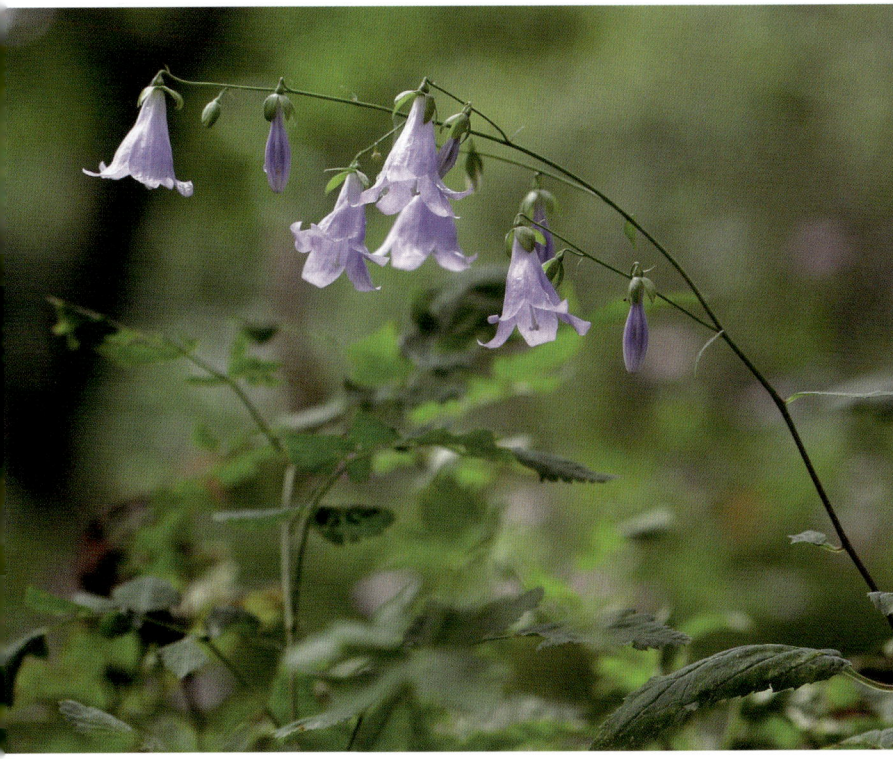

| 생김새 | 다년생 초본식물로 50~100cm가량 곧게 자라며, 뿌리는 굵은 편이고 줄기를 자르면 흰색의 유즙(乳汁)이 나온다. 잎은 어긋나고 잎자루가 있으며 달걀 모양 심장형으로 톱니가 있고 끝이 뾰족하다. 꽃은 8~9월에 원추화서로 푸른빛을 띠는 자색으로 피고, 열매는 10월에 맺는다.

| 주요 생산지 | 우리나라 전국의 산야에 분포하며, 전북 순창 지역에서 재배도 한다. 뿌리를 캐서 식용(나물)하기도 한다.

| 성품과 맛 | 성은 차고(한寒), 맛은 달다(감甘).

| 작용 부위 | 비(脾), 폐(肺) 경락에 작용한다.

| 효능주치 | 열을 내리게 하는 해열(解熱), 가래를 제거하는 거담(祛痰), 독을 푸는 해독(解毒), 종기를 없애는 소종(消腫) 등의 효능이 있어서, 기관지염(氣管支炎), 인후염(咽喉炎), 해수(咳嗽), 폐결핵(肺結核), 옹종(癰腫), 창독(瘡毒), 약물중독(藥物中毒) 등에 응용할 수 있다. 명의별록(名醫別錄)에 의하면 「해백약독(解百藥毒)」이라 하여 모든 약물의 독을 풀어준다고 하였는데, 갈홍(葛洪)에 의하면 "제니 단미(單味)로서 여러 가지 독(毒)을 아울러 해독하려 할 경우에는 제니 농축액 2되(3.6L)를 복용하거나 가루로 만들어 복용하여도

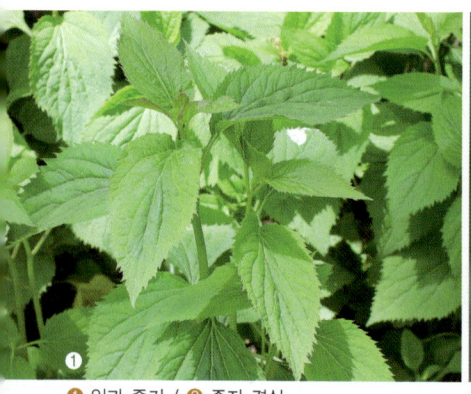 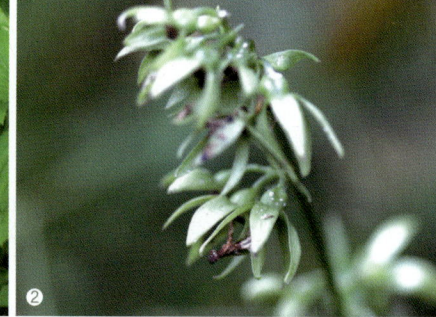

❶ 잎과 줄기 / ❷ 종자 결실

좋다."고 하였다.

| 채취 및 가공 | 가을에 지상부 줄기나 잎이 고사한 후부터 이른 봄 대사작용이 시작되기 전에 채취하여 햇볕에 말리거나 생것을 그대로 사용한다.

| 용법 | 약재 10g에 물 700mL를 붓고 끓기 시작하면 불을 약하게 줄여서 200~300mL 정도로 달여서 아침저녁으로 두 차례에 나누어 복용한다. 환을 만들어 복용하기도 한다. 또한 급만성 기관지염을 치료하는 데는 겉껍질을 대충 벗긴 신선한 제니 뿌리 40g(건조한 것은 10g)에 털을 제거한 비파엽(枇杷葉) 15g을 더하여 물 1,200mL를 붓고 1/3 정도로 달여서 하루에 두 차례로 나누어 복용한다.

| 용량 | 말린 것으로 하루에 6~12g.

| 사용상의 주의사항 | 특별히 금기사항은 없다.

| 응용 | 어린잎은 나물로 이용하고 뿌리는 캐서 껍질을 벗기고 나물로 무쳐 먹을 수 있다. 가을에 채취한 뿌리를 말려두고 하루 10g 정도를 2L의 물에 끓여서 차 대용으로 마셔도 좋다.

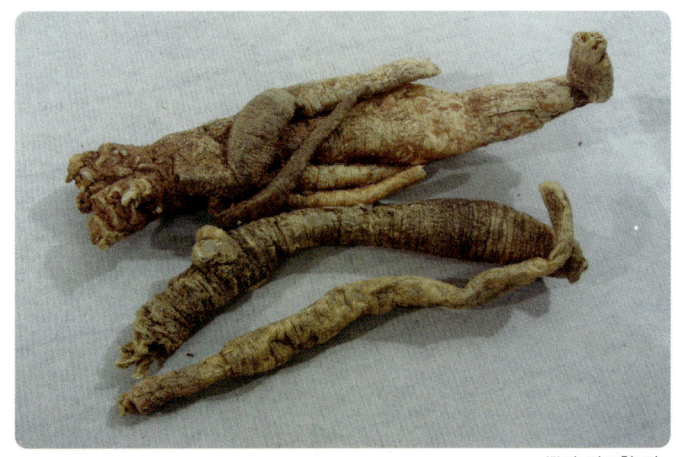

뿌리 건조한 것

# 민들레

*Taraxacum platycarpum* Dahlst.

- 식물명 : 국화과(菊花科, Compositae) 다년생 초본. 민들레 또는 동속 근 연식물인 산민들레, 흰민들레, 서양민들레 등
- 생약명 : TARAXCI HERBA(포공영蒲公英)
- 다른 이름 : 부공영(鳧公英), 포공초(蒲公草), 지정(地丁)
- 사용부위 : 뿌리를 포함한 전초를 건조한 것.

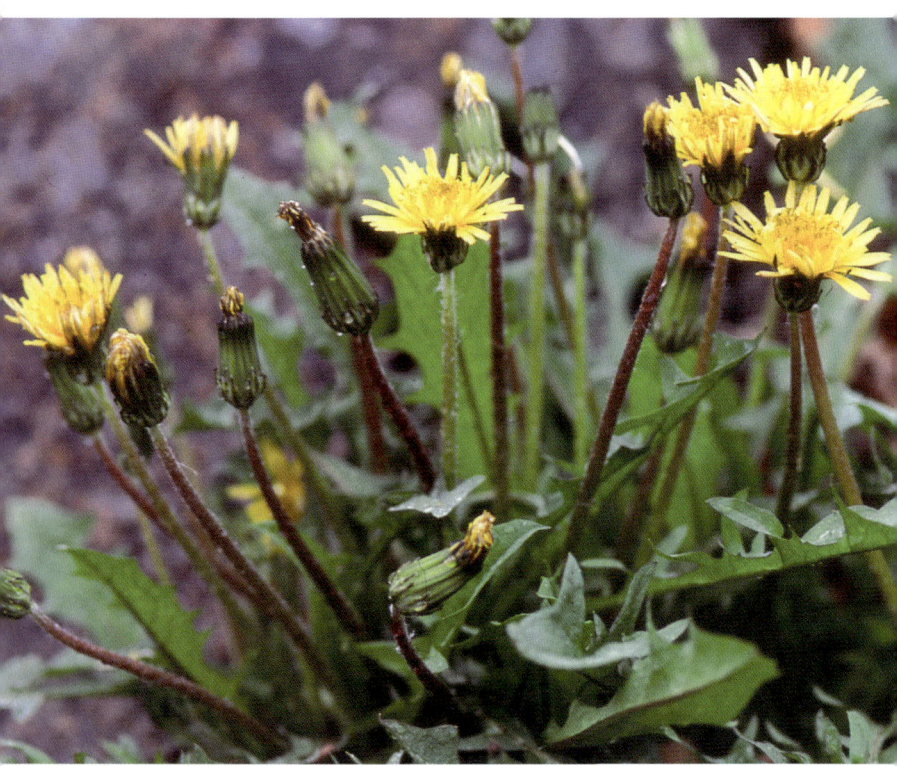

| 생김새 | 다년생 초본으로 10~30㎝ 정도의 높이로 자라는데, 잎은 땅속 뿌리로부터 나오고(기생基生) 쭈그러져 파쇄되었으며, 완전한 잎몸은 거꿀피침형으로 녹갈색 또는 암회색이다. 선단은 뾰족하거나 혹은 둔하며 가장자리는 무잎처럼 얕게 갈라지거나(천열 淺裂) 또는 깃꼴(우상羽狀)로 분열하였고 아래로 갈수록 좁아져 자루 모양(병상柄狀)을 나타내며, 아래 표면에는 주맥이 뚜렷하다. 속이 빈 둥근 꽃자루(화경花梗)는 한 개 또는 여러 개로 두상화서(頭狀花序, 머리 모양 꽃차례)로 줄기의 맨 끝에 나며, 화관은 황갈색 또는 담황백색이다. 뿌리는 원추상으로 구부러졌고 길이 3~7㎝이다. 표면은 자갈색으로 쭈글쭈글하고, 뿌리의 머리 부분은 자갈색 또는 황백색의 융털처럼 가는 무성한 털이 있는데 이미 탈락되었다. 약재는 쭈그러져 말려진 덩어리 모양이다.

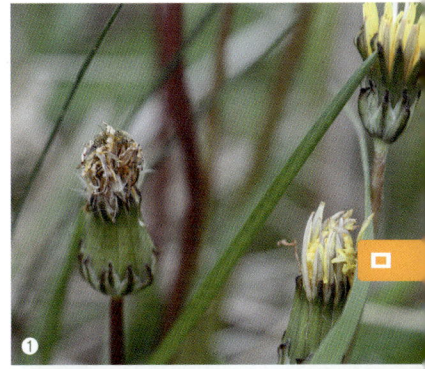

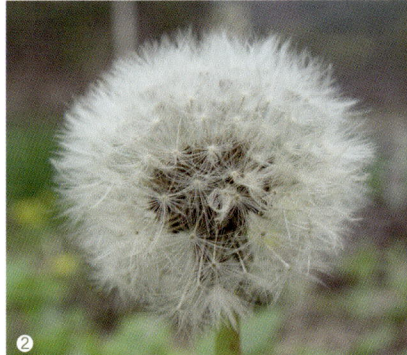

❶ 시든 모습 / ❷ 종자 결실

| 주요 생산지 | 우리나라 전국 각지에 분포한다. 경남 의령과 강원도 양구에서 많이 재배한다.

| 성품과 맛 | 차고(한寒) 쓰며 달다(감고甘苦). 독성은 없다.

| 작용 부위 | 간(肝), 위(胃) 경락에 작용한다.

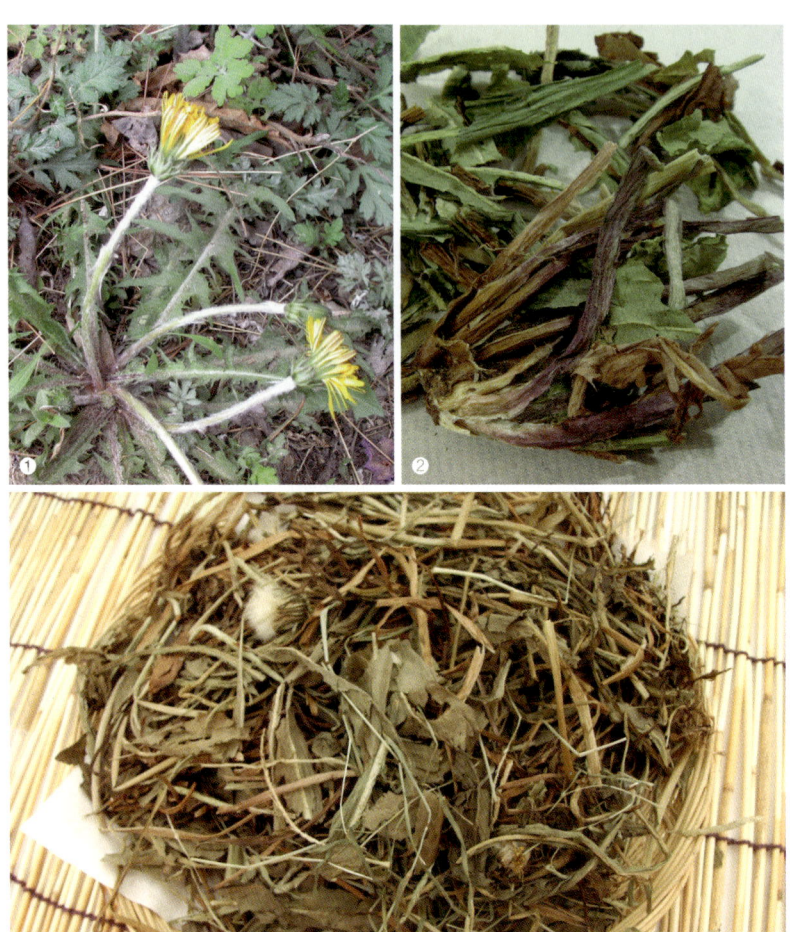

❶ 지상부 전초 / ❷ 전초를 약용으로 쓴다. / ❸ 전초 건조한 것

| 효능주치 | 열을 내리고 독을 푸는 청열해독(淸熱解毒), 종기를 없애고 기가 뭉친 것을 흩어지게 하는 소종산결(消腫散結), 소변을 잘 나가게 하고(이뇨통림利尿通淋), 종기 또는 배가 그득하게 차오르는 증상(종창腫脹), 유옹(乳癰), 연주창(나력瘰癧), 눈이 충혈되고 아픈 목적(目

赤), 목구멍의 통증(인통咽痛), 폐의 농양(폐옹肺癰), 장의 농양(장옹腸癰), 습열황달(濕熱黃疸) 등을 치료하는 효과가 있다.

| **채취 및 가공** | 봄과 여름에 꽃이 피기 전이나 후에 채취하여 흙먼지나 이물질을 제거하고 가늘게 썰어서 말린 후 사용한다.

| **용법** | 물 700mL를 붓고 끓기 시작하면 불을 약하게 줄여서 200~300mL 정도로 달여서 아침저녁으로 두 차례에 나누어 복용한다. 녹차처럼 가볍게 덖어서 우려 마시기도 하며, 티백 차나 환으로 만들어 복용하기도 한다.

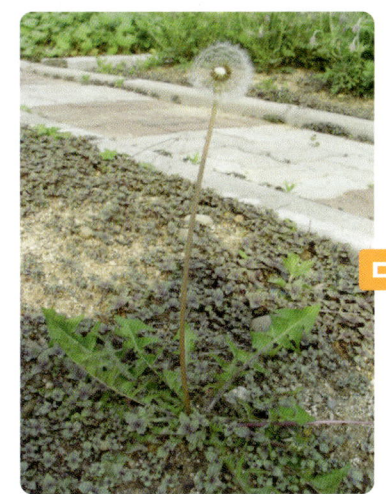

종자 결실된 전초

| **용량** | 말린 것으로 하루에 12~20g.

| **사용상의 주의사항** | 쓰고 찬 성미로 인하여 열을 내리고 습사를 다스리는 청열이습(淸熱利濕)작용이 있으므로 실증이 아니거나 음달(陰疸)인 경우에는 신중하게 사용해야 한다.

| **응용** | 현재 분말을 혼합한 가루로 국수 등 다양한 식품으로 개발하여 판매하기도 한다. 간의 피로를 풀고, 위를 튼튼하게 하여 소화력을 돕는 아주 귀한 자원으로서 활용가치가 매우 높다고 할 수 있다.

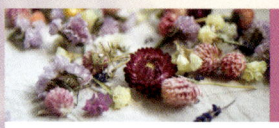

# 민들레꽃차

## | 효능 및 꽃의 이용 |

민들레의 잎은 비타민, 미네랄이 풍부한 건강식품으로 무침이나 생잎쌈으로도 좋고 살짝 데쳐서 된장과 버무려 무쳐 먹으면 아주 맛이 있다. 잎에 들어 있는 $\beta$-카로틴은 유해산소를 제거하여 노화와 성인병을 막아주는 항산화 물질이다. 민간에서는 사마귀, 검버섯을 제거하는 데도 잎을 썼다. 민들레의 성분은 전초에는 플라보노이드

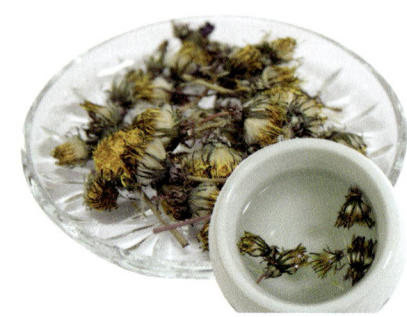

말린 민들레꽃과 민들레꽃차

인 코스모시인, 루테올린, 글루코시드, 타락사스테롤, 콜린, 이눌린 및 팩틴 등이 들어 있다. 꽃에는 아르니디올, 프라보산딘 및 루테인 등이 들어 있다. 꽃가루에는 시토스테롤, 스티크마스트, 엽산 및 비타민 C 등이 들어 있다.

## | 채취 시기와 방법 |

① 시기 : 봉오리에서 바로 핀 꽃을 선택한다.
② 방법 : 해가 질 무렵에는 꽃이 오므라들어 수확하기 어려우므로 오전에 꽃받침 바로 밑에서 수확한다.

## | 꽃차 만드는 방법 |

【만드는 방법Ⅰ】① 민들레 꽃봉오리를 따서 1~2분 정도 찐다. ② 채반에 펼쳐 놓고 그늘에서 70%를 말린 뒤에 나머지는 햇빛에서 말린 후 건조된 꽃을 프라이팬에 살짝 볶아 낸다.

【만드는 방법Ⅱ】① 민들레 꽃봉오리를 따서 꽃 무게와 동량의 꿀을 재운다. ② 15일 이상 그늘지고 선선한 곳에서 숙성시킨 후 꿀에 재워 숙성한 민들레는 냉장보관한다. ③ 민들레꽃 1~2개를 찻잔에 넣고 끓는 물을 부어 우려내어 마신다.

# 민들레주

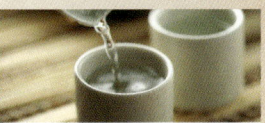

맛은 달고 쓰다. 기호와 식성에 따라 꿀, 설탕을 가미하여 음용할 수 있다.

## | 적용병증 |

- 유선염(乳腺炎) : 젖 분비선에 염증이 생기는 증상을 말하며, 초산부의 수유기에 많이 발생한다. 30mL를 1회분으로 1일 1~2회씩, 8~9일 정도 공복에 음용한다.
- 황달(黃疸) : 살갗과 오줌이 누렇게 변하는 소화성 질환으로 습한 기운과 냉열의 작용으로 혈액이 소모되어 나타난다. 30mL를 1회분으로 1일 1~2회씩, 12~15일 정도 공복에 음용한다.
- 인후통증(咽喉痛症) : 목구멍이 아프고 붓는 증세의 총칭으로 감기로 인한 경우가 많으며 인후염도 같은 증세이다. 30mL를 1회분으로 1일 1~2회씩, 12~15일 정도 공복에 음용한다.
- 기타 질환 : 갱년기장애, 건위, 기관지염, 담낭염, 신기허약, 심장병, 피로회복

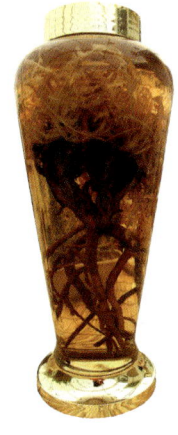

## | 만드는 방법 |

① 약효는 뿌리나 전초에 있으므로 주로 뿌리와 전초를 사용한다.
② 4~5월 꽃이 피기 전이나 10~11월경에 뿌리나 전초를 채취하여 물에 깨끗이 씻어 말려두고 사용한다.
③ 말린 뿌리는 약 180g, 말린 전초는 약 190g을 소주 3.8L에 넣고 밀봉하여 서늘한 냉암소에서 보관 숙성시킨다.
④ 뿌리나 전초를 180일 이상 침출한 다음 음용하며, 540일 후엔 찌꺼기를 걸러낸다.

## | 구입방법 및 주의사항 |

- 약령시장에서 건조된 것을 구입할 수 있으며, 농가의 길가나 들에서 직접 채취할 수 있다.
- 오래 음용하여도 무방하다. 본 약술을 음용 중에 가리는 음식은 없다.

# 민백미꽃

*Cynanchum ascyrifolium* (Franch. & Sav.) Matsum.

- **식물명** : 박주가리과(蘿藦科, Asclepiadaceae)의 다년생 초본. 유엽백전[柳葉白前, *Cynanchum stauntonii* (Decne.) Schltr. et Levl], 화엽백전[花葉白前, *C. glaucescensi* (Decne.) Hand.-Mazz.]. 우리나라에서는 민백미꽃을 사용
- **생약명** : **CYNANCHI STAUNTONII RHIZOMA ET RADIX**(백전白前)
- **다른 이름** : 석람(石藍), 수약(嗽藥)
- **사용부위** : 뿌리줄기와 뿌리를 건조한 것. 우리나라에서는 민백미꽃의 뿌리를 사용하고 있다. 약재상에서는 모두 백전으로 취급하고 있다.

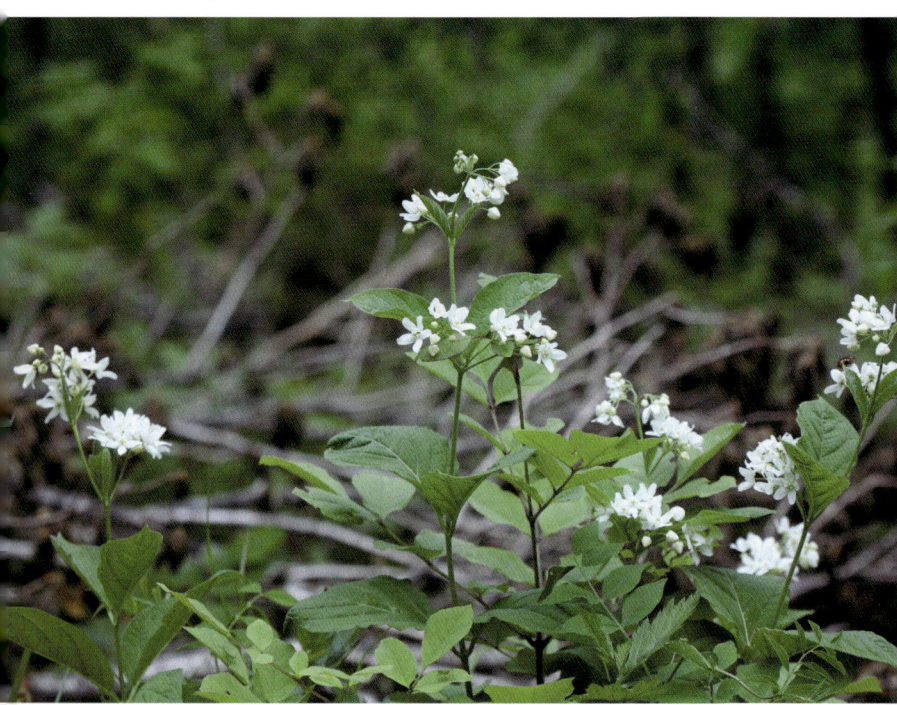

| 생김새 |

① 유엽백전(柳葉白前) : 뿌리줄기(根莖)는 가늘고 긴 원주형으로 갈라지며 약간 구부러졌다. 길이 4~15㎝, 지름 1.5~4㎜이다. 표면은 황백색 또는 황갈색으로 마디가 뚜렷하고 마디와 마디 사이의 길이는 1.5~4.5㎝이며, 꼭대기(頂端)에는 잔경(殘莖, 남은 줄기)이 있다. 질은 잘 부스러지고, 단면

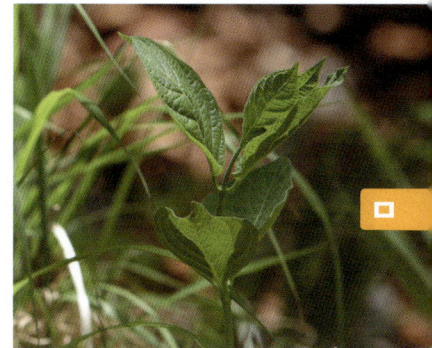

잎 올라온 모습

은 가운데가 비어 있다. 마디 부분에는 가늘고 구부러진 뿌리가 족생(簇生, 한데 무더기로 자라는 모습)하고 길이는 10㎝에 달하며 지름은 1㎜ 이내로 갈라져 수염(모수상毛鬚狀)으로 되어 있다.

② 화엽백전(花葉白前) : 뿌리줄기는 비교적 짧고 작으며 또는 덩어리 모양이다. 표면은 회록색 또는 회황색으로 마디와 마디 사이의 길이는 1~2㎝이다. 질은 비교적 단단하며 뿌리 끝(근초根梢)은 구부러졌고 지름은 약 1㎜이며 분지되어 있다.

③ 민백미꽃 : 반그늘, 비옥한 토양에서 잘 자란다. 키는 30~60㎝이고, 잎은 길이가 8~15㎝, 폭은 4~8㎝로 양면에 잔털이 있으며 타원형이고 마주난다. 꽃은 흰색이고 지름 약 2㎝로 원줄기 끝과 윗부분의 잎겨드랑이에서 나오고 펼쳐지듯 달린다.

| 주요 생산지 | 중국의 절강, 안휘, 하남, 산동, 복건 및 광동 등지에서 주로 생산되며, 민백미꽃은 우리나라 각지에 분포한다.

| 성품과 맛 | 약간 따뜻하고(미온微溫), 맵고 쓰다(신고辛苦). 독성은 없다.

| 작용 부위 | 폐(肺) 경락에 작용한다.

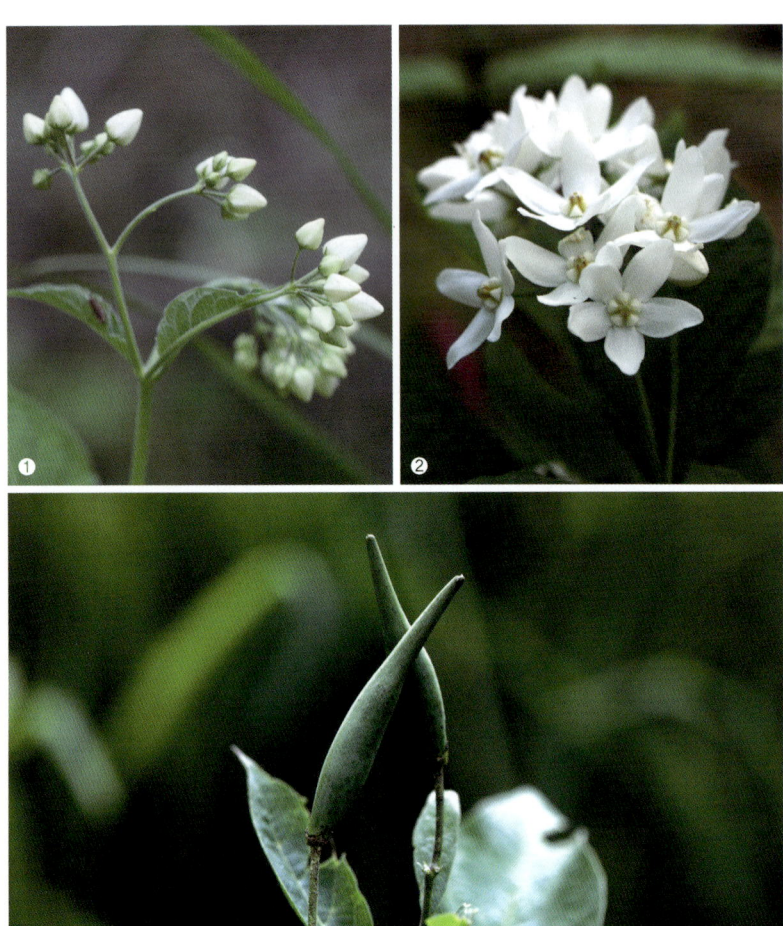

❶ 꽃봉오리 / ❷ 꽃 / ❸ 종자 결실

| **효능주치** | 기가 위로 솟는 것을 내리게 하고(강기降氣) 담을 제거한다(거담祛痰). 기침을 멈추고(지해止咳), 폐기가 실한 것을 누그러뜨리고(폐기옹실肺氣壅實), 기침과 가래가 심한 증상(해수담다咳嗽痰多, 가래는 없이 기침만 있는 것을 해咳라 하고, 기침소리는 나지 않으면서 가래

만 나오는 것을 수鹹라고 하는데 해수는 기침과 가래를 함께 하는 것을 말함), 가슴이 답답하고 기가 위로 솟아오르는 증상(흉민기역胸悶氣逆), 천식(喘息) 등을 치료한다.

| **채취 및 가공** | 가을에 채취하여 토사와 이물질을 제거하고 생으로 사용하거나, 약재에 꿀물(약재 무게의 20~25%)을 흡수시킨 다음 프라이팬에 노릇노릇하게 볶아서(밀자蜜炙) 사용한다.

| **용법** | 볶은 백미 5~10g에 물 700mL를 붓고 끓기 시작하면 불을 약하게 줄여서 200~300mL 정도로 달여서 아침저녁으로 두 차례에 나누어 복용한다. 환(丸) 또는 가루로 만들어 따뜻한 물로 복용한다.

| **용량** | 말린 것으로 하루에 4~12g.

| **사용상의 주의사항** | 거담작용이 매우 강하여 위 점막에 대한 자극이 있으므로 위장병이 있는 경우에는 피할 것이며, 하기(下氣)작용이 있으므로 기가 허한 사람(氣虛)도 피해야 한다. 특히 사기(邪氣)로 인하여 폐기(肺氣)가 충실하지 못한 증에는 사용하면 안 된다.

| **응용** | 자완, 상백피(桑白皮, 뽕나무 뿌리의 속껍질), 백부근, 길경, 소자(蘇子, 차조기의 씨), 관동화(款冬花, 말린 땅머위의 꽃봉오리), 전호(前胡, 바디나물의 뿌리) 등과 적절하게 배합하여 사용하기도 한다.

# 바위취

*Saxifraga stolonifera* Meerb.

- **식물명** : 범의귀과(호이초과 Saxifragaceae) 다년생 상록초본. 바위취
- **생약명** : **SAXIFRAGAE HERBA**(호이초虎耳草)
- **다른 이름** : 석하엽, 천하엽, 불이초, 이농초, 홍전초
- **사용부위** : 잎줄기를 사용한다.

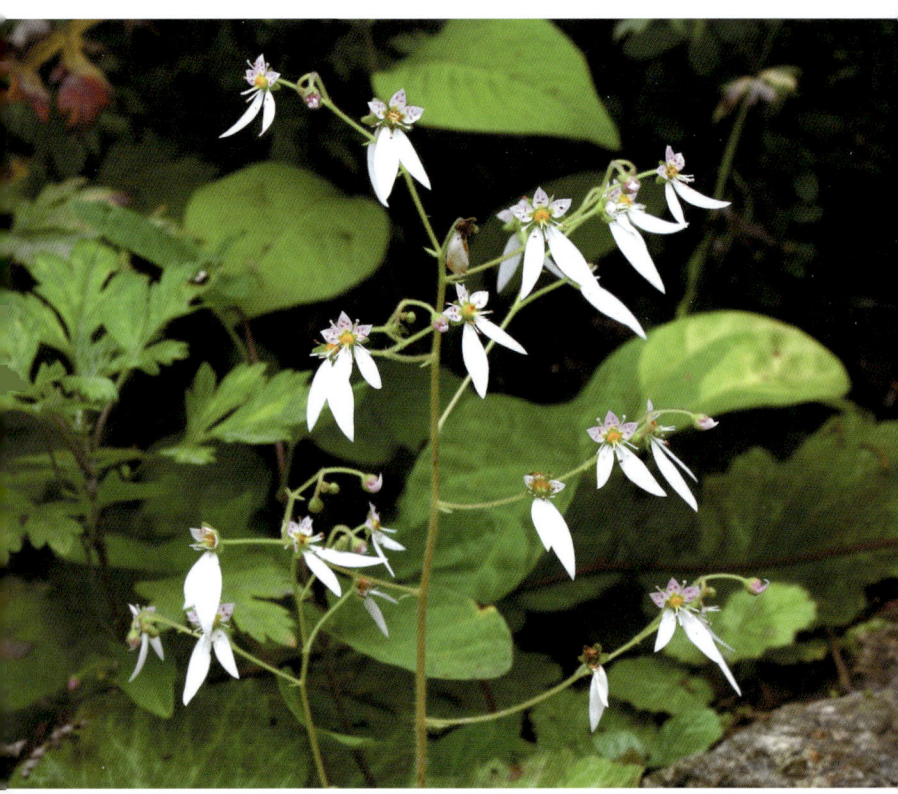

| 생김새 | 다년생 늘푸른 초본식물로 20~40㎝ 정도 자라며 전체에 털이 나 있고, 뿌리줄기는 옆으로 벋으면서 번식한다. 잎은 근경으로부터 뭉쳐나고 콩팥 모양 원형으로 가장자리에는 파상적인 톱니가 있다. 5~6월에 흰색 꽃이 피고 총상화서이다. 열매는 7~8월에 맺는다.

| 주요 생산지 | 우리나라 중부 이남의 그늘지고 습한 곳에서 잘 자란다. 재배도 한다.

| 성품과 맛 | 성품은 차고(한寒), 맛은 맵고 약간 쓰다(신미고辛微苦). 약간의 독성이 있다.

| 작용 부위 | 폐(肺), 비(脾) 경락에 작용한다.

| 효능주치 | 풍을 제거하는 거풍(祛風), 열을 내리는 해열(解熱), 독을 풀어주는 해독(解毒), 종기를 삭히는 소종(消腫) 등의 효능이 있어서 감기, 고열(高熱), 해수(咳嗽), 백일해(百日咳), 폐농양(肺膿瘍), 중이염(中耳炎), 습진(濕疹), 단독(丹毒) 등에 이용할 수 있다.

| 채취 및 가공 | 여름에서 가을에 잎줄기를 채취하여 햇볕에 말린다.

| 용법 | 건조한 잎줄기 5~10g에 물 700mL를 붓고 끓기 시작하면 불

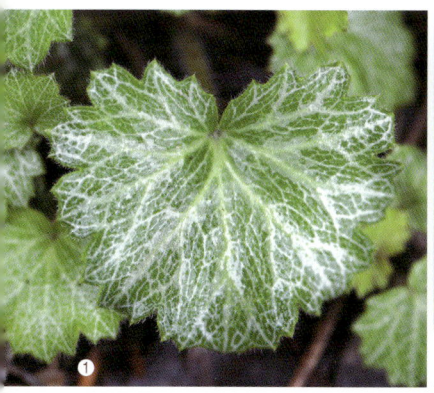 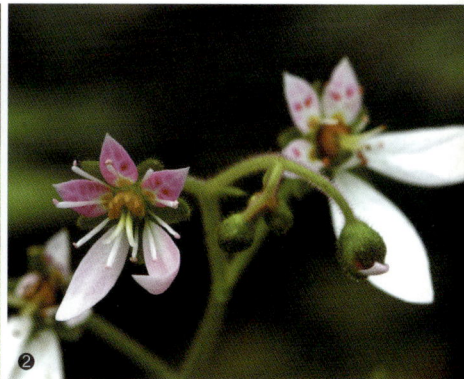

❶ 잎 / ❷ 꽃과 꽃봉오리

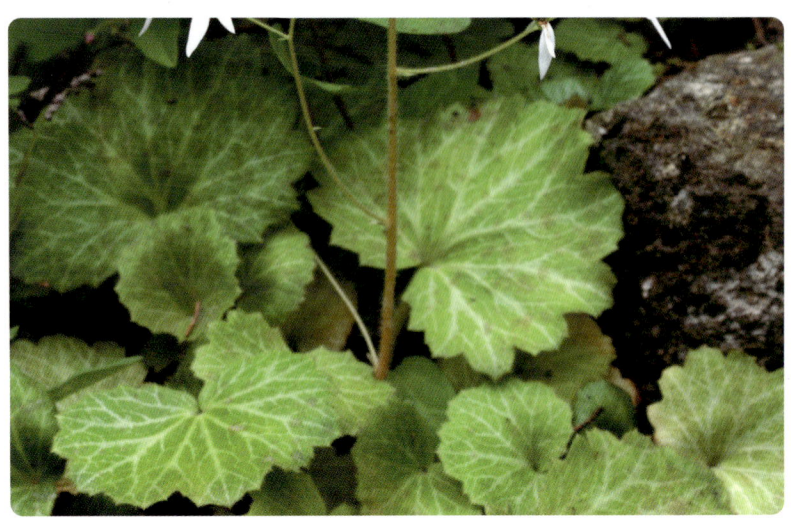
잎과 꽃대

을 약하게 줄여서 200~300mL 정도로 달여서 아침저녁으로 두 차례에 나누어 복용한다. 외용할 때는 즙을 내어 상처에 바르거나 달여서 환부를 닦아내기도 한다.

| 용량 | 말린 것으로 하루에 12~24g.

| 사용상의 주의사항 | 특별히 금기사항은 없다.

| 응용 | 치질로 고생하는 경우에 햇볕에 말린 약재 적당량을 변기에 넣고 태워서 연기를 환부에 쏘인다.

# 박주가리

*Metaplexis japonica* (Thunb.) Makino

- **식물명** : 박주가리과(Asclepiadaceae)의 다년생 덩굴성 초본. 박주가리
- **생약명** : **METAPLEXIS HERBA**(천장각天漿殼, 나마蘿藦)
- **다른 이름** : 고환(苦丸), 작표(雀瓢), 백환등(白環藤), 세사등(細絲藤), 양각채(羊角菜)
- **사용부위** :
  가. 천장각(天漿殼) : 박주가리의 성숙한 과실의 열매껍질을 말린 것으로서 표주박 모양으로 생겼다.
  나. 나마(蘿藦) : 박주가리의 전초 또는 뿌리를 여름에 채취하여 햇볕에 말리거나 생으로 사용하는 것.

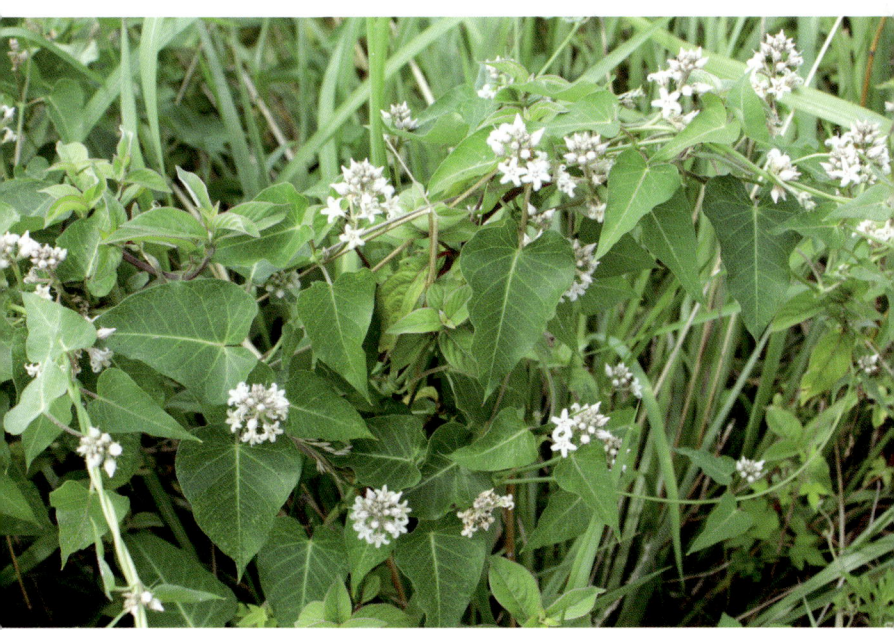

| 생김새 | 다년생 덩굴성 초본으로 2~3m 정도로 자란다. 줄기나 잎을 자르면 흰색 유즙(乳汁)이 나온다(큰조롱도 유즙이 나오지만 하수오는 유즙이 없다). 잎은 마주나고, 달걀 모양의 심장형이며 끝은 뾰족하다. 꽃은 7~9월에 자주색(큰조롱은 연한 황록색, 하수오는 흰색)으로 피며, 총상화서(큰조롱은 우산 모양 산형화서傘形花序, 하수오는

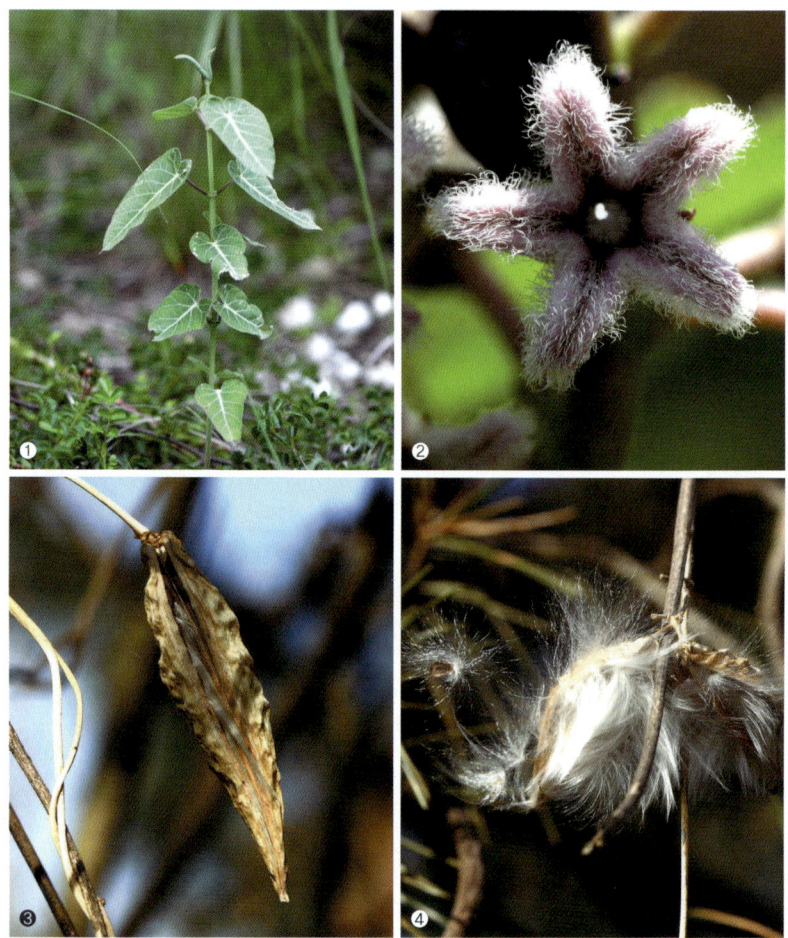

❶ 싹 올라오는 모습 / ❷ 꽃 / ❸ 씨앗 터지기 전 / ❹ 씨앗 터지는 모습

이삭 모양의 수상화서穗狀花序)는 잎겨드랑이에서 자란다. 열매는 8~10월에 맺는다. 큰조롱은 박주가리처럼 잎겨드랑이에서 꽃이 피지만 하수오는 줄기 끝에서 꽃이 핀다.

| 주요 생산지 | 양지의 건조한 곳에서 잘 자란다.

| 성품과 맛 |

가. 천장각(天漿殼) : 성은 평(平)하고 맛은 짜며(함鹹), 독은 없다.

나. 나마(蘿藦) : 성은 평(平)하고 맛은 달고 맵다(감신甘辛).

| 작용 부위 |

가. 천장각 : 간(肝), 폐(肺) 경락에 작용한다.

나. 나마 : 비(脾), 신(腎) 경락에 작용한다.

| 효능주치 |

가. 천장각 : 폐의 기운을 깨끗하게 하고 가래를 없애는 청폐화담(淸肺化痰), 기침을 멈추고 천식을 다스리는 지해평천(止咳平喘), 발진이 솟아나오도록 하는 투진(透疹) 등의 효능이 있어서 기침과 가래가 많은 해수담다(咳嗽痰多), 백일해(百日咳), 여러 가지 천식 기운을 가리키는 기천(氣喘), 마진이 있는데 열꽃이 피지 못해서

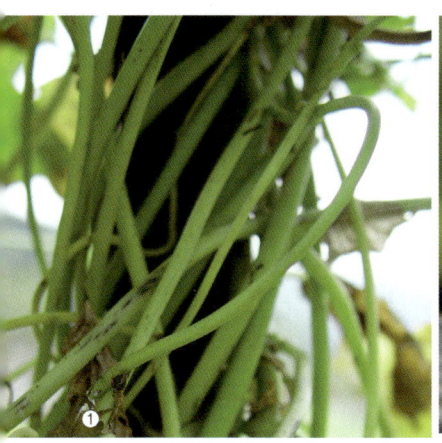 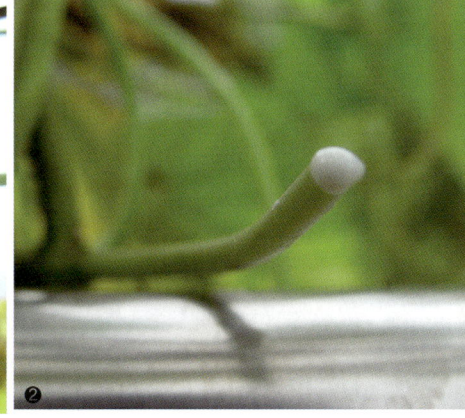

❶ 줄기 / ❷ 박주가리 줄기를 꺾으면 흰색 즙이 나온다.

## [박주가리와 큰조롱, 하수오 비교] ↑↓ 상하 비교

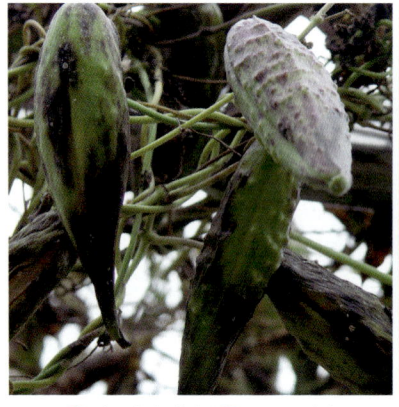
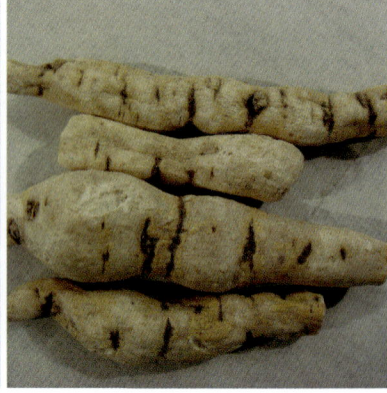

ⓞ 박주가리 열매 / ⓞ 큰조롱 열매　　ⓞ 큰조롱 덩이뿌리 / ⓞ 하수오 덩이뿌리

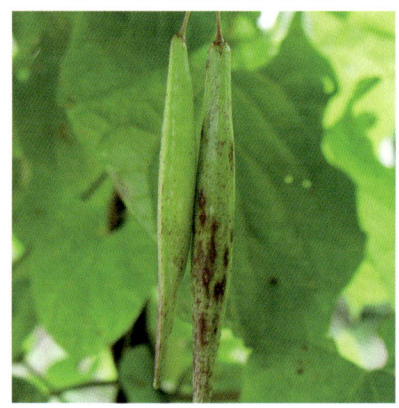
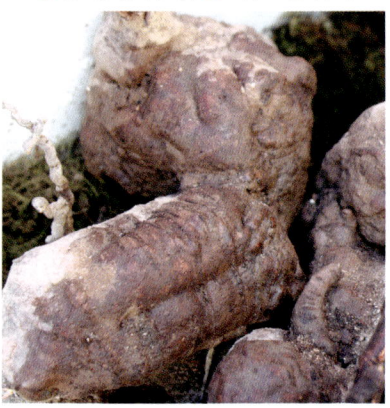

고생하는 마진투발불창(痲疹透發不暢)에 응용할 수 있다.

나. 나마 : 정액과 기를 보하는 보익정기(補益精氣), 젖이 잘 나오게 하는 통유(通乳), 독을 풀어주는 해독(解毒) 등의 효능이 있어서 신(腎)이 허(虛)해서 오는 유정(遺精), 방사(성행위)를 지나치게 많이 하여 오는 기의 손상(허손로상虛損勞傷), 양도(陽道, 남자의 성기)가 위축되는 양위(陽萎, 조루 또는 임포텐츠 현상 등), 여성들

의 냉이나 대하(帶下), 젖이 잘 나오지 않는 유즙불통(乳汁不通), 단독(丹毒), 창독(瘡毒) 등의 치료에 응용할 수 있으며, 뱀이나 벌레 물린 상처 등에 이용할 수 있다.

| 채취 및 가공 | 가을에 과실이 성숙하였을 때 채취하여 햇볕에 말리거나 생것으로 사용한다.

| 용법 |
가. 천장각 : 건조한 열매 15g에 물 700mL를 붓고 끓기 시작하면 불을 약하게 줄여서 200~300mL 정도로 달여서 아침저녁으로 두 차례에 나누어 복용한다. 또는 짓찧어 환부에 붙이기도 한다.
나. 나마 : 건조시킨 뿌리 40g에 물 900mL를 붓고 끓기 시작하면 불을 약하게 줄여서 200~300mL 정도로 달여서 아침저녁으로 두 차례에 나누어 복용한다.

| 용량 | 천장각은 하루 6~9g, 나마는 하루 15~60g.

| 사용상의 주의사항 | 변을 통하게 하고 장을 윤활하게 하며 수렴하는 성질이 있으므로 대변당설(大便溏泄, 곱이 섞인 묽은 대변을 누면서, 소변은 누렇고 가슴이 답답하면서 목이 마르는 증상) 및 습담(濕痰, 속에 수습이 오래 머물러 생긴 담증)이 있는 경우에는 부적당하며 무씨(내복萊菔)를 함께 사용할 수 없다.

| 응용 | 정기를 보익하면서 음도(陰道)를 강성하게 한다고 하였다(도홍경 『본초경집주』).

# 박하

*Mentha piperascens* (Malinv.) Holmes

- **식물명** : 꿀풀과(脣形科, Labiatae) 다년생 초본. 박하
- **생약명** : **MENTHAE HERBA**(박하薄荷)
- **다른 이름** : 소박하(蘇薄荷)
- **사용부위** : 지상부 전초를 건조한 것. 중국에서는 양박하(*M. haplocalyx* Briq.)를 이용한다.

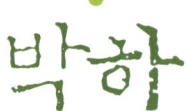

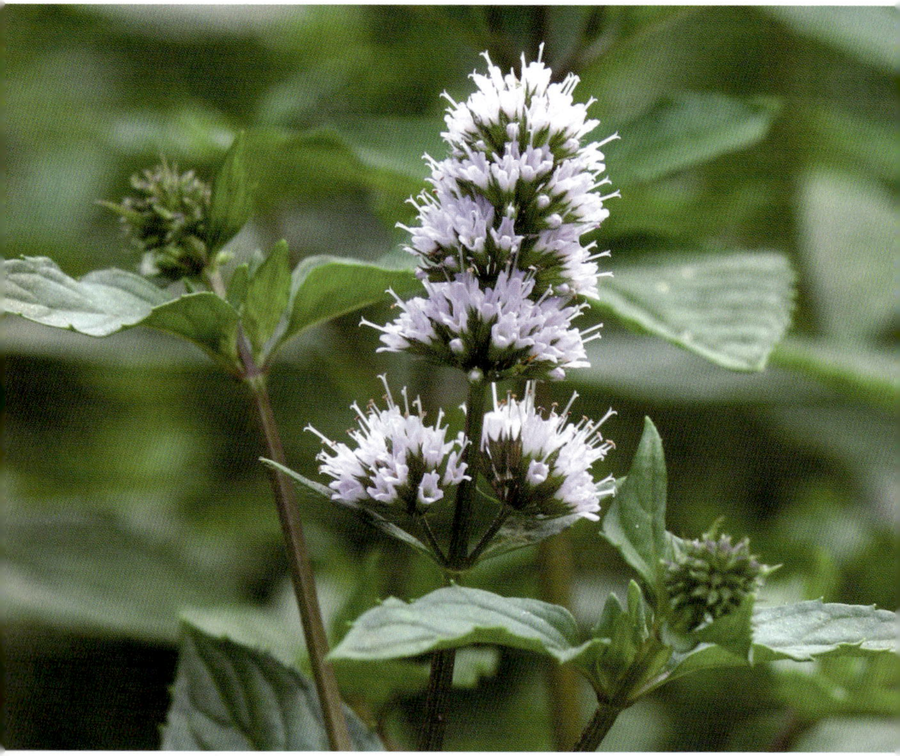

| **생김새** | 줄기는 방추형으로 마주나고 분지되었으며 길이 50㎝, 지름 0.2~0.4㎝이다. 줄기의 표면은 자갈색 또는 담녹색으로 네모지고 무성한 털(용모茸毛)이 있으며, 마디 사이의 길이는 2~5㎝이다. 단면은 흰색으로 속은 비어 있다. 잎은 마주나고 짧은 잎자루가 있으며 쭈그러져 말려 있다. 긴 타원형 잎은 끝이 뾰족하고 가장자리에 톱니가 있으며 줄기에 마주나는데 길이 2~7㎝, 너비 1~3㎝이다. 표면 위쪽은 진한 녹색이고, 아래쪽은 회녹색으로 무성한 털과 움푹 들어간 점을 찍어 놓은 듯한(점상點狀) 줄 모양의 비늘(선린腺鱗)이 있다. 꽃은 7~9월에 연보라색으로 피는데 윗부분과 가지의 잎겨드랑이에 모여 달려서 층을 이룬다.

| **주요 생산지** | 우리나라 각지의 습지나 냇가에 자라며, 재배도 한다.

| **성품과 맛** | 시원하고(양凉) 맵다(신辛). 독은 없다.

| **작용 부위** | 폐(肺), 간(肝) 경락에 작용한다.

| **효능주치** | 풍열을 잘 흩어지게 하고(선산풍열宣散風熱), 머리와 눈을 맑게 하며(청두목淸頭目), 투진(透疹, 열꽃이 잘 피어나게 하는 것)하는 효능이 있어서 풍열감기를 치료하고(치감모풍열治感冒風熱), 두통(頭痛), 눈이 충혈되는 목적(目赤), 후비(喉痺, 목구멍의 통증), 구창(口瘡,

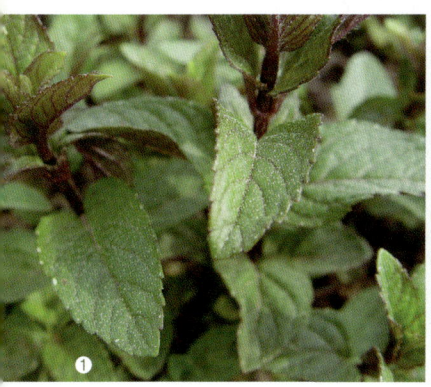 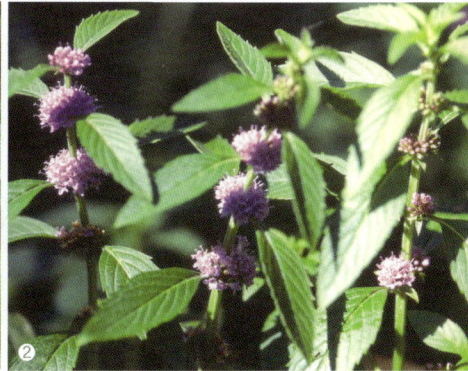

❶ 잎 / ❷ 꽃 전초

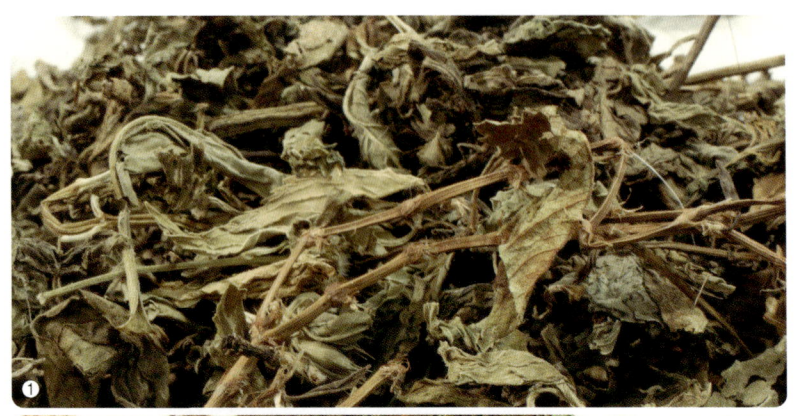

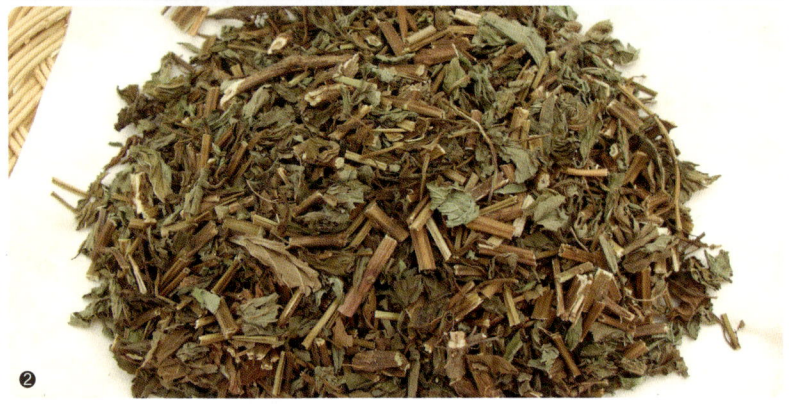

❶ 전초 말린 것 / ❷ 박하 전초를 건조해서 잘라놓은 것

입안의 종창), 풍진(風疹, 풍사를 받아서 생긴 발진성 전염병의 하나), 마진(麻疹, 어린이의 급성 발진성 전염병의 하나, 홍역), 흉협창민(胸脇脹悶) 등을 다스린다.

| 채취 및 가공 | 여름과 가을에 잎이 무성하고 꽃이 세 둘레 정도 피었을 때 날씨가 맑은 날 채취하여 그늘에서 말리거나 건조기에 넣어서 건조한다. 묵은 줄기와 이물질을 제거하고 절단하여 사용한다.

| 용법 | 전초 15g에 700mL의 물을 부어 끓기 시작하면 불을 약하게

줄여서 200~300mL 정도로 달여서 아침저녁으로 두 차례에 나누어 복용한다.

| 용량 | 건조한 약재로 하루 1.5~9g.

| 사용상의 주의사항 | 맛이 맵고 발산작용과 소간(疏肝, 간에 울체된 기운을 풀어주는 작용)작용을 하므로 표허(表虛)로 인한 자한(自汗)과 음허혈조(陰虛血燥, 음기가 허하여 혈이 부족한 증상), 간양항성(肝陽亢盛, 간의 양기가 지나치게 충만한 증상) 등의 병증에는 맞지 않다. 유즙분비가 줄어드는 부작용이 있으므로 수유부의 경우에는 사용하면 안 된다.

| 응용 | 민간요법으로는 감기, 구내염, 결막염, 위경련 치료 등에 물에 달여서 먹거나, 박하의 3배 정도의 소주에 담가 박하주로 마신다.

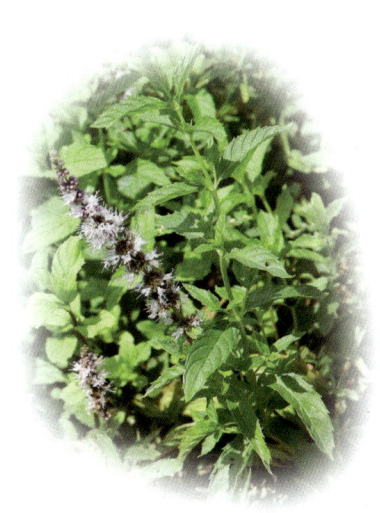

# 방아풀

*Isodon japonicus* (Burm.) Hara

- 식물명 : 꿀풀과(脣形科, Labiatae) 다년생 초본. 방아풀 및 동속 근연식물
- 생약명 : ISODONIS HERBA(연명초延命草)
- 다른 이름 : 회채화(回茱花)
- 사용부위 : 지상부 전초.

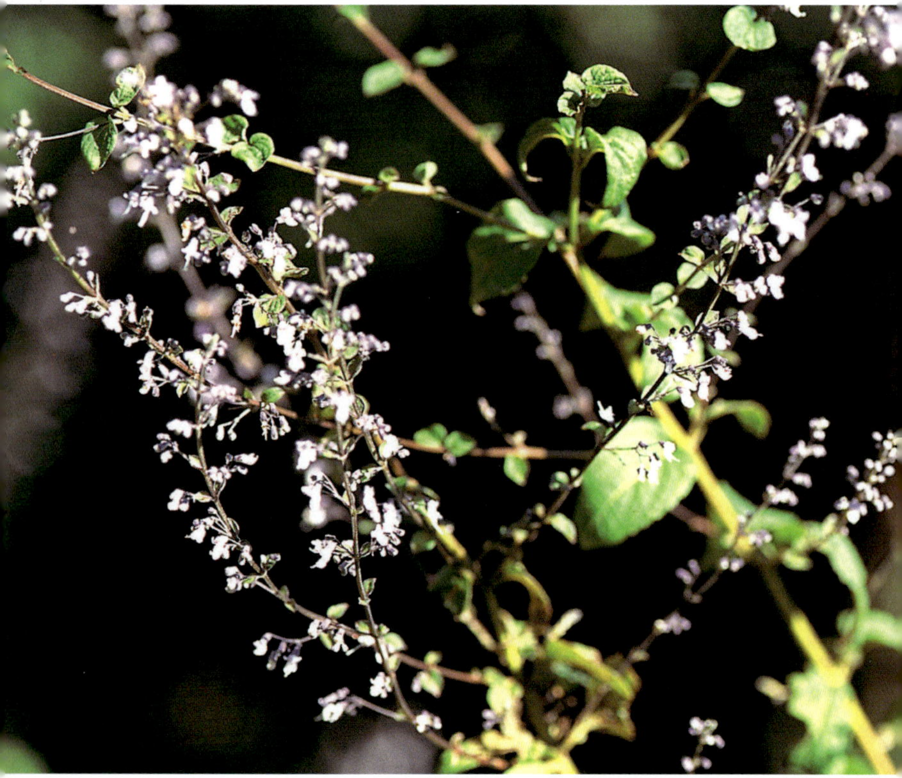

| 생김새 | 다년생 초본으로 50~100㎝ 정도 곧게 자라고, 줄기는 사각형이며 부드러운 털이 아래를 향하고 있다. 잎은 마주나고 넓은 달걀형이며 톱니가 있고 끝이 뾰족하다. 꽃은 8~9월에 담자색으로 피고 취산화서이다(전체적으로는 원추형화서). 열매는 10월에 맺는다.

| 주요 생산지 | 중부 지방 이남의 산지 습기가 많은 곳에 자란다.

| 성품과 맛 | 성품은 차고(한寒), 맛은 쓰다(고苦).

| 작용 부위 | 간(肝), 심(心), 비(脾) 경락에 작용한다.

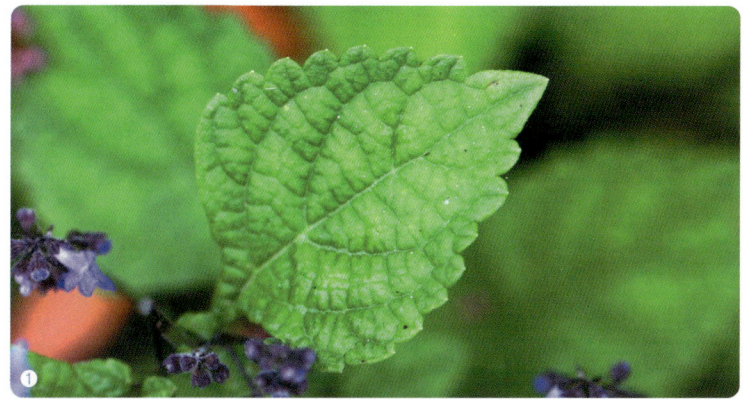

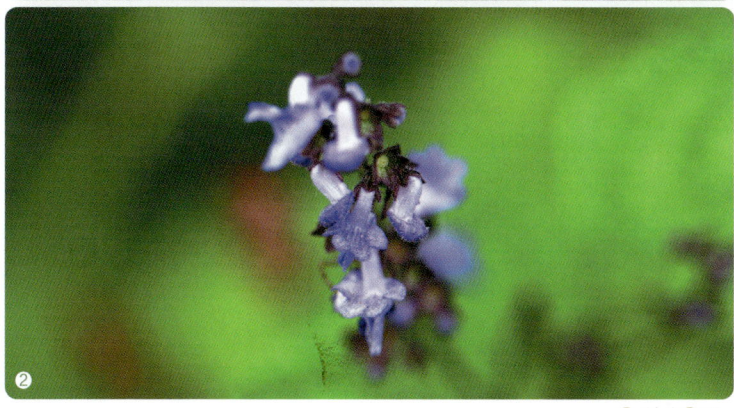

❶ 잎 / ❷ 꽃

## [방아풀 꽃과 배초향 꽃 비교]

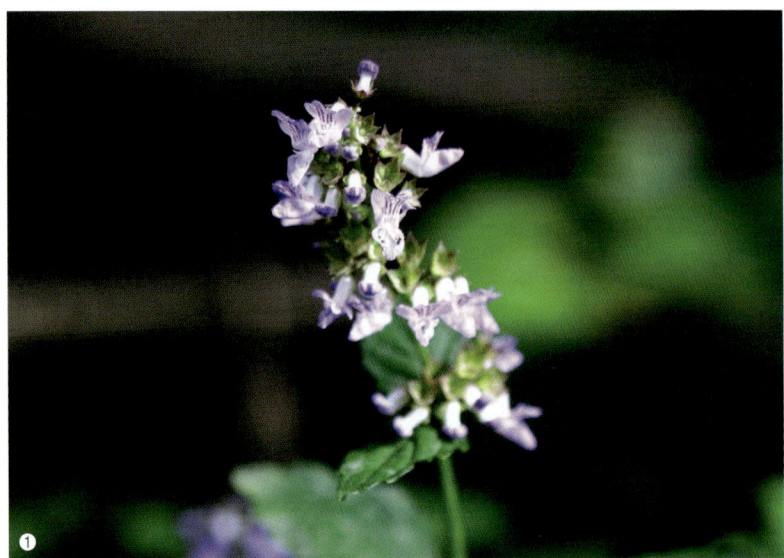

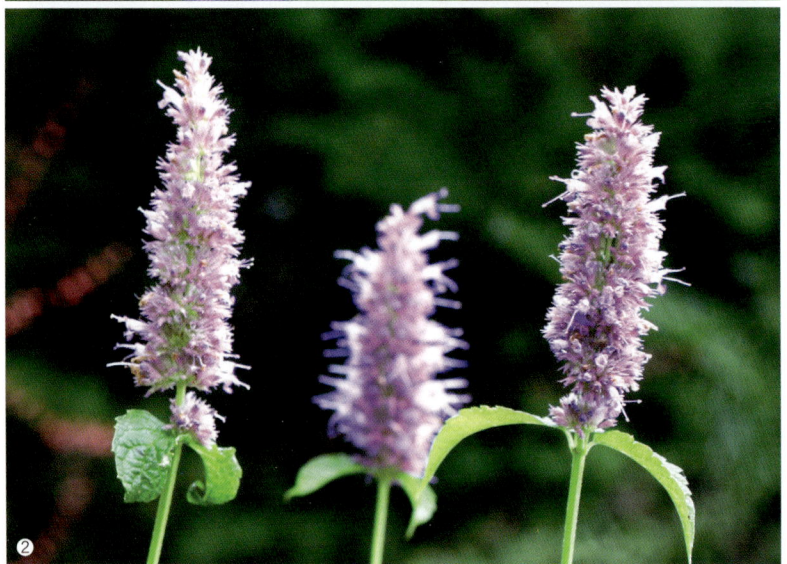

❶ 방아풀 꽃 / ❷ 배초향 꽃

| **효능주치** | 통증을 멈추게 하는 진통(鎭痛), 위(胃)를 튼튼하게 하는 건위(健胃), 혈액을 맑게 하는 양혈(凉血), 독을 풀어주는 해독(解毒), 종기를 없애주는 소종(消腫), 열을 풀어주는 해열(解熱)과 항암(抗癌) 등의 효능이 있어서 소화불량(消化不良), 복통(腹痛), 타박상(打撲傷), 옹종(癰腫), 암종(癌腫, 식도, 간, 유방), 인후종통(咽喉腫痛), 뱀에 물린 상처 등에 응용할 수 있다.

| **채취 및 가공** | 개화기에 채취하여 햇볕이나 그늘에서 말린다. 그대로 잘게 썰어서 사용한다.

| **용법** | 15g의 약재에 물 700mL를 붓고 끓기 시작하면 불을 약하게 줄여서 200~300mL 정도로 달여서 아침저녁으로 두 차례에 나누어 복용한다. 또는 가루로 만들어 복용하기도 하며, 짓찧어 환부에 붙이기도 한다.

| **용량** | 말린 것으로 하루에 12~24g.

| **사용상의 주의사항** | 어떠한 병중에도 부작용이나 사용상의 금기는 없다. 다만 그 기원에 있어서 특히 영남 지방에서는 추어탕이나 보신탕에 넣어서 즐겨 먹는 방아풀(일명 방아잎)이라는 식물이 있는데, 이는 식물 기원으로 볼 때 배초향(곽향)이라는 식물로서 그 기원이 같지 않다(배초향 참조). 배초향은 씹어 보면 약간 쓴맛이 나면서도 강한 향기가 나는데, 본 방아풀은 강한 쓴맛이 나기 때문에 쉽게 구별할 수 있다.

| **응용** | 어떤 종류의 위장질환에도 응용이 가능한 매우 폭넓은 약재이다. 단방으로도 활용하고 복방으로도 활용하는데, 특히 토사곽란, 복통 또는 오래된 식체로 인한 소화불량, 식욕부진 등에 응용할 수 있으며, 신선한 것을 생즙으로 복용하면 더욱 좋은 효과가 있다. 오래 복용하면 위암에도 효과가 있다.

# 배초향

*Agastache rugosa* (Fisch. & Mey.) Kuntze

- **식물명** : 꿀풀과(脣形科, Labiatae), 일년생 혹은 다년생 초본. 배초향
- **생약명** : POGOSTEMONIS HERBA(곽향藿香)
- **다른 이름** : 토곽향(土藿香), 두루자향(兜婁姿香)
- **사용부위** : 전초를 건조한 것. 비슷한 이름으로 꿀풀과의 다년생 초본 광곽향[廣藿香, *Pogostemon cablin* (Blanco.) Benth.]이 있으나 식물 기원이 전혀 다르고, 정유 성분 또한 다르기 때문에 혼용 또는 오용하면 안 된다.

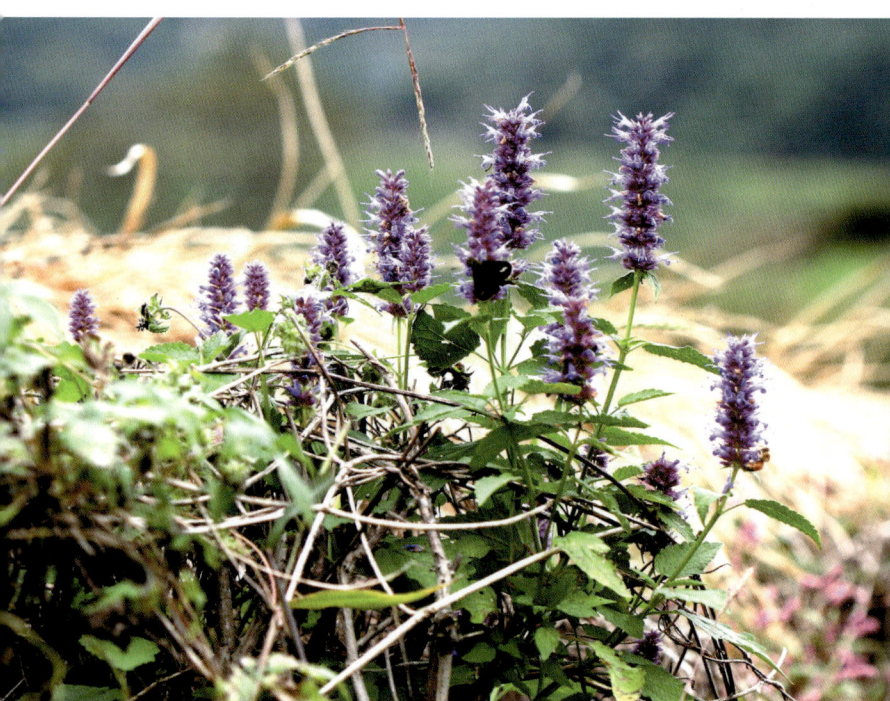

| 생김새 |

① **곽향(藿香)** : 건조한 전초의 길이는 30~60cm이다. 줄기는 네모지고 곧게 서며 지름이 3~10mm이다. 표면은 황록색 또는 회황색으로 잔털이 적거나 혹은 없으며, 질은 가볍고 부스러지기 쉬우며, 단면의 중앙에는 흰색의 부드러운 속심이 있다. 묵은 줄기

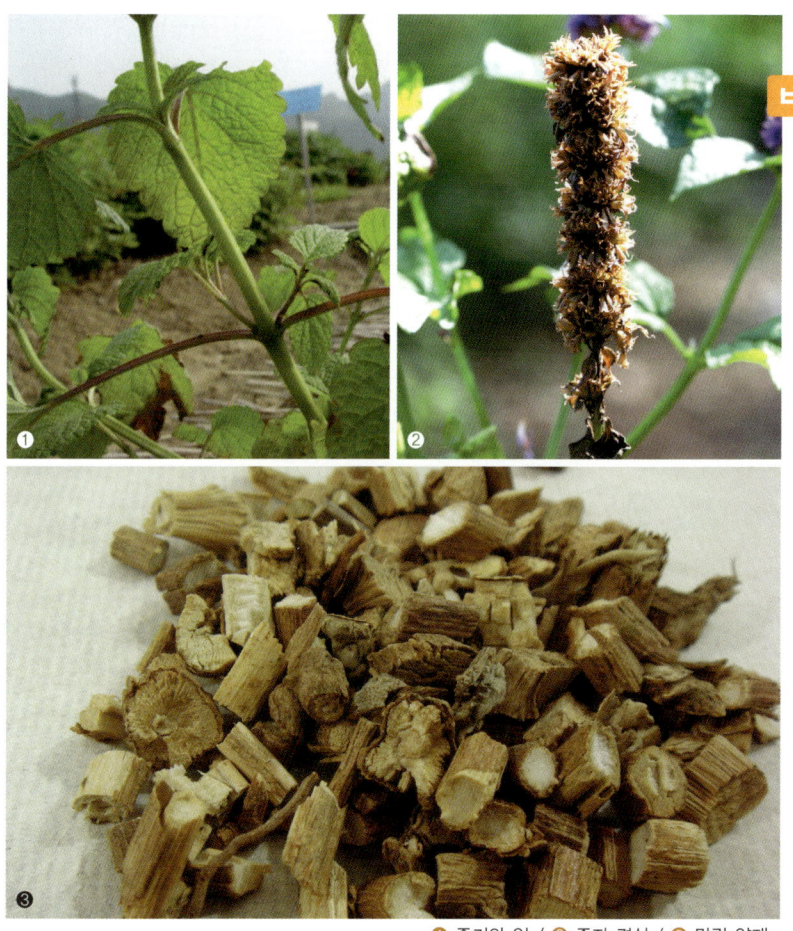

❶ 줄기와 잎 / ❷ 종자 결실 / ❸ 말린 약재

는 단단하고 목질화되어 단면의 중앙은 비어 있다. 잎은 거의 떨어졌고 남은 잎은 회녹색으로 쭈그러지거나 혹은 부스러졌고, 양면에는 작은 털이 있고, 얇아 부스러지기 쉽다.

② 광곽향(廣藿香) : 줄기는 약간 방추형으로 많이 분지되었고, 가지는 조금 구부러져 길이 30～60㎝, 지름 0.2～0.7㎝이다. 표면은 부드러운 털로 싸여 있고, 질은 부스러지기 쉬우며, 단면의 가운데에는 부드러운 속심이 있다. 묵은 줄기(老莖)는 원주형에 가까우며 지름이 1～1.2㎝로 회갈색의 코르크층으로 싸여 있다. 잎은 마주나고 쭈그러졌으며, 펴보면 잎몸은 달걀형 또는 타원형으로 길이 4～9㎝, 너비 3～7㎝이다. 양면은 회백색의 무성한 털(용모茸毛)로 덮여 있고, 선단은 짧고 뾰족하며, 기부는 쐐기 모양(설형楔形) 또는 무디고 둥근형이며, 잎 가장자리에는 크기가 불규칙한 톱니가 있으며, 잎자루는 가늘고 길이 2～5㎝로 부드러운 털로 싸여 있다.

| **주요 생산지** | 곽향은 우리나라 각지에 분포하고, 중국에서도 각지에 분포하며, 광곽향은 원래 필리핀, 인도네시아 등 아열대 지역에 분포하던 것을 중국에 귀화하여 광동, 운남성 등지에서 재배되고 있으며 우리나라에는 수입된 약재가 유통되고 있다.

| **성품과 맛** | 약간 따뜻하고(미온微溫), 맛은 맵다(신辛). 독은 없다.

| **작용 부위** | 비(脾), 위(胃), 폐(肺) 경락에 작용한다.

| **효능주치** | 방향화습(芳香化濕), 중초를 조화롭게 하며 구토를 멈추게 한다(화중지구和中止嘔). 표사(表邪, 허약해진 체표를 통하여 들어온 열사, 한사, 풍사 등이 몸 안에서 없어지지도 않고, 밖으로 배출되지도 못하면서 체표 아래 머물러 오한惡寒을 느끼게 하는 증상)를 흩어지게 하고 더위 먹은 것을 풀어준다(발표해서發表解暑).

| **채취 및 가공** | 광곽향은 6～7월 사이에 채취하여 햇볕에 말리거나 또는 그늘에서 말리고, 곽향은 6～7월의 개화 시와 10월에 채취하

여 햇볕에서 말리거나 또는 그늘에서 말린다. 이물질을 제거하고 윤투(潤透, 습기를 약간 주어 부스러지지 않도록 하는 과정)시킨 다음 잘게 썰어서 사용한다.

| 용법 | 말린 약재 10g에 물 700mL를 붓고 끓기 시작하면 불을 약하게 줄여서 200~300mL 정도로 달여서 아침저녁으로 두 차례에 나누어 복용한다. 환 또는 가루를 만들어 복용하기도 한다.

| 용량 | 말린 것으로 하루에 6~12g.

| 사용상의 주의사항 | 진한 향과 건조한 성질 때문에 자칫 음기를 손상하고 기를 소모할 우려가 있기 때문에 혈허(血虛) 또는 무습(無濕)의 경우이거나 음허(陰虛)인 경우에는 피한다.

| 응용 | 민간요법으로 옴이나 버짐 치료에는 곽향 달인 물에 환부를 30분간 담근다. 또 입안에서 구취가 날 때는 곽향 달인 물로 양치를 하고, 그 밖에도 복부팽만, 식욕부진, 구토, 설사, 설태가 두텁게 끼는 증상 등에 이용한다. 일부 지역(경상도)에서는 향신료로 추어탕이나 음식에 첨가하여 먹기도 한다.

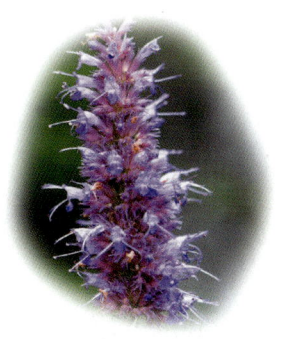

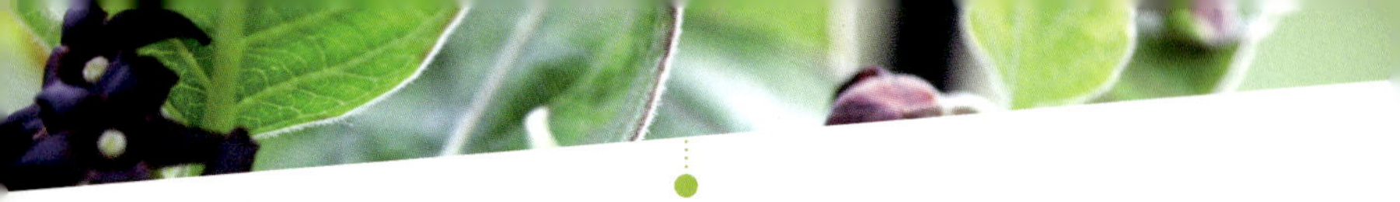

# 백미꽃

*Cynanchum atratum* Bunge

- **식물명** : 박주가리과(蘿藦科, Asclepiadaceae) 다년생 초본. 백미꽃, 만생백미(蔓生白薇, *C. versicolor* Bge.)
- **생약명** : **CYNANCHI ATRATI RADIX**(백미白薇)
- **다른 이름** : 미(微), 백막(白幕), 미초(薇草), 골미(骨美)
- **사용부위** : 뿌리와 근경(根莖, 뿌리줄기)을 건조한 것.

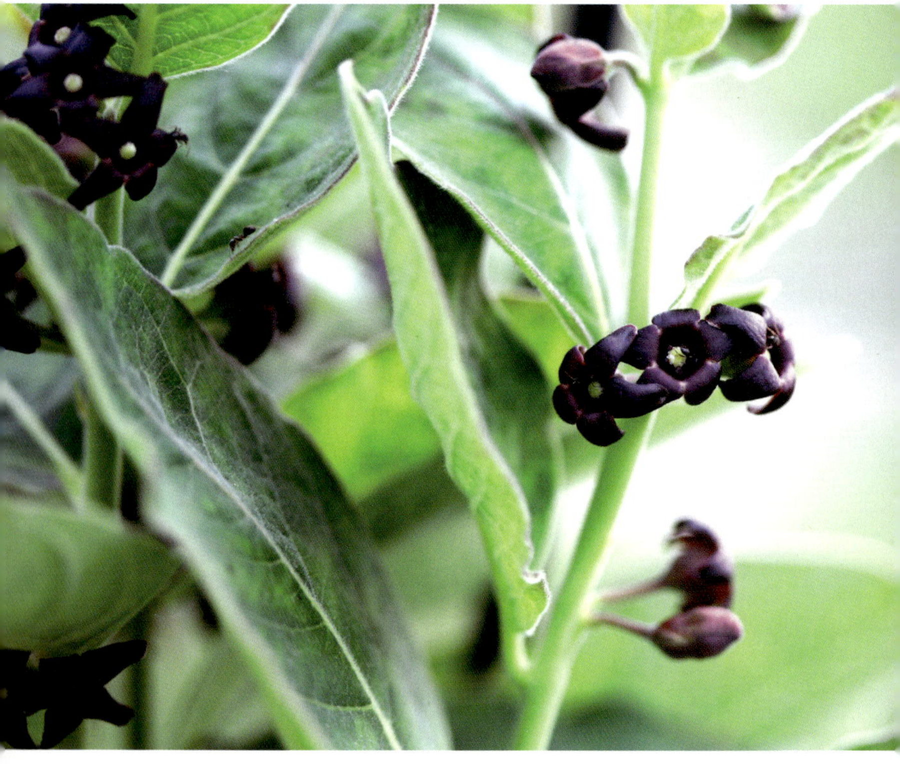

| 생김새 | 여러해살이풀로 높이가 30~60cm 정도 자라며 꽃은 흑자색으로 5~7월에 핀다. 열매는 골돌로 넓은 바늘 모양이다. 뿌리줄기는 거칠고 짧으며 뭉친 마디가 있고 구부러졌다. 위쪽에는 원형의 줄기자국(莖痕)이 있고, 아래쪽과 양측에는 가늘고 긴 뿌리가 많이 붙어 있다. 뿌리의 길이는 10~25cm, 지름이 0.1~0.2cm이다. 뿌리 표면은 갈황색이며, 질은 부서지기 쉽고, 단면의 피부는 황백색이고 목부는 황색이다.

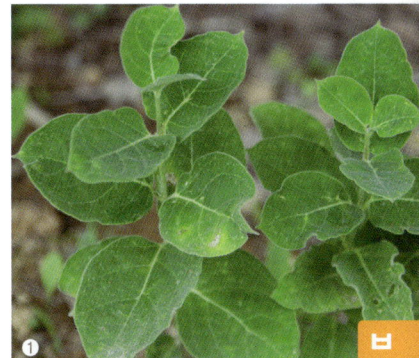

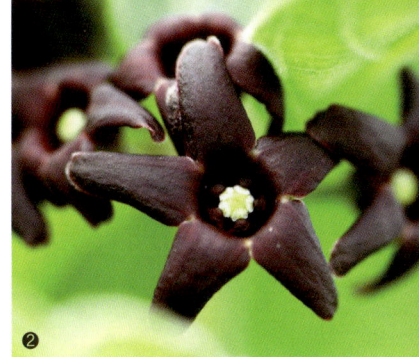

❶ 잎 / ❷ 꽃(확대)

| 주요 생산지 | 백미꽃은 우리나라 각지에 분포하고, 만생백미(蔓生白薇)는 중국의 요녕, 하북, 하남, 산동, 산서, 안휘성에 분포한다.

| 성품과 맛 | 차고(한寒), 쓰면서 짜다(고함苦鹹). 독은 없다.

| 작용 부위 | 위(胃), 간(肝) 경락에 작용한다.

| 효능주치 | 열을 식히고 피를 맑게 하는 청열양혈(淸熱涼血), 소변을 잘 나가게 하는 이뇨통림(利尿通淋), 해독하고 종창을 치료하는 해독료창(解毒療瘡) 등의 효과가 있으며, 열사로 영혈(營血)이 상하여 발열이 생긴 것을 치료하며, 음허로 인한 발열(發熱), 골증노열(骨蒸勞熱), 류머티즘 등을 치료한다.

| 채취 및 가공 | 봄과 가을에 채취하여 이물질을 제거하고 잘게 썰어서 사용한다.

| 용법 | 뿌리 10g에 물 700mL를 부어 끓기 시작하면 불을 약하게 줄여서 200~300mL 정도로 달여서 아침저녁으로 두 차례에 나누어 복용한다. 혈열(血熱)에는 좋으나, 혈허(血虛)에는 부적당하다.

| 용량 | 말린 것으로 하루에 4~20g.

| 사용상의 주의사항 | 성질이 차기 때문에 비위가 허(虛)하고 찬 사람, 중초(中焦, 비, 위 등 주로 소화기능을 담당하는 장부)가 차고 대변이 진흙처럼 나오는 사람 등은 신중하게 사용해야 하며, 양고기와 함께 먹는 것은 피한다.

| 응용 | 산모가 출산 전후에 열림(熱痳, 습열사가 하초에 몰려서 생기는 임증의 하나), 또는 혈림(血淋, 소변에 피가 섞여 나오는 임증)으로 괴로워할 때는 백작약을 배합하여 다스리거나, 또는 활석(滑石), 목통(木通), 생지황(生地黃) 등을 배합하여 응용하기도 한다.

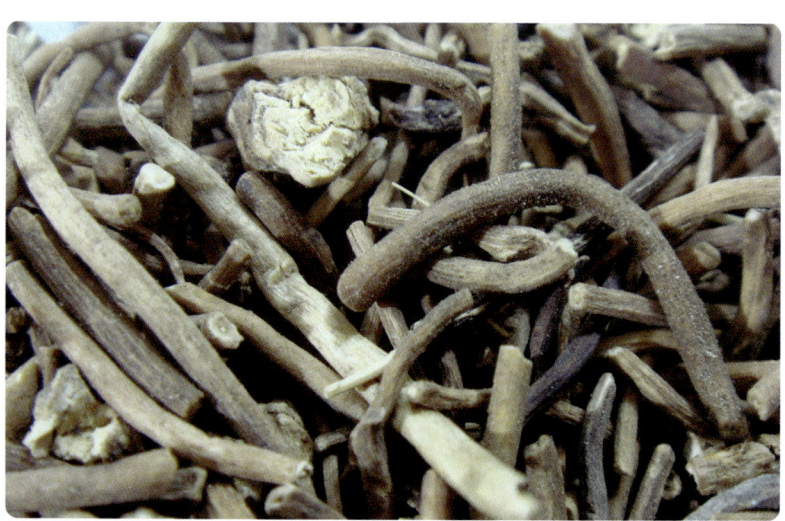

말린 약재

# 백선

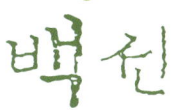

*Dictamnus dasycarpus* Turcz.

- **식물명** : 운향과(芸香科, Rutaceae) 다년생 초본. 백선
- **생약명** : **DICTAMNI RADICIS CORTEX**(백선피 白鮮皮)
- **다른 이름** : 백전, 백양(白羊), 지양선(地羊鮮), 금작아초(金雀兒椒)
- **사용부위** : 뿌리껍질(뿌리를 채취하여 속의 심을 뽑아냄)을 건조한 것.

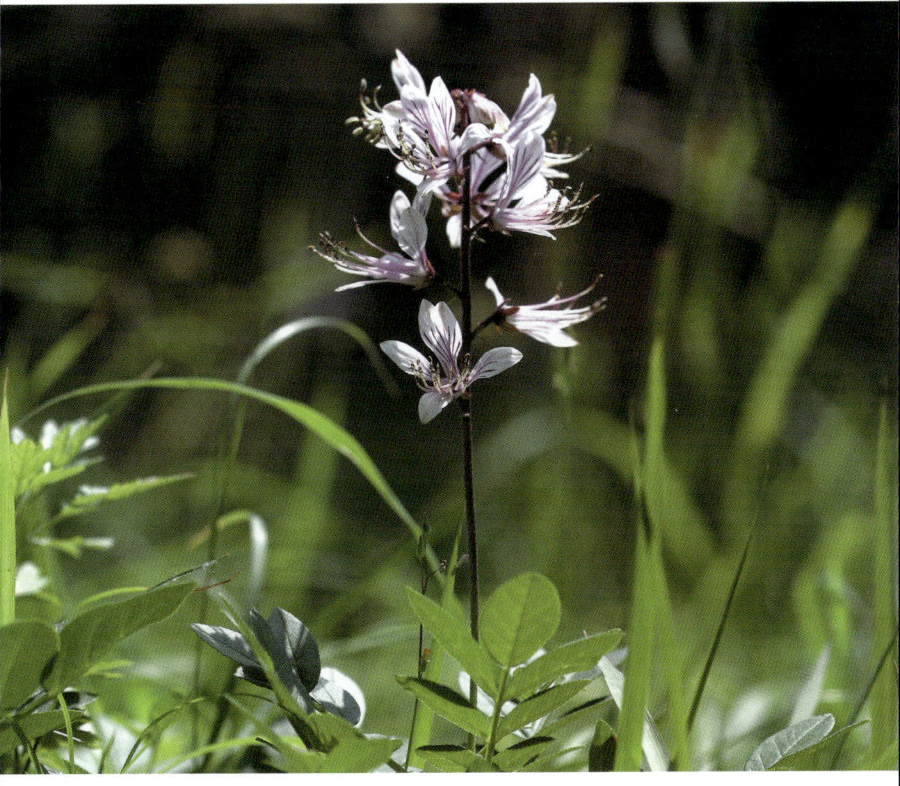

| **생김새** | 다년생 풀로 높이 90㎝가량 자란다. 줄기는 크고 곧추서며, 뿌리는 굵다. 잎은 어긋나고 줄기의 중앙부에 모여난다. 꽃은 엷은 홍색으로 지름 2.5㎝가량이며 5~6월에 원줄기 끝에 총상화서(叢狀花序, 모여나기 꽃차례)로 달린다. 뿌리의 심을 빼낸 약재는 안으로 말려 들어간 통 모양(卷筒狀)으로 길이 5~15㎝, 지름 1~2㎝, 두께 0.2~0.5㎝이다. 바깥 표면은 회백색 또는 담회황색으로 가는 세로주름과 가는 뿌리(細根)의 흔적이 있으며, 돌기된 과립상(顆粒狀)의 작은 점이 있다. 안쪽 표면은 유백색으로 가는 세로주름이 있

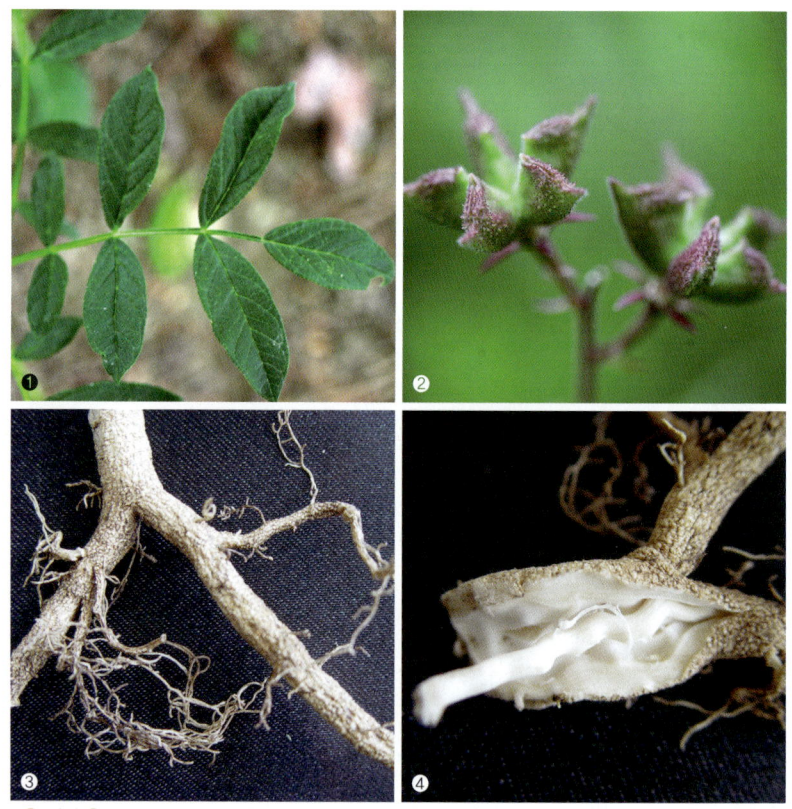

❶ 잎 / ❷ 종자 / ❸ 뿌리 / ❹ 백선 뿌리 속의 심을 뽑아낸다.

다. 질은 부스러지기 쉽고, 절단할 때 분말이 일어나며, 단면은 평탄하지 않고 약간 층을 이룬 조각 모양(層片狀)이다.

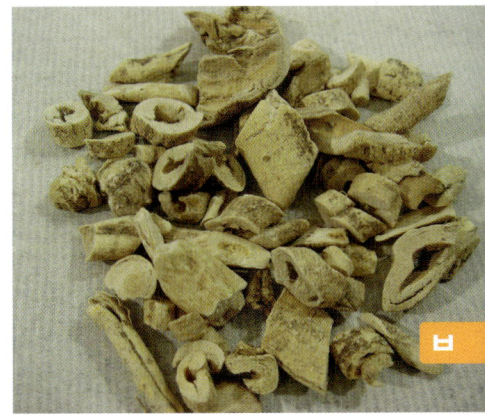

뿌리 속의 심을 뽑아내고 건조한 것

| 주요 생산지 | 제주도를 제외한 우리나라 전국 각지의 산기슭에 자란다.

| 성품과 맛 | 성은 차고(한寒) 맛은 쓰다(고苦). 독은 없다.

| 작용 부위 | 비(脾), 위(胃), 방광(膀胱) 경락에 작용한다.

| 효능주치 | 열을 내리고 습사를 다스리며(청열조습淸熱燥濕), 풍사를 제거하고 해독하며(거풍해독祛風解毒), 습열창독을 치료한다(치습열창독治濕熱瘡毒). 습진(濕疹), 풍진(風疹) 등을 다스린다.

| 채취 및 가공 | 봄과 가을에 채취하여 흙과 모래, 코르크층을 제거하고 뿌리껍질을 벗겨 이물질을 제거하고 잘게 썰어서 말린다.

| 용법 | 말린 뿌리껍질 10g에 물 700mL를 붓고 끓기 시작하면 불을 약하게 줄여서 200~300mL 정도로 달여서 아침저녁으로 두 차례에 나누어 복용한다.

| 용량 | 말린 것으로 하루에 6~12g.

| 사용상의 주의사항 | 성미가 쓰고 차면서 아래로 내리는 성질이 있기 때문에 하초(下焦, 신장, 방광, 자궁 등 주로 생식과 배설의 기능을 담당하는 장부 경락)가 허(虛)하고 찬 경우에는 사용을 피한다.

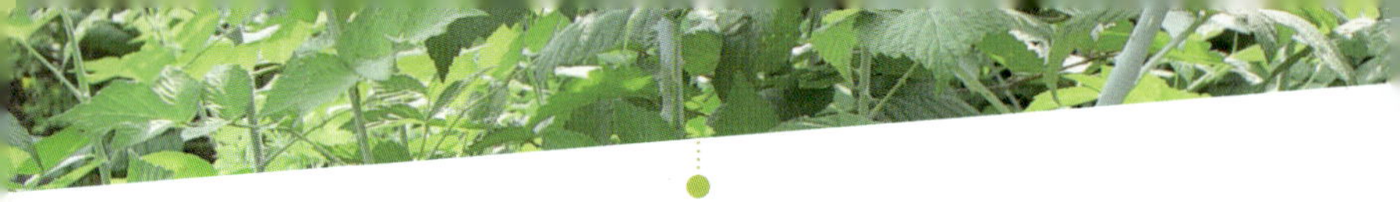

# 복분자딸기

*Rubus coreanus* Miq.

- **식물명** : 장미과(Rosaceae) 낙엽관목. 복분자딸기. 원래 한방에서 사용하는 한약재 복분자(覆盆子)는 복분자딸기, 산딸기 등 같은 속(Rubus, 산딸기속)에 속하는 근연식물들의 미성숙 열매를 말한다.
- **생약명** : **RUBI FRUCTUS**(복분자覆盆子)
- **다른 이름** : 복분(覆盆), 결분(缺盆), 오천자(烏薦子), 대맥매(大麥苺)
- **사용부위** : 미성숙 열매를 채취하여 끓는 소금물에 담갔다가 말려서 이용하지만, 민간에서는 까맣게 잘 익은 열매를 채취하여 술을 담그거나 즙을 내어 이용하고 있다.

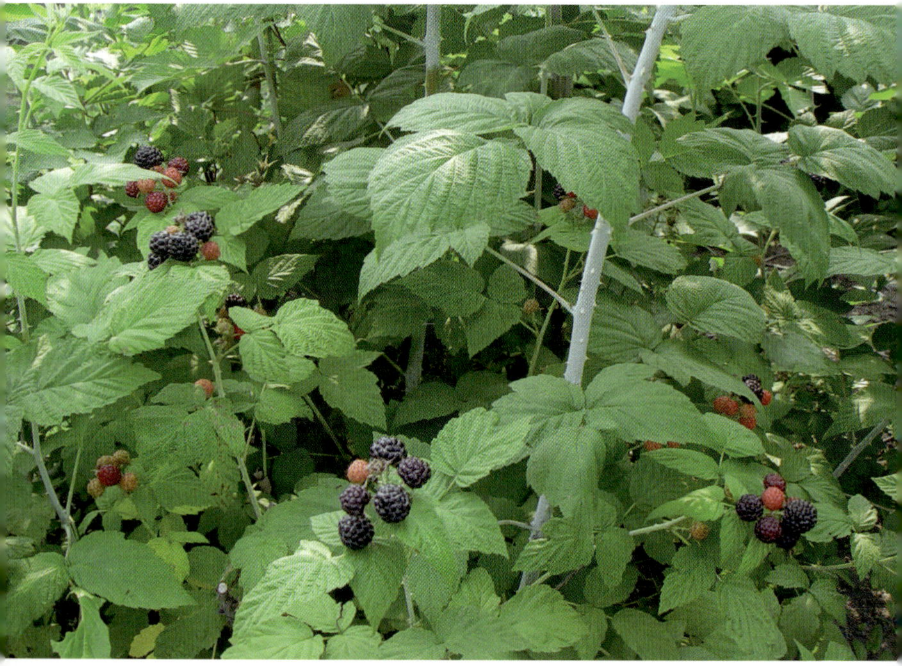

| **생김새** | 낙엽관목으로 식물체는 2~3m 정도 자라며, 새로 움이 나오는 가지는 하얀 가루(백분白粉)가 있고 구자(鉤刺, 갈고리 모양의 가시)가 있다. 잎은 어긋나고 깃꼴겹잎이며, 소엽은 달걀형 또는 타원형이고 톱니가 있으며 끝이 뾰족하다. 꽃은 5~6월에 담홍색으로 피며 열매는 7~8월에 열어 녹색에서 적색으로, 다시 검정색으로

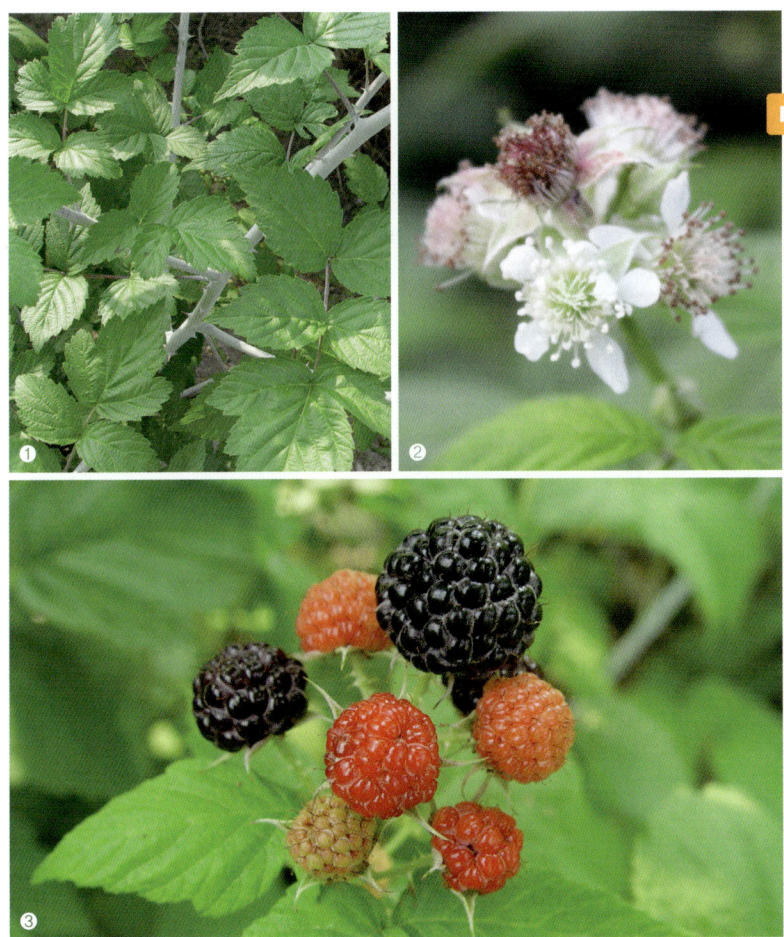

❶ 줄기와 잎 / ❷ 꽃 / ❸ 열매

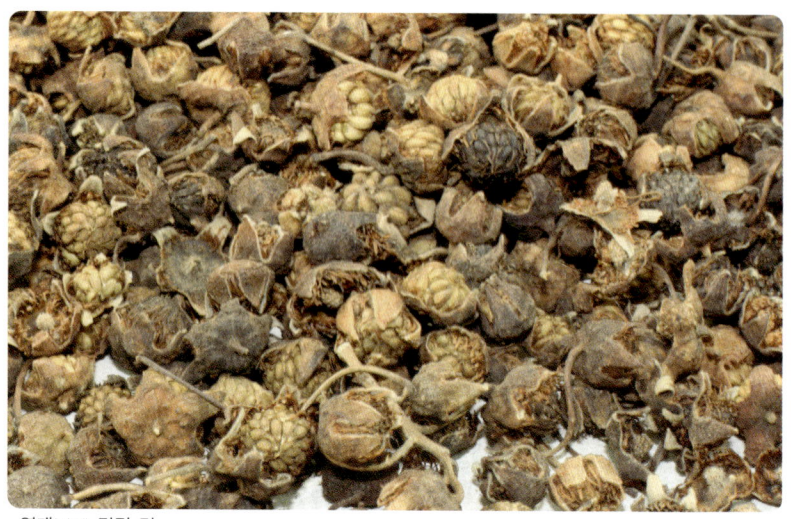

열매(약재) 말린 것

변하면서 익는다.

| **주요 생산지** | 복분자딸기의 경우 중남부 지방에 분포하며 산 계곡에서 잘 자란다. 전국 각지에서 재배하며 전북 고창, 순창, 정읍 등이 주산지이다.

| **성품과 맛** | 성은 평(平)하고 맛은 달고 시다(감산甘酸).

| **작용 부위** | 간(肝), 신(腎), 비(脾) 경락에 작용한다.

| **효능주치** | 몸을 튼튼하게 하는 강장(强壯), 정력을 강화하는 강정(强精), 간의 기운을 보하는 보간(補肝), 소변을 잘 다스리는 축소변(縮小便), 눈을 밝게 하는 명목(明目) 등의 효능이 있어서 신체허약, 양위(陽萎, 양도가 위축되는 증상, 조루 또는 임포텐스), 유정(遺精), 빈뇨(頻尿, 소변을 자주 봄) 등의 치료에 응용할 수 있다.

| **채취 및 가공** | 6월 하순에서 7월경 미성숙 녹색 과실을 채취하여 햇볕에 말리거나 끓는 소금물에 1~2분 정도 넣었다가 꺼내어 햇볕

에 말린다.

| **용법** | 복분자 10g에 물 700mL를 붓고 끓기 시작하면 불을 약하게 줄여서 200~300mL 정도로 달여서 아침저녁으로 두 차례에 나누어 식전에 복용한다. 가루 또는 환으로 만들어 복용하기도 한다.

| **용량** | 건조한 약재로 하루 6~12g.

| **사용상의 주의사항** | 시고 따뜻한 성미로 인하여 양기를 보하고, 정기를 단단하게 하며 거두어들이는 고삽(固澁)작용이 있으므로 소변이 단삽(短澁)한 증후나 음허화왕(陰虛火旺, 음적 진액이 부족하면서 양기가 솟아오르는 증상)에는 모두 사용을 피한다.

| **응용** | 민간에서는 까맣게 잘 익은 열매 500g에 술(소주) 1.8L를 부어 한 달 이상 우린 다음 복용하기도 한다.

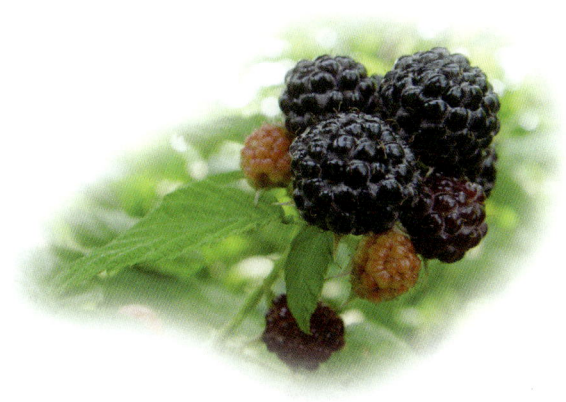

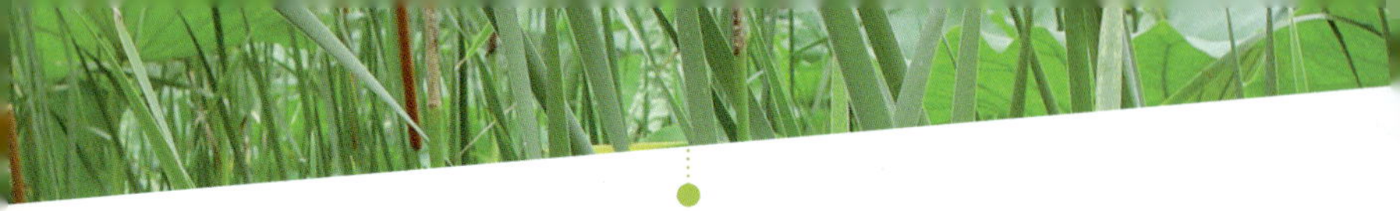

# 부들

*Typha orientalis* C.Presl

- **식물명** : 부들과(香蒲科, Typhaceae) 다년생 초본. 부들, 애기부들(*T. angustifolia* L.) 및 동속 근연식물
- **생약명** : TYPHAE POLLEN(포황蒲黃)
- **다른 이름** : 향포(香蒲), 포(蒲), 휴(蒲), 감통(甘痛)
- **사용부위** : 꽃가루(花粉)를 채취하여 건조한 것.

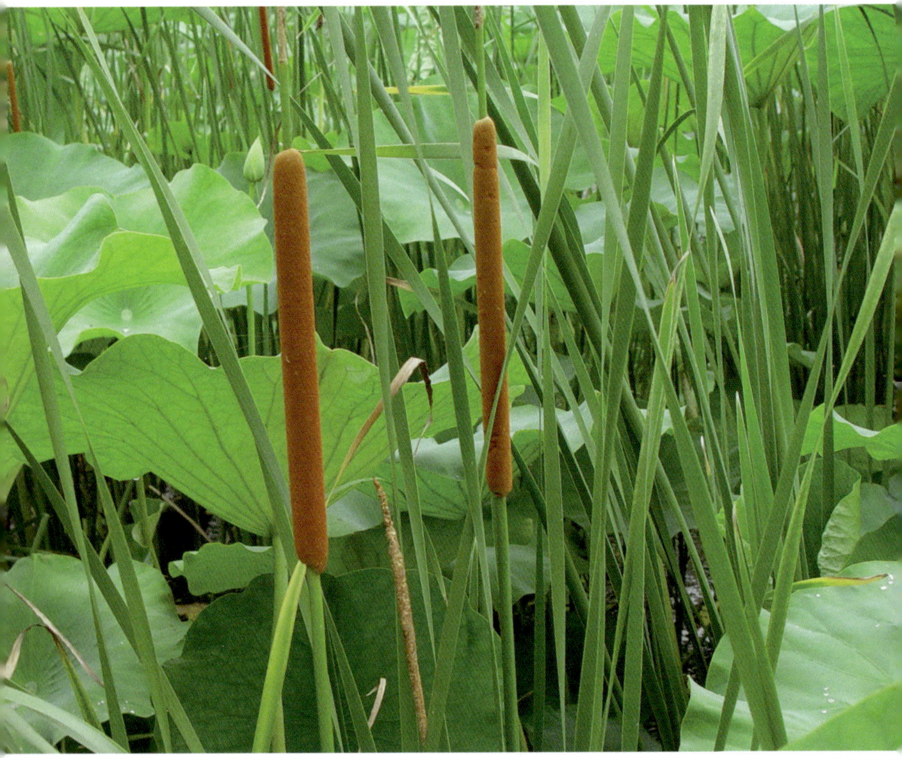

| 생김새 | 꽃은 암수한그루이고 이삭 꽃차례(花序)는 원주 모양으로 윗부분에 수꽃, 아랫부분에 암꽃이 달린다. 꽃은 작고 다수이며 포는 없거나 일찍 떨어진다. 암꽃에 긴 꽃자루가 있고 수꽃은 수술만 2~3개이다. 개화기에 수시로 채취하여 말리는데 황색의 분말이다. 가볍고 물에 넣으면 수면에 뜨고, 손으로 비비면 매끄러운 느낌이 있으며 손가락에 잘 붙는다. 현미경으로 보면 4개의 꽃가루입자(花粉粒)가 정방형(正方形)이나 사다리형으로 결합되어 있고 지름 35~40μm 정도이다.

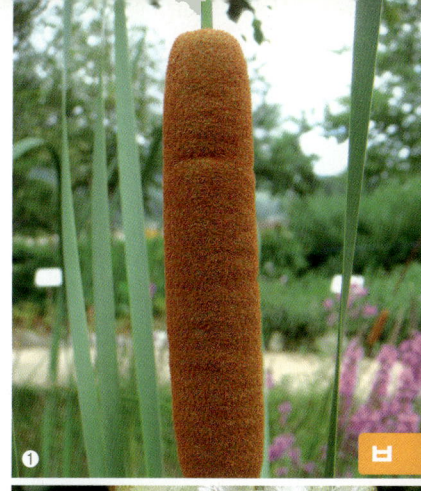

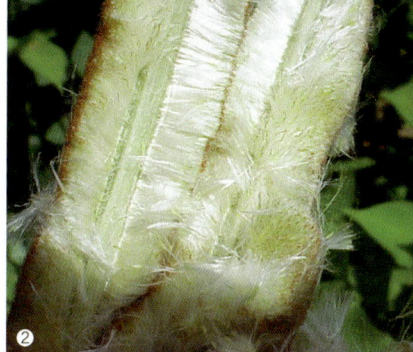

❶ 꽃 / ❷ 부들 꽃 속

| 주요 생산지 | 우리나라 중부와 남부 지방에 분포하고, 중국의 각지에 분포한다.

| 성품과 맛 | 성은 평(平)하고 맛은 달며(감甘), 독은 없다.

| 작용 부위 | 간(肝), 심포(心包) 경락에 작용한다.

| 효능주치 | 출혈을 멈추게 하고(수삽지혈收澁止血), 혈을 잘 통하게 하며 어혈을 제거한다(행혈거어行血祛瘀). 토혈(吐血)과 뉵혈(衄血, 코피), 각혈(咯血), 붕루(崩漏), 외상출혈(外傷出血) 등을 치료하고, 여성들의 폐경(閉經)이나 월경이 잘 나가지 않을 때, 위(胃)를 찌르는 듯한 복통(완복자통脘腹刺痛) 등을 치료하는 데 이용한다.

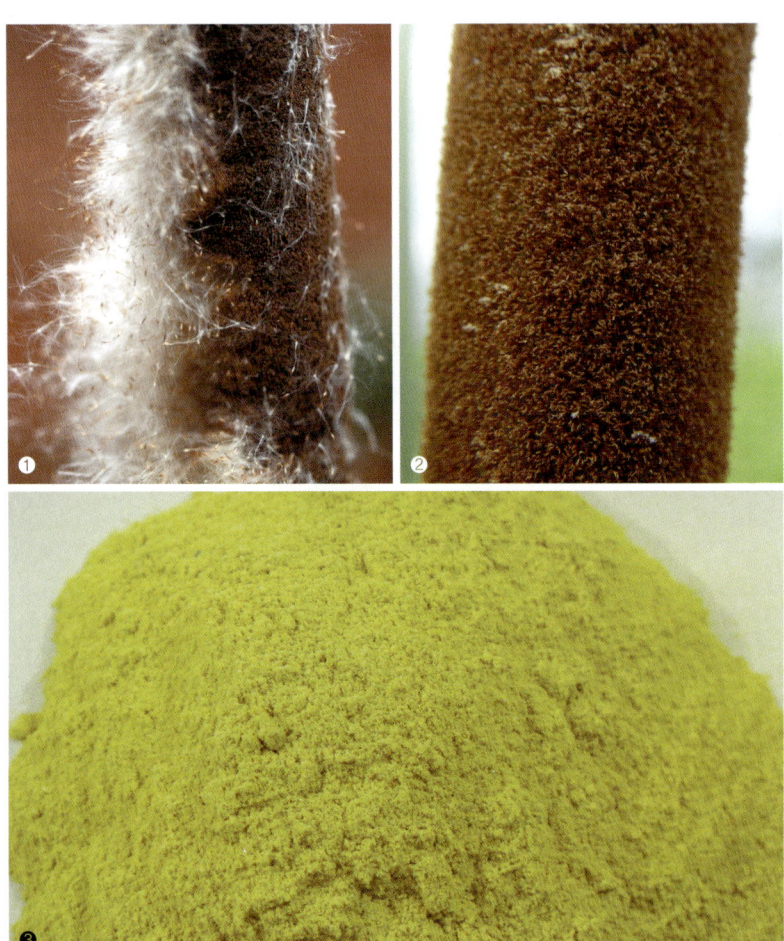

❶ 종자 결실 / ❷ 꽃(확대) / ❸ 꽃가루 건조한 것

| 채취 및 가공 | 꽃이 피어날 때 윗부분의 수꽃 이삭을 채취하여 꽃가루를 채취하고, 전초는 수시로 채취하여 말린다. 이물질을 제거하여 쓰는데 혈을 잘 통하게 하며 어혈을 제거하는 행혈화어(行血化瘀)에는 그대로 쓰고, 수렴지혈(收斂止血)에는 초탄(炒炭, 프라이팬에

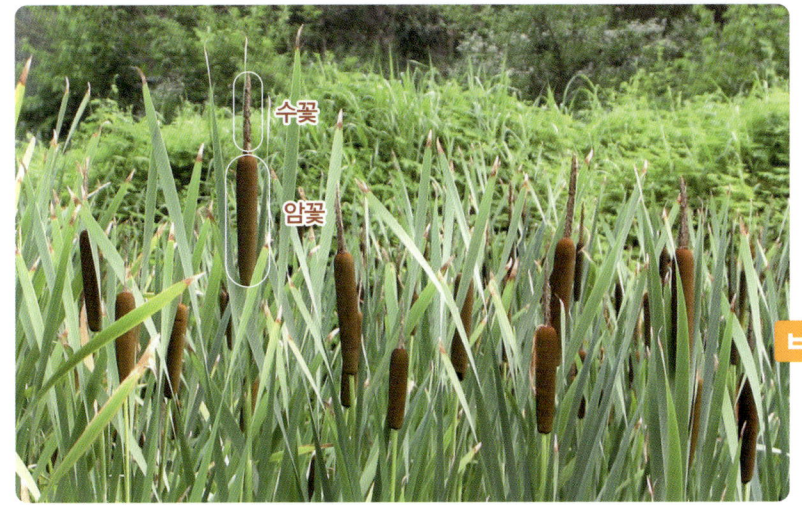
부들은 수꽃과 암꽃이 붙어 있다. 암꽃의 두툼한 부분이 '꽃자루'이다.

넣고 가열하여 불이 붙으면 산소를 차단해서 검은 숯을 만드는 포제 방법) 하여 사용한다.

| 용법 | 꽃가루 또는 전초 10g에 물 700mL를 부어 끓기 시작하면 불을 약하게 줄여서 200~300mL 정도로 달여서 아침저녁으로 두 차례에 나누어 복용한다.

| 용량 | 말린 것으로 하루에 6~12g.

| 사용상의 주의사항 | 자궁(子宮)의 수축(收縮)작용이 있으므로 임신부는 사용에 신중을 기한다.

| 응용 | 짓찧어서 외부 환처에 바르기도 한다.

# 부처손

*Selaginella tamariscina* (P.Beauv.) Spring

- 식물명 : 부처손과(卷柏科, Selaginellaceae) 다년생 상록초본. 부처손
- 생약명 : **SELAGINELLIAE HERBA**(권백卷柏)
- 다른 이름 : 표족(豹足), 구고(求股), 신투시(神投時), 교시(交時)
- 사용부위 : 전초를 건조한 것.

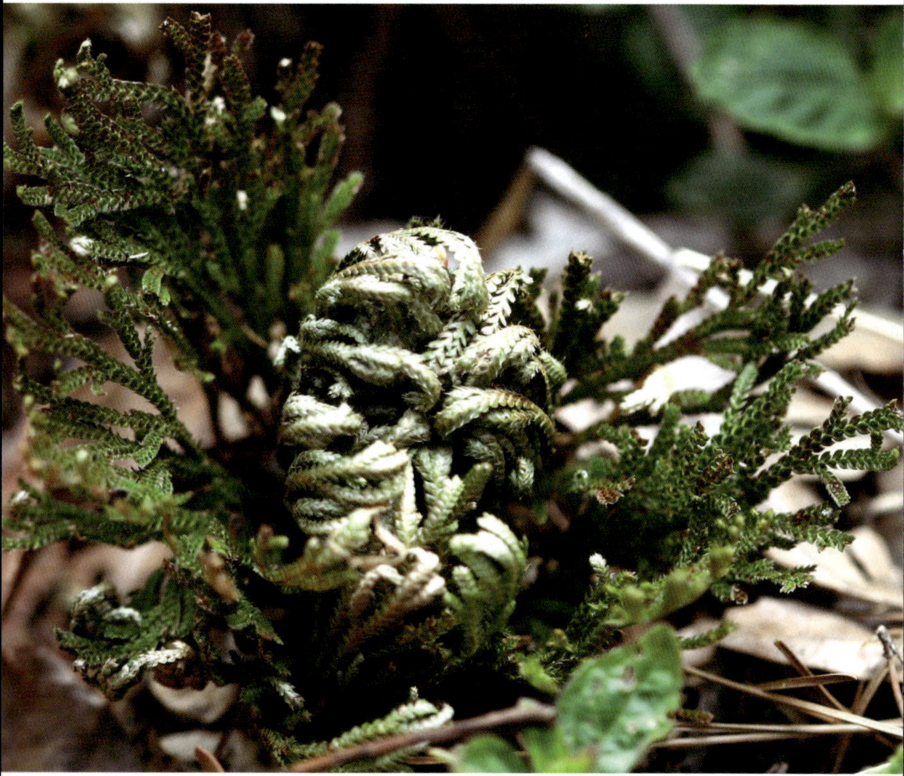

| **생김새** | 전체가 말려져 쭈그러졌고 그 모양이 주먹과 같으며(이 특징 때문에 약재 이름을 권백卷柏이라 함) 크기가 일정하지 않다. 일반적으로 길이가 5~10㎝이다. 줄기 윗부분에 다발로 뭉쳐난 여러 개의 가지가 방사상으로 퍼지는데, 녹색 또는 갈황색으로 속으로 말리면서 구부려졌고 분지에는 비늘조각 모양(鱗片狀)의 소엽이 빽빽히 난다. 질은 부스러지기 쉽다.

| **주요 생산지** | 우리나라 각지의 바위 위에 자생한다.

| **성품과 맛** | 성품은 평(平)하고 맛은 맵다(신辛). 독은 없다.

| **작용 부위** | 간(肝), 담(膽) 경락에 작용한다.

| **효능주치** | 어혈을 푸는(파혈破血) 데는 그대로 쓰고(생용生用), 지혈(止血)에는 볶아서(초용炒用) 쓴다. 생용(生用)을 하면 경폐(經閉, 여성들의 월경이 막힌 것), 징가(癥瘕, 몸 안에 기가 뭉친 덩어리), 타박상(打撲傷), 요통(腰痛), 해수천식(효천哮喘) 등을 치료할 수 있고, 볶아서(炒) 사용하면 토혈(吐血), 변혈(便血), 뇨혈(尿血), 탈항(脫肛) 등을

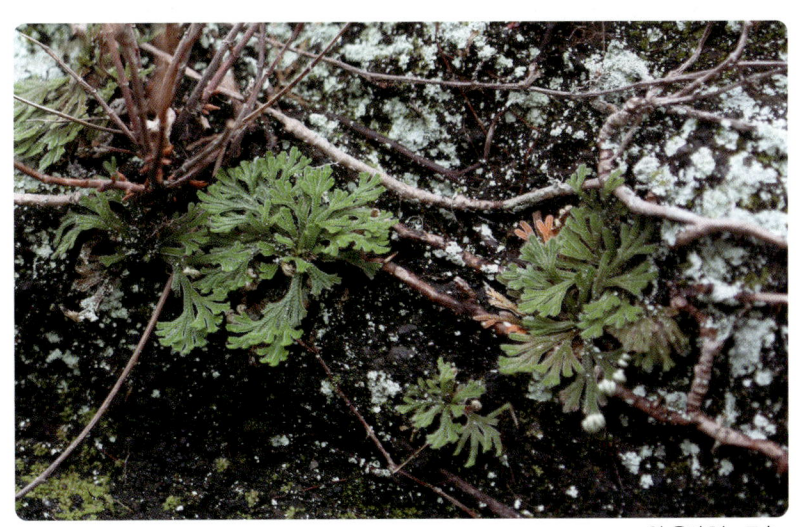

잎 올라오는 모습

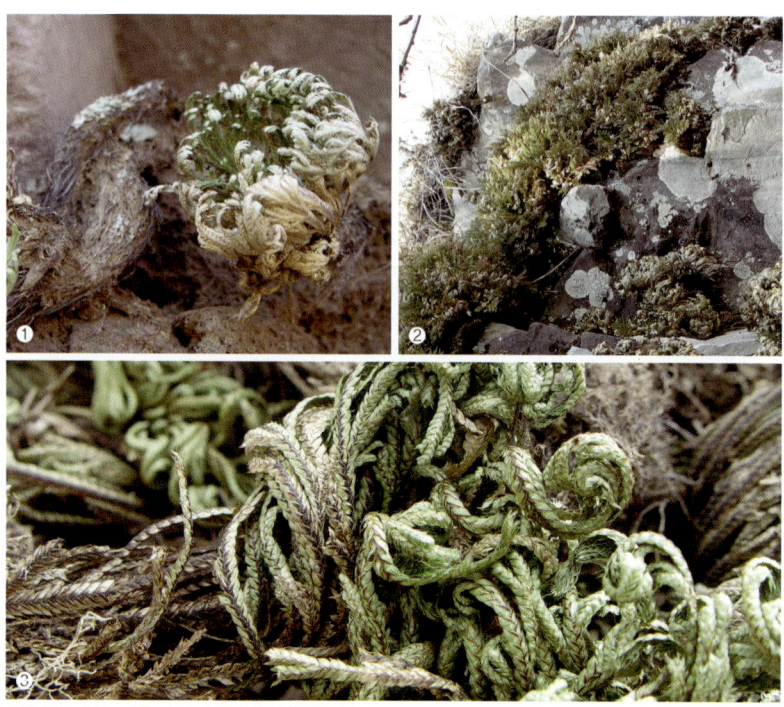

❶ 시든 모습 / ❷ 집단 / ❸ 전초 건조한 것

치료한다.

| 채취 및 가공 | 봄과 가을에 채취하여 이물질을 제거하고 말린다.

| 용법 | 파혈(破血, 어혈을 제거하는 것)에는 생용(生用, 볶지 않고 말린 것을 그대로 사용)하고, 지혈(止血)에는 초탄하여 사용한다.

| 용량 | 말린 것으로 하루에 2~6g.

| 사용상의 주의사항 | 파혈작용이 있으므로 임신부는 사용을 피한다.

| 응용 | 석위, 해금사, 차전자 등의 약물과 배합하여 소변임결(小便淋結)의 병증을 다스린다.

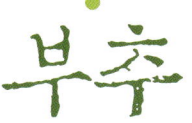

# 부추

*Allium tuberosum* Rottler ex Spreng.

- **식물명** : 백합과(Liliaceae) 다년생 초본. 부추
- **생약명** : **ALLII TUBEROSI SEMEN**(구자韭子, 구채韭菜)
- **다른 이름** : 구채자(韭菜子), 구채인(韭菜仁)
- **사용부위** : 종자.

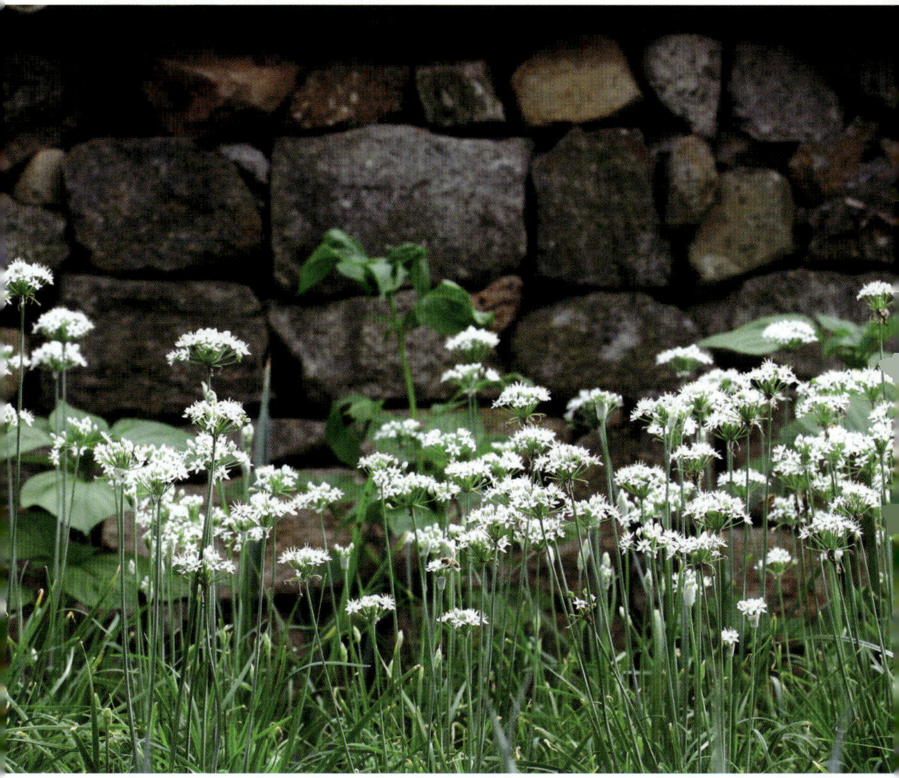

| 생김새 | 다년생 초본으로 키가 20~40cm에 이르고 근경은 옆으로 벋으며 짧으나 수염뿌리가 많다. 인경은 달걀형 원주형으로 1~3개씩 모여나는데 잎은 선형(線形)으로 편평하다. 꽃은 7~8월에 흰색으로 피고 산형화서이다. 열매는 8~9월에 맺는다. 잎은 구채(韭菜), 열매는 구자(韭子) 또는 구채자(韭菜子), 인경 및 뿌리는 구근(韭根)이라 하여 약용한다. 연한 잎은 식용한다.

| 주요 생산지 | 우리나라 전 지역에 분포하며 재배한다.

| 성품과 맛 | 성은 따뜻하고(온溫), 맛은 맵고 달다(신감辛甘).

| 작용 부위 | 비(脾), 신(腎), 심(心) 경락에 작용한다.

| 효능주치 | 몸을 튼튼하게 하는 강장(强壯), 정력을 강하게 하는 강정(强精), 흥분(興奮), 지뇨(止尿)하는 효능이 있어서 양위(陽萎, 조루 또는 임포텐츠), 유정(遺精), 소변빈삭(小便頻數, 소변을 자주 보는 것), 유뇨(遺尿), 대하(帶下), 요슬산통(腰膝疝痛, 허리와 무릎의 심한 통증) 등에 응용한다.

| 채취 및 가공 | 9월경 과실 성숙기에 채취하여 햇볕에 말린다.

| 용법 | 약재 8g에 물 700mL를 붓고 끓기 시작하면 불을 약하게 줄여서 200~300mL 정도로 달여서 아침저녁으로 두 차례에 나누어 복

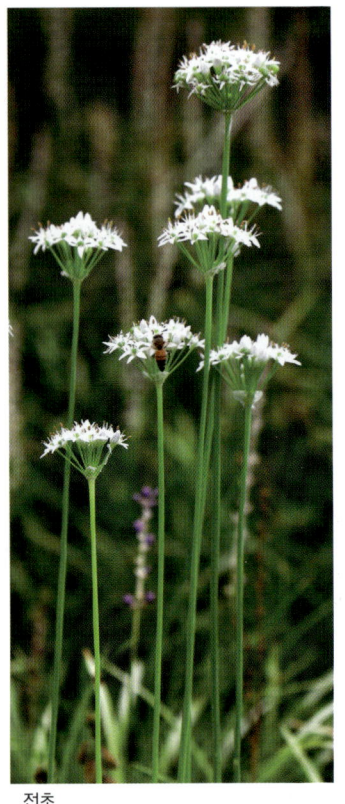

전초

용한다. 또는 환이나 가루로 만들어 복용하기도 하는데, 약재 무게의 약 2~3%의 소금을 물에 탄 소금물을 끓인 후 2~3분 정도 담갔다가 건져서 햇볕에 말리거나 프라이팬에 약한 불로 볶아서 사용하면 더욱 좋다.

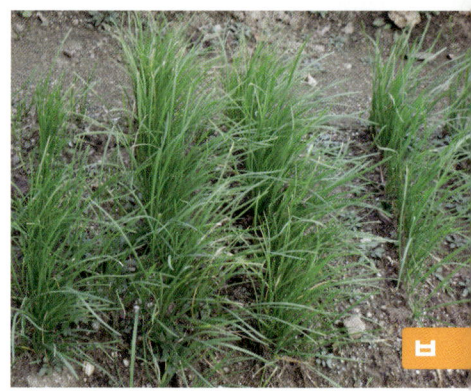

부추 재배 텃밭

| 용량 | 말린 것으로 하루에 6~9g.

| 사용상의 주의사항 | 음허화왕(陰虛火旺, 음적 진액은 부족한 상태에서 양적인 화기가 왕성한 비정상적인 증상)인 경우에는 사용을 피한다.

| 응용 | 남자의 누정(漏精)이나 여성의 대하(帶下), 소변빈삭(小便頻數), 백탁(白濁) 등을 다스리고자 할 때는 이 약재에 상표초(桑螵蛸), 또는 용골(龍骨)을 배합하여 환 또는 가루로 만들어 내복하기도 한다.

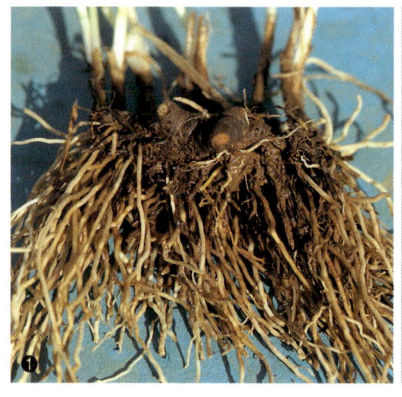
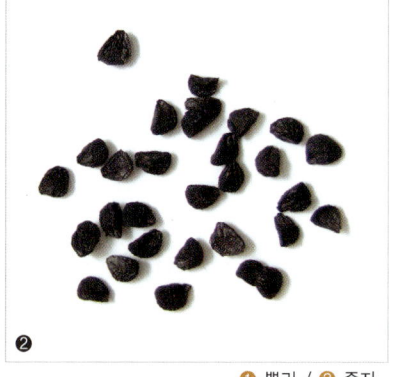

❶ 뿌리 / ❷ 종자

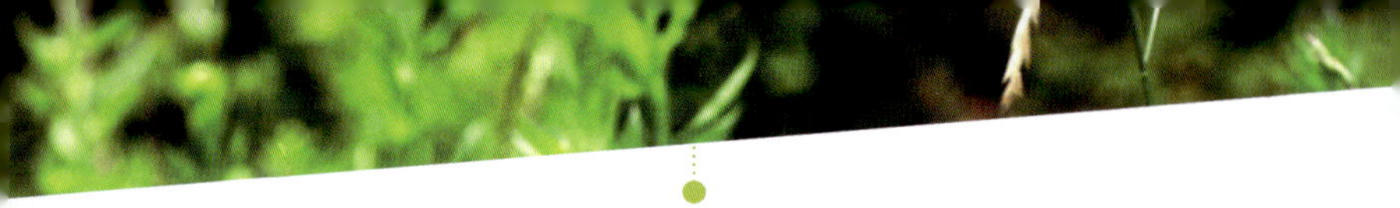

# 붓꽃

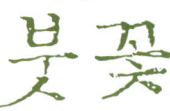

*Iris sanguinea* Donn ex Horn

- **식물명** : 붓꽃과(Iridaceae)의 다년생 초본. 붓꽃이나 부채붓꽃(*Iris setosa* Pall. ex Link) 등
- **생약명** : IRIDIS RHIZOMA(연미鳶眉)
- **다른 이름** : 연미
- **사용부위** : 근경.

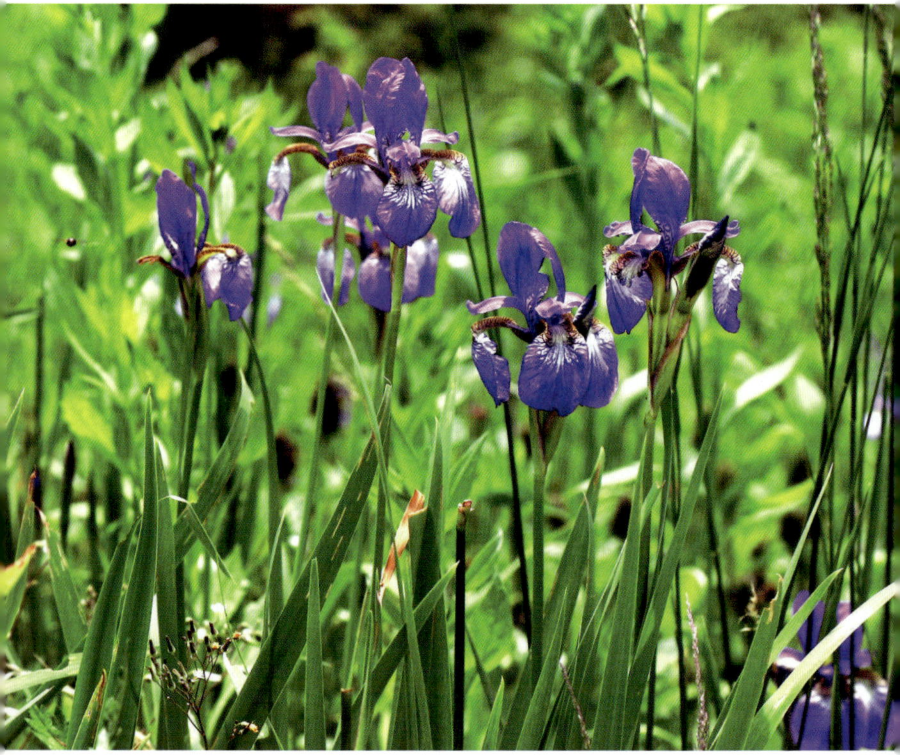

| 생김새 | 다년생 초본으로 식물체는 30~50㎝ 정도 자라며 뿌리줄기는 옆으로 벋어나가는데 마디가 많다. 잎은 어긋나고, 2열로 선형을 이루고 있다. 꽃은 5~6월에 청자색으로 피는데 지름은 약 8㎝ 정도이다. 열매는 9~10월에 맺는다.

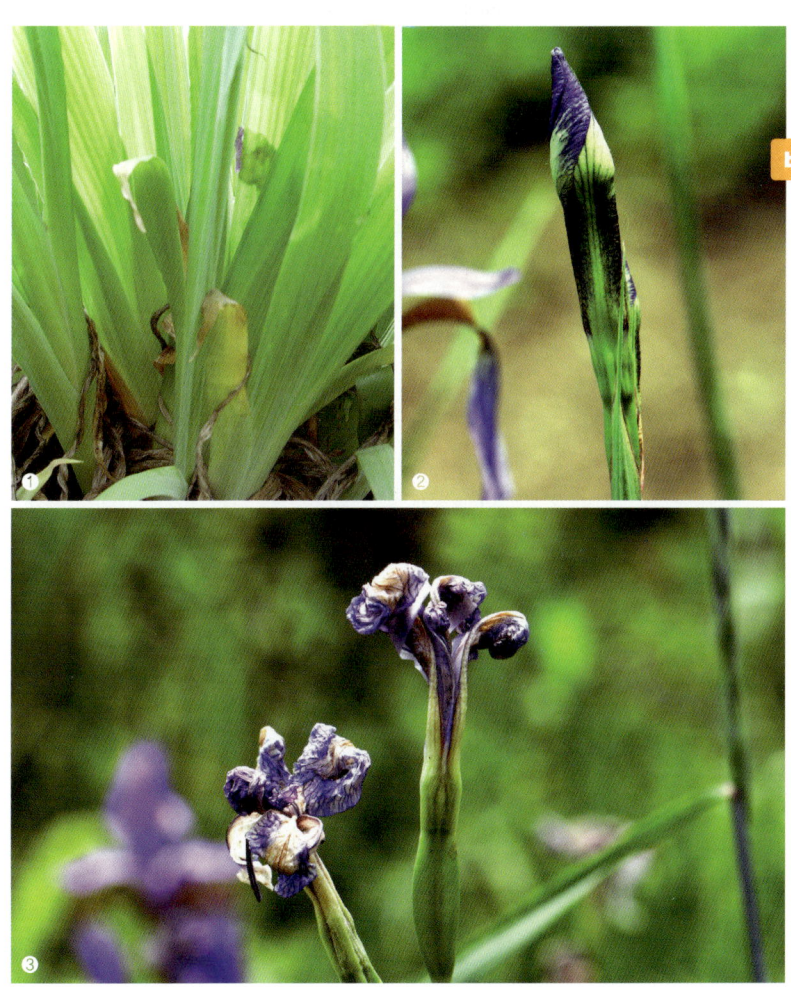

❶ 잎 / ❷ 꽃 피기 전(붓을 닮은 모양) / ❸ 시드는 모습

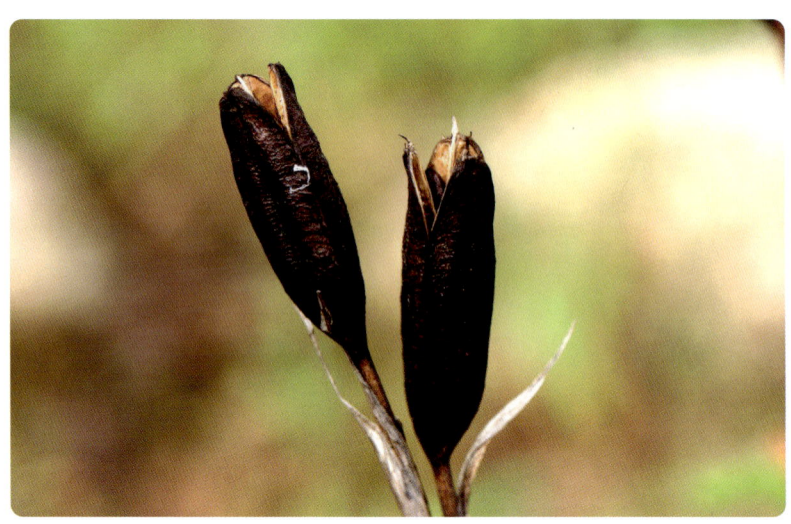
종자 결실

| **주요 생산지** | 붓꽃은 우리나라, 동시베리아, 일본 등지의 산지 나무 밑 습기가 많은 곳에서 잘 자라고, 부채붓꽃은 경기도, 강원도의 북부 지방 습지에서 자란다.

| **성품과 맛** | 성은 차고(한寒), 맛은 맵고 쓰다(신고辛苦).

| **작용 부위** | 심(心), 간(肝), 위(胃) 경락에 작용한다.

| **효능주치** | 소화(消化), 어혈(瘀血)을 풀고, 종기를 없애는 소종(消腫) 등의 효능이 있어서 소화불량(消化不良), 배가 그득하게 불러 오르는 증상(창만脹滿), 적취(積聚), 타박상, 치질(痔疾), 옹종(癰腫), 개선(疥癬, 옴) 등을 치료하는 데 이용한다.

| **채취 및 가공** | 가을철에 채취하여 햇볕에 말린다.

| **용법** | 잘 말린 뿌리줄기 5~10g에 물 700mL를 붓고 끓기 시작하면 불을 약하게 줄여서 200~300mL 정도로 달여서 아침저녁으로 두 차례에 나누어 복용한다. 가루로 만들어 복용하기도 한다.

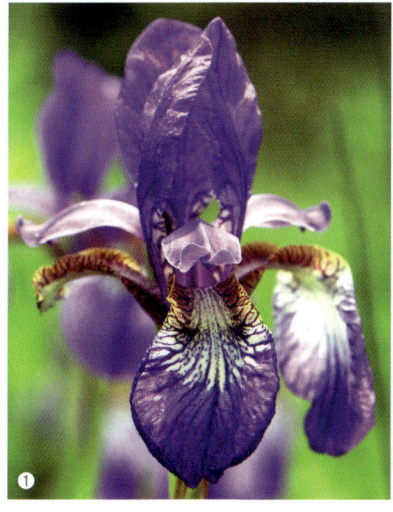 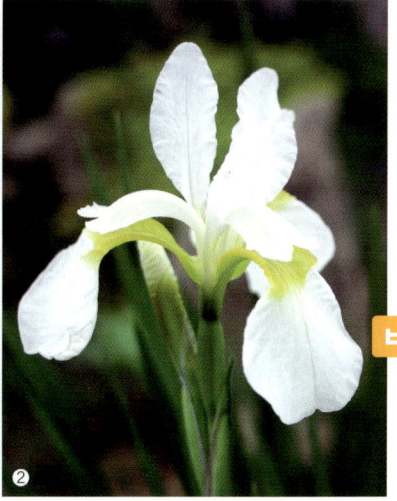

❶ 꽃(청자색) / ❷ 꽃(흰색)

| 용량 | 말린 것으로 하루에 2~10g.

| 사용상의 주의사항 | 성이 차고 쓰고 맵기 때문에 비위가 허하고 찬 사람은 사용에 신중을 기한다.

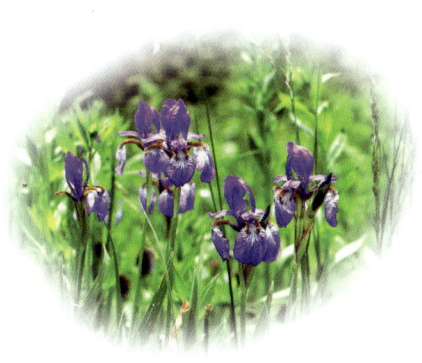

# 사상자

*Torilis japonica* (Houtt.) DC.

- 식물명 : 산형과(繖形科, Umbelliferae)에 속하는 2년생 초본인 사상자, 벌사상자[*C. monnieri* (L.) Cusson]
- 생약명 : **TORILIS FRUCTUS(CNIDII FRUCTUS)**(사상자蛇床子)
- 다른 이름 : 마상(馬狀), 사미(蛇米), 사주(蛇珠)
- 사용부위 : 잘 익은 종자.

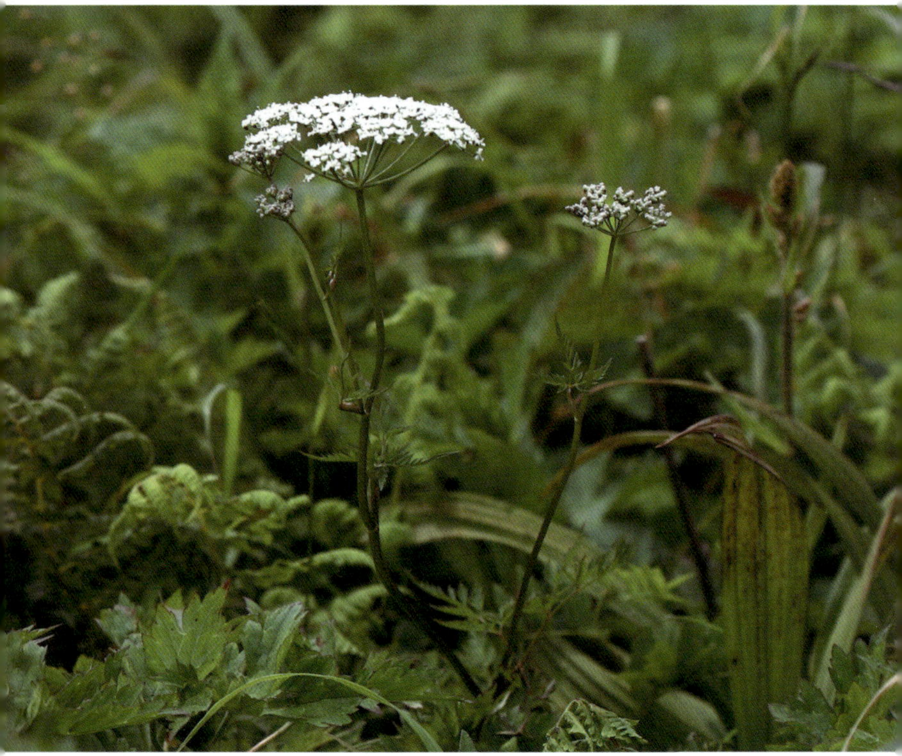

| **생김새** | 2년생 초본으로 40~80㎝ 정도 곧게 자라고 식물체 전체에 잔털이 나 있다. 잎은 어긋나고 3출 2회 깃꼴로 갈라지고 소엽은 달걀 모양 피침형으로 가장자리에 톱니가 있고 끝이 뾰족하다. 꽃은 6~8월에 흰색으로 피고 겹산형화서이다. 소산경(작은 우산대 모양의 꽃자루)은 5~9개로서 6~20개의 꽃이 달린다. 달걀 모양의 열매는 8~9월에 맺으며 짧은 가시 같은 털이 있어서 다른 물체에 잘 달라붙는다.

| **주요 생산지** | 사상자는 전국의 산야에 흔히 자란다.

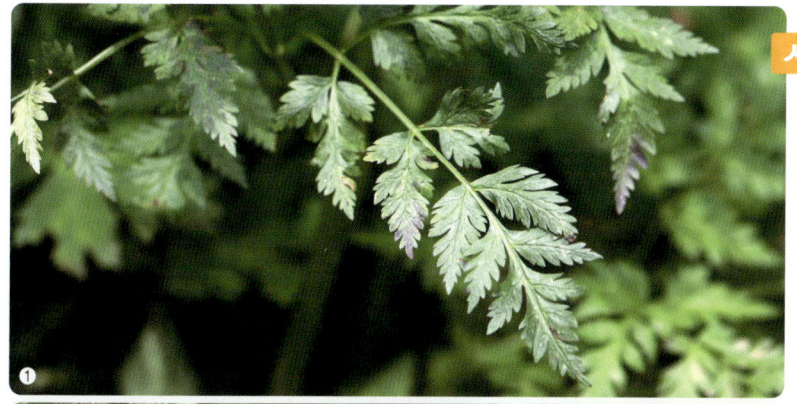

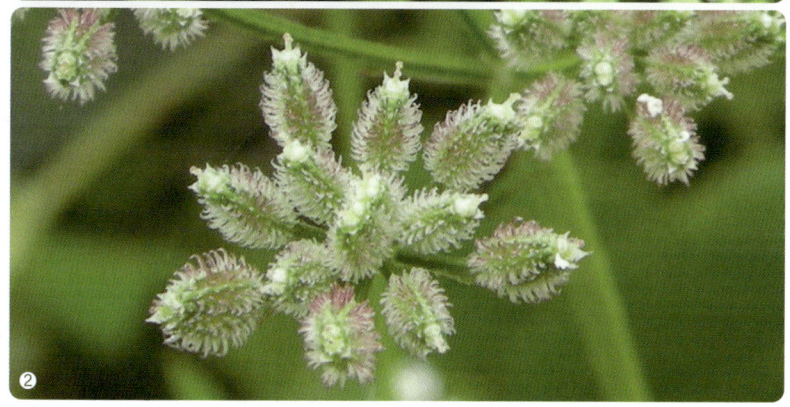

❶ 잎 / ❷ 종자 결실

| 성품과 맛 | 성은 따뜻하고, 맛은 맵고 쓰다.

| 작용 부위 | 신(腎), 비(脾) 경락에 작용한다.

| 효능주치 | 신장 기능을 따뜻하게 하여(온신溫腎) 양기를 튼튼하게(장양壯陽) 하며, 풍을 제거하는 거풍(袪風)의 효능이 있으며, 수렴성 소염(消炎, 염증을 치료함)작용을 한다. 양위(陽萎, 양도가 위축되는 증상으로 조루 또는 임포텐츠 등을 말함), 자궁이 한랭하여 불임이 되는 증, 음낭의 습진, 부인 음부 가려움증, 습진, 피부 가려움증 등에 이용할 수 있다.

| 채취 및 가공 | 과실 성숙기에 채취하여 햇볕에 말린다.

| 용법 | 약재 10g에 물 700mL를 붓고 끓기 시작하면 불을 약하게 줄여서 200~300mL 정도로 달여서 아침저녁으로 두 차례에 나누어 복용한다. 가루나 환으로 만들어 복용하기도 한다.

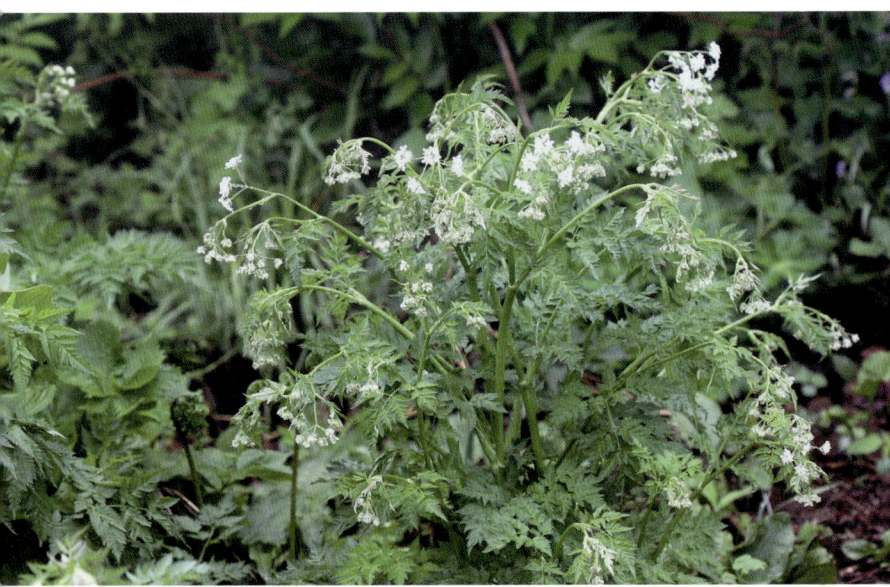

집단

## [사상자 종자와 도꼬마리 종자 비교]

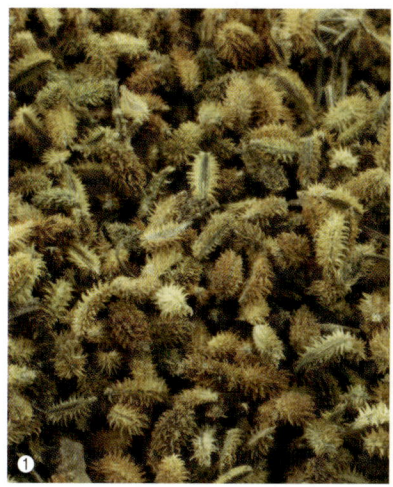 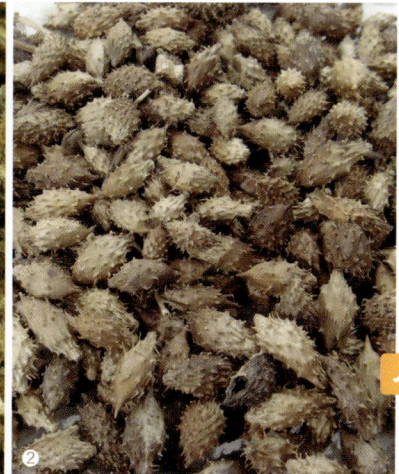

❶ 건조한 사상자 종자 / ❷ 건조한 도꼬마리 종자

| 용량 | 말린 것으로 하루에 6~12g.

| 사용상의 주의사항 | 성미가 맵고, 쓰고 따뜻하여 보양(補陽, 양기를 보함)하고 조습(燥濕, 습사를 말리는 작용)하기 때문에 하초(下焦)가 습열(濕熱)이 있거나 혹은 신음(腎陰)이 부족한 증상, 또는 정활불고(精滑不固, 정이 단단하지 못하여 유정, 몽정 등으로 잘 흘러나가는 경우)인 경우에는 사용을 피한다.

| 응용 | 복분자(覆盆子), 구기자(枸杞子), 토사자(菟絲子), 오미자(五味子) 등과 합하여 오자(五子)라 불리며 같은 양을 배합하여 신(腎)의 정기를 돋우는 최고의 처방으로 애용되어 왔다.

# 산뽕나무

*Morus bombycis* Koidz.

- **식물명** : 뽕나무과(桑科, Moraceae) 낙엽교목. 뽕나무 및 동속 근연식물
- **생약명** : MORI FRUCTUS(상심자桑椹子, 상백피桑白皮, 상지桑枝, 상엽桑葉)
- **다른 이름** : 상실(桑實), 오심(烏椹), 흑식(黑植)
- **사용부위** : 익은 열매(상심), 뿌리껍질(상백피桑白皮), 잎(상엽桑葉), 가는 가지(상지桑枝) 등 부위에 따라서 각기 달리 쓰인다.

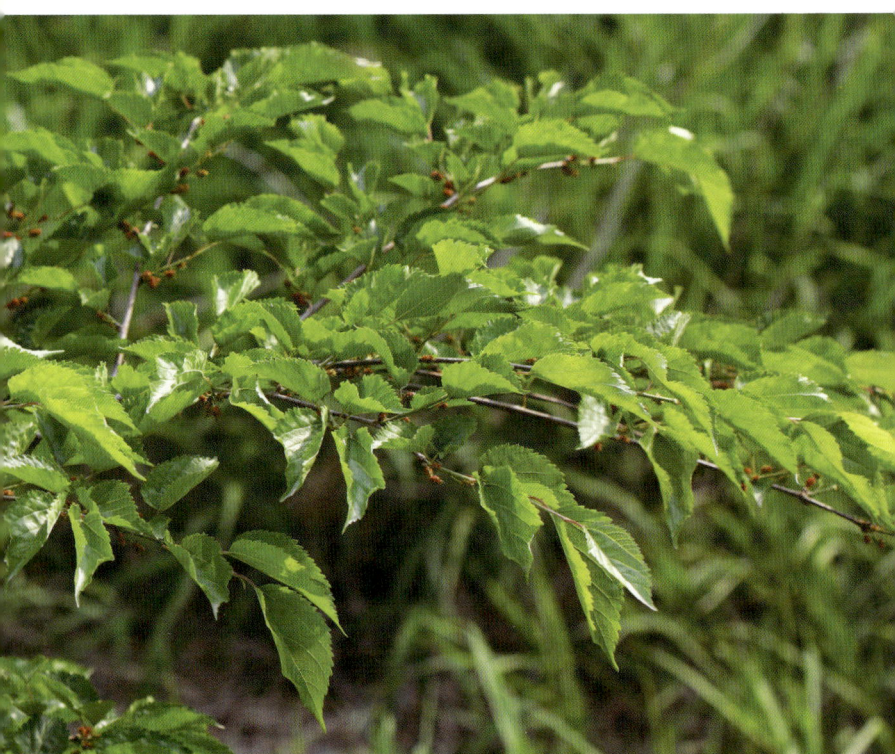

| 생김새 | 갈잎큰키나무로서 높이 6~10m에 달하고, 꽃은 암수딴그루로 6월에 핀다. 수꽃 이삭은 햇가지 밑부분의 잎겨드랑이에 밑으로 처져 달리며 암꽃 이삭은 길이 5~10㎜이고 암술머리는 2개이며 자방에는 털이 없다. 열매는 취화과(聚花果)로 작은 수과(瘦果)가 많이 모여 이루어진 타원형으로 길이 1~2㎝, 지름 0.5~0.8㎝이며

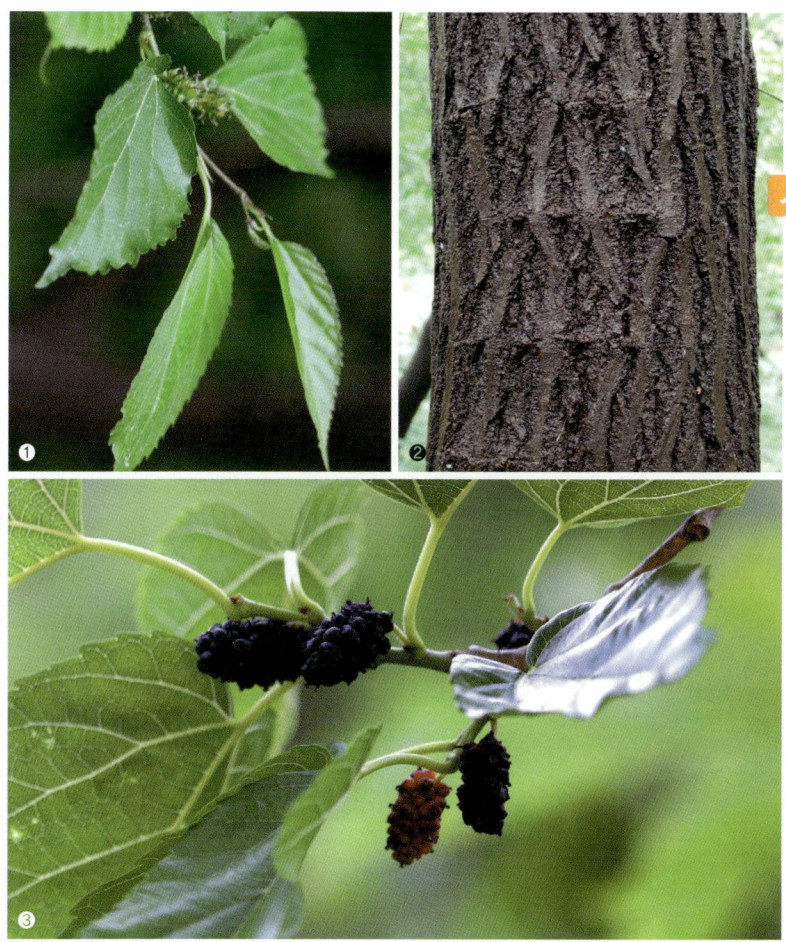

❶ 잎(상엽) / ❷ 수피 / ❸ 익은 열매(상심)

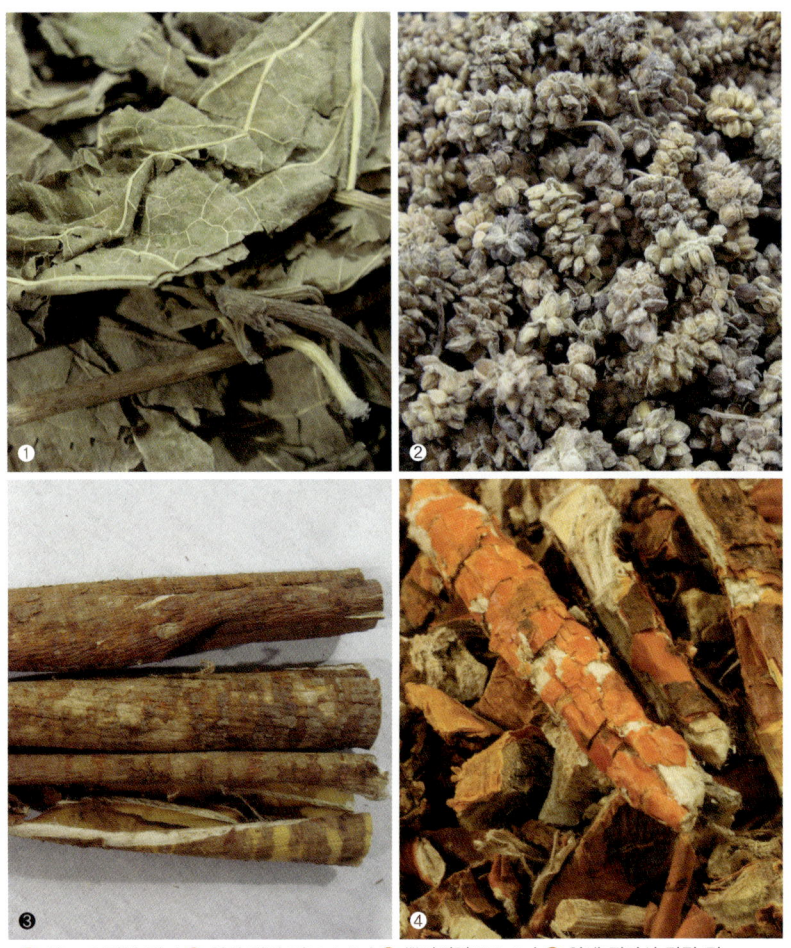

❶ 잎(상엽) 말린 것 / ❷ 열매 말린 것(상심자) / ❸ 뿌리껍질(상백피) / ❹ 약재 잘라서 말린 것

황갈색, 갈홍색 또는 암자색을 띠고 짧은 자루가 있다. 작은 수과(瘦果)는 난원형(卵圓形)으로 조금 납작한 편이며 길이는 약 2mm, 너비는 1mm이고 육질의 꽃잎 4매가 둘러싸고 있다.

| 주요 생산지 | 우리나라 각지에 분포한다.

| **성품과 맛** | 성은 차고, 맛은 달고 시며(감산甘酸), 무독하다.

| **작용 부위** | 심(心), 간(肝), 신(腎) 경락에 작용한다.

| **효능주치** | 혈을 보하고 음기를 자양시키는 보혈자음(補血滋陰), 진액을 생성하고 건조함을 윤활하게 하는 생진윤조(生津潤燥), 어지럼증과 귀울음(현운이명眩暈耳鳴), 심계항진과 불면증(심계실면心悸失眠), 머리카락이 빨리 희어지는 증상(수발조백鬚髮早白), 진액이 손상되어 입이 마르는 증상(진상구갈津傷口渴), 내열소갈(內熱消渴), 혈허변비(血虛便秘) 등의 증상을 치유한다.

| **채취 및 가공** | 잎(상엽桑葉)은 가을에 서리가 내린 뒤에 따서 말리고, 뿌리(상백피桑白皮)는 수시로 캐서 껍질을 벗겨서 말린다. 열매(상심자桑椹子)는 자홍색(紅紫色)을 나타낼 때 채취하여 이물질을 제거하고 말린다. 가지(상지桑枝)는 늦가을 잎이 진 이후나 이른 봄 싹이 나기 전에 잔가지를 채취하여 그대로 잘게 잘라서 말린다.

| **용법** | 열매는 말리기 전에 그대로 생식하기도 하며, 소주를 부어 술을 담그기도 하고(잘 익은 열매 500g에 소주 1.8L짜리 두 병 정도를 부어 한 달 이상 우려낸 다음 밀봉해두고 마신다), 즙액을 짜서 이용하기도 한다. 약재를 이용할 때는 말린 것을 그대로 생용하거나, 소금물(약재 무게의 약 2% 정도의 소금을 물에 풀어서 사용)에 담갔다가 말려서 사용하기도 한다.

| **용량** | 말린 것으로 하루에 12~20g.

| **사용상의 주의사항** | 달고 찬 성미가 있어서 비허변당(脾虛便糖, 비기가 허하여 진흙처럼 대변을 보는 증)한 경우에는 사용하지 않는다.

| **응용** | 열매를 추출한 액에 벌꿀(봉밀蜂蜜)을 첨가하고 중탕하여 엿처럼 졸여서(오고熬膏) 사용하기도 한다.

# 산수유나무

*Cornus officinalis* Siebold & Zucc.

- **식물명** : 층층나무과(山茱萸科, Cornaceae)의 낙엽소교목인 산수유나무
- **생약명** : **CORNI FRUCTUS**(산수유山茱萸)
- **다른 이름** : 촉조(蜀棗), 기실, 서시(鼠矢), 산수육(山茱肉)
- **사용부위** : 성숙한 과실의 씨를 제거하고 건조한 것.

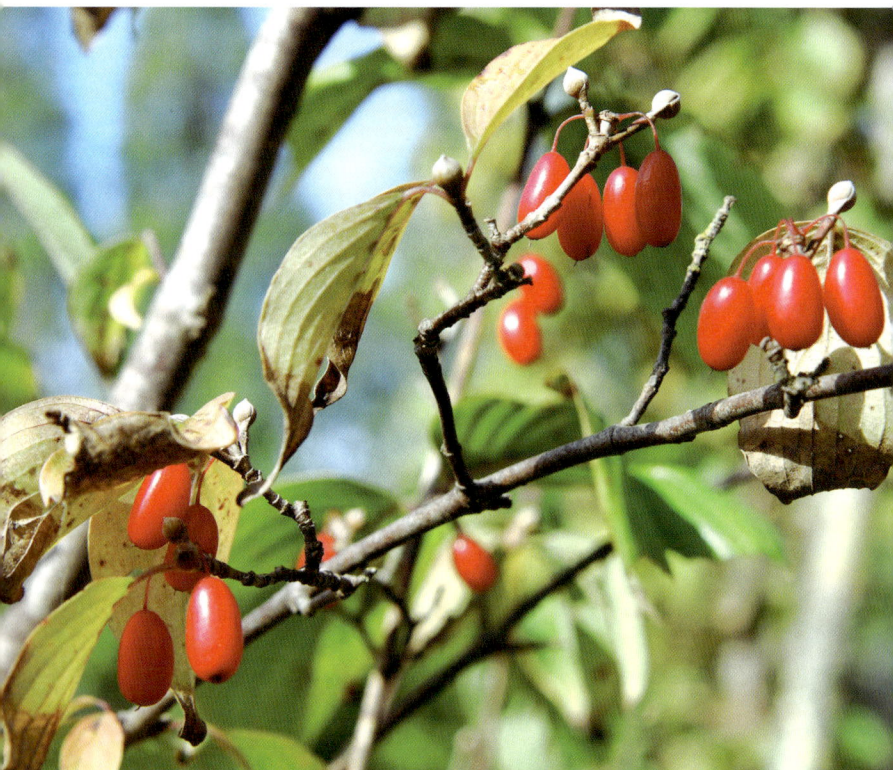

| **생김새** | 갈잎큰키나무로서 높이 5~7m에 달한다. 꽃은 노란색으로 양성화이며 이른 봄(3~4월)에 잎보다 먼저 핀다. 열매는 핵과로 타원형이며 10월에 빨갛게 익는다. 약재로 쓰는 열매는 한 쪽으로 약간 눌린 긴 타원형을 이루고 길이 15~20㎜, 너비 약 1㎝이다. 표면은 자홍색(紫紅色) 또는 자흑색(紫黑色)으로 쭈그러졌고 광택이 있다. 정단에는 원형의 꽃받침의 흔적이 있으며, 기부에는 열매자루의 흔적이 있고, 질은 부드럽다.

| **주요 생산지** | 우리나라 중부 이남에서 재배한다. 특히 전남의 구례,

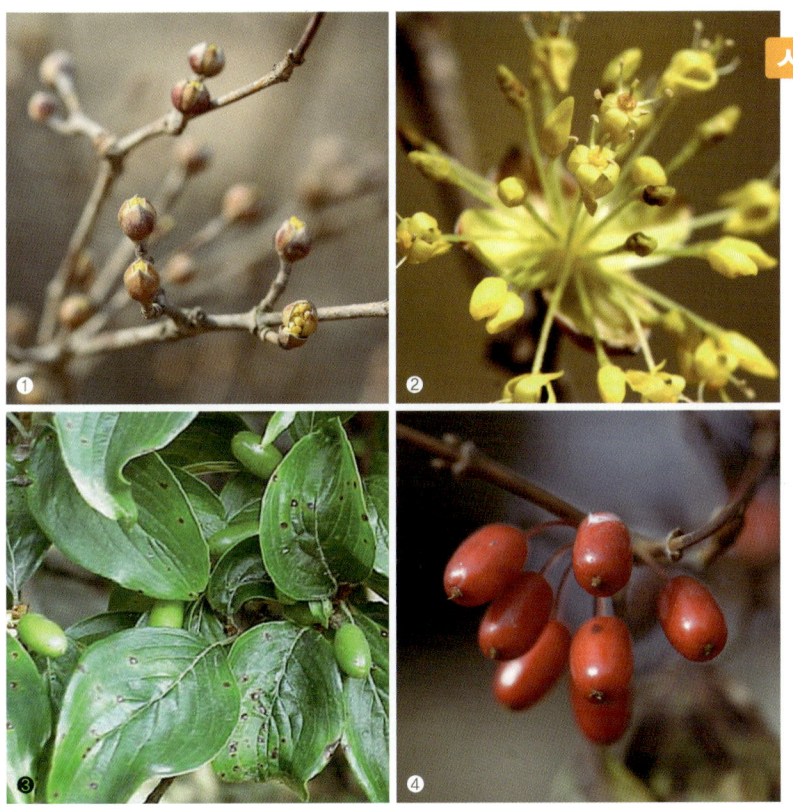

❶ 꽃봉오리 맺히는 모습 / ❷ 활짝 핀 꽃 / ❸ 잎과 덜 익은 열매 / ❹ 잘 익은 열매

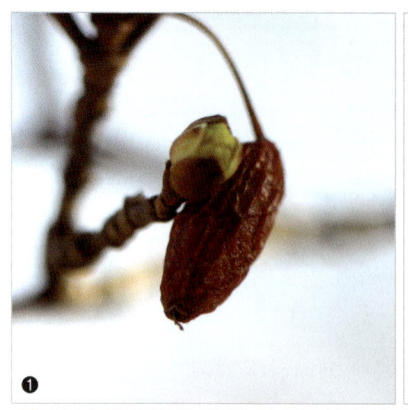 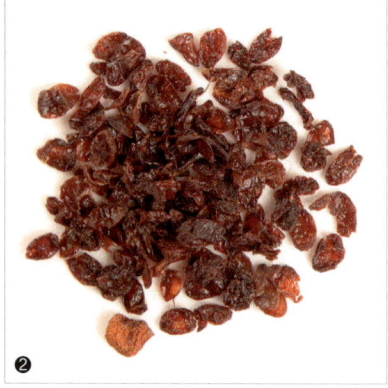

❶ 종자 / ❷ 열매에서 씨앗을 제거한 과육을 건조한 것

경북의 봉화, 의성, 경기의 이천, 여주, 양평 등지가 전통적으로 유명하다.

| 성품과 맛 | 성품은 약간 따뜻하고, 맛은 시고 떫으며(산삽酸澁) 독성은 없다.

| 작용 부위 | 간(肝), 신(腎) 경락에 작용한다.

| 효능주치 | 간과 신을 보하는 보익간신(補益肝腎), 정액을 단단하게 하여 밖으로 흘러나가지 못하게 붙들어주는 삽정고탈(澁精固脫), 어지럼증과 귀울음(현훈이명眩暈耳鳴)을 치료하고, 허리와 무릎의 통증인 요슬산통(腰膝酸痛)을 치료한다. 양도가 위축되고 정액이 흐르는 양위유정(陽萎遺精), 정액이 소변을 따라 흘러나가는 유뇨(遺尿), 요의를 자주 느끼는 요의빈삭(尿意頻數), 여성들의 붕루(崩漏)와 대하(帶下), 지나치게 땀을 많이 흘리며 허탈증에 빠지는 대한허탈(大汗虛脫), 내열소갈(內熱消渴) 등을 치유하는 아주 중요한 약재이다.

| 채취 및 가공 | 늦은 가을과 초겨울에 열매껍질(과피果皮)이 홍색으로 변한 것을 채취하여 끓는 물에 약간 삶아(끓인 물을 80℃ 정도로 식힌 후 생 산수유를 담가 2~3분 정도 데친 다음 바로 꺼내면 씨와 과육이 분

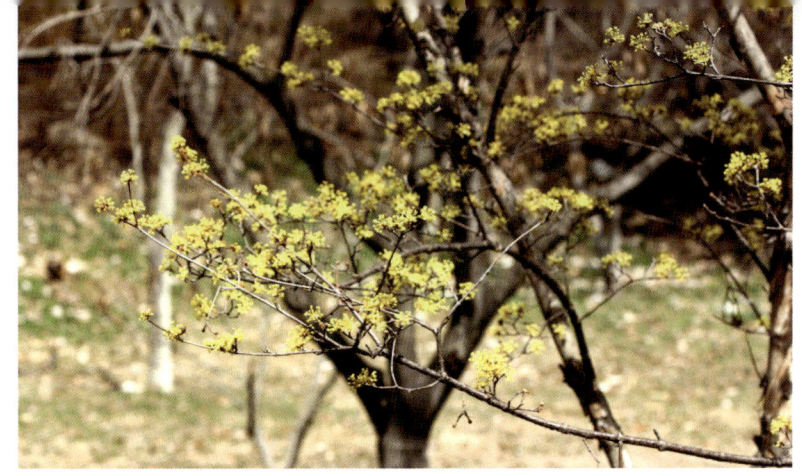

산수유나무 전경

리되어 씨를 제거하기가 쉽다) 핵(과육 속의 딱딱한 씨앗)을 빼내고 햇볕에 말린다. 이물질과 남아 있는 종자나 열매자루(과병果柄) 등을 제거하고 과육(果肉)만을 취하여 주증(酒蒸, 술을 흡수시켜 시루에 찐다)하면 신장의 정기를 보하는 보신정(補腎精)의 작용이 증강되고, 말린 것을 그대로 생용(生用)하면 염음지한(斂陰止汗, 체내의 음적 에너지 소스를 거두어들이고 땀을 멈추게 하는 작용)의 작용이 우수하다.

| 용법 | 600~700mL 정도의 물을 붓고 끓기 시작하면 불을 약하게 줄여서 200~300mL 정도로 달여서 아침저녁으로 두 차례에 나누어 복용한다. 보골지, 백작약, 모려, 오미자, 숙지황 등과 배합하여 목적에 맞게 사용한다.

| 용량 | 말린 것으로 하루에 8~16g.

| 사용상의 주의사항 | 온보(溫補)하고 수렴(收斂)하는 약물이므로 습열(濕熱), 또는 소변이 임삽(淋澁, 성병)한 경우에는 사용을 피한다.

| 응용 | 주의할 것은 산수유의 씨는 활정(滑精)작용을 하기 때문에 신의 정기를 보하는 보신정(補腎精) 및 수렴지한 등의 효능효과를 목적으로 사용하고자 할 때는 씨를 반드시 제거하지 않으면 안 된다.

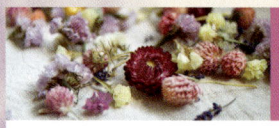

# 산수유꽃차

## | 효능 및 꽃의 이용 |

산수유꽃은 향기가 좋아 관상수로 많이 심어 왔다. 가을이 되면 산수유나무에는 가지마다 빨갛게 열매가 열리는데, 이 열매의 씨를 빼내고 햇볕에 말린 것이 건피 산수유이다. 산수유 열매에는 말산, 주석산, 몰식자산, 지방산 등과 사포닌, 타닌, 비타민 A 등이 함유되어 있고, 씨에는 팔미트산과 리놀산 등

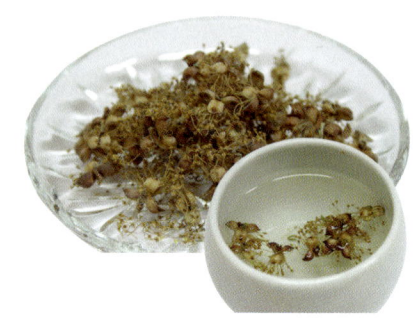

말린 산수유꽃과 산수유꽃차

이 함유된 지방유가 들어 있다. 산수유의 가장 큰 약리작용으로는 허약한 콩팥의 생리기능 강화와 정력 증강 효과가 꼽힌다.

산수유를 장기간 먹을 경우 몸이 가벼워질 뿐만 아니라 요통, 이명현상, 원기부족 등에도 유익하다. 정자수의 부족으로 임신이 안 될 때에도 장기간 복용하면 치료 효과가 있다고 한다.

산수유꽃을 딸 때에는 그리 예쁘지 않을 것으로 생각했는데 찻잔 속에서의 산수유꽃은 공예차보다도 더 멋진 모습을 드러낸다. 차색은 연한 갈색이다.

## | 채취 방법 |

봉오리에서 바로 핀 꽃을 선택한다.

## | 꽃차 만드는 방법 |

① 산수유꽃을 봉오리째 따서 깨끗이 손질한다.
② 손질한 꽃을 소금물에 씻어서 그늘에서 잘 말린다.
③ 밀폐용기에 넣어 보관한다.
④ 말린 꽃 2~3송이를 찻잔에 담고 끓는 물을 부어 우려내어 마신다.

# 산수유주

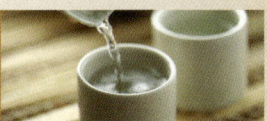

맛은 시고 약간 떫다. 기호와 식성에 따라 꿀, 설탕을 가미하여 음용할 수 있다.

## | 적용병증 |

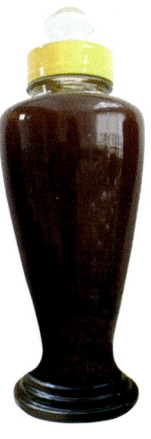

- 신경쇠약(神經衰弱) : 사물을 느끼거나 생각하는 힘이 평소보다 약해지는 증상이다. 감정의 기복이 심하여 갑자기 성을 내거나 불평을 잘 하고, 권태나 피로를 쉽게 느낀다. 기억력이 떨어지고 불면증에 걸리기도 한다. 30mL를 1회분으로 1일 1~2회씩, 15일 정도 음용한다.
- 간염(肝炎) : 간에 염증이 생겨 간세포가 파괴되는 증상이다. 30mL를 1회분으로 1일 1~2회씩, 20~25일 정도 음용한다.
- 음위증(陰痿症) : 남자의 생식기가 위축되거나 발기가 되지 않는 증상이다. 30mL를 1회분으로 1일 1~2회씩, 20~30일 정도 음용한다.
- 기타 질환 : 건위제, 늑막염, 두통, 보간, 심계항진, 요슬산통, 유정증, 현기증

## | 만드는 방법 |

① 약효는 잘 익은 열매에 있으므로 주로 열매를 사용한다.
② 10~11월경에 채취하여 씨를 제거하고 과육을 건조시킨 다음 사용한다.
③ 말린 과육 약 195g을 소주 3.8L에 넣고 밀봉하여 서늘한 냉암소에서 보관 숙성시킨다.
④ 90~120일 정도 침출한 다음 음용하며, 450일 정도 후 찌꺼기를 걸러낸다.

## | 구입방법 및 주의사항 |

- 약재상에서 구입하며, 재배지에서도 구입할 수 있다.
- 오래 음용해도 해롭지는 않으나 씨까지 담근 술은 3일에 하루 정도 쉬어 가며 음용하는 것이 좋다.
- 신맛이 강하므로 꿀을 적당량 타서 음용한다. 물은 배로 타서 음용하는 것이 좋다. 음용 중에는 도라지와 방기 등을 금하며, 소변부실자도 금한다.
- 씨까지 담근 술은 90일 정도에 찌꺼기를 건져내고 숙성시켜야 한다. 씨앗에서 독성이 분출되기 때문이다.

# 산작약

*Paeonia obovata* Maxim.

- **식물명** : 작약과(Paeoniaceae) 다년생 초본. 백작약[*Paeonia japonica* (Makino) Miyabe & Takeda], 털백작약(*P. japonica* var. *pillosa* Nakai), 산작약 등, 〈적작약 기원식물〉 적작약(*P. lactiflora* Pall.), 참작약[*P. lactiflora* var. *trichocarpa* (Bunge) Stern]
- **생약명** : **PAEONIAE RADIX ALBA**(작약芍藥)
- **다른 이름** : 백작(白芍), 작약(芍藥), 금작약(金芍藥)
- **사용부위** : 뿌리를 건조한 것.
 - 현재 농가에서 재배하고 있는 작약 대부분은 백작약 기원식물이 없고 적작약(*P. lactiflora* Pall.) 기원이 주종을 이루고 있으며, 가공방법에 따라 백작약과 적작약으로 유통이 되고 있는 실정임.

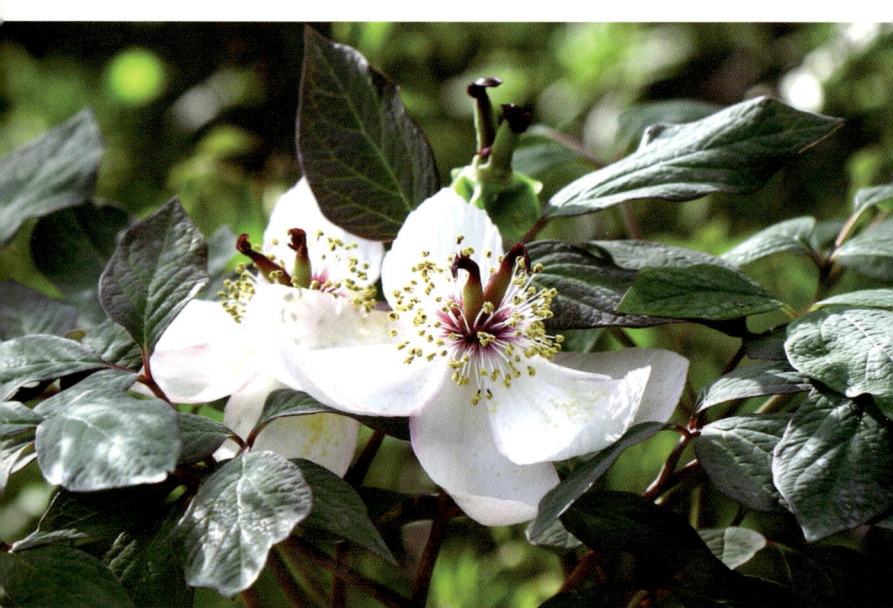

| 생김새 | 다년생 초본으로 키가 50~80㎝ 정도 자란다. 뿌리는 육질이고 원주형 또는 방추형인데 비대하다. 잎은 3~4개가 어긋나고 잎자루가 길며 2~3출겹잎인데 소엽은 장타원형이고 끝이 좁다. 꽃은 6월에 원줄기 끝에 흰색으로 피며, 열매는 7월에 맺는다.

| 주요 생산지 | 우리나라 중부 지방에 주로 분포한다. 뿌리의 비대 속도가 늦어서 농가에서 재배를 꺼리며, 경상북도에서 품종육성시험을 하고 있다.

| 성품과 맛 | 성은 시원하고(양량凉), 맛은 쓰고 시다(고산苦酸).

| 작용 부위 | 간(肝), 비(脾) 경락에 작용한다.

| 효능주치 | 혈을 자양하며 간 기능을 보하는 양혈보간(養血補肝), 통증을 멈추는 진통(鎭痛), 경련을 완화시키는 진경(鎭痙), 완화(緩和), 땀을 멈추게 하는 지한(止汗) 등의 효능이 있어서 신체허약(身體虛弱)을 다스리고, 음기를 수렴하며 땀을 거두어들인다(염음수

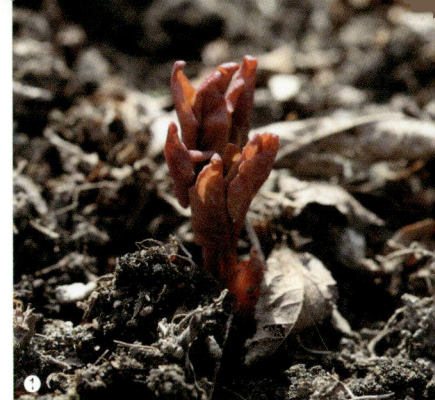

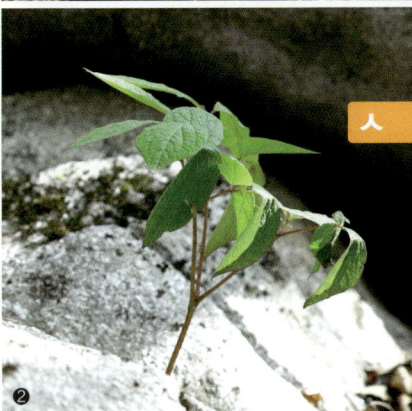

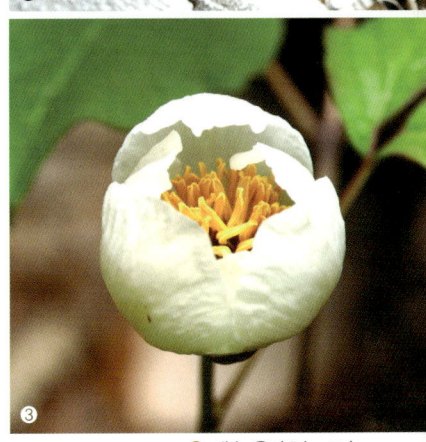

❶ 새순 올라오는 모습
❷ 잎 전개되는 모습 / ❸ 꽃봉오리

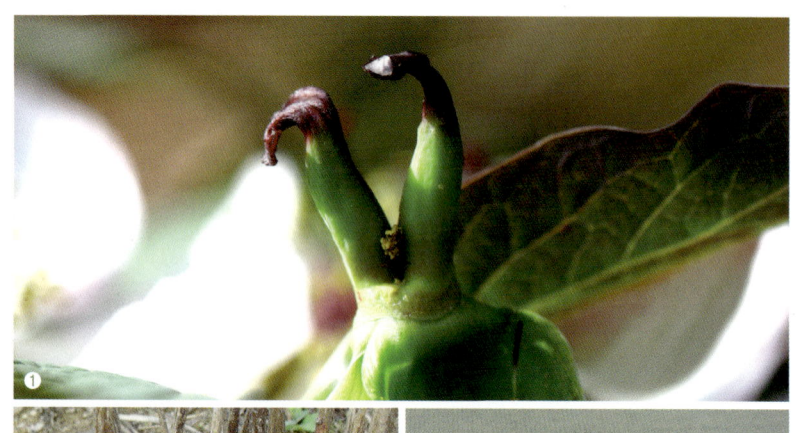
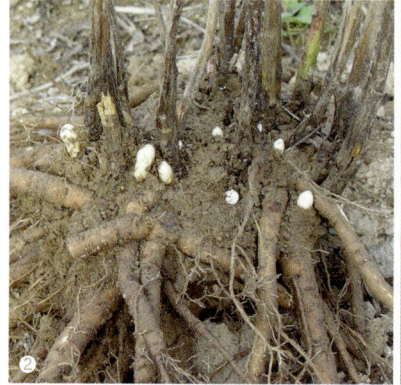
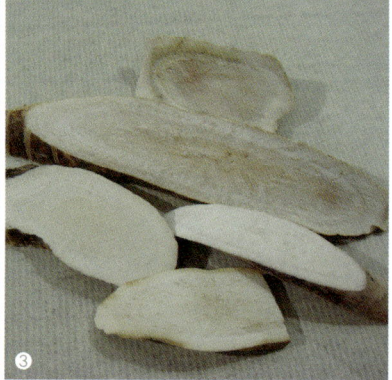

❶ 종자 결실 / ❷ 재배 작약 뿌리 / ❸ 뿌리 건조(절편)

한(斂陰收汗). 가슴과 복부 그리고 옆구리의 동통을 치료한다(치흉복협륵동통·治胸腹脇肋疼痛). 설사와 복통을 다스리며(사리복통·瀉痢腹痛), 자한과 도한을 치유한다(자한도한自汗盜汗). 그 밖에도 음허발열(陰虛發熱), 월경부조(月經不調), 붕루(崩漏), 대하(帶下) 등을 다스린다.

| 채취 및 가공 | 가을에 채취하여 뿌리의 겉껍질(조피粗皮)을 벗긴 후 말린다. 쪄서 말리기도 한다. 말린 것을 그대로 사용하는 생용(生用)을 하면 음기를 수렴하여 간(肝)의 기를 평하게 하는 염음평간(斂陰平肝)의 작용이 강하여 간양상항(肝陽上亢)으로 인한 두통(頭

痛), 현훈(眩暈, 어지럼증), 이명(耳鳴, 귀울음) 등 증상에 적용하고, 술을 흡수시킨 후 볶아서 사용하는 주초용(酒炒用, 약재 무게의 20~25%에 해당하는 술을 미리 약재에 흡수시킨 뒤 프라이팬에서 약한 불로 노릇노릇하게 볶아주는 것) 하면 시고 찬(산한酸寒) 성미가 완화되어 중초의 기운을 완화(화중완급和中緩急)하는 효능이 있어 협륵동통(脇肋疼痛)과 복통(腹痛)을 치료하는 데 응용하며, 주자(酒炙, 위 주초용과 같음)하면 산후복통(產後腹痛)을 치료하고, 초용(炒用)하면 성이 완화(緩和)되어 혈액을 자양하고 음기를 수렴하는 양혈렴음(養血斂陰)의 효능이 있어 간의 기운이 항성되고 비의 기운이 허한 간왕비허(肝旺脾虛)의 증상에 사용한다.

| 용법 | 작약은 용도가 다양하다. 민간요법으로 설사나 복통을 치료하기 위하여 작약 뿌리 15g과 감초 6g을 물 1L에 넣고 끓기 시작하면 불을 약하게 줄여서 200~300mL 정도로 달여서 아침저녁으로 두 차례에 나누어 복용한다. 또 눈병을 치료하기 위하여 작약 뿌리, 당귀 뿌리, 깽깽이풀 뿌리를 같은 양으로 섞은 다음 적당량의 물을 붓고 끓이면 나오는 김을 환부에 쏘이고 달여 낸 물로 눈을 자주 씻는다. 여성들의 냉병 치료를 위하여 작약 뿌리(볶은 것) 20g, 건강(乾薑) 볶은 것 5g의 비율로 섞어 부드럽게 가루 내어 한 번에 3~4g씩 하루 2번 미음에 타서 먹는다.

| 용량 | 말린 것으로 하루에 6~15g.

| 사용상의 주의사항 | 양혈(凉血)하고 렴음(斂陰, 음적 기운을 수렴하는 작용)이 있으므로 허한복통(虛寒腹痛), 설사(泄瀉)의 경우에는 신중하게 사용해야 하며, 여로(黎蘆)와는 함께 사용하면 안 된다.

| 응용 | 담석증의 치료를 위하여 작약 뿌리 10g, 감초 6g을 물에 달여 하루 2~3회 나누어 식사하는 사이에 먹는데 이 약은 작약감초탕이라고 하여 평활근의 경련을 푸는 작용이 있어서 담석증으로 오는 경련성 통증을 멈추게 한다.

# 산해박

*Cynanchum paniculatum* (Bunge) Kitag.

- **식물명** : 박주가리과(蘿藦科, Asclepiadaceae) 다년생 초본. 산해박
- **생약명** : **CYNANCHI PANICULATI RADIX**(서장경徐長卿)
- **다른 이름** : 석하장경(石下長卿), 별선종(別仙踪), 영웅초(英雄草)
- **사용부위** : 뿌리와 뿌리줄기를 건조한 것. 고대에 유명한 의원이었던 서장경(徐長卿)이란 사람이 이 약물을 이용하여 많은 사람을 치료하였다는 데서 그를 기념하여 붙여진 이름.

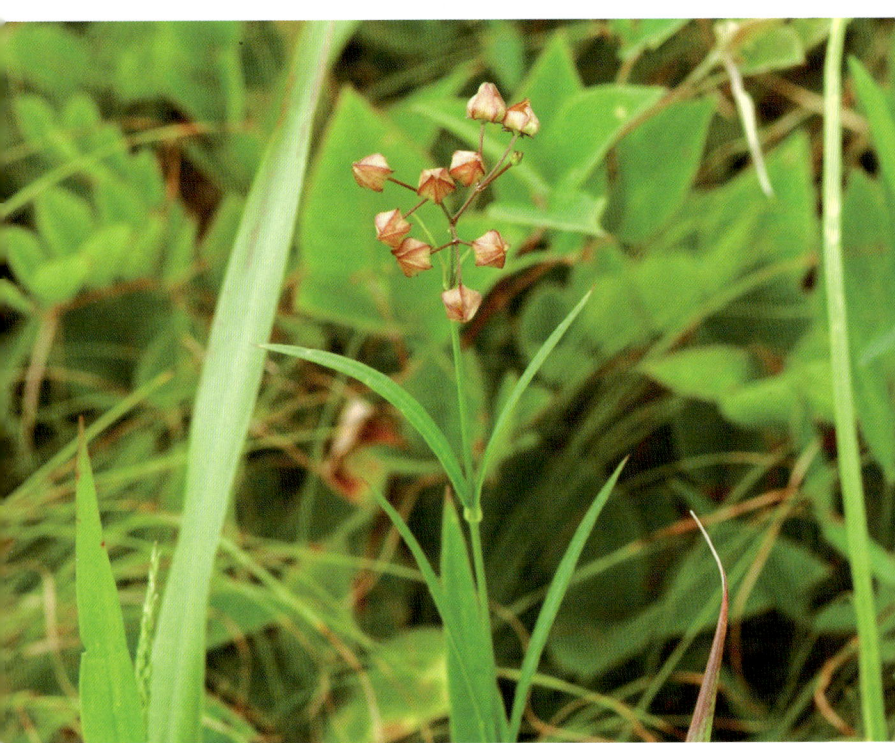

| 생김새 | 여러해살이풀로 키가 60㎝가량 자란다. 꽃은 연한 황록색으로 6~7월에 피고, 열매는 골돌로 뿔 같으며 길이가 6~8㎜로 털은 없다. 약재로 쓰이는 뿌리줄기는 불규칙한 기둥 모양으로 마디가 있으며 길이 0.5~3㎝, 지름 2~4㎜로 주위에 많은 잔뿌리가 붙어 있다. 뿌리는 원주형으로 구부러졌고 길이 10~16㎝, 지름 1~1.5㎜이다. 뿌리의 표면은 담갈색 또는 담황갈색으로 미세한 세로 주름과 섬세한 수염뿌리가 있으며 질은 부서지기 쉽고, 뿌리 단면의 껍질부는 황백색이고, 목질부는 가늘고 작으며 황갈색으로 분

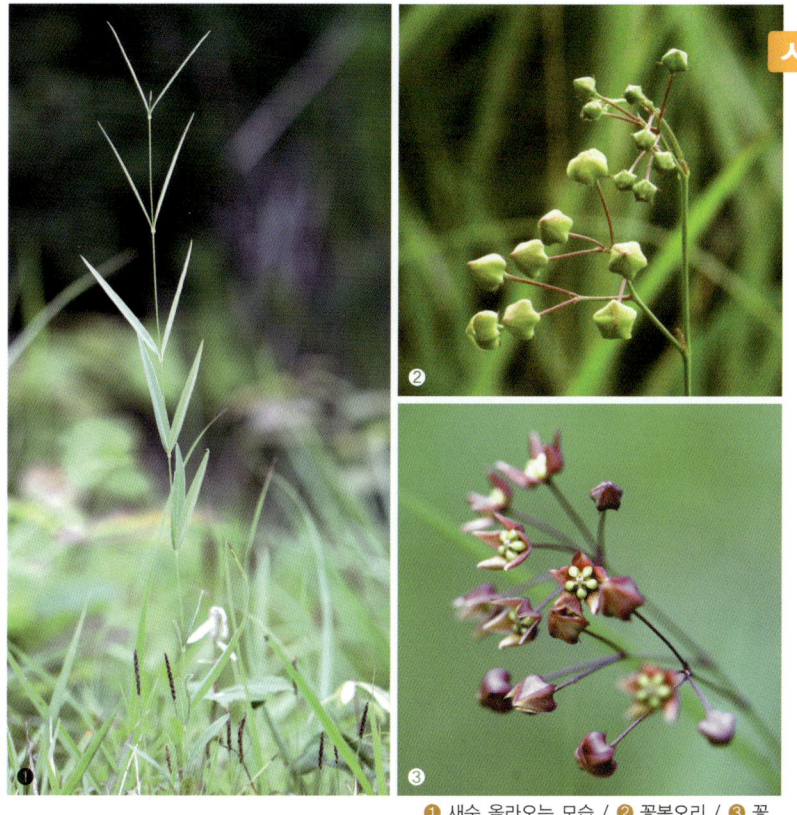

❶ 새순 올라오는 모습 / ❷ 꽃봉오리 / ❸ 꽃

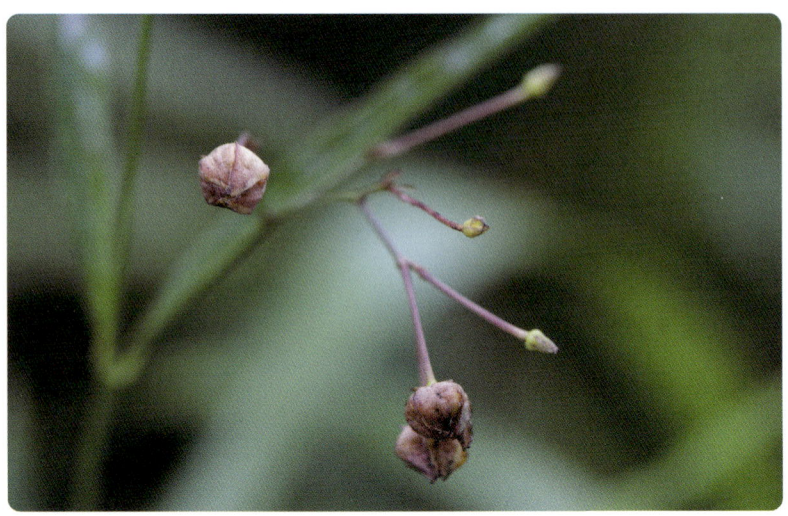

종자 결실

성(粉性)이 있다.

| 주요 생산지 | 우리나라 전국 각지의 산야 양지에 자생한다.

| 성품과 맛 | 성은 따뜻하고(온溫), 맛은 매우며(신辛) 독성은 없다. 뿌리에는 플라보노이드 배당체, 당류, 아미노산, 페놀 등을 함유한다.

| 작용 부위 | 간(肝), 위(胃) 경락에 작용한다.

| 효능주치 | 풍을 제거하고 경락을 잘 통하게 하는 거풍통락(祛風通絡), 통증을 멈추고 독을 풀어주는 지통해독(止痛解毒) 등의 효능이 있어서 풍습(風濕)과 비통(痺痛, 결리고 아픈 통증)을 치료하며(치풍습비통治風濕痺痛), 요통(腰痛), 타박상 동통(질타손상동통跌打損傷疼痛), 완복통(脘腹痛, 배 중완부의 통증), 습진(濕疹), 완선(頑癬) 등을 치료하고 그 밖에 독사에 물린 상처를 치료한다(독사교상毒蛇咬傷).

| 채취 및 가공 | 여름에 채취하여 토사와 이물질을 제거하고 가늘게 썰어서 말린 후 사용한다.

| 용법 | 말린 약재 10g에 물 700mL를 붓고 끓기 시작하면 불을 약하게 줄여서 200~300mL 정도로 달여서 아침저녁으로 두 차례에 나누어 복용한다.

| 용량 | 말린 것으로 하루에 4~12g.

| 사용상의 주의사항 | 방향성(芳香性)이 강하므로 물을 붓고 끓이는 탕전(湯煎)을 할 때 오래 끓이는 것은 적당하지 않으며, 몸이 허약할 때는 신중하게 사용한다.

| 응용 | 민간에서는 풍습(風濕, 바람이나 습기로 인한 사기)으로 인한 관절동통을 치료하기 위하여 이 약재에 위령선(威靈仙, 으아리의 뿌리), 오가피, 목방기, 호장근 등의 약재들을 배합하여 달여 먹기도 하며, 허리 통증이 있을 때 두충, 속단, 독활 등을 배합하여 응용하기도 한다.

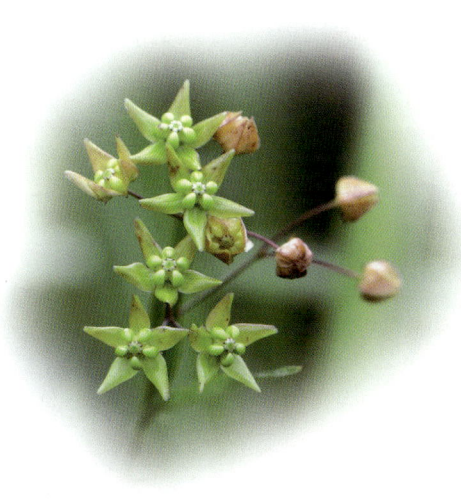

# 삼백초

*Saururus chinensis* (Lour.) Baill.

- 식물명 : 삼백초과(三白草科, Saururaceae)의 다년생 초본, 삼백초
- 생약명 : SAURURI HERBA SEU RHIZOMA(삼백초三白草)
- 다른 이름 : 수목통(水木通), 오로백(五路白), 삼점백(三點白)
- 사용부위 : 뿌리와 전초를 건조한 것.

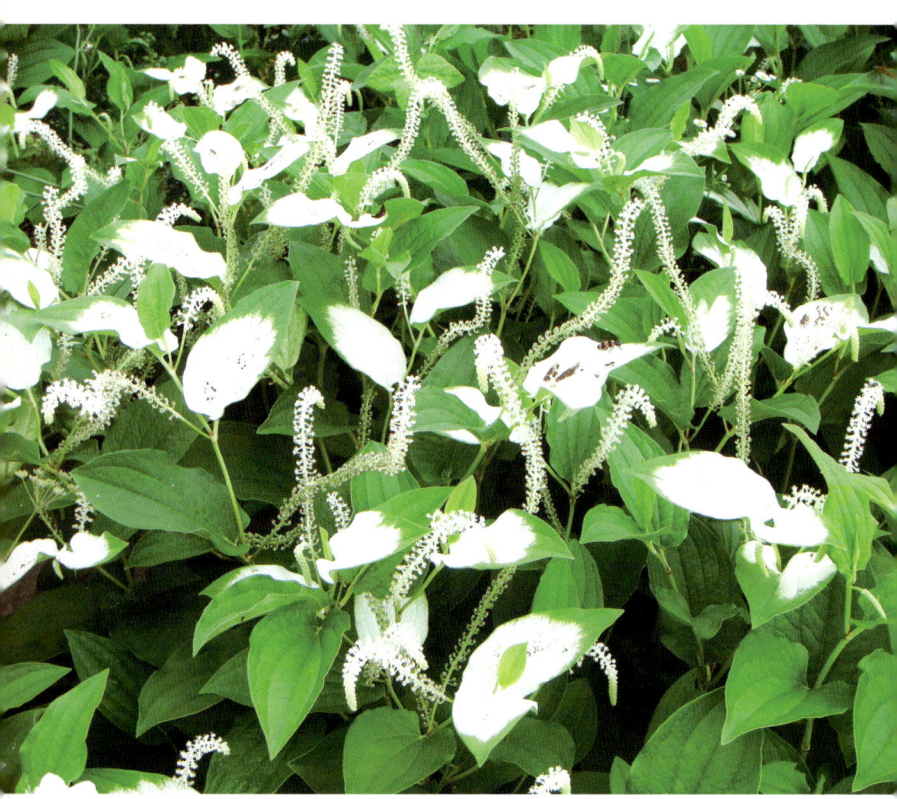

| **생김새** | 꽃과 잎과 뿌리 세 곳이 흰색을 띤다 하여 삼백(三白)으로 이름이 붙여졌다. 여러해살이풀로 키가 1m가량 자란다. 잎은 어긋나고 5~7개의 맥이 있으며 뒷면은 연한 흰색이고 끝 부분의 2~3개는 잎의 앞면이 흰색이다. 꽃은 양성으로 6~8월에 이삭꽃차례(수상화서穗狀花序)를 이루고, 처음에는 처져 있으나 꽃이 피면 곧추서고 흰색이며 꽃잎은 없다. 열매는 둥글고 종자는 각 실에 1개씩 들어 있다.

| **주요 생산지** | 우리나라에서는 제주도에 자생하고, 남부 지방에서 많이 재배한다.

| **성품과 맛** | 성은 차고(한寒), 맛은 쓰고 맵다(고신苦辛). 독성은 없다.

| **작용 부위** | 폐(肺), 방광(膀胱) 경락에 작용한다.

| **효능주치** | 열을 식히고 소변을 잘 나가게 하는 청열이수(淸熱利水), 독을 풀고 종기를 삭히는 해독소종(解毒消腫), 담을 제거하는 거담(祛痰) 등의 효능이 있어서 수종(水腫)과 각기(脚氣), 황달(黃疸), 임탁(淋濁), 대하(帶下), 옹종(癰腫), 종

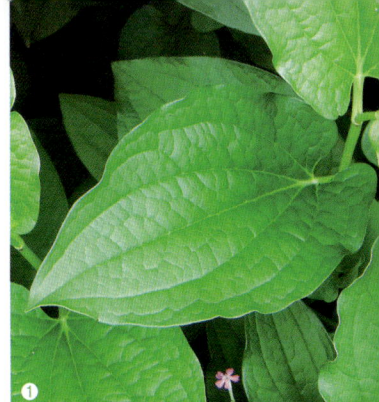
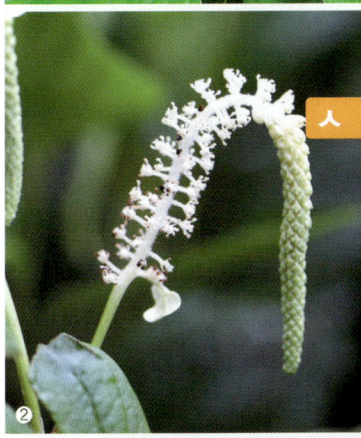
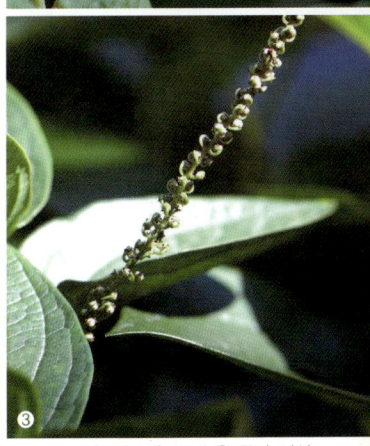

❶ 잎 / ❷ 꽃 / ❸ 종자 결실

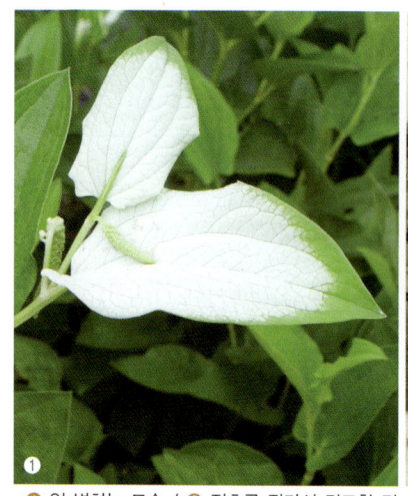 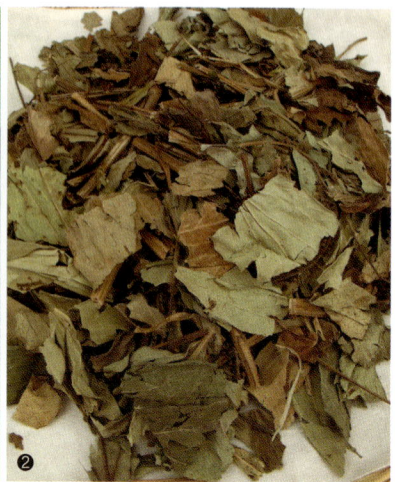

❶ 잎 변하는 모습 / ❷ 전초를 잘라서 건조한 것

독(腫毒) 등을 치료한다.

| 채취 및 가공 | 7~8월에 채취하여 햇볕에 말린다. 토사와 이물질을 제거하고 가늘게 썰어서 사용한다.

| 용법 | 청열, 이수, 대하 등에 단방으로 이 약재 15g에 물 700mL 정도를 붓고 끓기 시작하면 불을 약하게 줄여서 200~300mL 정도로 달여서 아침저녁으로 두 차례에 나누어 복용한다. 단방으로 사용하기도 하며 다른 약재들을 적당하게 배합하여 이용하기도 한다.

| 용량 | 건조한 약재로 하루 12~20g.

| 사용상의 주의사항 | 찬 성질의 약재이므로 비위가 허하고 찬 경우에는 사용에 신중을 기한다.

| 응용 | 특히 민간에서는 간암복수가 있을 때, 황달이나 각기, 부녀자들의 대하에 응용한다.

# 삼지구엽초

*Epimedium koreanum* Nakai

- **식물명** : 매자나무과(小蘗科, Berberidaceae) 다년생 초본. 삼지구엽초. 중국에서는 음양곽(*E. brevicornum* Maxim.), 유모음양곽(柔毛淫羊藿, *E. pubescens* Maxim.)
- **생약명** : **EPIMEDII HERBA**(음양곽淫羊藿)
- **다른 이름** : 삼지구엽초(三枝九葉草), 선령비(仙靈脾), 천냥금(千兩金)
- **사용부위** : 전초를 건조한 것. 중국에서는 음양곽, 유모음양곽(柔毛淫羊藿)의 지상부를 채취하여 건조한 것을 사용한다.

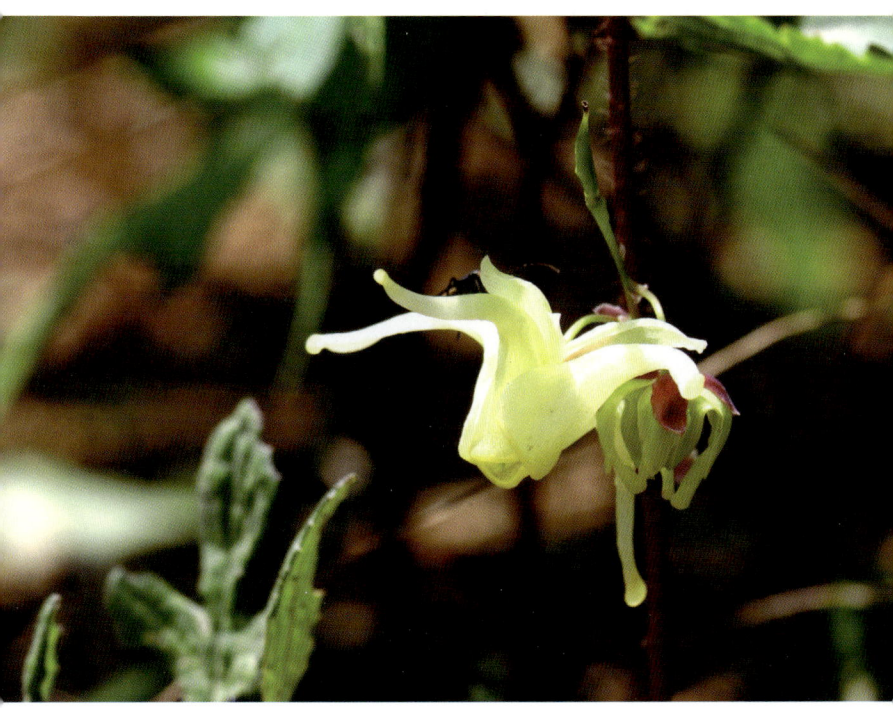

| 생김새 | 삼지구엽초는 여러해살이풀로 키는 30㎝ 정도 자란다. 꽃은 황백색으로 5월에 아래를 향하여 달리고, 열매는 삭과(蒴果)로 방추형이며 2개로 갈라진다. 3갈래로 갈라진 가지에 각각 달린 3개의 작은잎은 조금 긴 작은 잎자루(小葉柄)를 가지며 끝이 뾰족한 긴 난형(卵形)이다. 작은잎은 길이 5~13㎝, 너비 2~7㎝이다. 표면은 녹갈색이며 작은잎 뒷면은 엷은 녹갈색이다. 잎의 가장자리에 잔톱니가 있고 밑부분은 심장형이며 옆으로 난 작은잎은 좌우가 고르지 않고 질은 빳빳하며 부스러지기 쉽다. 줄기는 속이 비었으며

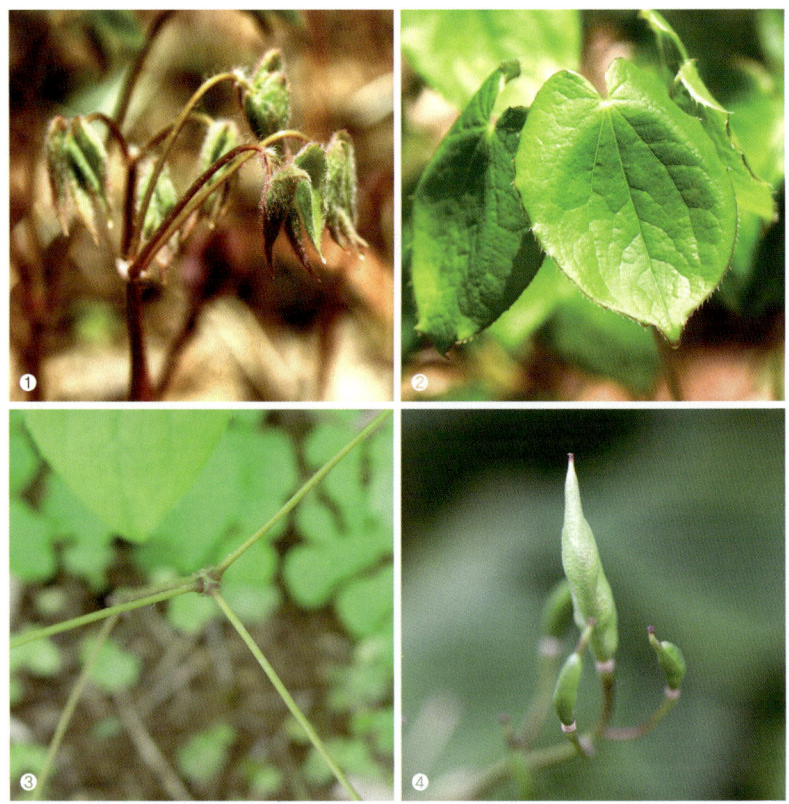

❶ 잎 전개되기 전 / ❷ 잎 / ❸ 가지 / ❹ 종자 결실

약간 섬유성이다.

| 주요 생산지 | 우리나라에서는 강원, 경기, 평남북, 함남북 등 주로 경기도 이북의 산 숲 속에서 자란다.

| 성품과 맛 | 성은 따뜻하고(온溫), 맛은 맵고 달며(신감辛甘), 독성은 없다.

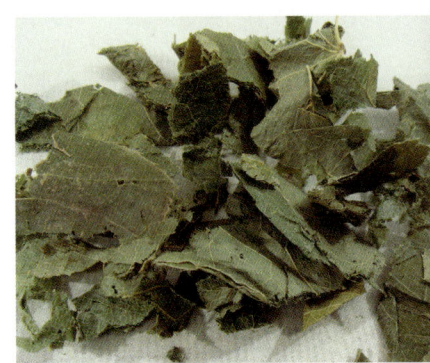

잎 건조한 것

| 작용 부위 | 간(肝), 신(腎) 경락에 작용한다.

| 효능주치 | 신(腎)을 보하며 양기를 튼튼하게 하는(보신장양補腎壯陽), 풍사(風邪, 풍으로 인한 사기)를 물리치고 습사(濕邪, 습으로 인한 나쁜 기운)를 제거하는(거풍제습祛風除濕) 등의 효능이 있어서, 양도가 위축되어 일어서지 않는 증상을 치료하며(치양위불거治陽痿不擧), 소변임력(小便淋瀝), 반신불수(半身不遂), 허리와 무릎의 무력증(요슬무력腰膝無力), 풍사와 습사로 인하여 결리고 아픈 통증(풍습비통風濕痺痛), 기타 반신불수(半身不遂)나 사지불인(四肢不仁), 갱년기 고혈압증(更年期高血壓症) 등을 치료하는 데 이용한다.

| 채취 및 가공 | 여름과 가을에 줄기와 잎이 무성할 때 채취하여 햇볕에 또는 그늘에서 말린다. 사용할 때는 그대로 사용하거나 특별한 가공을 하여 사용하는데 가공을 하여 사용하면 약효를 높일 수 있다.

가. 양지유(羊脂油) 가공 : 양지유(羊脂油, 양의 지방 부위를 팬에 눌러 가며 기름을 추출하여 모은 것)를 가열하여 용화(熔化)하고 가늘게 절단한 음양곽을 넣어 약한 불(文火)로 볶아서(炙) 음양곽에 양지유가 충분히 흡수되어 겉면이 고르게 광택이 날 때 꺼내어 건조한 후 사용한다.

나. 연유(酥乳, 수유) 가공 : 음양곽 무게 약 15% 무게의 연유를 용

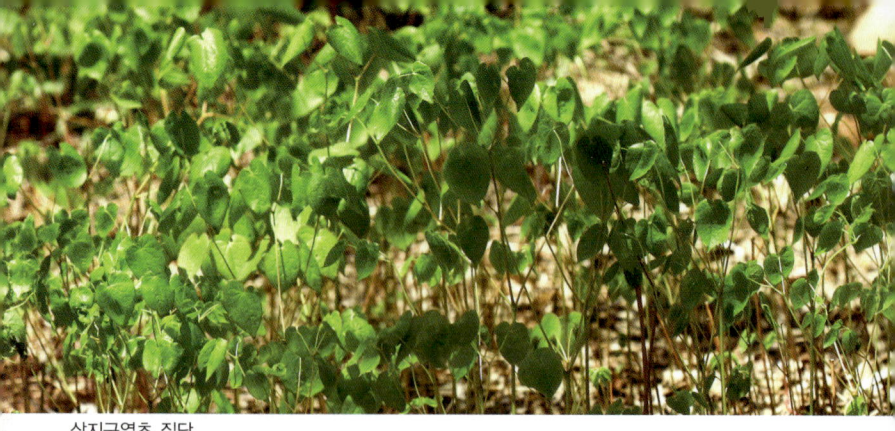
삼지구엽초 집단

기에 넣고 약한 불로 가열하여 완전히 녹인 뒤에 재차 음양곽을 넣고 고르게 저어주면서 볶아낸다.

다. 술 가공(주제酒製) : 음양곽에 황주(막걸리)를 분사하여 황주가 음양곽에 충분히 스며들게 한 뒤에 볶아준다(황주 20~25%).

| 용법 | 풍습을 제거(祛風濕)하는 데는 말린 약재를 그대로 사용하고(生用), 신(腎)의 양기를 보하고자(익신보양益腎補陽) 할 때, 또 몸을 따뜻하게 하여 한사(寒邪)를 흩어지게 하고자 할 때(온산한사溫散寒邪)에는 양지유(羊脂油)로 가공하여 사용한다. 전통적으로 민간에서는 남성불임(음양곽 20g을 차처럼 달여서 하루 동안 여러 차례 나누어 마심), 빈혈 치료, 부인 냉병 치료 등에도 널리 이용하였다. 보통 약재 15g에 물 700mL를 붓고 끓기 시작하면 불을 약하게 줄여서 200~300mL 정도로 달여서 아침저녁으로 두 차례에 나누어 복용한다.

| 용량 | 말린 것으로 하루에 4~12g.

| 사용상의 주의사항 | 성미가 맵고 따뜻하면서 양기를 튼튼하게 하는 작용이 있으므로 음허(陰虛)로 상화(相火, 스트레스)가 쉽게 발동하는 경우에는 사용을 피한다.

| 응용 | 일부 민간에서 꿩의다리 종류를 삼지구엽초라고 잘못 알고 이용하는 사람이 있으나 기원이 다르므로 주의해야 한다.

# 삼지구엽초주

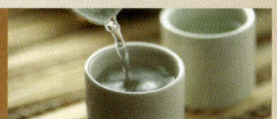

맛은 맵고 달다. 기호와 식성에 따라 꿀, 설탕을 가미하여 음용할 수 있다.

## | 적용병증 |

- 건망증(健忘症) : 기억력에 장애가 생겨 일정 기간 동안의 경험을 전혀 떠올리지 못하는 증상을 말한다. 30mL를 1회분으로 1일 1~2회씩, 25~30일 정도 음용한다.
- 강장보호(腔腸保護) : 위와 장을 보호하기 위한 처방이다. 30mL를 1회분으로 1일 1~2회씩, 20~25일 정도 음용한다.
- 양신(養腎) : 남자의 양기와 생식 기능을 튼튼히 하기 위한 처방이다. 30mL를 1회분으로 1일 1~2회씩, 25~35일 정도 음용한다.
- 기타 질환 : 관절냉기, 노망, 마비증세, 불임증, 사지동통

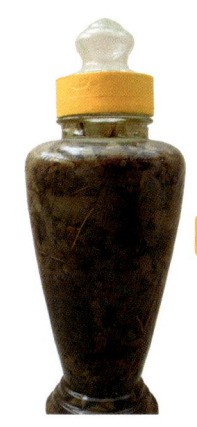

## | 만드는 방법 |

① 약효는 잎이나 줄기에 있으므로, 주로 잎과 줄기를 사용한다.
② 여름이나 잎이 마르기 전 가을에 잎과 줄기를 함께 채취한다.
③ 깨끗이 씻어 약간 말린 다음 썰어서 사용한다.
④ 말린 풀 약 170g을 소주 3.8L에 넣어 밀봉하여 서늘한 냉암소에서 보관 숙성시킨다.
⑤ 90~120일 정도 침출한 다음 음용하며, 450일 정도 후 찌꺼기를 걸러낸다.

## | 구입방법 및 주의사항 |

- 시중 약재상에서 취급하며 강원도 오대산 주위에서 자생하는 것을 직접 채취할 수 있다.
- 장기 음용해도 무방하다.
- 음기 허약자는 본 약술의 음용을 금한다.

# 삽주(큰삽주)

*Atractylodes ovata* (Thunb.) DC.

- **식물명** : 국화과(菊花科, Compositae)에 속하는 다년생 초본. 큰삽주(백출)
- **생약명** : ATRACTYLODIS MACROCEPHALAE RHIZOMA(백출白朮)
- **다른 이름** : 산계(山薊), 출(朮), 산개(山芥), 천계(天薊), 산강(山薑)
- **사용부위** : 삽주(*Atractylodes japonica* Koidz.)와 큰삽주[백출白朮, *Atractylodes ovata* (Thunb.) DC.]의 뿌리줄기를 건조한 것.

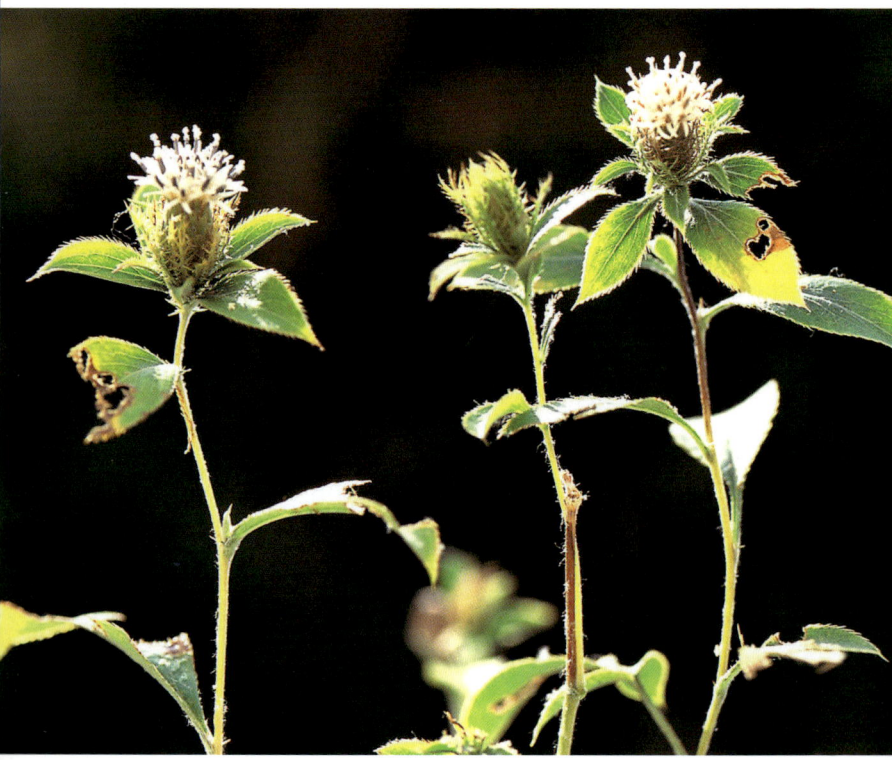

| **생김새** | 삽주(창출)와 큰삽주(백출)를 구분하여 정리한다.

가. **삽주(창출)** : 여러해살이풀로 키가 30~100㎝ 정도 자라고, 꽃은 흰색과 붉은색으로 암수딴그루이며 두상화서로서 지름 1.5~2㎝의 꽃이 7~10월에 원줄기 끝에 달린다. 총포는 종 모양이고 길이 1.7㎝, 너비 1.2~1.4㎝ 정도이다. 암꽃은 모두 흰색이다. 뿌리줄기를 창출이라 하여 약재로 사용한다. 약재는 섬유질이 많고, 백출에 비하여 분성이 적다. 불규칙한 연주상 또는 결절상의 원주형으로 약간 구부러졌으며 분지된 것도 있고, 길이 3~10㎝, 지름 1~2㎝이다. 표면은 회갈색으로 주름과 수염뿌리가 남아 있고, 정단에는 경흔(莖痕, 줄기의 흔적)이 있다. 질은 건실하고, 단면은 황백색 또는 회백색으로 여러 개의 등황색 또는 갈홍색의 유실(油室)이 흩어져 존재한다.

나. **큰삽주(백출)** : 여러해살이풀로 키가 50~60㎝ 정도 자라고 꽃은 암수딴그루로 7~10월에 원줄기 끝에 달린다. 열매는 수과로 부드러운 털이 있다. 약재는 불규칙한 덩어리 또는 일정하지 않게 구부러진 원주상(圓柱狀)의 모양을 하고 길이 3~12㎝, 지

### 삽주(창출)

- **식물명** : 삽주(창출), 모창출, 북창출
- **생약명** : ATRACTYLODIS JAPONICAE RHIZOMA(창출蒼朮)
- **다른 이름** : 선출(仙朮), 적출(赤朮), 산정(山精), 산소(山蘇), 천정(天精)
- **사용부위** : 뿌리줄기를 건조한 것.

– 분류학적으로 백출과 창출은 주의를 해야 하는데 백출(白朮)은 백출과 삽주를 기원으로 하는 데 비하여 창출(蒼朮)은 대한약전에 "국화과에 속하는 다년생 초본인 가는잎삽주(=모창출, *Atractylodes lancea* D.C.) 또는 만주삽주(=북창출, 당삽주, *A. chinensis* D.C.)의 뿌리줄기"라고 기재하고 있다. 일반인들이 가장 쉽게 식물체를 분류할 수 있는 특징은 백출 기원의 삽주와 백출의 경우에는 잎자루(엽병)가 있으나 창출 기원의 모창출과 북창출의 경우에는 모창출의 신초 잎을 제외하고는 잎자루(엽병)가 전혀 없다는 점이다. 이를 주의하여 관찰하면 쉽게 구분할 수 있다.

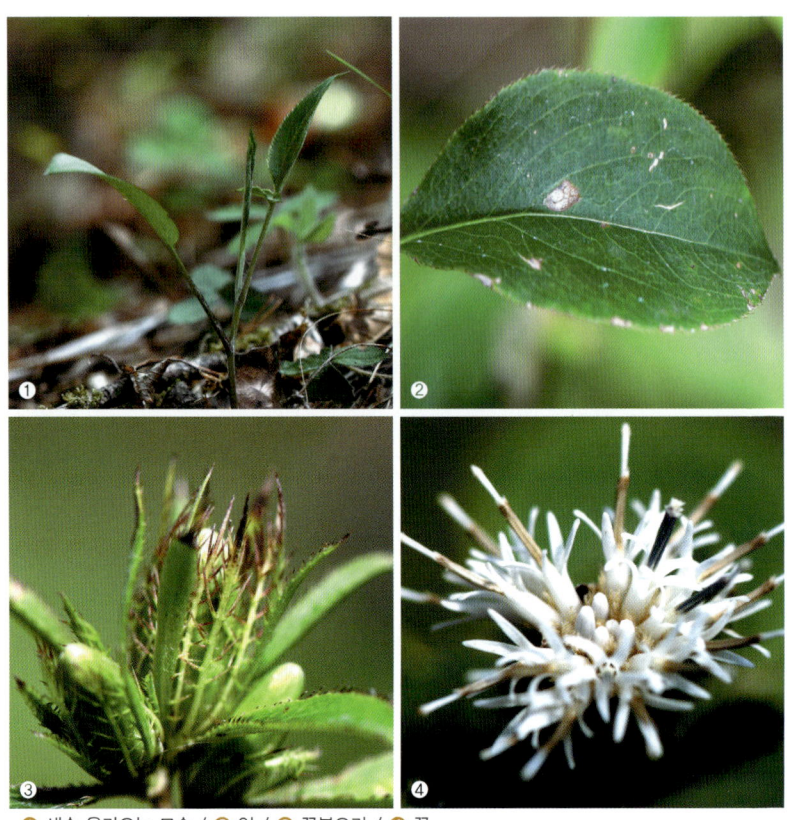

❶ 새순 올라오는 모습 / ❷ 잎 / ❸ 꽃봉오리 / ❹ 꽃

름 1.5~7㎝이다. 표면은 회황색 또는 회갈색으로 혹 모양(유상 瘤狀)의 돌기가 있으며 단속(斷續)된 세로주름과 수염뿌리가 떨어진 자국이 있고 정단(頂端)에는 잔기와 싹눈의 흔적이 있다. 질은 단단하고 잘 절단되지 않으며, 단면은 평탄하고 황백색 또는 담갈색으로 갈황색의 점상유실(點狀油室)이 산재되어 있으며 창출에 비하여 섬유질이 적고 분성이 많다.

| 주요 생산지 | 삽주(창출)는 우리나라 각지에 분포하고, 백출은 중국

의 절강성에서 대량 재배하고 있으며, 다른 지역에서도 많이 재배되고 있다.

| 성품과 맛 |

가. 삽주(창출) : 성품은 따뜻하고, 맛은 맵고 쓰며, 독성은 없다.

나. 큰삽주(백출) : 성품은 따뜻하고(온溫), 맛은 쓰고 달며(감고甘苦), 독성은 없다.

| 작용 부위 |

가. 삽주(창출) : 비(脾), 위(胃), 간(肝) 경락에 작용한다.

나. 큰삽주(백출) : 비(脾), 위(胃) 경락에 작용한다.

| 효능주치 |

가. 삽주(창출) : 습사를 말리고 비(脾)를 튼튼하게 하는

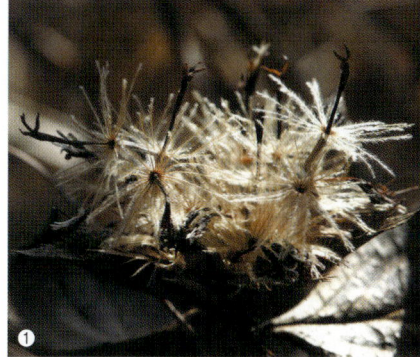
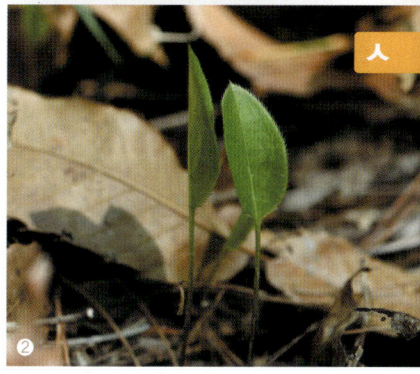

❶ 종자 결실 / ❷ 종자 발아된 모습

조습건비(燥濕健脾), 풍사와 습사를 제거하는 거풍습(去風濕), 눈을 밝게 하는 명목(明目) 등의 효능이 있어서 식욕부진, 구토 설사, 각기, 풍한사에 의한 감기 등을 치료하는 데 이용된다.

나. 큰삽주(백출) : 비(脾)의 기운을 보하고 기를 더하는 보비익기(補脾益氣), 습사를 말리고 소변을 잘 나가게 하는 조습이수(燥濕利水), 피부를 튼튼하게 하며 땀을 멈추게 하는 고표지한(固表止汗), 태아(胎兒)를 안정시키는 안태(安胎) 등의 효능이 있어서 비위허약(脾胃虛弱)과 음식을 못 먹고 헛배가 불러오는 증상, 설사, 소변을 못 누는 증상, 기가 허하여 식은땀을 흘리는 증상,

## [창출과 백출 비교]

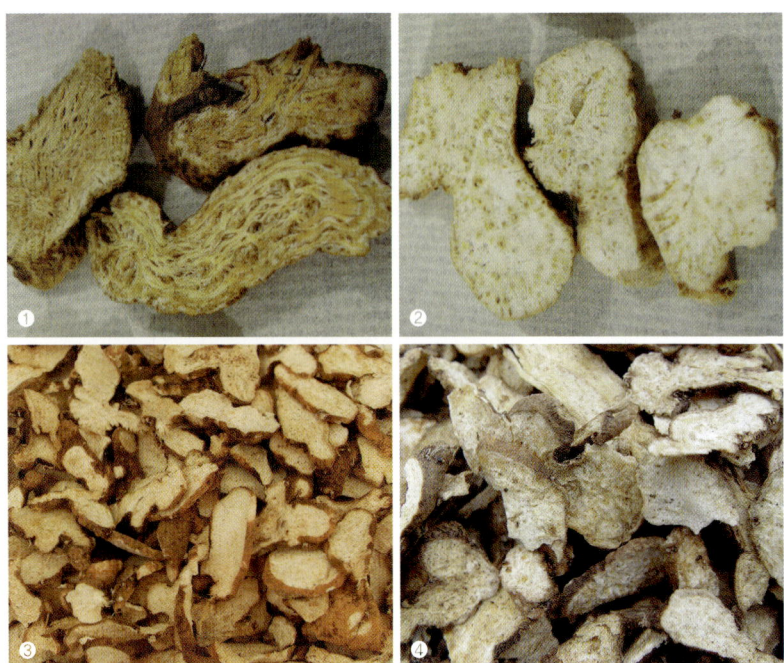

❶ 창출 / ❷ 백출 / ❸ 삽주(창출) 건조한 것 / ❹ 큰삽주(백출) 건조한 것

태동불안 등을 치료하는 데 이용된다.

다. 이용상의 주의 : 삽주(창출)와 큰삽주(백출)는 모두 습사(濕邪)를 제거하고 비(脾)를 튼튼하게 하는 작용이 있으나 백출은 비를 튼튼하게 하는 보비(補脾)의 효능이 뛰어나지만 습사(濕邪)를 말리는 조습(燥濕) 효능은 창출에 비하여 떨어진다. 반면 창출은 조습의 효능이 백출보다 뛰어나면서 운비(運脾)의 효능이 좋다. 따라서 비위가 허(虛)하여 그 기능을 보하고자 할 때(보비위 補脾胃)는 백출을 이용하고, 비위가 실(實)하여 그 기능을 사(瀉)하고자 할 때(사비위瀉脾胃)는 창출을 이용하는 것이 좋다. 그러므로 습사로 인하여 결리고 아픈 증상(습비증濕脾症)을 치료하는 데 있어서 허(虛)하면서 습이 중할 때는 백출을, 실(實)할 때는 창출을 응용하는 것이 좋다.

| 채취 및 가공 | 상강(霜降) 무렵부터 입동(立冬) 사이에 채취하여 줄기와 잎(莖葉)과 흙과 모래 등을 제거하고 건조한 후 다시 이물질을 제거하고 저장한다.

| 용법 | 습사를 말리고 수도를 편하게 하기 위해서는(조습이수燥濕利水) 말린 채 가공하지 않고 그대로 사용하고(생용生用), 기를 보하고 비를 튼튼하게 하는(보기건비補氣健脾) 목적으로 사용할 때는 쌀뜨물에 담갔다가 건져서 약한 불에 볶아서 사용하면 좋고, 건비지사(健脾止瀉)에는 갈색이 나게 볶아서(초초炒焦) 사용한다.

| 용량 | 건조한 약재로 하루 4~12g.

| 사용상의 주의사항 |

가. 창출 : 맛이 맵고 성이 따뜻하고 건조하여 음액(陰液)을 손상시킬 우려가 있으므로 음허내열(陰虛內熱)의 경우나 기허다한(氣虛多汗, 기가 허하여 땀을 많이 흘리는 경우)의 경우에는 사용을 피한다.

나. 백출 : 맛이 쓰고 성이 따뜻하고 건조하기 때문에 다량으로 오래 복용할 때는 음기(陰氣, 진액)가 손상될 염려가 있으므로 음허내열(陰虛內熱, 음기가 허하고 내적으로 열이 있는 증후, 음허화왕과 같은 뜻) 또는 진액휴모(津液虧耗, 진액이 소진된 경우)의 경우에는 사용에 신중을 기한다.

| 응용 | 민간에서는 음식 먹고 체한 데(식체食滯), 소화불량(消化不良)을 치료하는 데 삽주 분말 5g 정도를 애용하였고, 만성위염(부드럽게 가루 낸 것 4~6g씩 하루 3회), 감기치료 등에 응용하였다. 민간에서 사용할 때는 삽주 뿌리 10g에 물 700mL를 붓고 끓기 시작하면 불을 약하게 줄여서 200~300mL 정도로 달여서 아침저녁으로 두 차례에 나누어 복용한다.

# 상사화

*Lycoris squamigera* Maxim.

- 식물명 : 수선화과(水仙花科, Amaryllidaceae) 다년생 초본. 상사화
- 생약명 : LYCORIDIS SQUAMIGERAE BULBUS(상사화相思花)
- 사용부위 : 알뿌리 모양의 구경(球莖)을 말린 것.

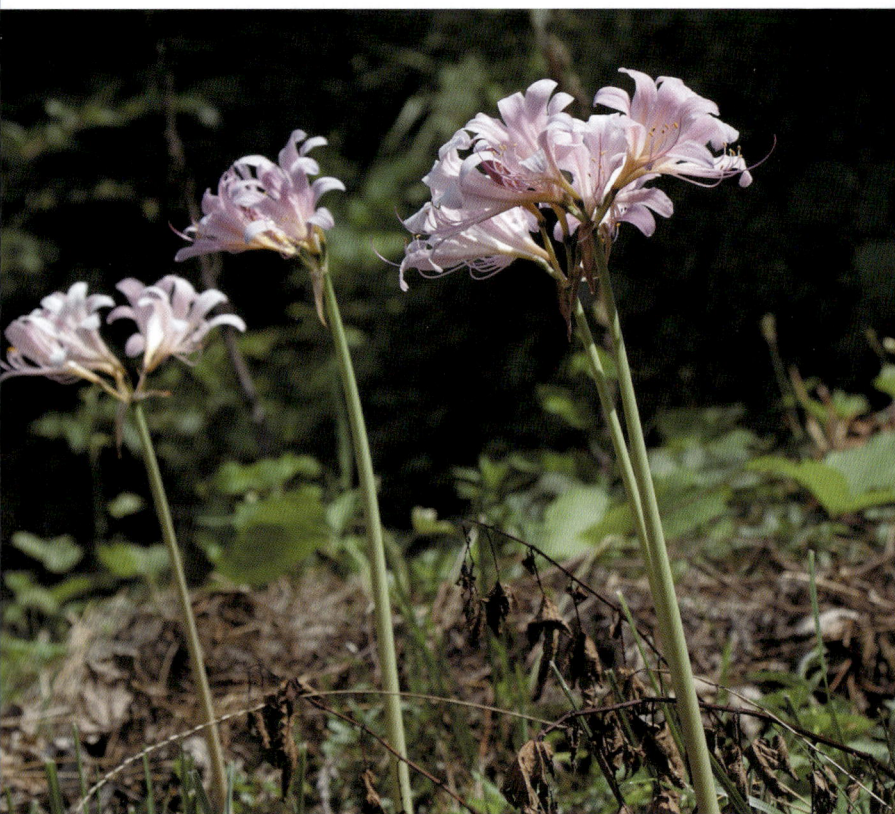

| **생김새** | 다년생 초본으로 40~50cm 정도 자라며, 인경(鱗莖)의 외피(外皮, 겉껍질)는 흑갈색이다. 잎은 선형(線形)이며 봄에 나와서 6~7월에 말라 죽는데 꽃은 8월에 피고 담홍자색을 이루게 되며, 산형화서이고 관상용으로 재배된다. 상사화(相思花)라는 이름은 꽃이 필 때는 잎이 없고, 잎이 있을 때는 꽃이 피지 않으므로 꽃과 잎이 서로 그리워한다는 뜻에서 붙여진 이름이다.

| **주요 생산지** | 우리나라 중남부 지방에 자생하고 재배도 한다.

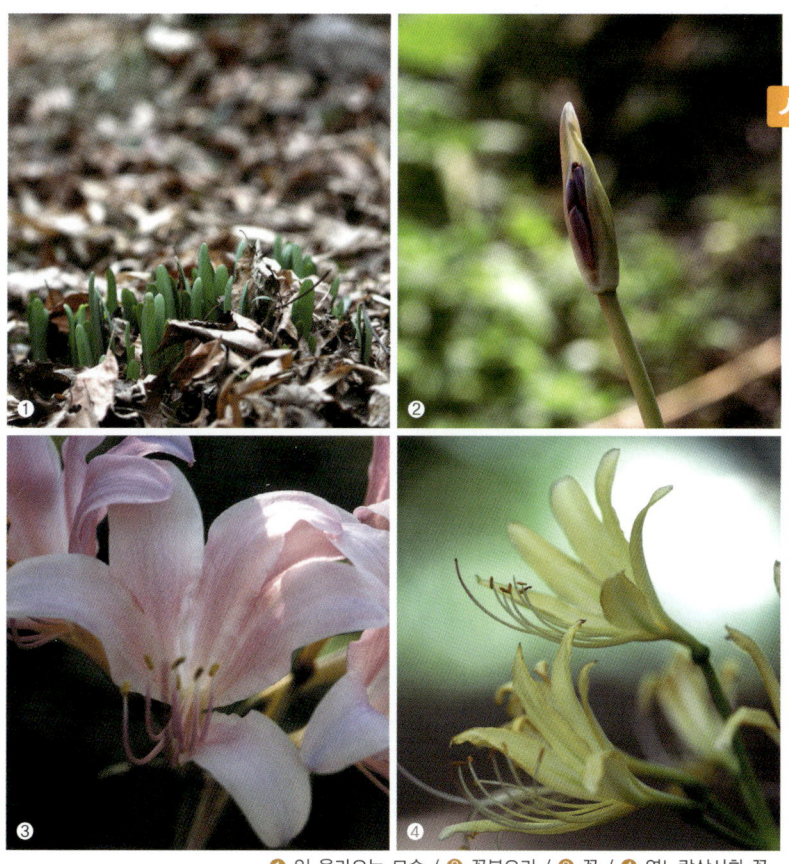

❶ 잎 올라오는 모습 / ❷ 꽃봉오리 / ❸ 꽃 / ❹ 연노랑상사화 꽃

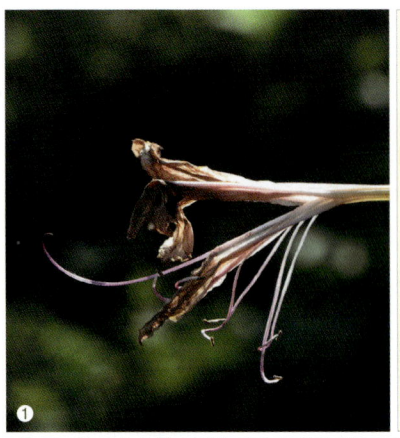 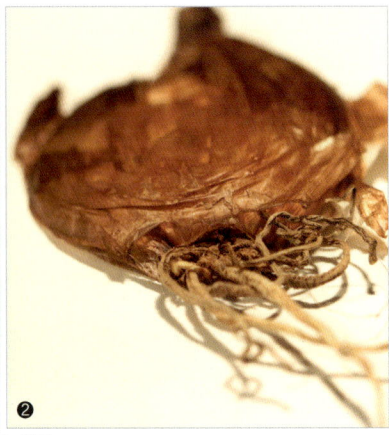

❶ 시드는 모습 / ❷ 상사화 구경. 구경을 약용으로 쓴다.

| 성품과 맛 | 성품은 따뜻하고, 맛은 맵다.

| 작용 부위 | 간(肝), 방광(膀胱) 경락에 작용한다.

| 효능주치 | 소변을 잘 나가게 하는 이수(利水), 종기를 삭히는 소종(消腫) 등의 효능이 있어서 수종(水腫, 부종), 옹종(擁腫, 옹저로 인하여 부어오른 것), 개선(疥癬, 옴) 등의 치료에 응용한다.

| 채취 및 가공 | 언제든지 채취가 가능하고, 햇볕에 말려서 건재로 보관하면서 사용하거나, 생것으로 그대로 사용한다(대개 생것을 짓찧어 환부에 붙일 때).

| 용법 | 건재 5g에 물 700mL를 붓고 끓기 시작하면 약한 불로 줄여서 200~300mL로 달인 액을 아침저녁으로 두 번에 나누어 복용한다. 생것을 짓찧어서 환부에 붙이기도(보통 저녁에 잘 때 붙이고 다음 날 아침에 떼어냄) 한다.

| 용량 | 말린 것으로 하루에 3~6g.

| 사용상의 주의사항 | 따뜻하고 매운맛으로 인하여 기혈을 손상시킬 우려가 있으므로 지나치게 많이 사용하지 않도록 주의한다.

# 생강나무

*Lindera obtusiloba* Blume

- **식물명** : 녹나무과(Lauraceae) 낙엽관목. 생강나무
- **생약명** : **LINDERAE RAMULUS** (황매목黃梅木)
- **다른 이름** : 산호초(山胡椒), 삼찬풍(三鑽風)
- **사용부위** : 줄기껍질, 또는 잔가지(눈지嫩枝) 등을 이용하며 잎에도 유효성분이 있다. 가지를 꺾으면 생강냄새가 나므로 생강나무라 하고, 우리나라에 생강이 도입되기 전에는 조리를 할 때 바로 이 생강나무를 이용하였다.

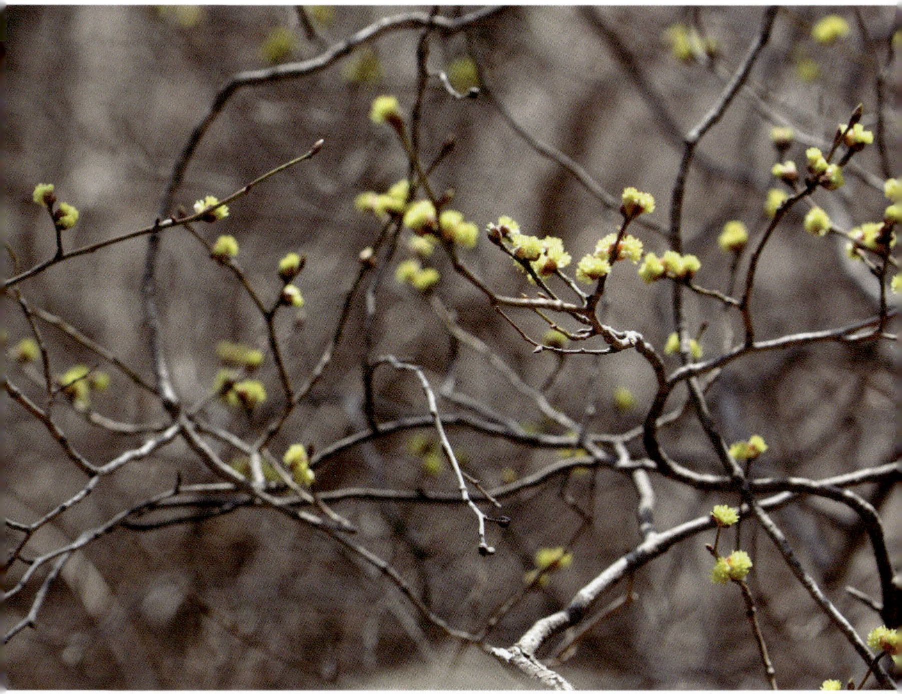

| 생김새 | 낙엽관목으로 키가 3~4m 정도 자란다. 잎은 어긋나고 달걀형 또는 넓은 달걀형인데, 잎의 상부는 셋으로 갈라지면서 끝이 둥근 편이다. 3~4월에 잎이 나오기 전에 노란색 꽃이 먼저 피며 산형화서이고, 열매는 9월에 까맣게 익는다. 이른 봄 산에 산수유처럼 노랗게 피는 꽃은 거의 생강나무인 경우가 많다.

| 주요 생산지 | 전국에 분포하고 숲 속 그늘이나 자갈밭에 자란다.

| 성품과 맛 | 성은 따뜻하고(온溫), 맛은 맵다(신辛).

| 작용 부위 | 심(心), 폐(肺) 경락에 작용한다.

| 효능주치 | 열을 식히는 해열(解熱), 어혈(굳은 피)을 없애주는 구어혈(驅瘀血), 종기를 삭히는 소종(消腫), 혈액순환을 도와주는 활혈(活血) 등의 효능이 있어서 타박상(打撲傷), 신경통, 어혈(瘀血) 및 동통(疼痛) 등에 이용한다.

| 채취 및 가공 | 1년 내내 채취가 가능하며 채취 후 햇볕에 말린다.

| 용법 | 약재 20g에 물 1,200mL를 붓고 끓기 시작하면 불을 약하게 줄여서 200~300mL 정도로 달여서 아침저녁으로 두 차례에 나누어 복용한다. 물의 양을 더욱 많이 잡아서 묽게 끓여놓고 보리차 대용으로 마시기도 한다.

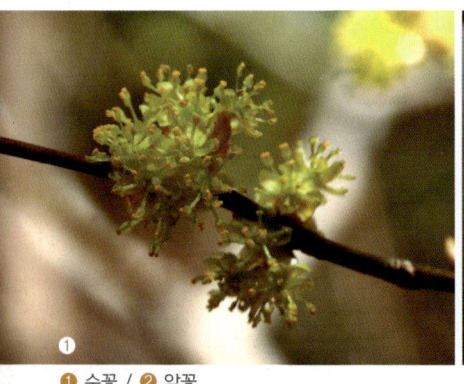
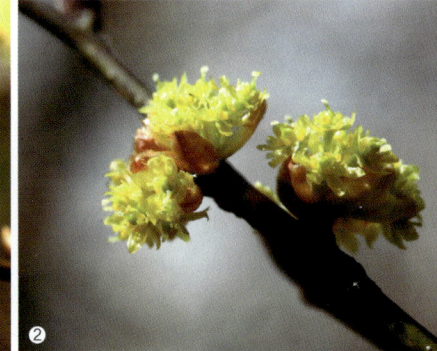

❶ 수꽃 / ❷ 암꽃

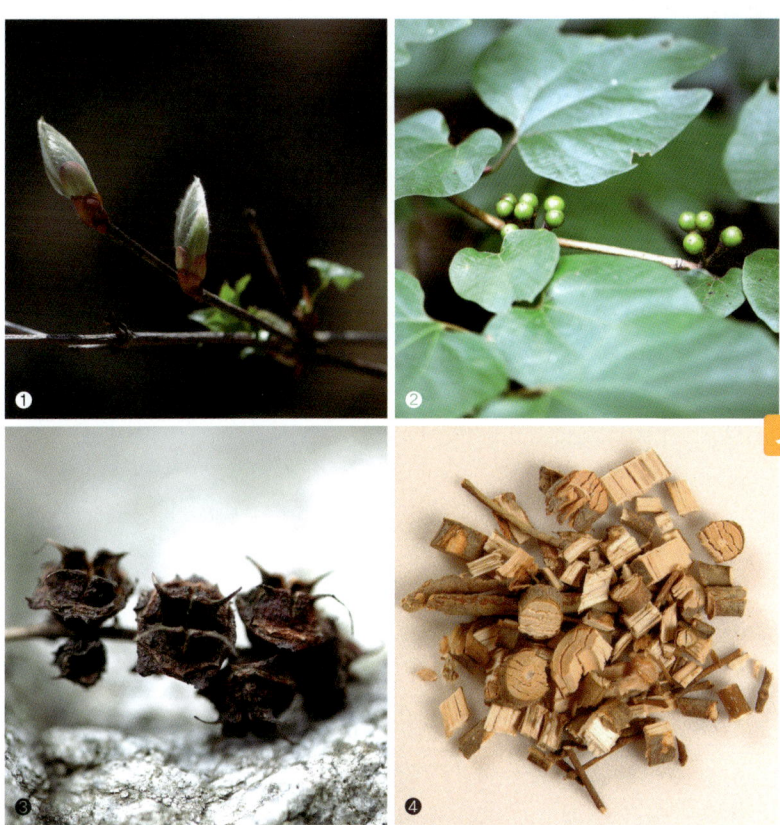

❶ 잎 나오는 모습 / ❷ 열매와 잎 / ❸ 종자 결실 / ❹ 생강나무 가지 자른 것

| 용량 | 말린 것으로 하루에 15~30g.

| 사용상의 주의사항 | 성미가 따뜻하고 맛이 맵기 때문에 음기가 허하고 화가 왕성한 음허화왕(陰虛火旺)의 경우에는 많이 사용하지 않도록 주의한다.

| 응용 | 산행 중 타박상 등의 부상을 입었다면 이 약재의 신선한 잎이나 줄기 등을 짓찧어 환부에 붙이는 것으로 상당한 효과를 볼 수 있다.

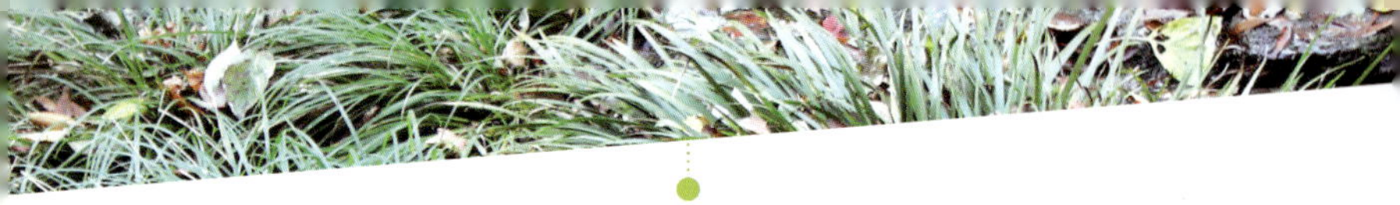

# 석창포

*Acorus gramineus* Sol.

- **식물명** : 천남성과(天南星科, Araceae)에 속하는 다년생 초본. 석창포
- **생약명** : **ACORI GRAMINEI RHIZOMA**(석창포石菖蒲)
- **다른 이름** : 창포(菖蒲), 창본(昌本), 창양(昌陽), 구절창포(九節昌蒲)
- **사용부위** : 뿌리줄기를 건조한 것.

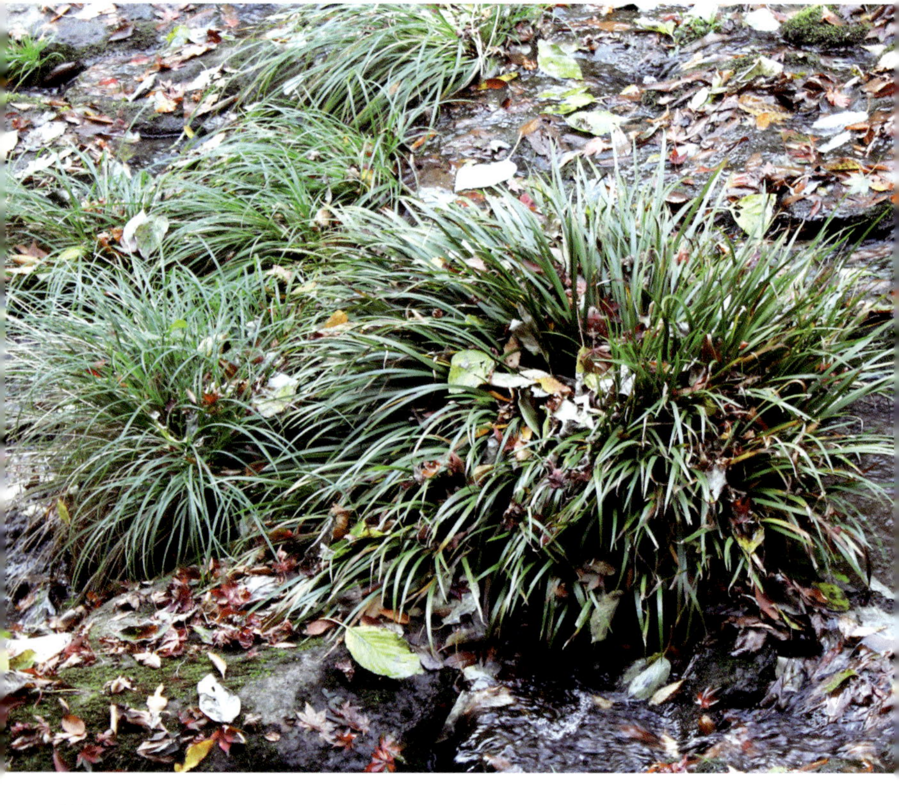

| 생김새 | 여러해살이풀로 꽃은 연한 황색이며 6~7월에 핀다. 열매는 삭과로 달걀 모양이다. 약재로 쓰는 뿌리줄기는 편원주형(扁圓柱形)으로 구부러졌고 갈라졌으며 길이 3~20cm, 지름 0.3~1cm이다. 뿌리줄기의 표면은 자갈색 또는 회갈색으로 거칠고 고르지 않은 둥근 마디가 있으며, 마디와 마디 사이는 0.2~0.8cm로 고운 세로주름이 있다. 다른 한쪽은 수염뿌리가 남아 있거나 혹은 둥근 점 모양의 뿌리 흔적이 있다. 잎 흔적(葉痕)은 삼각형으로 좌우로 서로 어긋나게 배열되었고 그 위에는 털비늘 모양(모린상毛鱗狀)의 남은 엽기가 붙어 있다. 질은 단단하고 단면은 섬유성으로 유백색 또는 엷은 홍색이며 내피의 층층고리(層環)가 뚜렷하고 많은 유관속과 갈색의 유세포를 볼 수 있다.

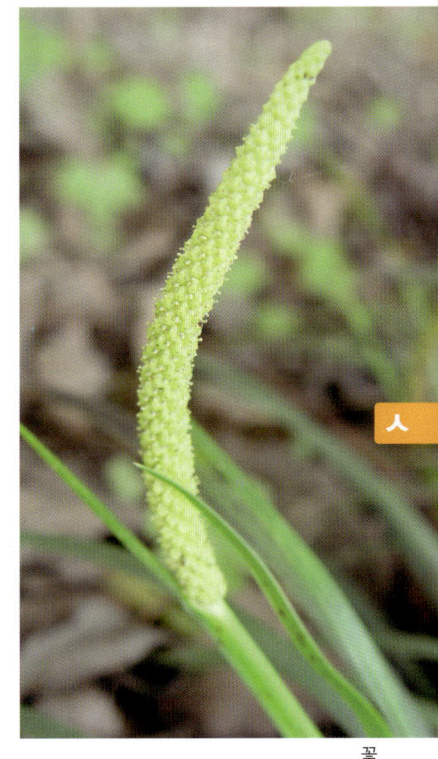

꽃

| 주요 생산지 | 우리나라의 제주도와 전남에 분포하고, 일부 농가에서 재배도 한다.

| 성품과 맛 | 성은 따뜻하고(온溫), 맛은 맵고 쓰며(고신苦辛), 독성은 없다.

| 작용 부위 | 심(心), 간(肝), 비(脾) 경락에 작용한다.

| **효능주치** | 담을 없애고 막힌 곳을 뚫어주는 화담개규(化痰開竅), 습사를 없애고 기를 통하게 하는 화습행기(化濕行氣), 풍사를 제거하고 결리고 아픈 증상을 다스리는 거풍이비(祛風利痺), 종기를 다스리고 통증을 없애는 소종지통(消腫止痛) 등의 효능이 있어서 열병으로 정신이 혼미한 증상, 심한 가래, 배가 그득하게 차오르며 통증이 있는 증상, 풍사와 습사로 인하여 결리고 아픈 증상, 지랄병과 광증, 건망증, 귀울음(이명耳鳴), 귓속의 농(이농耳膿), 타박상, 기타 부스럼과 종창 옴 등을 다스리는 데 응용한다.

| **채취 및 가공** | 가을과 겨울에 채취하여 수염뿌리와 이물질을 제거하고 깨끗이 씻어서 햇볕에 말린다.

| **용법** | 세정하여 잠시 침포(浸泡)한 다음 윤투(潤透)되면 절편해서 햇볕에 말려 사용한다. 민간에서는 건망증을 치료하기 위하여 석창포, 애기풀, 복신을 각각 동량으로 빻아서 한 번에 12~20g씩 물에 달여 빈속에 마시거나 부드럽게 가루 내어 한 번에 8~10g씩 찻물에 타서 하루 세 번씩 마신다. 냉증을 치료하기 위해서는 석창포 50~100g을 넣은 자루를 욕조에 넣고 그 물에 목욕을 자주하면 좋다. 또 석창포 12g에 물 700mL를 붓고 끓기 시작하면 불을 약하게 줄여서 약액이 절반으로 줄도록 달여 하루 두세 번 나누어 마시면

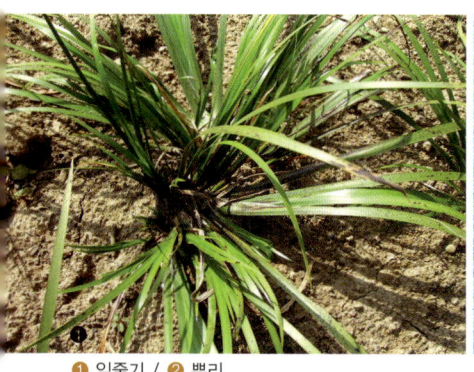 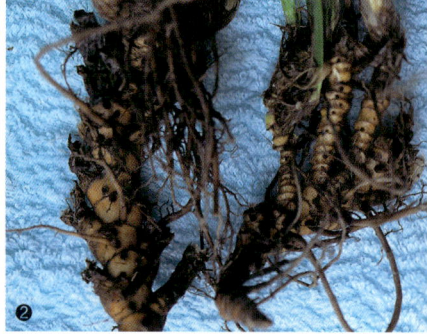

❶ 잎줄기 / ❷ 뿌리

간질의 발작 횟수가 줄어들고 발작 증상도 가벼워진다 하였다.

| 용량 | 건조한 약재로 하루 4~12g.

| 사용상의 주의사항 | 성미가 맵고 따뜻하며 방향성이 있어 공규(孔竅, 오장육부의 기를 여닫는 9개의 구멍)를 열어 통하게 하고 담을 제거하는 작용이 있으므로 음기가 훼손되고 양기가 항진된 음휴양항(陰虧陽亢)의 경우나 땀이 많이 나는 다한(多汗), 정액이 잘 흘러나가는 활정(滑精) 등의 병증에는 신중하게 사용한다.

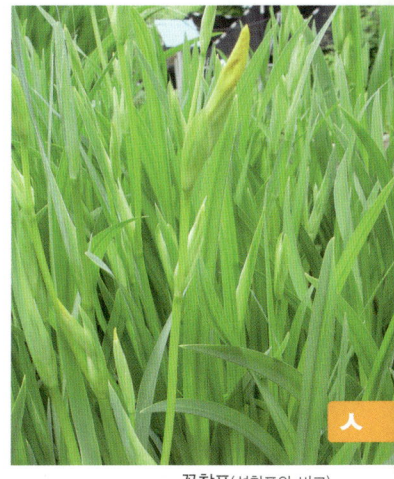

꽃창포(석창포와 비교)

| 응용 | 중풍의 치료를 위해서도 활용하는데, 얇게 썰어서 말린 석창포 1.8kg을 자루에 넣어 청주 180L에 담그고 밀봉해서 100일 동안 두었다가 술이 초록빛이 되면 기장쌀 8kg으로 밥을 지어 술을 넣고 밀봉해 14일 동안 두었다가 걸러서 매일 마신다.

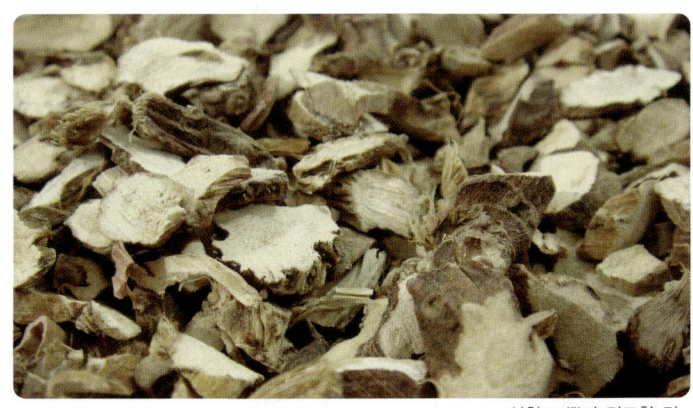

석창포 뿌리 건조한 것

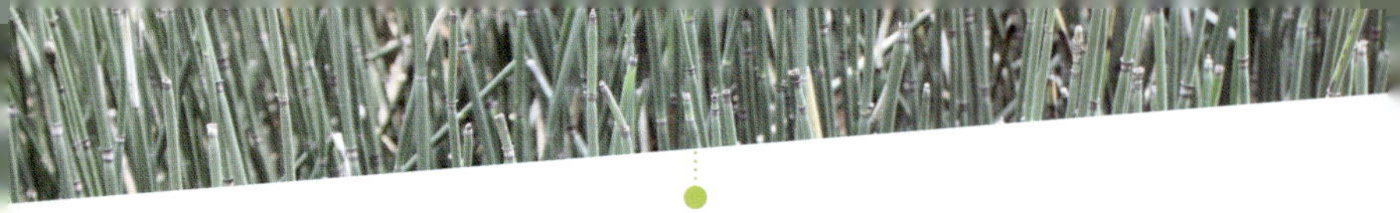

# 속새

*Equisetum hyemale* L.

- **식물명** : 속새과(Equisetaceae) 늘푸른 다년초. 속새
- **생약명** : EQUISETI HERBA(목적木賊)
- **다른 이름** : 찰초(擦草), 좌초(銼草), 목적초(木賊草), 절골초(節骨草), 절절초(節節草)
- **사용부위** : 지상부 전초를 말린 것.

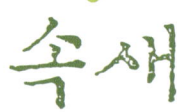

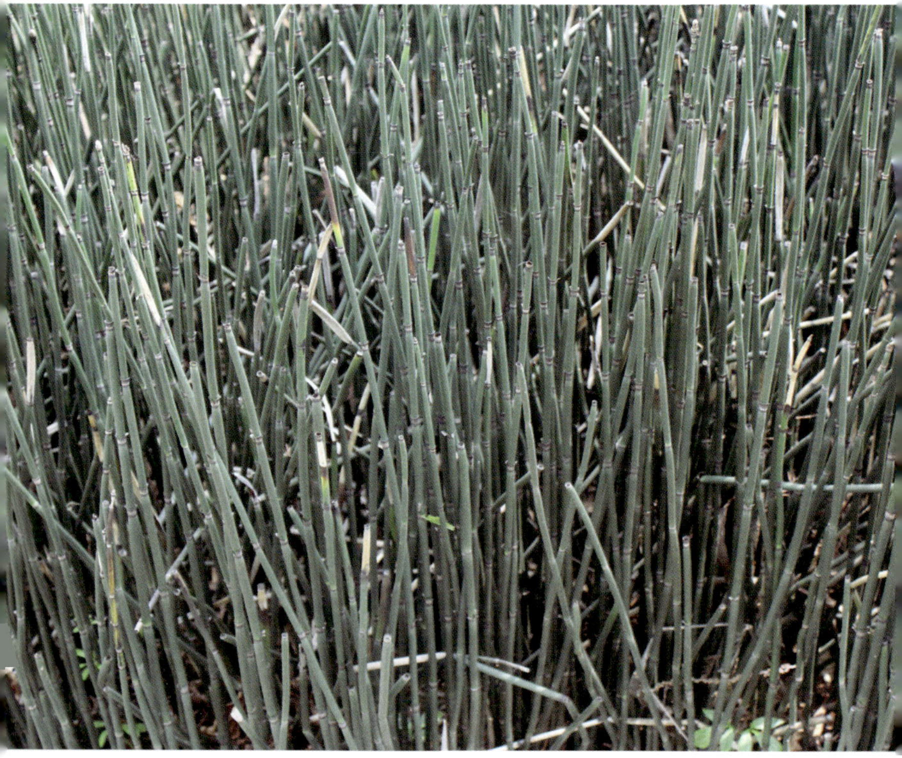

| 생김새 | 늘푸른 다년생 초본으로서 키가 30~60㎝까지 자라며 지상부 줄기는 곧고 밀집해서 나온다. 땅 위 가까운 곳에서 여러 갈래로 갈라져서 나오기 때문에 여러 줄기가 모여 난 것 같다. 잎은 퇴화되어 비늘같이 보인다. 마디 부분을 완전히 둘러싸 엽초(칼집 모양의 잎자루)가 되는데 끝은 톱니 모양이고 검정색이나 갈색 기운이 돈다. 뿌리줄기는 짧고 검정색인데 옆으로 뻗는다.

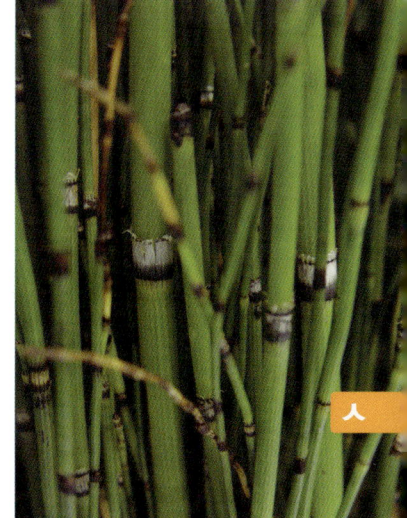

줄기

| 주요 생산지 | 우리나라 중북부 지방(강원도) 이북 지방과 제주도에 분포하며 산지(山地)의 나무 밑 음습지에서 잘 자란다.

| 성품과 맛 | 성품은 평(平)하고 맛은 달고 약간 쓰다(감미고甘微苦).

| 작용 부위 | 폐(肺), 간(肝), 담(膽) 경락에 작용한다.

| 효능주치 | 풍사를 없애는 소풍(疏風), 열을 내리게 하는 해열(解熱) 등의 효능이 있으며 그 밖에도 이뇨(利尿), 소염(消炎, 염증을 없애주는 것), 해기(解肌, 외감병 초기에 땀이 약간 나는 표증을 치료하는 방법), 퇴예(退翳, 백내장을 없앰) 등의 효능이 있으며 대장염, 장출혈, 탈항, 후두염, 옹종 등의 치료에 응용한다.

| 채취 및 가공 | 여름에서 가을 사이에 지상부를 베어서 짧게 절단하여 그늘에서 말리거나 햇볕에 말린다.

| 용법 | 약재 10g에 물 700mL를 붓고 끓기 시작하면 불을 약하게 줄여서 200~300mL 정도로 달여서 아침저녁으로 두 차례에 나누어

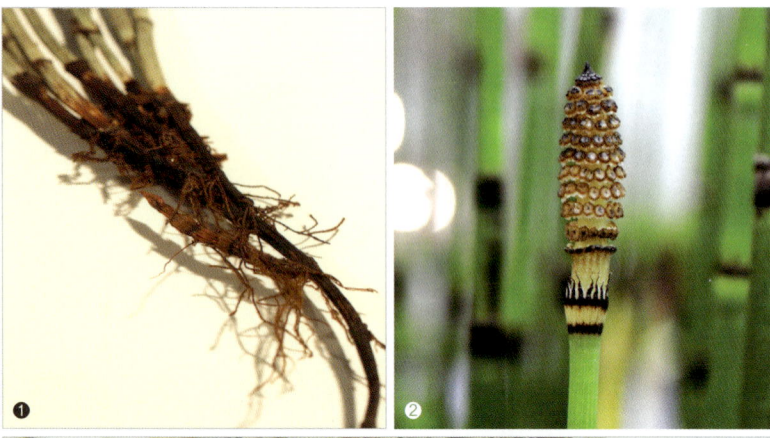
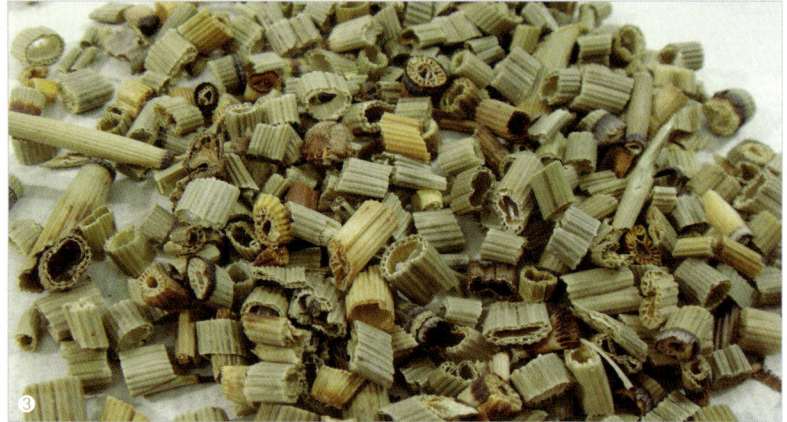

❶ 뿌리 / ❷ 생식경 / ❸ 속새 약재(지상부 전초) 말려서 자른 것

복용한다. 환이나 가루로 만들어 복용하기도 한다.

|용량| 말린 것으로 하루에 6~12g.

|사용상의 주의사항| 발산(發散)작용으로 진액이 손상될 우려가 있으므로 기혈(氣血)이 허한 경우에는 사용에 신중을 기해야 한다.

|응용| 기혈이 허한 사람은 주의를 해야 한다.

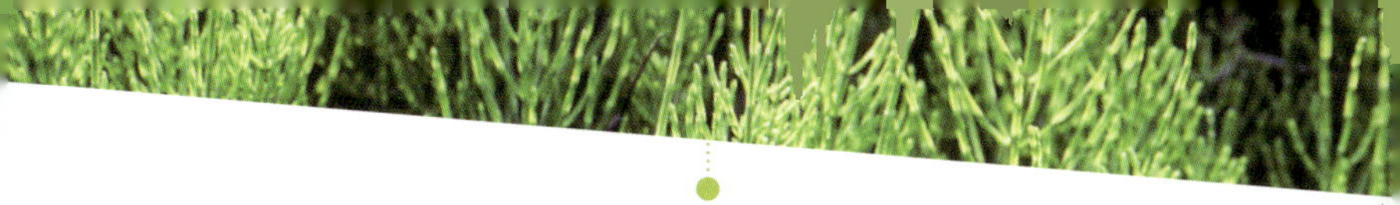

# 쇠뜨기

*Equisetum arvense* L.

- **식물명** : 속새과(Equisetaceae) 다년생 초본. 쇠뜨기
- **생약명** : **EQUISETE ARVENSIS HERBA**(문형間荊)
- **다른 이름** : 접속초(接續草), 절절초(節節草), 공심초(空心草), 공모초(空母草), 마봉초(馬蜂草)
- **사용부위** : 전초.

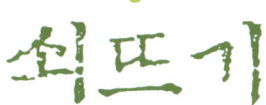

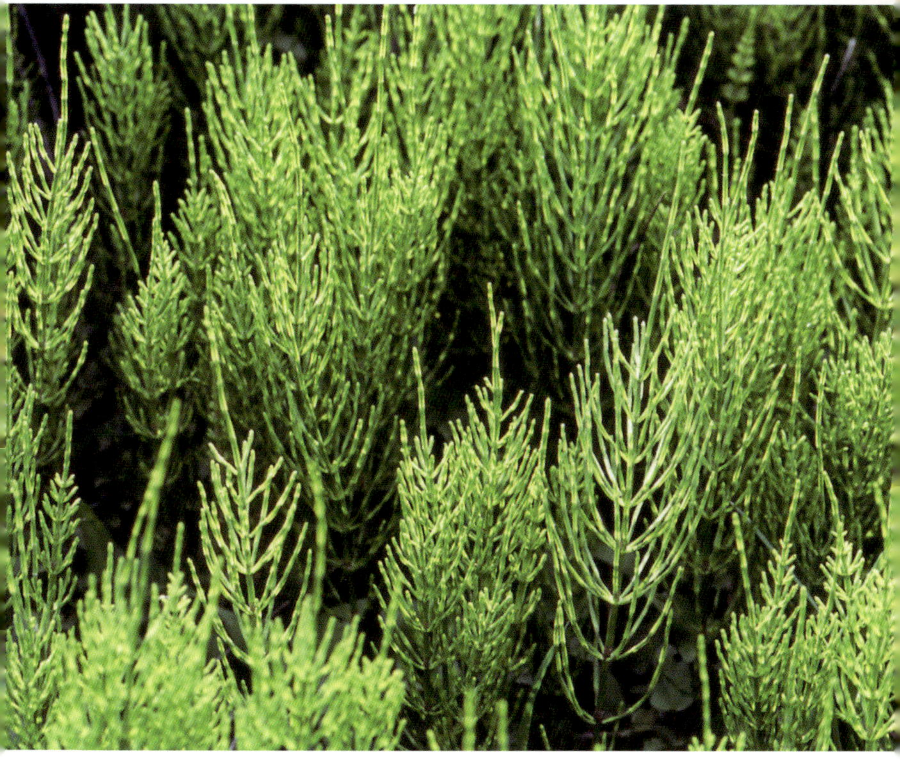

| **생김새** | 다년생 초본으로 20~30㎝ 정도 자라며 땅속줄기는 옆으로 벋으며 번식한다. 생식줄기는 이른 봄에 나와서 포자낭수(胞子囊穗, 이삭 모양의 포자주머니)를 형성하고 마디에는 비늘 같은 잎이 돌려나며 가시는 없다. 포자낭수는 5~6월에 나와서 줄기의 맨 끝에 나며 영양줄기는 뒤늦게 나와 높이 30~40㎝로 속이 비어 있고 마

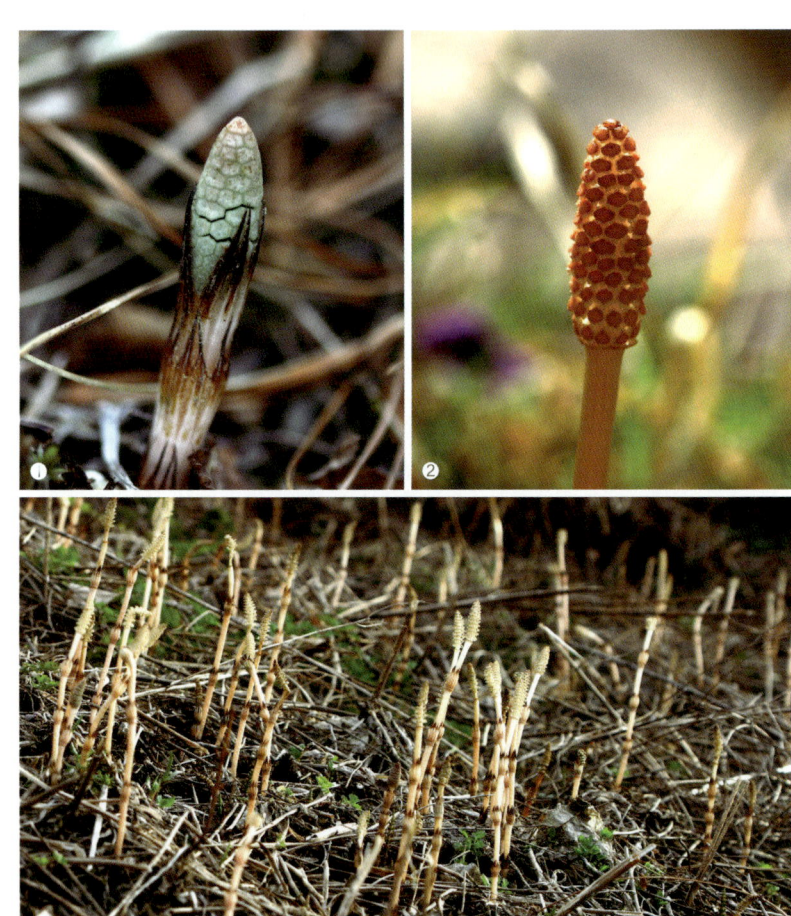

❶ 생식경 올라오는 모습 / ❷ 영양생장 / ❸ 집단

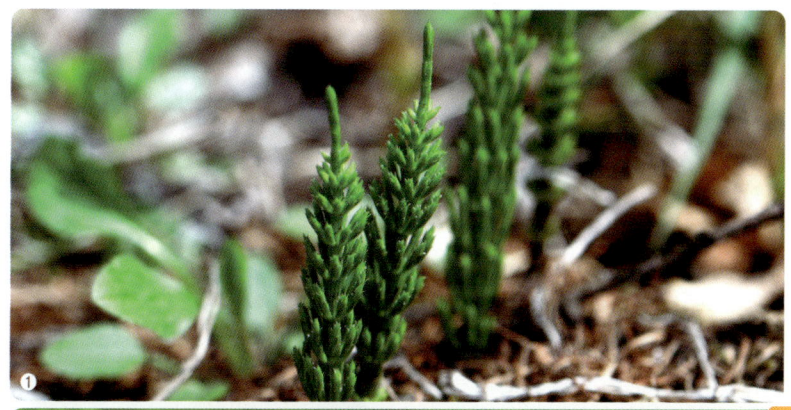

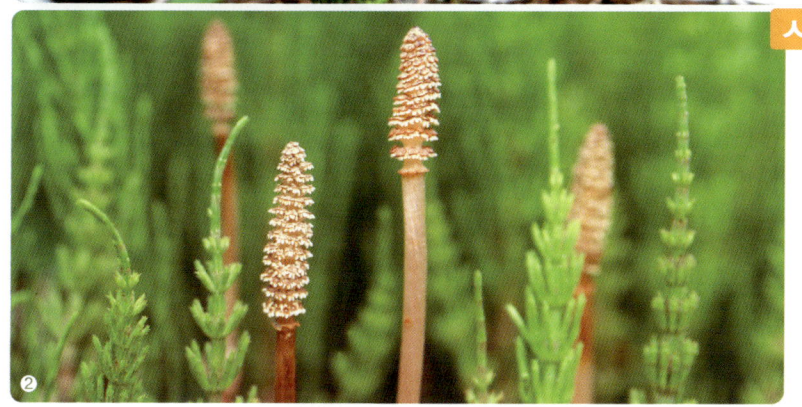

❶ 영양줄기(약용으로 쓴다) / ❷ 생식줄기(식용 또는 약용으로 쓴다)

디에는 비늘 같은 잎이 돌려난다. 쇠뜨기라는 이름은 소가 잘 먹어서 '소가 뜯는 풀'이라는 뜻이며, 생식줄기는 식용한다.

| **주요 생산지** | 우리나라 전역에 자생하고, 일본, 중국에도 분포한다.

| **성품과 맛** | 성품은 시원하고(양凉), 맛은 쓰다(고苦).

| **작용 부위** | 심(心), 폐(肺), 방광(膀胱) 경락에 작용한다.

| **효능주치** | 양혈(凉血), 진해(鎭咳), 이뇨(利尿)하는 효능이 있고 토혈(吐血), 장출혈, 코피, 해수, 기천(氣喘), 소변불리, 임질(淋疾) 등에

응용할 수 있다.

| 채취 및 가공 | 여름철에 채취하여 그늘에서 말린다. 더러 생식하기도 한다.

| 용법 | 약재 10g에 물 700mL를 붓고 끓기 시작하면 불을 약하게 줄여서 200~300mL 정도로 달여서 아침저녁으로 두 차례에 나누어 복용한다.

| 용량 | 건조한 약재로 하루 6~12g.

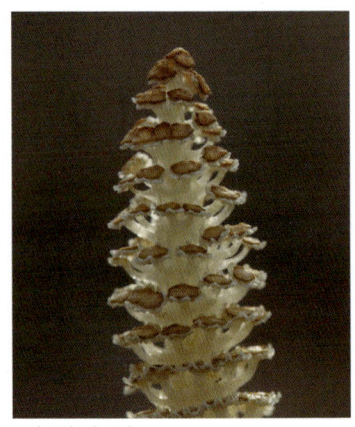
쇠뜨기 핀 모습

| 사용상의 주의사항 | 맛이 쓰고 성미가 서늘하기 때문에 비위가 차서 설사를 하는 사람은 신중하게 사용한다.

| 응용 | 생즙을 내어 복용하기도 하며 짓찧어 환부에 붙이기도 한다.

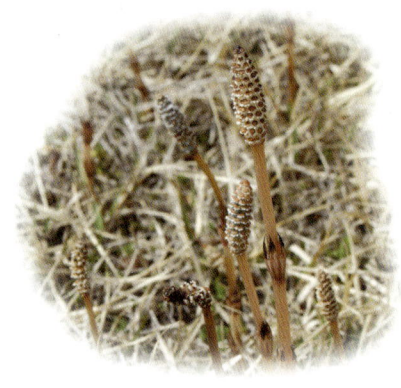

# 쇠뜨기꽃차

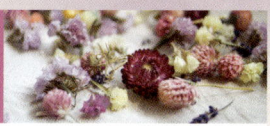

## | 효능 및 꽃의 이용 |

봄소식을 빨리 전해주는 식물로 뱀밥이라고도 한다. 꽃이 피지 않고 홀씨로 자손을 퍼뜨리는 쇠뜨기는 포자낭이 달린 생식줄기가 먼저 나오고 그 다음에 영양줄기가 자라는데, 뱀밥은 쇠뜨기의 생식기관으로 꽃과 같은 구실을 한다. 뱀밥이라는 생식경이 흙에 붓을 세워 놓은 모양이라 토필(土筆) 또는 필두채(筆頭菜)라는 이름도 붙었다.

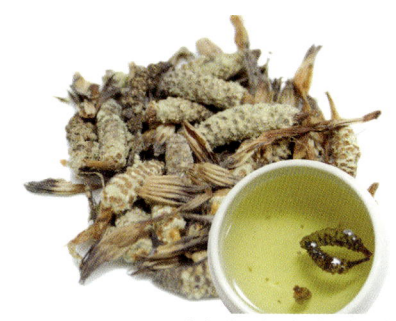

말린 쇠뜨기꽃과 쇠뜨기꽃차

뒤에 돋아난 쇠뜨기는 초록색이어서 두 모습을 보고 서로 다른 식물로 오인하는 경우가 많다. 층층이 돋은 잔가지가 말꼬리처럼 생겨 마초(馬草)라고도 하고, 소나무같이 생겨 준솔이라고도 한다. 민간에서는 당뇨병에 많이 사용한다. 이뇨, 혈압강하, 심장 수축력 증가, 지혈 등에 효과가 있으며, 최근 각종 암 치료에 효과가 있다. 향기가 달콤하고 맛이 순하다.

## | 채취 방법 |

뱀밥 마디에 붙은 잎집을 떼어낸다. 화분은 사용하지 않는다.

## | 꽃차 만드는 방법 |

① 꽃봉오리가 터지기 전에 채취하여 그늘에서 말린다.
② 마르는 과정에서 자체의 수분으로 꽃이 피는 것이 있으므로 털어 주어야 한다. 건조 후 밀폐용기에 담아서 보관한다.
③ 말린 꽃 3~4송이를 찻잔에 넣고 뜨거운 물을 부어 1분 정도 우려 내어 마신다.

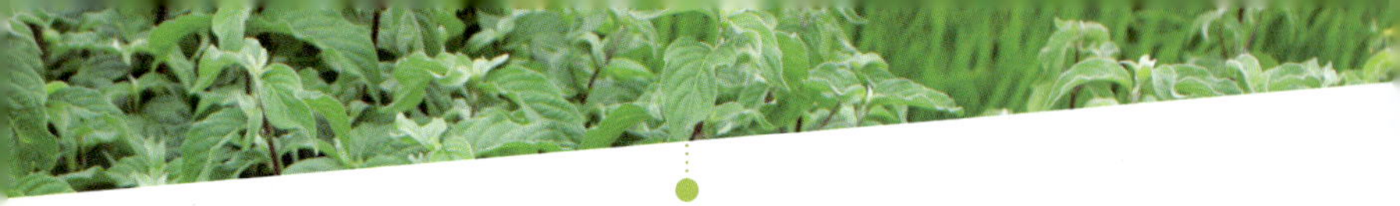

# 쇠무릎

*Achyranthes japonica* (Miq.) Nakai

- **식물명** : 비름과(Amaranthaceae) 다년생 초본. 쇠무릎, 당우슬(*A. bidentata* Blume), 붉은쇠무릎(*A. fauriei* Lex. et. Van)
- **생약명** : ACHYRANTHIS RADIX (우슬牛膝)
- **다른 이름** : 우경(牛莖), 우석(牛夕), 백배(百倍), 접골초(接骨草), 계교골(鷄膠骨)
- **사용부위** : 뿌리를 캐서 사용.

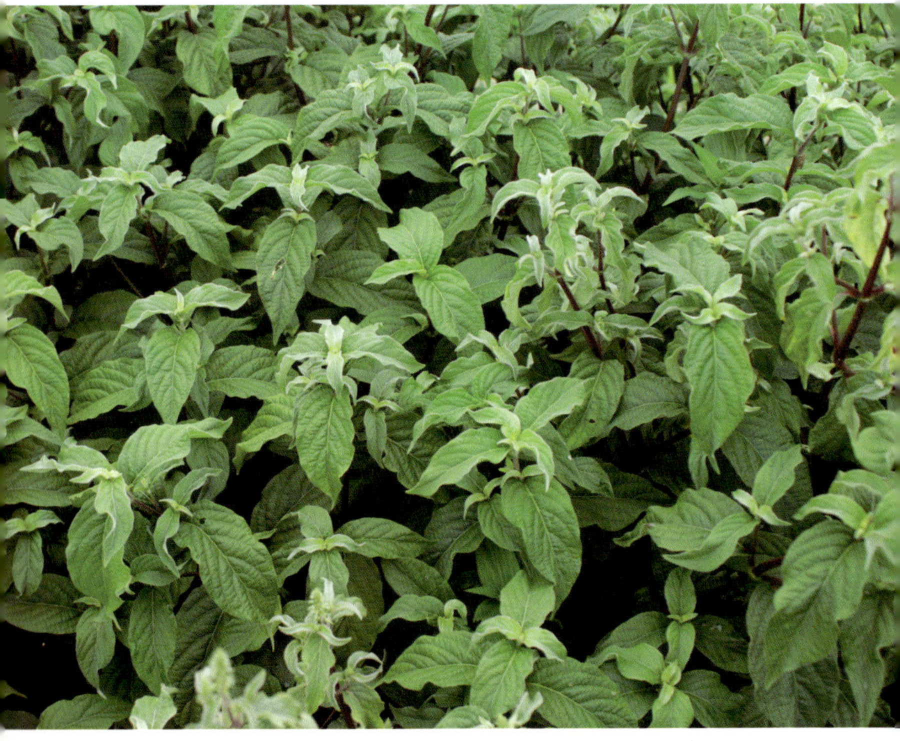

| 생김새 | 여러해살이풀로 키가 40~100㎝ 정도 자란다. 원줄기는 네모지고 곧추서며 가지가 많이 갈라진다. 줄기에 털이 있으며 뿌리는 가늘고 길며 토황색이다. 줄기 마디가 소의 무릎처럼 굵어서 쇠무릎이라고 한다. 잎은 마주나고 타원형 또는 거꿀달걀형이며, 꽃은 8~9월에 녹색으로 잎겨드랑이와 원줄기 끝에 이삭 모양(수상화서穗狀花序)으로 핀다. 열매는 포과(胞果)로 긴 타원형이며 9~10월에 맺는다.

| 주요 생산지 | 우리나라 전역에 분포하여 쇠무릎은 산야에서 잘 자란다. 당우슬은 남서부 섬 지방에, 붉은쇠무릎은 제주도 등지에 분포한다.

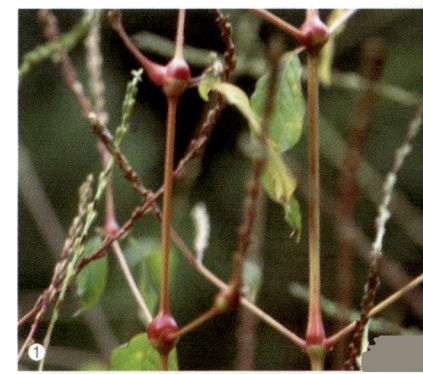
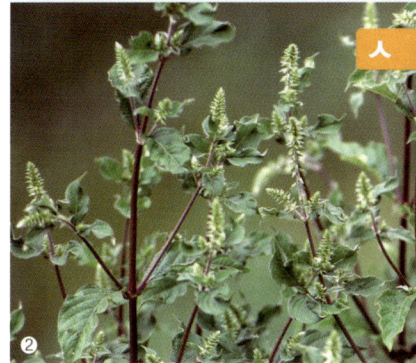

❶ 줄기 / ❷ 꽃

| 성품과 맛 | 성품은 평(平)하고, 맛은 쓰고 시다(고산苦酸).

| 작용 부위 | 간(肝), 신(腎), 심(心) 경락에 작용한다.

| 효능주치 | 혈액순환과 경락을 잘 통하게 하는 활혈통락(活血通絡), 관절을 편하고 이롭게 하는 통리관절(通利關節), 혈을 하초로 인도하는 인혈하행(引血下行), 간과 신기능을 보하는 보간신(補肝腎), 허리와 무릎을 강하게 하는 강요슬(强腰膝), 임질 등의 병증으로 소변이 원활하지 못할 때 이를 잘 통하게 하는 이뇨통림(利尿通淋) 등의 효능이 있어서 월경이 좋지 않은 월경부조(月經不調), 월경을 통하

게 하는 통경(通經), 월경이 막힌 경폐(經閉), 출산 후의 태반이 나오지 않아서 오는 복통(腹痛), 습사와 열사로 인하여 관절이 결리고 아플 때, 코피를 흘릴 때, 입안의 종기나 상처, 두통, 어지럼증(현훈眩暈), 허리와 무릎이 시리고 아프며 무력한 병증(요슬산통무력腰膝痠痛無力) 등에 응용할 수 있다.

| 채취 및 가공 | 가을에서 이듬해 봄 사이에 경엽(莖葉, 줄기와 잎)이 마를 때 채취하되 잔털과 이물질을 제거하고 말린다.

| 용법 | 사용할 때는 노두(蘆頭, 뿌리 꼭대기 줄기가 나오는 부분)를 제거하고 잘게 썰어서 그대로 또는 주초(酒炒, 약재 무게 약 20%의 술을 흡수시켜 프라이팬에 약한 불로 노릇노릇하게 볶음)하여 사용한다. 우슬 10g에 물 700mL를 붓고 끓기 시작하면 불을 약하게 줄여서 200~300mL 정도로 달여서 아침저녁으로 두 차례에 나누어 복용한다. 환(丸), 가루(산散), 또는 고(膏)로 만들거나 주침(酒浸)하여 복용하기도 한다.

| 용량 | 말린 것으로 하루에 6~18g.

| 사용상의 주의사항 | 월경과다(月經過多), 몽정(夢精)이나 유정(遺精), 임산부 등은 사용을 금한다.

| 응용 | 이 약재에 간(肝)과 신(腎)을 보하는 기능이 있는 두충(杜冲), 상기생(桑寄生), 금모구척(金毛狗脊), 모과(木瓜) 등의 약재를 배합하여 허리와 대퇴부의 시리고 아픈 증상, 발과 무릎이 연약해지고 무력해지는 증상 등을 치료하는 데 응용한다. 보통 이들 약재를 같은 양으로 하여 물을 붓고 달여서 먹기도 하지만, 식혜를 만들어 먹기도 한다.

❶ 뿌리 건조한 것 / ❷ 건조한 뿌리 잘라놓은 것

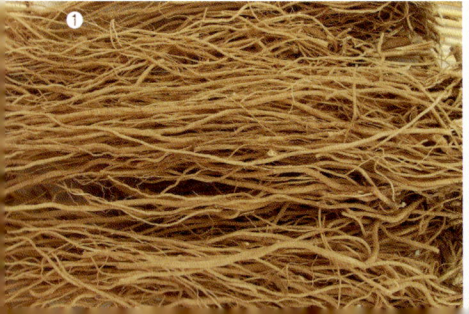
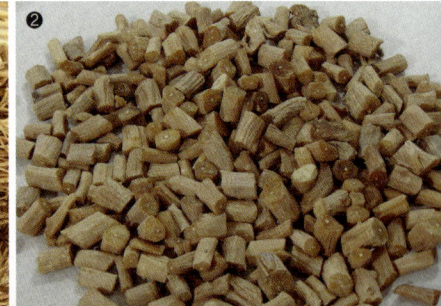

# 쇠무릎주

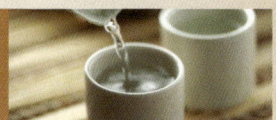

맛은 쓰다. 인삼주와 비슷한 향이 난다.
기호와 식성에 따라 꿀, 설탕을 가미하여 음용할 수 있다.

## | 적용병증 |

- 근골통(筋骨痛) : 근육이나 뼈의 통증 때문에 몸의 움직임이 불편한 증상을 말한다. 30mL를 1회분으로 1일 1~2회씩, 15~25일 정도 음용한다.
- 골절번통(骨折煩痛) : 과거의 타박상이나 매로 인해 뼈마디가 아픈 증상을 말한다. 30mL를 1회분으로 1일 1~2회씩, 12~15일 정도 음용한다.
- 신경통(神經痛) : 신경에 염증이 생겨 신경이 밀려나면서 통증이 오는 증상을 말한다. 30mL를 1회분으로 1일 1~2회씩, 15~25일 정도 음용한다.
- 기타 질환 : 거담, 관절염, 근염, 마비증세, 복막염, 생리통, 어혈, 혈액순환

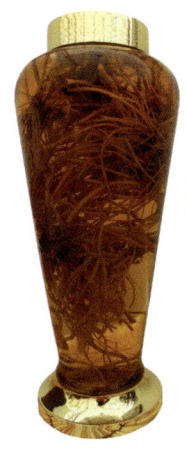

## | 만드는 방법 |

① 가을에서 이듬해 봄 사이에 뿌리를 채취하여 씻은 다음 말려서 사용한다.
② 생뿌리는 약 270g, 말린 뿌리는 약 220g을 소주 3.8L에 넣어 밀봉하여 서늘한 냉암소에서 보관 숙성시킨다.
③ 150~180일 정도 침출한 후 음용하며, 720일 정도 후 찌꺼기를 걸러낸다.

## | 구입방법 및 주의사항 |

- 건재상, 약재상, 약령시장 또는 재래시장에서 구입한다. 농촌의 들이나 산, 밭둑이나 강둑에서 많이 자생한다.
- 오래 음용해도 무방하나 치유되는 대로 중단한다.
- 본 약술을 음용 중에 하늘타리, 깽깽이풀을 금한다.

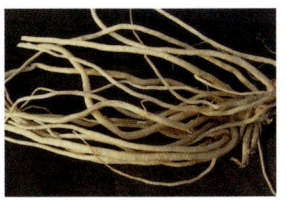

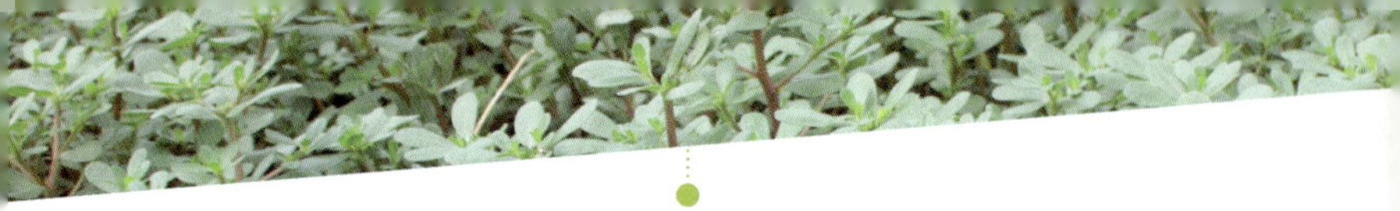

# 쇠비름

*Portulaca oleracea* L.

- **식물명** : 쇠비름과(마치현과, Portulacaceae) 일년생 초본. 쇠비름
- **생약명** : **PORTULACEA HERBA**(마치현馬齒莧)
- **다른 이름** : 마치현(馬齒莧), 마현(馬莧), 오행초(五行草), 마치채(馬齒菜), 오방초(五方草)
- **사용부위** : 지상 부분을 건조한 것.

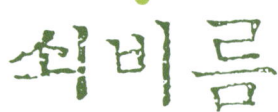

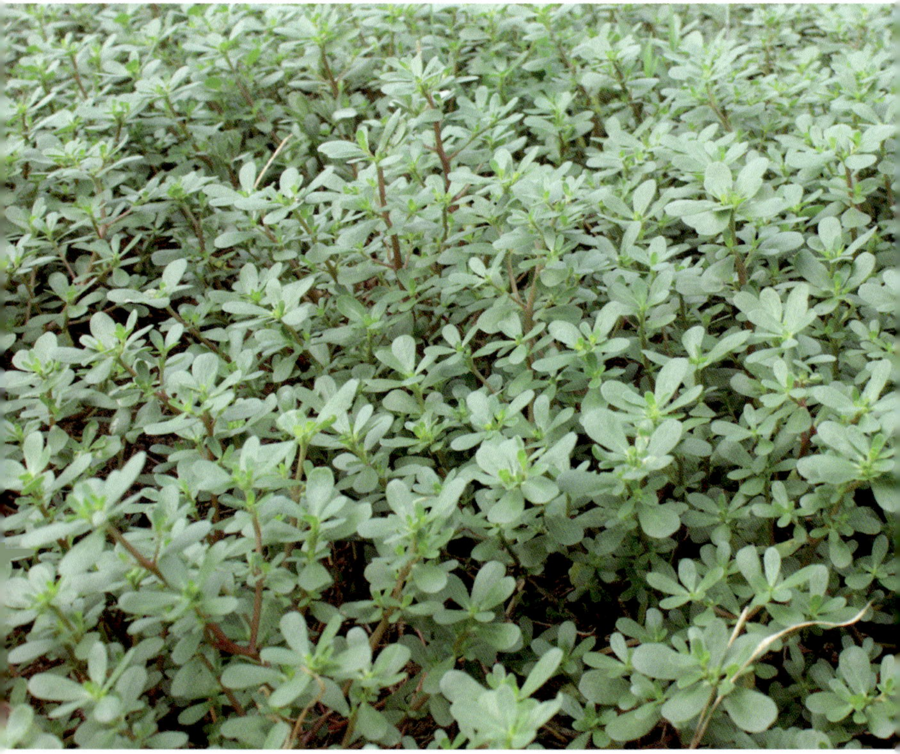

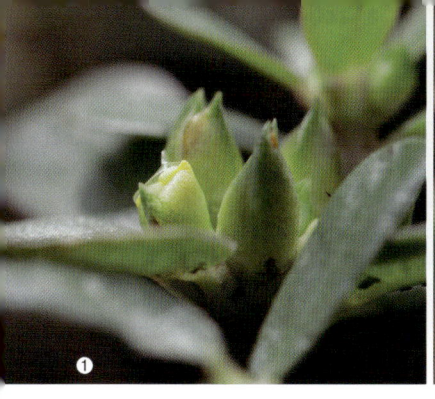
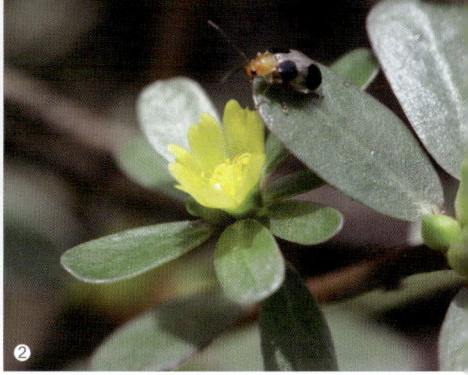

❶ 꽃봉오리 / ❷ 꽃과 잎

| 생김새 | 한해살이풀로 키가 15~30㎝ 정도 자라고 다육질이다. 꽃은 황색으로 6~9월에 핀다. 열매는 개과(蓋果)로서 타원형, 종자는 아주 작고 일그러진 원형이며 검은빛이 돈다. 약재는 쭈그러져 말려 있고, 줄기는 원주형으로 길이는 30㎝에 달하고, 지름 0.1~0.2㎝이다. 표면은 황갈색으로 세로주름이 뚜렷하다. 잎은 마주나기 혹은 어긋나기하고 파쇄되기 쉬우며, 완정한 엽편은 거꿀달걀형으로 길이 1~2.5㎝, 너비 0.5~1.5㎝이며 녹갈색으로 선단은 둔한 라운드형이다.

| 주요 생산지 | 우리나라 각지의 산야에 분포하고 밭이나 밭둑, 나대지 등에 잡초로 많이 난다.

| 성품과 맛 | 성은 차고(한寒), 맛은 시며(산酸), 독은 없다.

| 작용 부위 | 대장(大腸), 간(肝) 경락에 작용한다.

| 효능주치 | 열을 식히고 독을 풀어주는 청열해독(淸熱解毒)작용, 혈의 열을 식히고 출혈을 멈추게 하는 양혈지혈(凉血止血)하는 효능 등이 있어서 열독과 피가 섞인 설사(대부분 세균성설사를 말함)를 치료한다(치열독혈리治熱毒血痢). 악창과 부스럼(옹종癰腫), 습진(濕疹), 단독(丹毒), 뱀이나 벌레에 물린 상처(사충교상蛇蟲咬傷)를 치료한다. 또 변혈(便血), 치출혈(痔出血), 붕루대하(崩漏下血) 등을 다스린다. 또한 눈을 밝게 하고(명목明目), 눈뜬장님(청맹靑盲)과 시력감퇴 등을

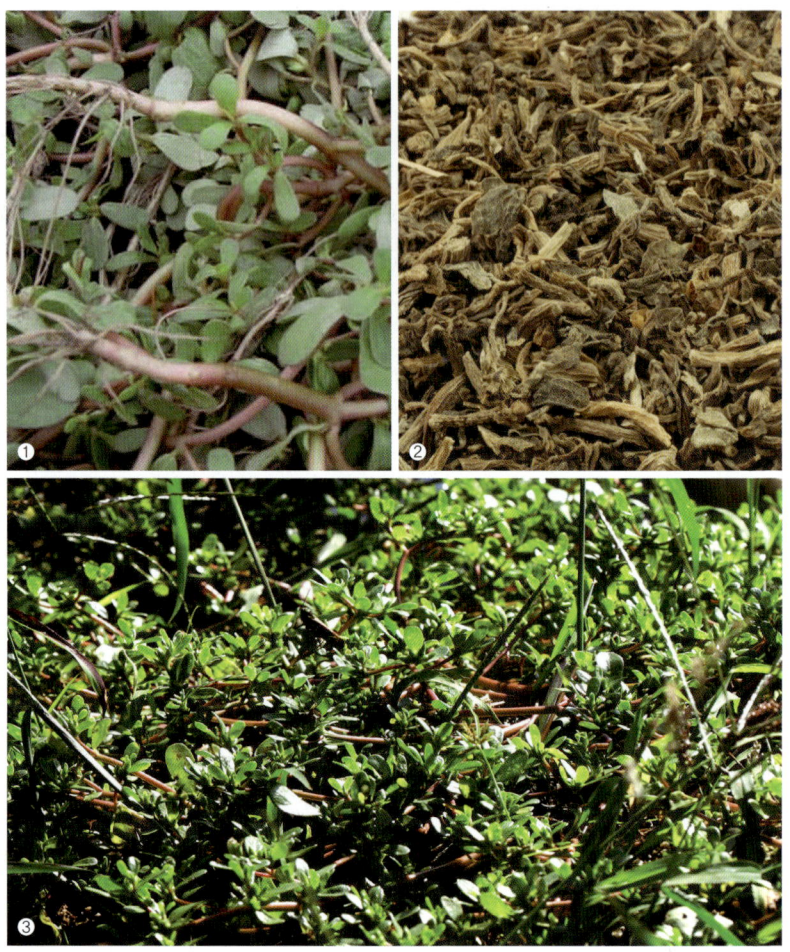

❶ 줄기 / ❷ 쇠비름 지상 부분 건조한 것 / ❸ 집단

다스린다.

| 채취 및 가공 | 여름과 가을에 채취하여 씻은 다음 약간 찌거나 끓는 물에 담갔다가 햇볕에 말린다. 이물질을 제거하고 절단하여 사용한다. 잘 마르지 않으므로 절단하여 열풍식 건조기에 건조하는 것

이 효과적이다.

|용법| 말린 약재 4~8g에 물을 1L 정도 붓고 끓기 시작하면 불을 약하게 줄여서 200~300mL 정도로 달여서 아침저녁으로 두 차례에 나누어 복용한다. 생즙을 내어 복용하기도 한다. 또는 짓찧어서 붙이거나, 태워서 재로 만들어 개어 붙이거나 물에 끓여서 세척한다. 민간에서는 무좀을 치료하기 위하여 말린 쇠비름을 태운 재에 물을 부어 정치시켜 두면 위에 맑은 물이 생기는데 이 물에 발을 10~15분씩 담근다.

|용량| 말린 것으로 하루에 4~8g.

|사용상의 주의사항| 청열작용을 하기 때문에 비허변당(脾虛便糖, 비의 기운이 허하여 진흙처럼 무른 설사를 하는 증후) 또는 임신부의 경우에는 신중하게 사용한다.

|응용| 중풍에 의한 반신불수에 쇠비름 4~5근(약 3kg)을 삶아서 나물과 국물을 함께 먹으면 좋아진다. 예로부터 쇠비름나물을 많이 먹으면 장수한다 하여 장명채(長命菜)라는 이름이 붙여졌으며 말려서 매달아두고 수시로 먹었다.

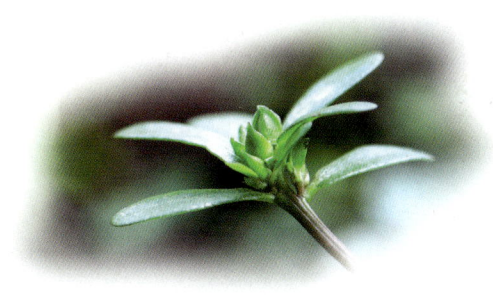

# 술패랭이

*Dianthus longicalyx* Miq.

- **식물명** : 석죽과(石竹科, Caryophyllaceae) 다년생 초본. 술패랭이꽃
- **생약명** : DIANTHI HERBA(구맥瞿麥)
- **다른 이름** : 거구맥(巨句麥), 대란(大蘭), 산구맥(山瞿麥), 남천축초(南天竺草)
- **사용부위** : 지상부를 건조한 것.
  - 패랭이꽃(*D.chinensis* L.)은 석죽(石竹)이라 하여 구분

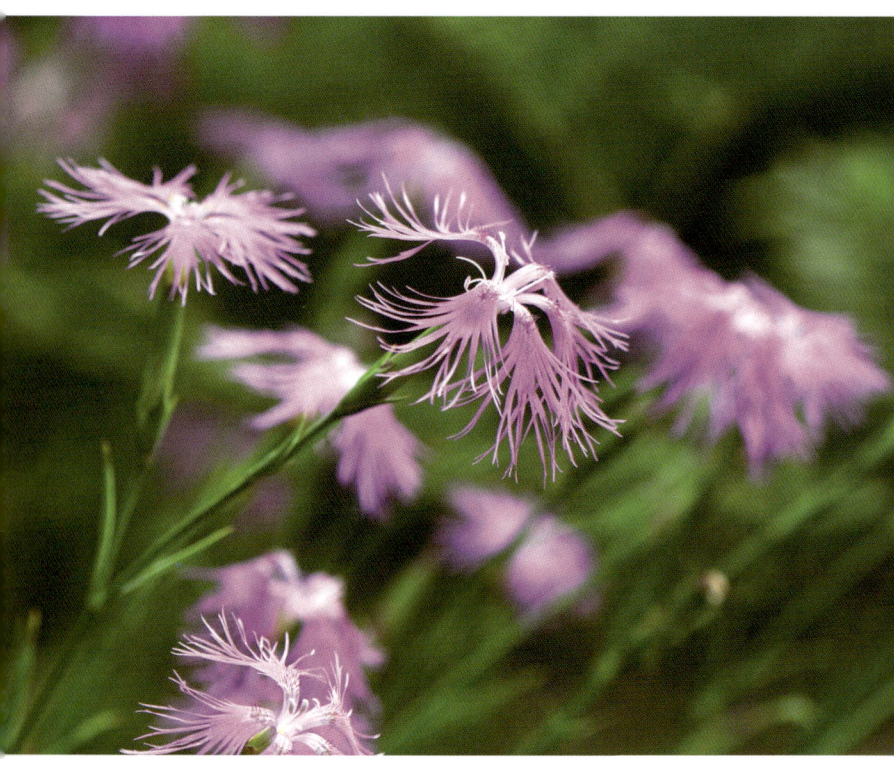

| **생김새** | 여러해살이풀로 높이 30~60㎝가량으로 자란다. 줄기는 모여나고 곧게 자라며 전체에 분백색이 돌며 원주형으로 상부는 갈라졌다. 표면은 담녹색 또는 황록색으로 넓고 털이 없으며, 마디는 뚜렷하고 약간 부풀어져 있으며, 단면의 속은 비어 있다. 잎은 마주나고 쭈그러졌으며, 펴보면 잎몸은 배 모양(선형船形) 또는 선상의 피침형이다. 가지 끝에는 꽃과 과실이 있으며, 꽃은 통상(筒狀)으로 길이 2.7~3.7㎝이다. 꽃대를 감싼 꽃턱잎의 조각은 4~6개로 넓은 달걀형이며 길이는 통의 약 1/4이다. 꽃잎은 자갈색 또는 황갈색으로 말려서 구부러져 있고, 끝은 깊이 쪼개져 가는 실 모양이다(패랭이꽃은 얕게 갈라져 톱니상). 삭과는 긴 통상(筒狀)으로 작고 많은 종자가 들어 있다.

| **주요 생산지** | 우리나라 각지에 분포한다.

| **성품과 맛** | 성품은 차고, 맛은 쓰며, 독은 없다.

| **작용 부위** | 심(心), 간(肝), 소장(小腸), 방광(膀胱) 경락에 작용한다.

| **효능주치** | 소변을 잘 나가게 하는 이수통림(利水通淋), 어혈을 깨뜨리고 경락을 통하게 하는 파혈통경(破血通經) 등의 효능이 있어서 열림(熱痳, 임질)을 치료하고(치열림治熱淋), 혈림(血淋), 석림(石淋), 소변불통(小便不通), 임력삽통(淋瀝澁痛), 월경폐지(月經閉止) 등의 증상에 응용한다.

| **채취 및 가공** | 여름에서 가을 사이 개화 시에 채취하여 햇볕에 말린다. 이물질을 제거하고 가늘게 잘라 그대로 사용(生用)한다.

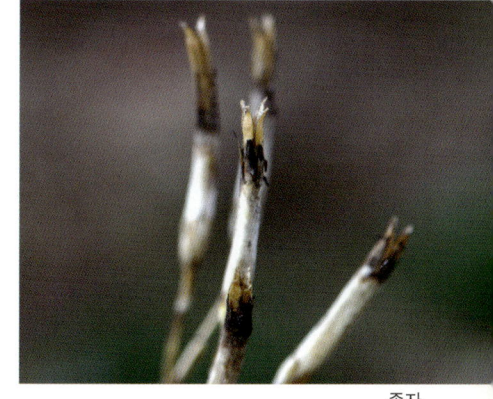

종자

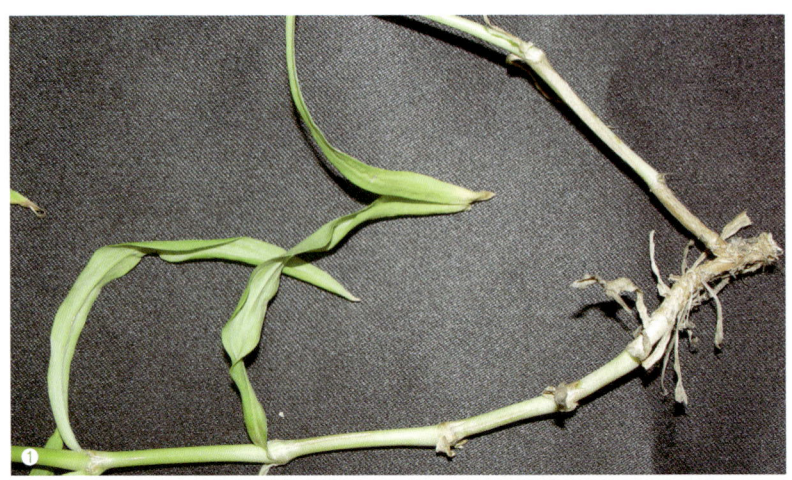

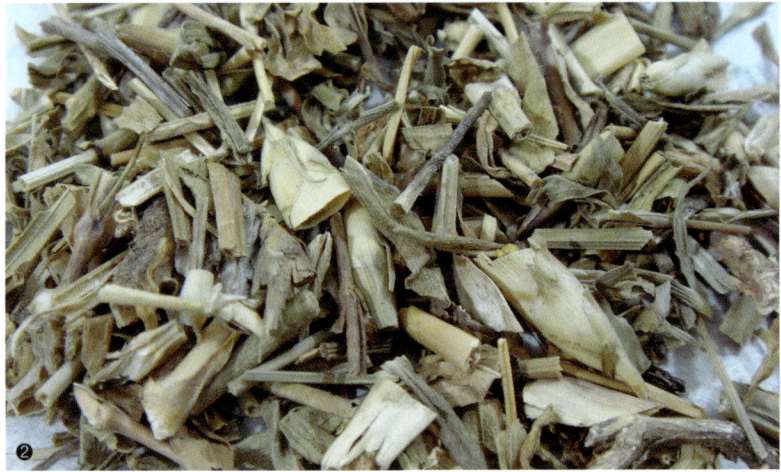

❶ 지상부 전초 / ❷ 지상부 건조한 것

|용법| 말린 약재 10~15g에 물 1L 정도를 붓고 끓기 시작하면 불을 약하게 줄여서 200~300mL 정도로 달여서 아침저녁으로 두 차례에 나누어 복용한다. 가루 또는 환을 만들어 복용한다. 외용할 때는 연말로 하여 개어 환부에 붙인다.

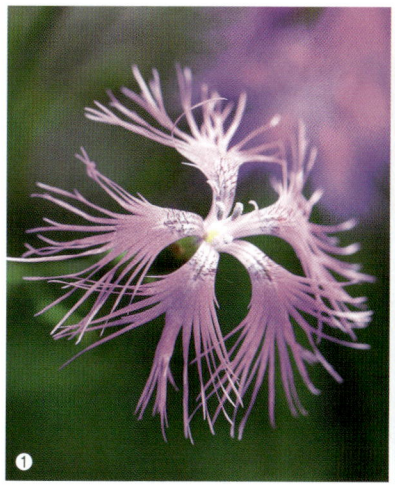
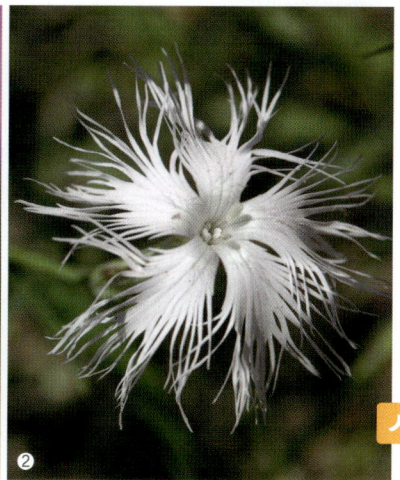

❶ 술패랭이 꽃 / ❷ 흰술패랭이 꽃

| 용량 | 말린 것으로 하루에 12~20g.

| 사용상의 주의사항 | 비(脾)나 신(腎) 기운이 허한 사람(보통 소변이 잘 나가지 않는다) 또는 임신부는 사용을 금한다.

| 응용 | 민간에서는 소변을 잘 나가게 하기 위하여 이용하며 보통 1회 2~4g의 약재를 물에 달이거나 곱게 가루 내어 내복한다. 백일해, 홍역 등으로 오래된 기침을 다스릴 때도 이용한다.

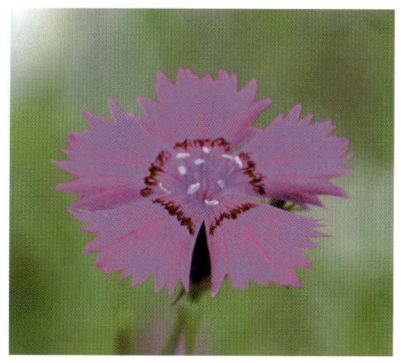

패랭이 꽃

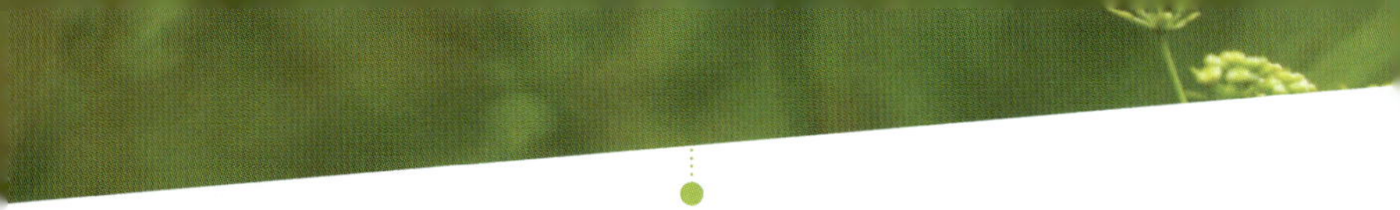

# 시호

*Bupleurum falcatum* L.

- **식물명** : 산형과(繖形科, Umbelliferae) 다년생 초본. 시호, 참시호[*B. falcatum* var. *scorzoneraefolium* (Willd.) Ledeb.], 북시호(*B. chinense* DC.) 등의 뿌리를 건조한 것. 중국에서는 시호(北柴胡, *B. chinense* DC.), 협엽시호(狹葉柴胡, 南柴胡, *B. scorzonerifolium* Willd.)
- **생약명** : BUPLEURI RADIX(시호柴胡)
- **다른 이름** : 자호(茈胡), 산채(山菜), 여초(茹草), 자초(紫草)
- **사용부위** : 뿌리를 사용한다.

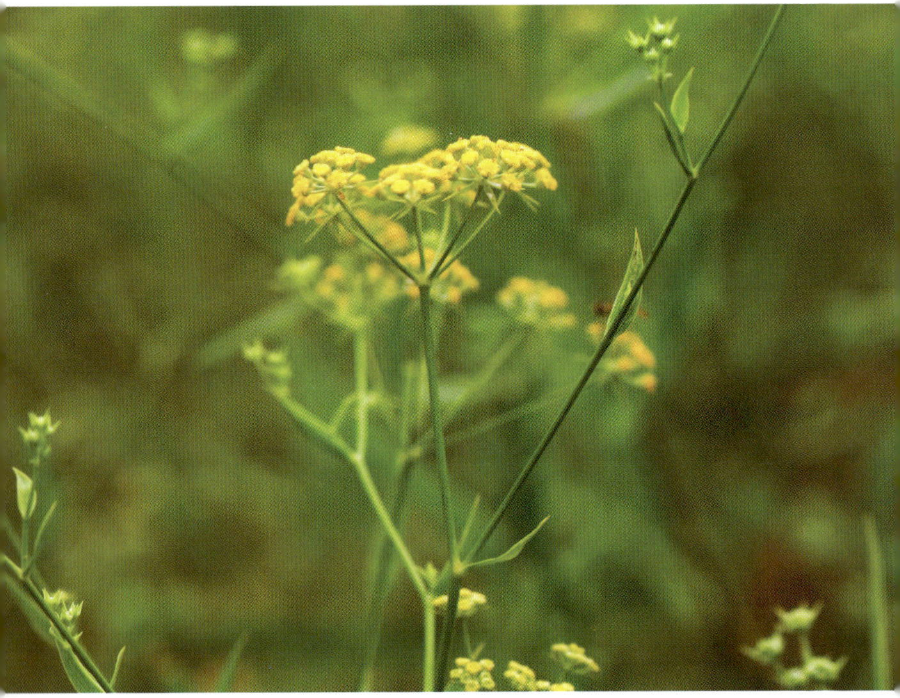

| 생김새 |

① 시호(柴胡) : 여러해살이풀로 높이 약 40~80㎝가량 자란다. 줄기잎은 바늘 모양이고 길이 약 4~10㎝, 너비 5~15㎜로 끝이 뾰족하고 밑부분이 좁아져서 잎자루처럼 되고 잎맥은 평행하며 가장자리는 밋밋하다. 꽃은 8~9월에 노란색으로 원줄기 끝과 가지 끝에 겹우산꼴로 핀다. 열매는 타원형으로 9월에 익는다. 약재로 사용하는 뿌리는 단일 또는 분지된 뿌리로 상부는 지름 5~15㎜로 굵고, 하부는 가늘고 길이 3~7㎝이며, 머리 부분에

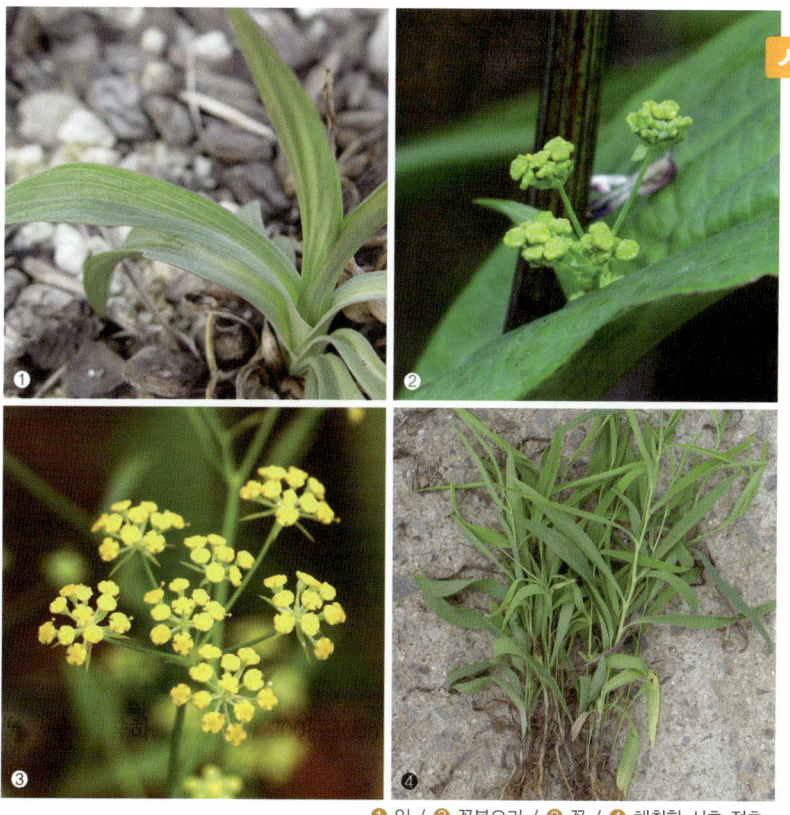

❶ 잎 / ❷ 꽃봉오리 / ❸ 꽃 / ❹ 채취한 시호 전초

는 줄기의 기부가 남아 있다. 뿌리 표면은 엷은 갈색 또는 갈색이며 깊은 주름이 있다. 질은 절단하기 쉽고, 단면은 약간 섬유성이다.

② **북시호(北柴胡)** : 원추형으로 분지되어 있으며 길이 6~15㎝, 지름 0.3~0.8㎝이다. 표면은 흑갈색 또는 담자갈색으로 세로주름과 곁뿌리의 흔적 및 피공(皮孔)이 있다. 정단에는 줄기의 기부와 섬유상의 잎 기부가 남아 있다. 질은 단단하면서 질기며 절단하기 어렵다. 단면은 편상의 섬유성으로 껍질부는 엷은 갈색이며 목부는 황백색이다.

③ **남시호(南柴胡)** : 비교적 가늘고 많이 분지되었다. 표면은 갈홍색 또는 흑갈색으로 뿌리의 머리 부분에는 여러 개의 혹 모양의 돌기가 있으며, 정단에는 섬유상의 엽기로 싸여 있다. 질은 약간 유연하고 절단하기 쉬우며, 단면은 약간 평탄하다.

| **주요 생산지** | 시호는 우리나라 각지의 산야에 분포하며, 현재는 밭에서 재배한다. 북시호는 길림, 요녕, 하남, 산동, 안휘, 강소, 절강, 호북, 사천, 산서, 합서, 감숙, 서장 등 지역에, 남시호는 흑룡강, 길림, 요녕, 내몽고, 하북, 산동, 강소, 안휘, 감숙, 청해, 신강, 사천, 호북 등에 분포한다.

| **성품과 맛** | 성미는 약간 차고(미한微寒), 맛은 쓰며(고苦) 무독하다.

| **작용 부위** | 간(肝), 담(膽) 경락에 작용한다.

| **효능주치** | 표사(表邪)를 풀고 열을 물리치는 해표퇴열(解表退熱), 간의 기운을 통하게 하여 울체된 기운을 풀어주는 소간해울(疏肝解鬱), 양기를 거두어 올리는 승거양기(升擧陽氣)하는 등의 효능이 있는 해표약물로서 감기발열을 치료하고(治感冒發熱), 한열이 왕래하는 증상(寒熱往來), 가슴이 그득하고 옆구리가 통증이 있는 증상(胸滿脇痛), 입이 마르고 귀에 농이 생기는 구고이농(口苦耳聾), 두통과 눈이 침침한 증상(頭痛目眩), 학질(瘧疾), 심한 설사로 인한 탈항(하리탈항下痢

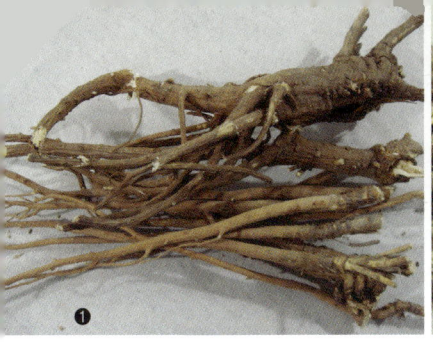 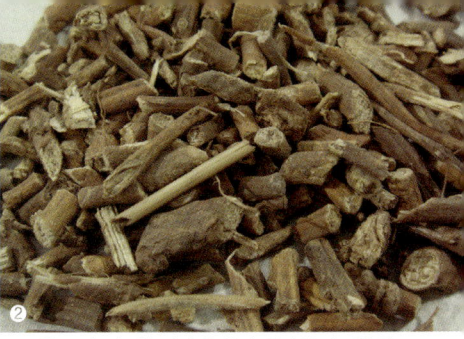

❶ 뿌리 건조한 것 / ❷ 뿌리 잘라서 건조한 것

脫肛), 월경부조(月經不調), 자궁하수(子宮下垂) 등을 다스린다.

| 채취 및 가공 | 봄과 가을에 채취하여 경엽과 흙모래 및 이물질을 제거하고 건조한다. 외감에는 말린 것을 그대로 사용(生用)하고, 내상승기(內傷升氣)에는 약재에 술을 흡수시킨 후 프라이팬에서 약한 불로 볶아내는 주초(酒炒)를 하여 사용한다. 음이 허한 사람(음허인 陰虛人)에게 사용할 때는 식초를 흡수시켜 볶아서 사용(초초醋炒)하거나 또는 자라피를 흡수시켜서 볶아서 사용(별혈초鼈血炒)한다.

| 용법 | 물을 붓고 달여서 복용하거나, 가루 혹은 환을 만들어 복용한다. 민간에서는 해열, 진통, 감기 치료를 위하여 시호, 모과, 진피, 인동덩굴 각 8g씩을 물 1L에 넣고 끓기 시작하면 불을 약하게 줄여서 200~300mL 정도로 달여서 아침저녁으로 두 차례에 나누어 복용한다.

| 용량 | 말린 것으로 하루에 4~12g.

| 사용상의 주의사항 | 상승(上昇)하고 발산(發散)하는 승발(昇發)의 기운이 있으므로 진액이 휴손된 경우나 간(肝)의 양기가 위로 항진된 간양상항(肝陽上亢)의 경우 및 간의 풍사(風邪)가 안으로 동하는 간풍내동(肝風內動)의 경우에는 사용하지 않는다.

| 응용 | 학질 치료를 위하여 15~20g의 시호를 물로 달여서 발작하기 2~3시간 전에 먹으면 추웠다 더웠다 하는 한열왕래(寒熱往來) 증상을 잘 낫게 한다.

# 실새삼

*Cuscuta australis* R.Br.

- **식물명** : 메꽃과(旋花科, Convolvulaceae)의 일년생 덩굴성 기생초본. 갯실새삼(토사자, *Cuscuta chinensis* Lam.), 새삼(大토사자, *C. japonica* Choisy), 실새삼 및 동속 근연식물
- **생약명** : **CUSCUTAE SEMEN**(토사자菟絲子)
- **다른 이름** : 토노(菟蘆), 사실(絲實), 토사자(吐絲子)
- **사용부위** : 성숙한 종자를 건조한 것.

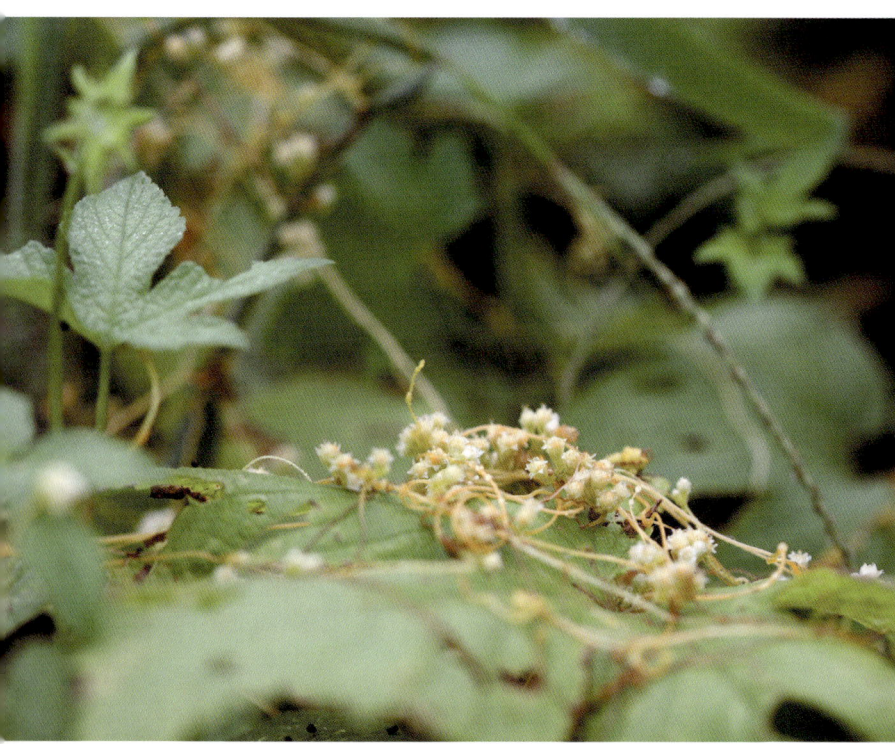

| 생김새 |

가. 새삼 : 1년생 덩굴성 기생초본으로 줄기는 가늘고 황색이며 기생하는 식물체(기주寄主)에 붙어서 왼쪽으로 감아 올라간다. 잎은 어긋나고, 비늘 같은 것이 드문드문 달린다. 7~8월에 흰색 꽃이 피며 가지의 각 부분에 총상화서가 달린다. 열매는 9~10월에 황갈색으로 익는다. 전초를 토사(菟絲)라고 하여 약용하며, 새삼의 종자는 토사자(菟絲子)라고 부른다. 열매는 삭과로 달걀 모양이며 지름 1~1.5㎜이다. 표면은 회갈색 또는 황갈색으로 세밀한 돌기의 작은 점이 있고, 한쪽 끝에 조금 들어간 홈의 종자 배꼽(種臍)이 있다. 질은 견실하여 손가락으로 눌러도 부서지지 않는다.

나. 실새삼 : 새삼에 비하여 줄기가 가늘고 꽃줄기가 없이 몇 개의 꽃이 모여 달리며, 암술대는 1개, 열매는 타원형이다.

| 주요 생산지 | 토사자는 우리나라 각지에 분포한다. 중국의 요녕, 길림, 하북, 하남, 산동, 산서, 강소성 등지에서 생산하고, 대토사자는 섬서, 귀주, 운남, 사천성 등지에서 생산하며 거의 전량을 중국에서 수입한다.

| 성품과 맛 | 성품은 평(平)하고 맛은 맵고 달며(신감辛甘), 무독하다.

| 작용 부위 | 간(肝), 신(腎), 비(脾) 경락에 작용한다.

| 효능주치 | 간과 신을 보하며(보간신補肝腎), 정액을 단단하게 하며(고정固精), 간기능을 자양하고 눈을 밝게 하고(자간명목滋肝明目), 안태(安胎)하며 진액을 생성하는 생진(生津) 효능이 있어서 강장(强壯),

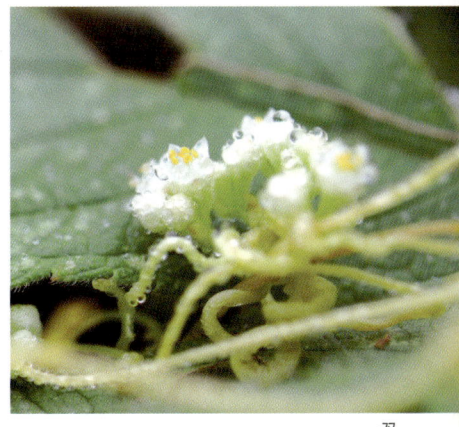

꽃

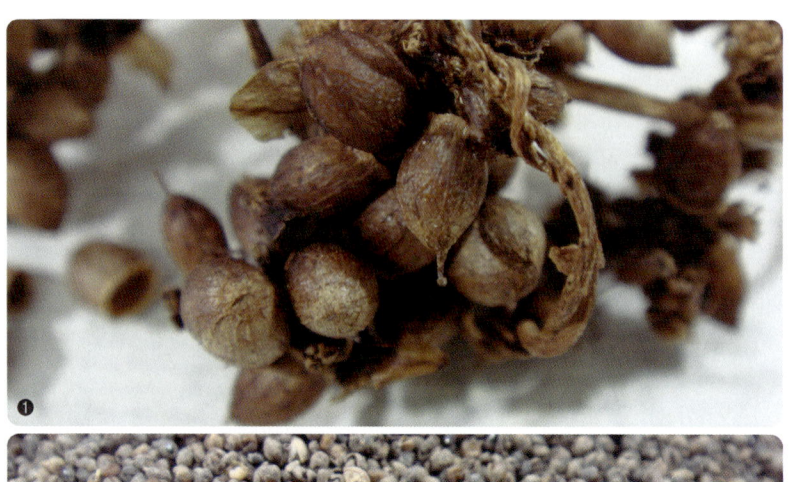
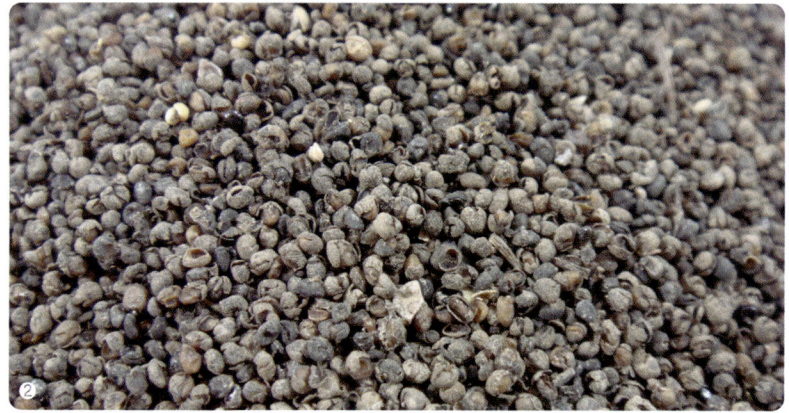

❶ 종자 / ❷ 실새삼 종자 건조한 것

강정(强精)하고 눈을 밝게 하며(명목明目), 태아를 편안하게 하고(안태安胎) 정수를 보하는 기능이 있다(익정수益精髓). 신체허약과 허리 무릎이 시리고 아픈 통증을 치료하며(치요슬산통治腰膝痠痛), 유정(遺精), 소갈(消渴, 당뇨), 음위(陰痿), 빈뇨(頻尿) 및 잔뇨감, 당뇨(糖尿), 비허설사(脾虛泄瀉), 습관성 유산 등을 치료하는 데 이용한다.

| **채취 및 가공** | 9~10월에 채취하여 이물질을 제거하고 깨끗이 씻어서 햇볕에 말린 다음 사용한다. 끓이는 약(전제煎劑)에 넣을 때는 프

라이팬에 약한 불로 살짝 볶아서(미초微炒) 가루를 내고(연말研沫), 환(丸)에 넣을 때는 소금물(2% 정도)에 삶은 후 갈아서(도란搗爛) 떡(餠)으로 만들어 볕에 말려서 사용한다.

| 용법 | 물에 끓여서 복용하거나, 가루나 환으로 만들어 복용한다. 숙지황, 구기자, 오미자, 육종용 등을 가미하여 신의 양기를 보양하고, 두충과 함께 사용하여 간과 신을 보하고 안태하는 효과를 얻는다.

| 용량 | 말린 것으로 하루에 6~15g.

| 사용상의 주의사항 | 양기(陽氣)를 튼튼하게(장양壯陽) 함으로써 지사(止瀉, 설사를 멈추게 하는)작용이 있기 때문에 신(腎)에 열이 많거나, 양기가 강성하여 위축되지 않는 강양불위(强陽不萎), 대변조결(大便燥結)인 경우에는 모두 피한다.

| 응용 | 민간에서는 종자 말린 것 15g에 물 700mL를 붓고 끓기 시작하면 불을 약하게 줄여서 200~300mL 정도로 달여서 아침저녁으로 두 차례에 나누어 복용한다.

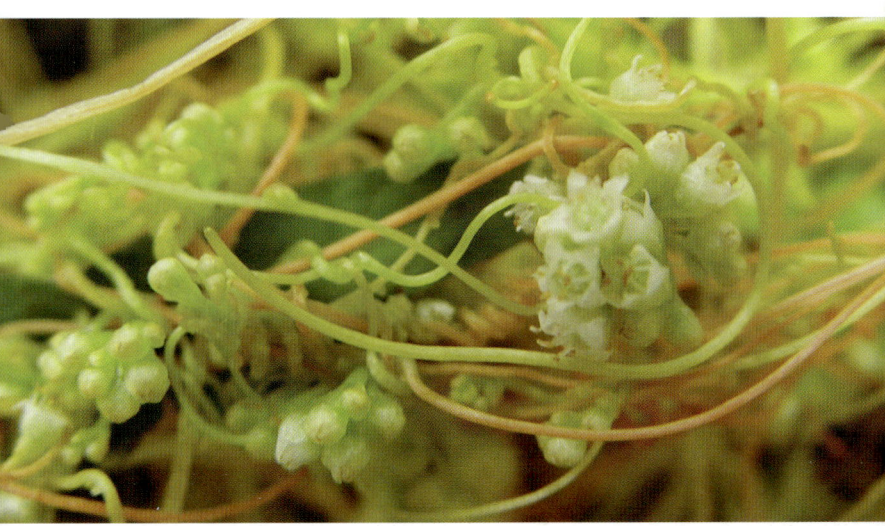

전초

# 씀바귀

*Ixeridium dentatum* (Thunb.) Tzvelev

- **식물명** : 국화과(Compositae) 다년생 초본. 씀바귀, 선씀바귀[*I. strigosa* (H.Lev. & Vaniot) J.H.Pak & Kawano]
- **생약명** : DENTATAE HERBA ET RADIX(산고매山苦蕒)
- **다른 이름** : 고채(苦菜), 활혈초(活血草)
- **사용부위** : 전초 및 뿌리.

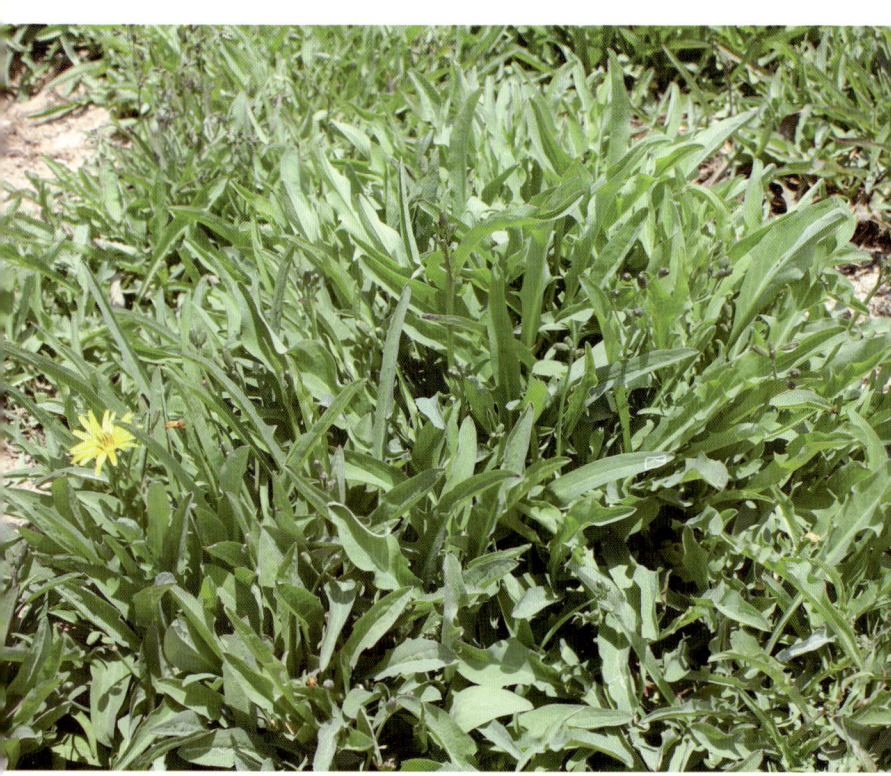

| **생김새** | 다년생 초본으로서 20~50㎝ 정도로 자란다. 밑에는 여러 대가 나오고 잎은 거꿀피침형 또는 타원형이며 가장자리에 치아 모양의 톱니가 있다. 꽃은 5~7월에 황색 또는 흰색으로 핀다. 열매는 이삭 모양으로 길이 3.5~5㎜이고 연한 황색이다.

| **주요 생산지** | 전국의 산이나 들에서 자란다.

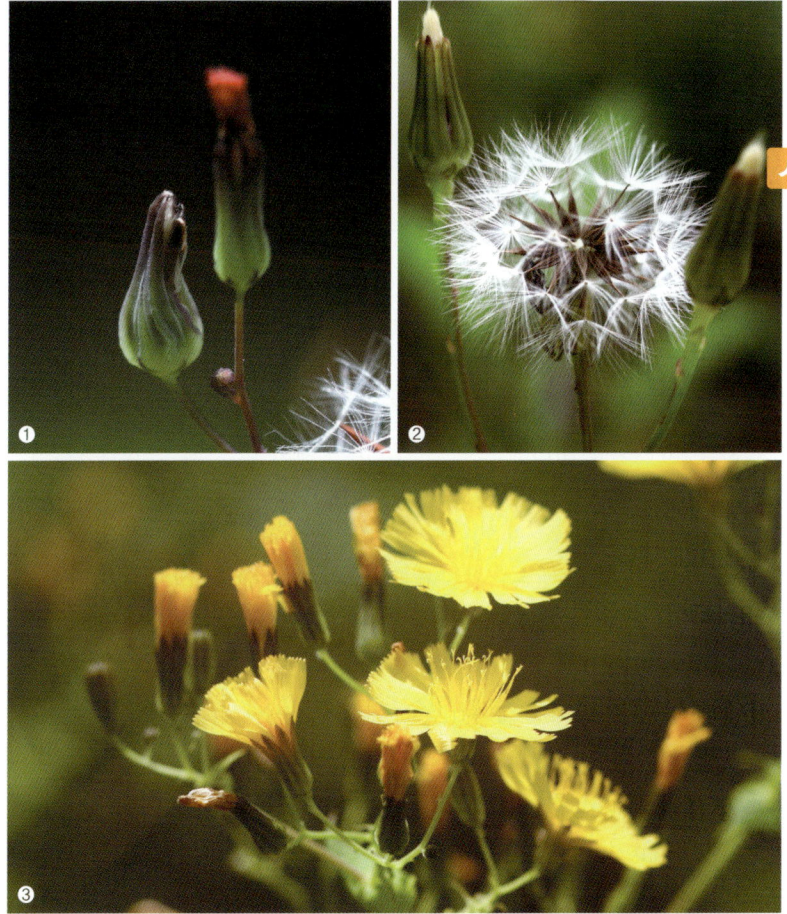

❶ 꽃봉오리 / ❷ 종자 결실 / ❸ 꽃

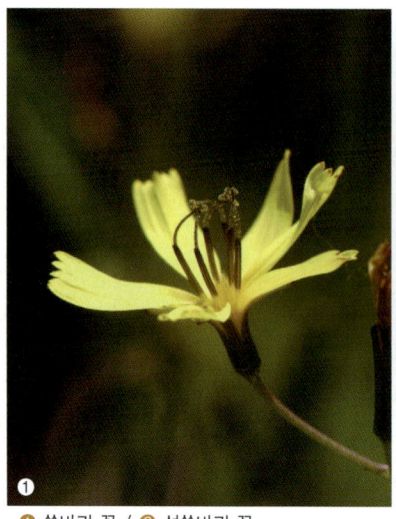 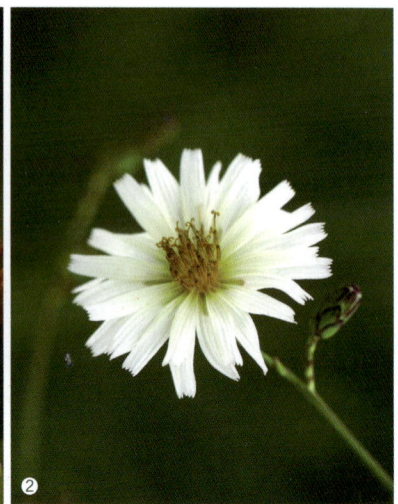

❶ 씀바귀 꽃 / ❷ 선씀바귀 꽃

| 성품과 맛 | 성은 차고, 맛은 쓰다.

| 작용 부위 | 심(心), 폐(肺), 간(肝) 경락에 작용한다.

| 효능주치 | 열을 내리게 하는 해열(解熱), 폐의 열기를 식히는 청폐열(淸肺熱), 혈의 열을 식히고 잘 돌려주는 양활혈(凉活血), 종기를 다스리는 소종(消腫), 새살을 돋게 하는 생기(生肌) 등의 효능이 있다. 폐렴(肺炎), 간염(肝炎), 소화불량(消化不良), 음낭습진(陰囊濕疹), 골절(骨折, 뼈가 부러진 것), 타박상(打撲傷), 종독(腫毒) 등을 치료하는 데 이용한다.

| 채취 및 가공 | 초봄에 채취하여 햇볕에 말린다.

| 용법 | 약재 10g에 물 700mL를 붓고 끓기 시작하면 불을 약하게 줄여서 200~300mL 정도로 달여서 아침저녁으로 두 차례에 나누어 복용한다.

| 용량 | 말린 것으로 하루에 6~12g.

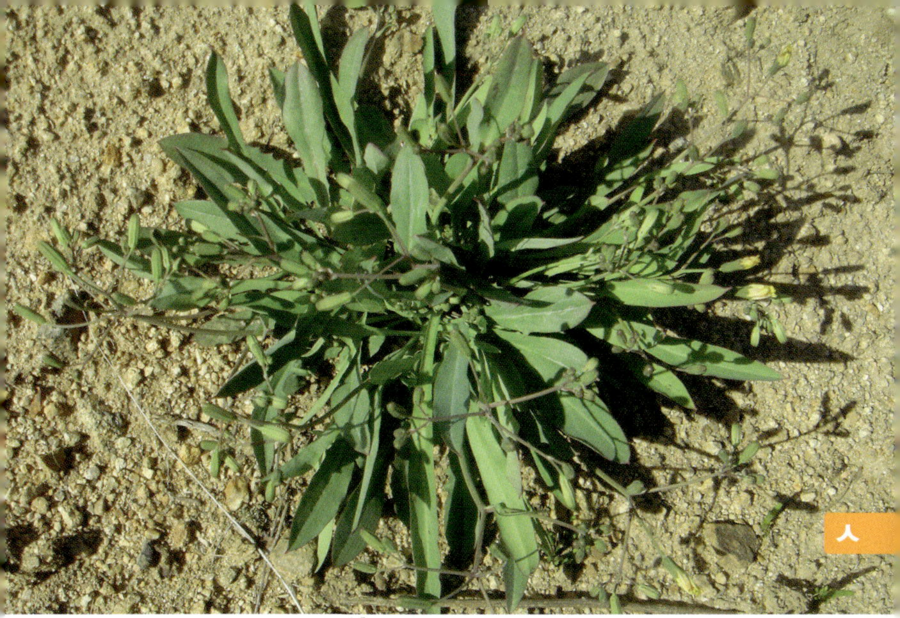

씀바귀 전초(위에서 내려다본 모습)

| **사용상의 주의사항** | 성미가 차고 쓰기 때문에 비위가 찬 경우에는 신중하게 사용한다.

| **응용** | 음낭습진, 타박상 등 외용할 때는 신선한 식물체를 짓찧어서 환처에 붙이거나 물로 달여서 환부를 씻기도 한다.

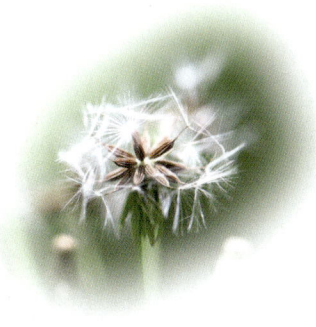

# 약모밀

*Houttuynia cordata* Thunb.

- **식물명** : 삼백초과(三白草科, Saururaceae)의 일년생 초본식물. 약모밀
- **생약명** : HOUTTUYNIAE HERBA(중약重藥, 어성초魚腥草)
- **다른 이름** : 즙, 즙채, 자배어성초(紫背魚星草), 취저소(臭猪巢)
- **사용부위** : 뿌리를 포함한 지상부 전초를 건조한 것으로서 식물체에서 생선비린내가 난다 하여 어성초(魚腥草)라는 이름으로 많이 부른다.

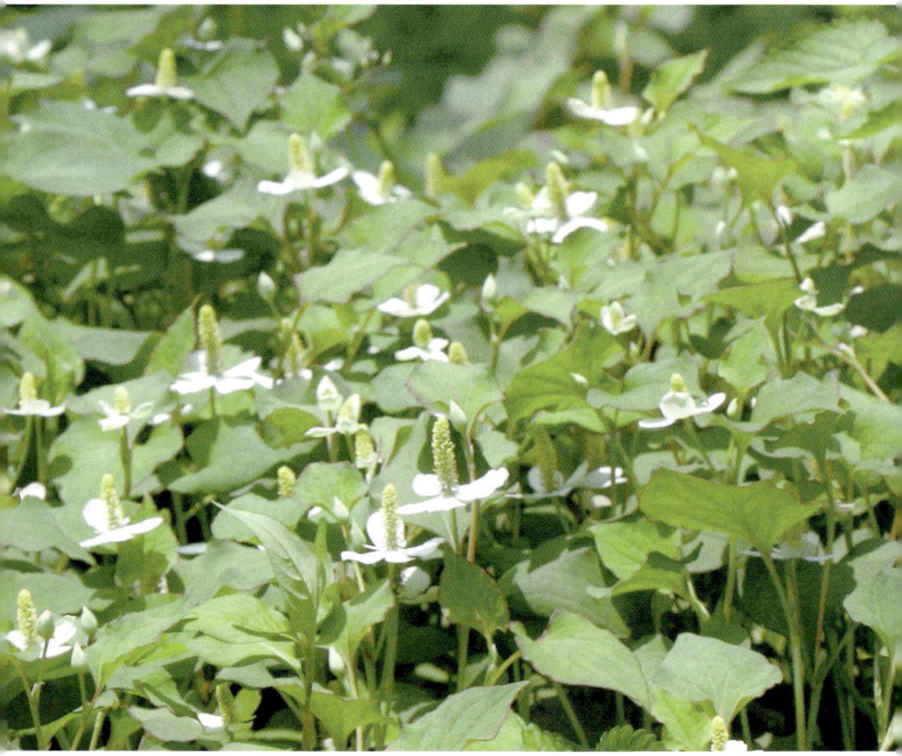

| **생김새** | 여러해살이풀로 줄기는 납작한 원주형으로 비틀려 구부러졌고, 길이 20~50㎝, 지름 0.2~0.3㎝이다. 표면은 갈황색으로 세로로 능선이 여러 개가 있고, 마디는 뚜렷하여 하부의 마디 위에는 수염뿌리가 남아 있으며, 질은 부스러지기 쉽다. 잎은 어긋나고 잎몸은 말려져 쭈그러졌으며, 펴보면 심장형으로 길이 3~5㎝, 너비 3~4.5㎝이다. 끝은 뾰족하고 가장자리는 매끈하며, 표면은 어두운 황록색 또는 어두운 갈색이고, 잎 뒷면은 회녹색 또는 회갈색이며, 잎자루는 가늘고 길다. 꽃은 이삭 모양(수상화서穗狀花序)으로 줄기 끝에 달리며(정생頂生) 황록색이다. 잎을 비비면 생선비린내가 난다.

| **주요 생산지** | 우리나라에서는 중부 지방에서 자생 또는 재배되고 있으며, 중국에서는 양자강 유역 이남 각 성에 분포한다.

| **성품과 맛** | 성품은 약간 차고

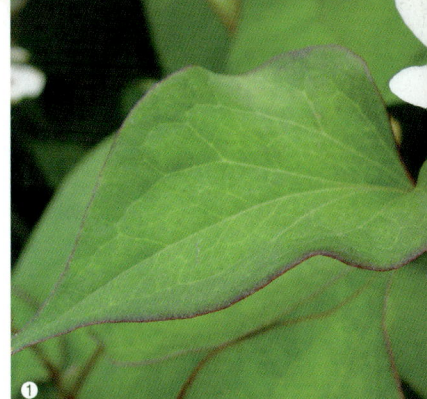

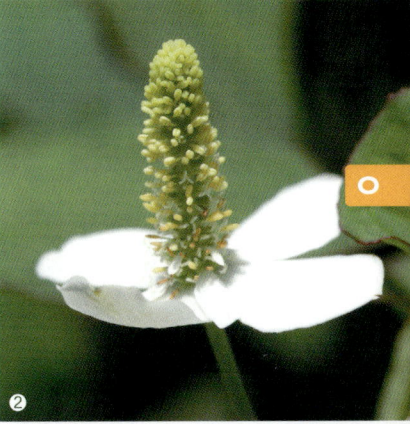

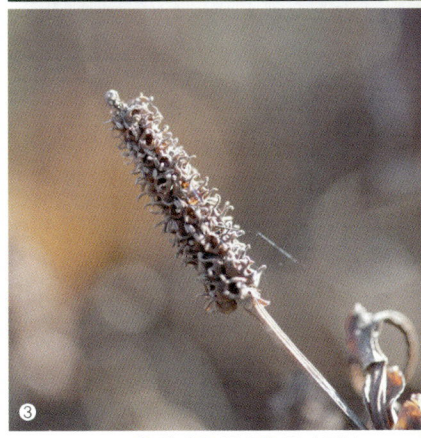

❶ 잎 / ❷ 꽃 / ❸ 종자 결실

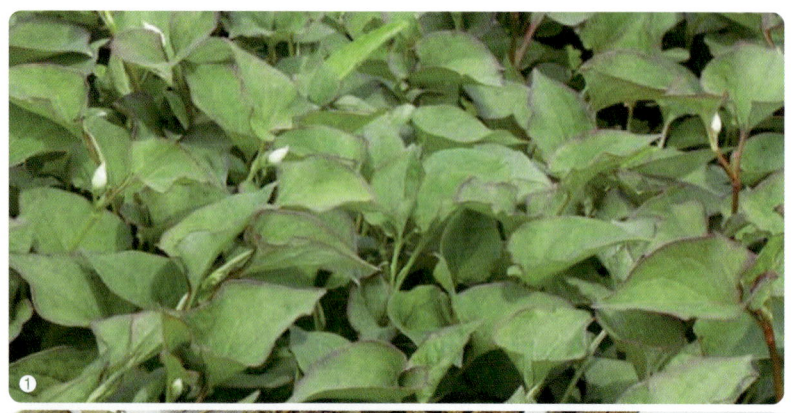

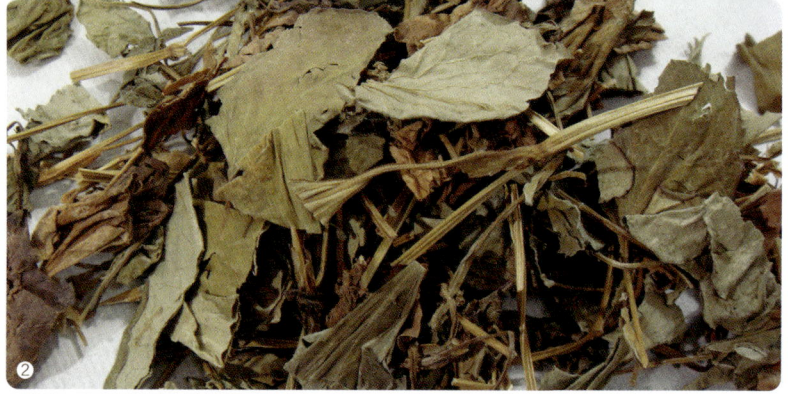

❶ 약모밀 재배 / ❷ 전초 건조한 것

(미한微寒), 맛은 매우며(신辛), 독성은 없다.

| 작용 부위 | 폐(肺), 방광(膀胱), 대장(大腸) 경락에 작용한다.

| 효능주치 | 열을 식히고 독을 푸는 청열해독(淸熱解毒), 염증을 없애는 소염(消炎), 종기를 삭히는 소종(消腫) 등의 효능이 있어서 폐에 고름이 고이는 폐농양(肺膿瘍), 폐렴(肺炎), 기관지염(氣管支炎), 인후염(咽喉炎), 수종(水腫), 자궁염(子宮炎), 대하(帶下, 냉), 탈항(脫肛), 치루(痔漏), 일체의 옹종(癰腫), 악창(惡瘡), 습진(濕疹), 이질(痢

疾), 암종(癌腫) 등 매우 다양하게 이용되고 있다.

| **채취 및 가공** | 주로 여름철에 줄기와 잎이 무성하고 꽃이 많이 필 때, 때로는 가을까지 채취하여 볕에 말린다. 이물질을 제거하고 절단하여 사용한다.

| **용법** | 일반적으로 그냥 사용하면 생선비린내 때문에 복용하기에 부적절하다. 따라서 채취한 후 약간 말려서 시들시들할 때 술을 뿌려서 시루에 넣어 찌고 햇볕에 널어 말리고, 다시 술을 뿌려 찌고 말리는 과정을 반복하여 비린내가 완전히 가시고 고소한 냄새가 날 때까지 반복하면 복용하기도 좋고 약효도 좋아진다.

| **용량** | 말린 것으로 하루에 12~20g.

| **사용상의 주의사항** | 이뇨작용이 있으므로 허약한 사람은 피한다.

| **응용** | 민간에서는 길경, 황금, 노근 등을 배합하여 폐옹(肺癰, 폐의 악창)을 다스리거나 기침과 혈담을 치료하는 데 사용하고, 폐렴이나 급만성 기관지염, 장염, 요로감염증 등에 사용하여 많은 효과를 보고 있다. 물을 부어 달여서 복용하기도 하고, 환이나 가루로 만들어 복용하기도 한다. 외용으로는 짓찧어 환부에 바르기도 한다. 가정에서는 건조된 약재 15g에 물 700mL를 붓고 끓기 시작하면 불을 약하게 줄여서 200~300mL 정도로 달여서 아침저녁으로 두 차례에 나누어 복용한다.

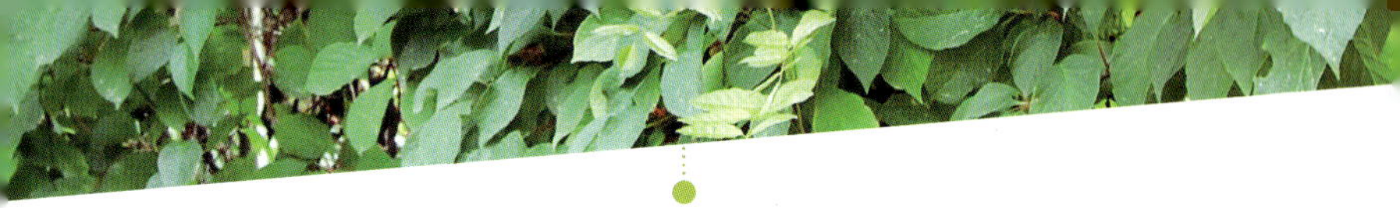

# 오미자

*Schisandra chinensis* (Turcz.) Baill.

- **식물명** : 오미자과(Schisandraceae) 낙엽 목질등본. 오미자(北五味子), 화중오미자(華中五味子, 南五味子, *S. sphenanthera* Rehd. et Wils.)
- **생약명** : SCHIZANDRAE FRUCTUS(오미자五味子)
- **다른 이름** : 현급(玄及), 회급(會及), 오매자(五梅子)
- **사용부위** : 완숙한 과실을 건조한 것.

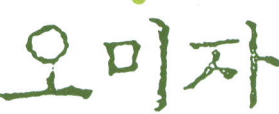

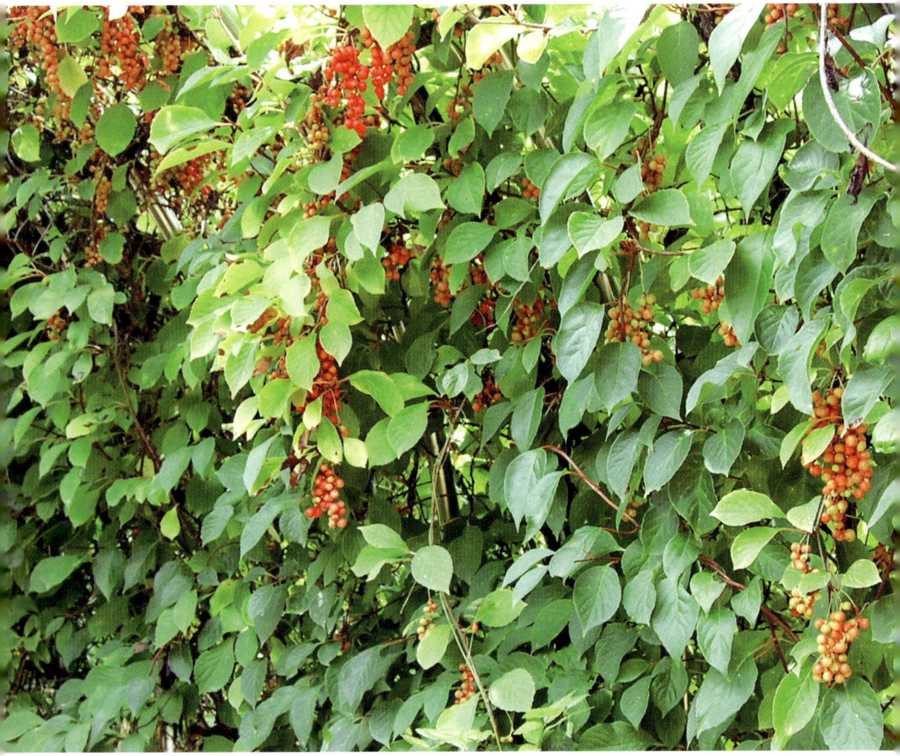

| 생김새 |  갈잎덩굴성나무로 잎은 어긋나고 타원형이며 길이는 7~10㎝, 너비는 3~5㎝이다. 꽃은 암수딴그루로 붉은빛이 도는 황백색이고 6~7월에 피며 꽃의 지름이 약 15㎜ 정도이다. 열매는 홍색으로 8~9월에 익고 구형이며 1~2개의 종자가 들어 있다. 건조한 약재는 불규칙한 구형(球形) 혹은 편구형(扁球形)을 이루고 지름은 5~8㎜이다. 표면은 붉은색(紅色), 자홍색(紫紅色) 또는 어두운 자색(암자색暗紫色)을 띠며 쭈글쭈글하고 과육은 유연하며 표면은 검은 홍색 또는 백상[白霜, 표면에 밀가루를 뿌린 것처럼 흰색의 서릿발

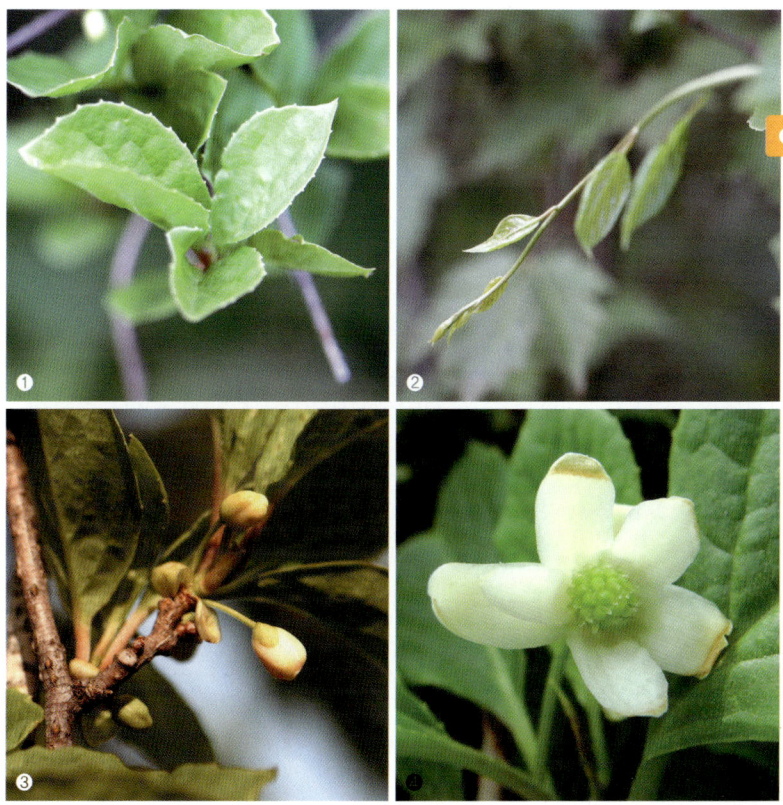

❶ 잎 / ❷ 덩굴손 나오는 모습 / ❸ 꽃봉오리 / ❹ 꽃

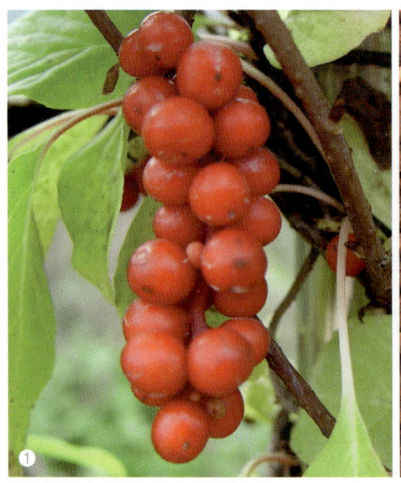 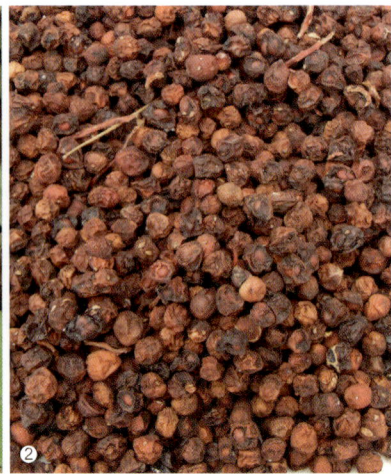

❶ 열매 / ❷ 열매 건조한 것

같은 가루(분상粉霜)가 나타나는 현상이 나타나기도 한다. 속에는 종자가 1~2개 들어 있는데 종자는 신장형으로 표면은 갈황색으로 광택이 있으며 종피는 얇고 부스러지기 쉽다.

| 주요 생산지 | 우리나라 각지에 분포하며 강원도 인제, 전라북도 장수와 무주 등지에서 많이 재배하고, 제주도에서는 한라산 흑오미자라고 하여 관광상품으로 많이 판매하고 있으나 실제로는 육지에서 들어간 제품들이 많다.

| 성품과 맛 | 성은 따뜻하고, 맛은 시고 달며(산감酸甘), 독성은 없다. 흔히 시고, 쓰고, 달고, 맵고, 짠 다섯 가지의 맛(오미五味)을 다 가지고 있다 하여 오미자라는 이름이 붙었다.

| 작용 부위 | 폐(肺), 심(心), 신(腎) 경락에 작용한다.

| 효능주치 | 폐의 기운을 수렴하는 염폐(斂肺), 신장의 기운을 기르는 자신(滋腎), 진액을 생성하는 생진(生津), 지나치게 땀이 나가지 못하게 거두어들이는 수한(收汗), 정액을 흘러나가지 못하게 하는 삽

정(澁精) 등의 효능이 있어 폐의 기운이 허해서 오는 천식(喘息)과 기침을 치료하고(치폐허천해治肺虛喘咳), 입이 마르며 갈증이 생기는 증상(구건작갈口乾作渴), 자한(自汗), 도한(盜汗), 방사 후 기가 상하여 여위고 수척해지는 노상리수(勞傷羸瘦), 잠잘 때 정액이 흘러나가는 몽정(夢遺), 정액이 잘 흘러나가는 활정(滑精), 오래된 설사와 이질을 말하는 구사구리(久瀉久痢), 급성간염(急性肝炎) 등을 치료하는 효과가 있다.

| **채취 및 가공** | 절기상으로 상강(霜降) 이후에 채취하여 햇볕에 말려 사용하거나, 술을 흡수시켜 시루에 찌는 주증(酒蒸), 꿀물을 흡수시켜 약한 불에 볶아내는 밀자(蜜炙), 식초를 흡수시켜 약한 불에 볶아내는 초자(醋炙) 등을 하여 사용한다. 폐 기운을 수렴하고 기침을 멈추게 하는 염폐지해(斂肺止咳)의 목적으로 사용할 때는 이물질을 제거하고 그대로 사용하며(생용), 신기를 돕고 정을 단단하게 하는 익신고정(益腎固精)에는 주자(酒炙, 술을 흡수시켜서 프라이팬에 약한 불로 볶아내는 것)하고, 산삽수렴작용(酸澁收斂作用)을 증강시켜 해수(咳嗽), 유정(遺精), 설사(泄瀉) 등의 증상에 적용할 경우에는 식초를 흡수시켜 프라이팬에 볶아주는 초자(醋炙)를 하여 사용한다.

| **용법** | 오미자는 물을 붓고 끓이면 씨 속의 떫은맛이 지나치게 우러나와서 먹기가 곤란하다. 따라서 오미자는 끓이지 말고 우려서 이용하는데 두 가지 방법이 있다. 첫째는 물을 먼저 끓여서 80~90℃ 정도로 식힌 다음, 여기에 오미자를 넣고 2~3시간 정도를 우려내고 이것을 다시 끓여서 이용하는 방법이 있고, 둘째는 먼저 물을 끓인 후 충분히 식힌 다음 여기에 오미자를 넣고 하룻밤 정도를 우려내서 이용하는 방법이다. 우려낸 오미자 물은 다시 한 번 끓여서 식히고 이를 시원하게 보관해두고 마실 때 기호에 따라서 꿀이나 설탕을 약간 가미하여 마시면 떫은맛이 줄어들어 좋다. 또한 이렇게 우려낸 오미자 물은 다른 요리나 다른 약재와의 배합을 이용할

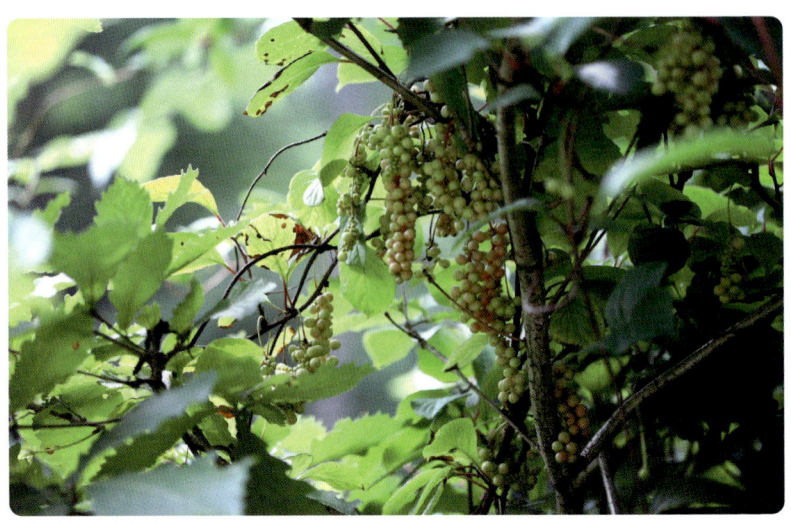
덜 익은 오미자 열매

때 기본 물로 사용할 수 있으며, 이렇게 먼저 오미자 물을 우려내고 난 후 오미자는 건져내고 여기에 다른 약재를 넣어 본격적으로 끓이거나 조리를 시작하면 좋다.

| 용량 | 말린 것으로 하루에 3~12g.

| 사용상의 주의사항 | 시고 떫어서 거두어들이는 수렴(收斂)작용을 하기 때문에 표사(表邪)가 없어지지 않았거나 실열(實熱)에 속한 경우, 또는 해수(咳嗽)의 초기, 마진(痲疹, 홍역)의 초기 등의 병증에는 모두 사용을 피한다.

| 응용 | 오미자는 여름철 음료로 인기가 좋다. 끓여서 80~90℃로 식힌 물 2L에 오미자 2컵을 넣고 2~3시간 동안 우려낸 뒤 체에 받쳐 오미자를 걸러 내고 그 물에 인삼 2컵과 맥문동 4컵을 넣고 달인 다음 식혀서 냉장고에 넣어 두고 꿀이나 설탕을 적당량 타서 마시면 갈증을 해소하는 데 최고의 음료가 된다(생맥산生脈散).

# 오미자주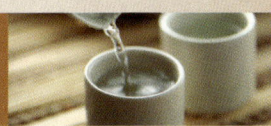

맛은 향이 짙으면서 약간 시고, 떫고, 맵고, 쓰고, 달다.
기호와 식성에 따라 꿀, 설탕을 가미하여 음용할 수 있다.

## | 적용병증 |

- 피로회복(疲勞回復) : 피로는 신체적 이상의 징후이다. 주로 환절기나 이른 봄에 온몸이 나른하고 특정한 곳 없이 온몸이 아픈 경우의 처방이다. 30mL를 1회분으로 1일 1~2회씩, 20~25일 정도 음용한다.
- 주독(酒毒) : 술에 중독이 되어 얼굴에 붉은 반점이 생기는 경우이다. 술 때문에 위장장애나 빈혈 등의 원인이 된다. 30mL를 1회분으로 1일 1~2회씩, 15~20일 정도 음용한다.
- 기타 질환 : 장병, 뇌기능장애, 동맥경화, 심장마비, 유정증, 폐기보호

## | 만드는 방법 |

① 약효는 열매에 있으므로, 주로 열매를 사용한다. 방향성(芳香性)이다.
② 10~11월 서리가 내릴 즈음 익은 열매만을 채취하여 햇볕에 말리거나 화로를 사용하여 건조시킨다.
③ 말린 오미자 약 200g을 소주 3.8L에 넣어 밀봉하여 서늘한 냉암소에서 보관 숙성시킨다.
④ 180~240일 정도 침출한 다음 음용하며, 720일 정도 후 찌꺼기는 걸러낸다.

## | 구입방법 및 주의사항 |

- 약재상에서 취급하며, 깊은 산 전석지에서도 직접 채취할 수 있다.
- 장기 음용해도 이로운 술이다.
- 본 약술을 음용 중에 폐가 약할 경우, 철을 금한다.

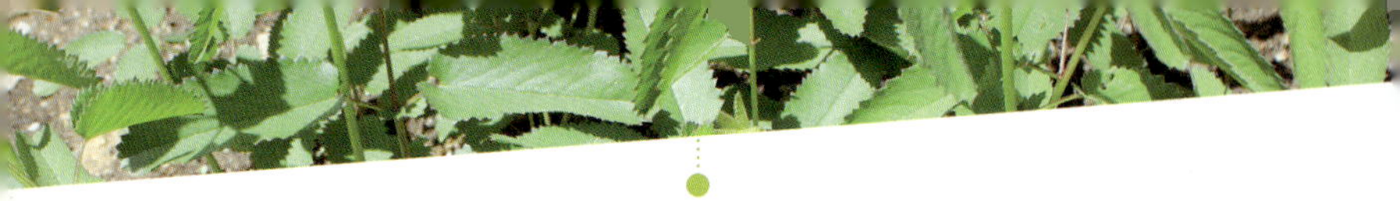

# 오이풀

*Sanguisorba officinalis* L.

- **식물명** : 장미과(薔薇科, Rosaceae) 다년생 초본식물. 오이풀, 장엽지유 [長葉地楡, *S. officinalis* L. var. *longifolia* (Bert.) Y et Li] 및 동속 근연식물
- **생약명** : **SANGUISORBAE RADIX**(지유-地楡)
- **다른 이름** : 옥시(玉豉), 백지유(白地楡), 서미지유(鼠尾地楡), 지유(地楡)
- **사용부위** : 뿌리줄기를 건조한 것.

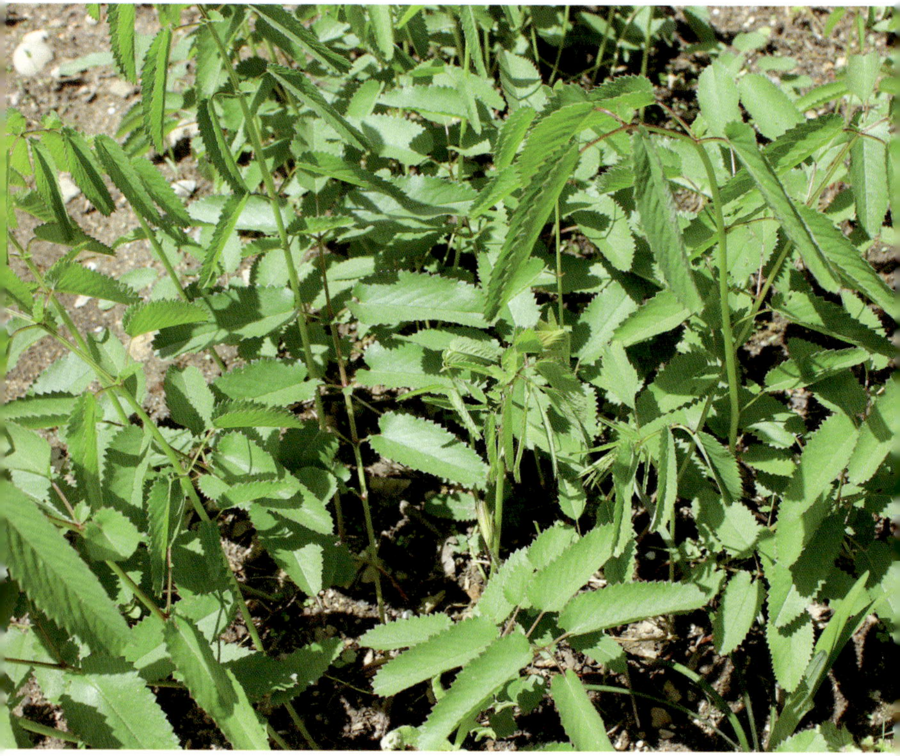

| **생김새** | 여러해살이풀로 높이 1~1.5m 정도 자란다. 꽃은 어두운 홍자색으로 7~9월에 핀다. 열매는 이삭 모양으로 달걀 모양이며 날개가 있다. 약재로 쓰이는 뿌리줄기는 불규칙한 방추형(紡錘形) 또는 원주형(圓柱形)으로 조금 구부러지거나 혹은 비틀려 구부러졌고, 길이 5~25cm, 지름 0.5~2cm

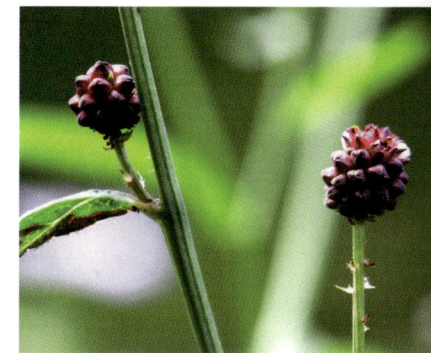

꽃봉오리

이다. 표면은 회갈색, 자갈색 또는 어두운 갈색으로 거칠고 세로주름과 세로로 갈라진 문양(열문裂紋) 및 곁뿌리의 자국이 있다. 질은 단단하고, 단면은 평탄하거나 혹은 껍질부(피부皮部)에 황백색 또는 황갈색의 선상섬유(線狀纖維)가 많으며, 목부(木部)는 황색 또는 황갈색이며 방사상(放射狀)으로 배열되어 있다.

| **주요 생산지** | 우리나라와 중국의 각지에 분포하며, 장엽지유는 동북, 내몽고 지방에 분포한다.

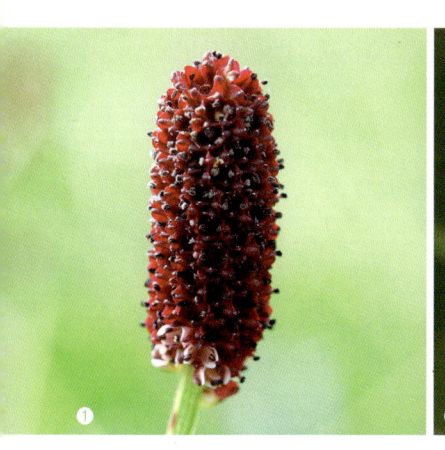

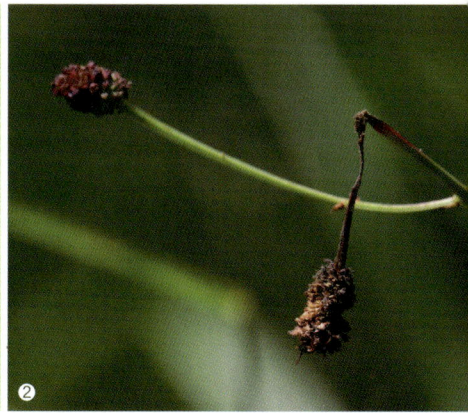

❶ 꽃 / ❷ 시든 모습

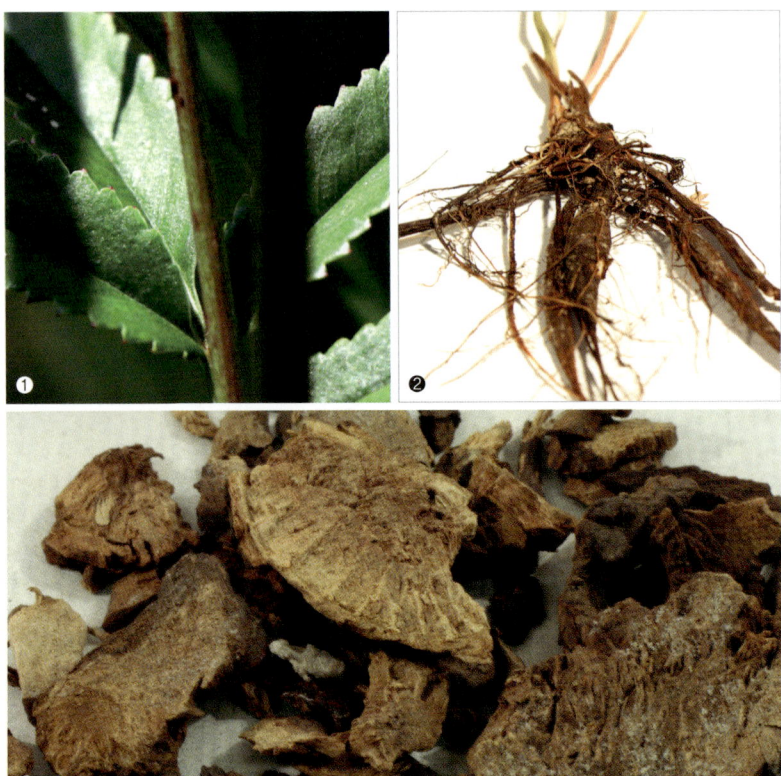

❶ 줄기 / ❷ 뿌리 / ❸ 오이풀 뿌리 건조한 것

| 성품과 맛 | 성은 약간 차고(미한微寒), 맛은 쓰고 시며(고산苦酸), 독은 없다.

| 작용 부위 | 간(肝), 심(心), 대장(大腸) 경락에 작용한다.

| 효능주치 | 혈을 식히는 양혈(凉血), 출혈을 멈추게 하는 지혈(止血), 독을 푸는 해독(解毒), 기를 거두어들이는 수렴(收斂), 종기를 없애는 소종(消腫) 등의 효능이 있어서 토혈(吐血), 코피(뉵혈衄血), 월경과다, 혈붕(血崩), 대장염, 치루(痔漏), 변혈(便血), 치출혈(痔出血),

혈리(血痢), 붕루(崩漏), 물이나 불에 덴 데 등을 치유하고 그 밖에도 외상출혈이나, 습진 등을 치유하는 중요한 약이다. 특히 지유는 소염, 항균작용이 뛰어나서 습진이나, 소염제, 생손알이, 화상 치료 등에 아주 요긴하게 사용되던 민간약재였다. 소염제로 사용할 때는 오이풀 뿌리를 씻은 다음 짓찧어서 따끈따끈하게 만들어 염증이나 타박상, 곪은 곳, 상처가 부었을 때 붙인다. 생손알이에는 오이풀 뿌리 달인 물에 손가락을 담근다. 또 화상 치료에는 오이풀 뿌리를 가루로 만들어 끓는 식물성 기름에 넣고 풀처럼 되게 고루 섞은 다음 멸균된 병에 담아두고 환부에 고루 바르면 분비물이 줄어들고 딱지가 생기면서 감염도 방지되고 통증도 멈추면서 새살이 빨리 돋아난다.

| 채취 및 가공 | 봄에 발아 전이나 또는 가을에 경엽이 마른 다음 뿌리를 채취하여 햇볕에 말린다. 이물질을 제거하고, 양혈지혈(凉血止血)에는 말린 것을 그대로 사용(生用)하고, 지혈(止血), 수렴(收斂), 하리(止痢) 등의 치료효과를 높이고자 하면 초탄(炒炭)하여 사용한다.

| 용법 | 민간에서는 뿌리줄기 말린 것 10g에 물 1L 정도를 붓고 끓기 시작하면 불을 약하게 줄여서 200~300mL 정도로 달여서 아침저녁으로 두 차례에 나누어 복용한다. 환, 분말 등으로 만들어 복용하고, 분말을 개거나 짓찧어서 환부에 붙이기도 한다.

| 용량 | 말린 것으로 하루에 12~20g.

| 사용상의 주의사항 | 수렴양혈(收斂凉血)하는 작용이 있으므로 허한(虛寒) 또는 출혈(出血) 등의 경우에는 피하고, 비위(脾胃)가 허한(虛寒)하거나 설사, 붕루, 대하 등에는 신중하게 사용한다.

| 응용 | 습진에는 불에 타도록 볶아서 가루로 만든 오이풀 뿌리 30g에 바셀린 70g을 넣고 고루 섞어서 환부에 바르는데, 이때 자초(지치 뿌리)와 황백(황벽나무 껍질) 가루를 각각 10g, 30g씩 첨가하면 더욱 좋다.

# 으름덩굴

*Akebia quinata* (Houtt.) Decne.

- 식물명 : 으름덩굴과(Lardizabalaceae)에 속하는 낙엽덩굴성 다년식물. 으름 및 여덟잎으름[*A. quinata* f. *polyphylla* (Nakai) Hiyama]
- 생약명 : AKEBIAE CAULIS(목통木通)
- 다른 이름 : 부지(附支), 통초(通草), 정옹(丁翁), 왕옹(王翁), 만년등(萬年藤)
- 사용부위 : 목질화된 줄기를 베어 건조한 것.

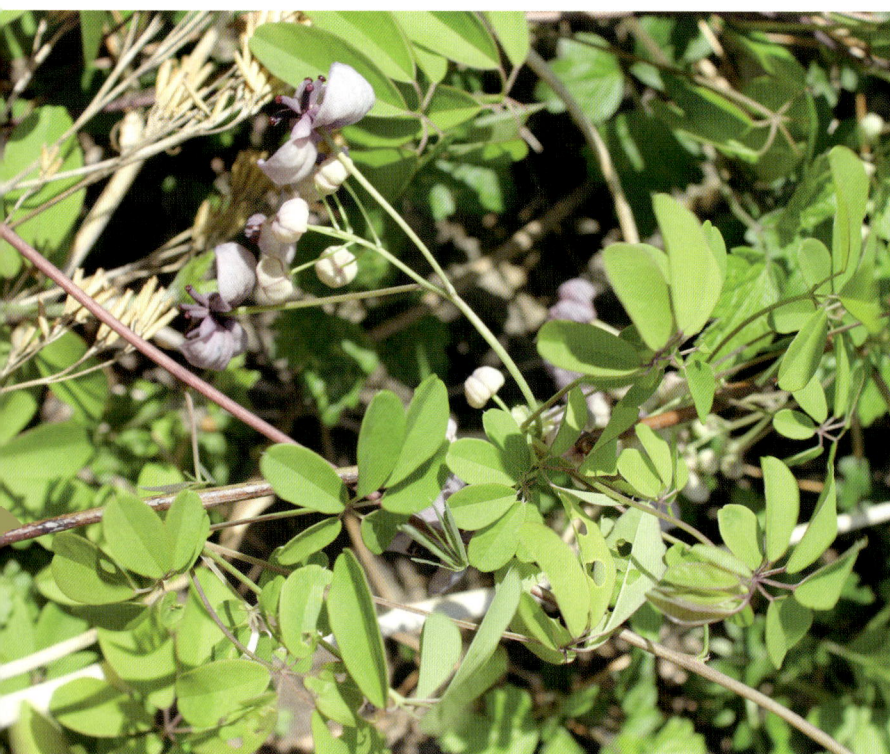

| 생김새 | 낙엽성 덩굴줄기로 줄기는 갈색이고 5~8m까지 자란다. 잎은 어긋나고 소엽(小葉)이 5장씩 모인 손바닥 모양의 겹잎인데, 달걀형 내지 타원형이다. 꽃은 4~5월에 자색으로 예쁘게 피고 한곳으로 모여서 피는 총상화서(叢狀花序)이다. 열매는 10월에 맺는다. 절반쯤 익은 반숙과(半熟果)를 팔월찰(八月札)이라 하고, 종자를 예지자(預知子)라 하여 이것도 역시 약용한다.

| 주요 생산지 | 으름은 황해도 이남의 산야에 자생하고, 여덟잎으름은 속리산, 장산곶 및 안면도 등의 산기슭에서 자란다.

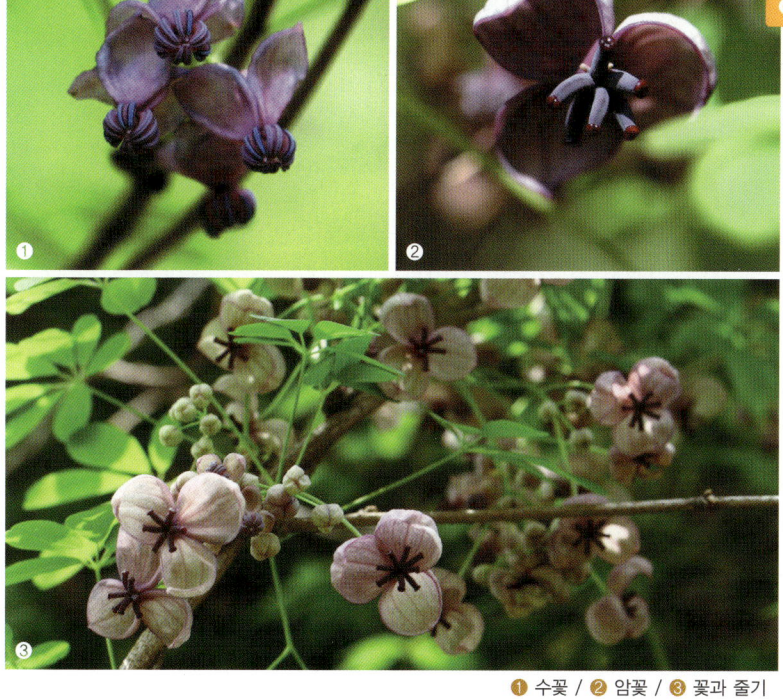

❶ 수꽃 / ❷ 암꽃 / ❸ 꽃과 줄기

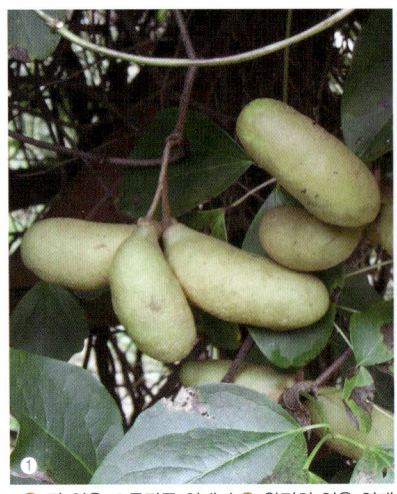 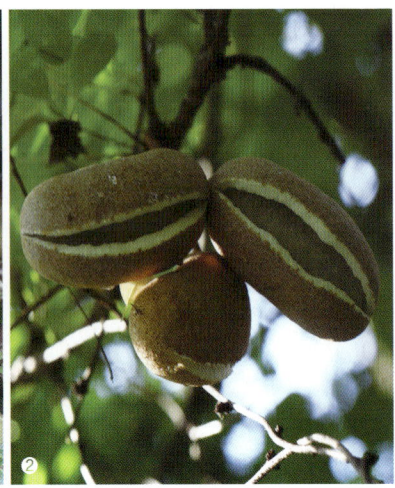

❶ 덜 익은 으름덩굴 열매 / ❷ 완전히 익은 열매

| 성품과 맛 | 성품은 평하고 맛은 쓰다.

| 작용 부위 | 심(心), 방광(膀胱), 소장(小腸) 경락에 작용한다.

| 효능주치 | 오줌을 잘 나가게 하는 이뇨(利尿), 통증을 멈추게 하는 진통(鎭痛), 열을 내리게 하는 사화(瀉火), 혈맥을 잘 통하게 하는 통혈맥(通血脈) 등의 효능이 있어서 소변불리, 수종(水腫) 등을 치료하며, 소변이 붉고 진하게 되어 잘 나가지 않는 소변적삽(小便赤澁), 관절염(關節炎), 신경통(神經痛) 등에 유용하다. 또한 가슴이 답답하고 열증을 나타내는 흉중번열, 월경불통, 유즙불통 등에 이용하며 특히 이뇨, 항균, 요통, 월경통과 요로결석, 신장결석에 유용하다.

| 채취 및 가공 | 가을에서 이듬해 봄 사이에 채취하여 겉껍질을 벗기고 햇볕에 말린다.

| 용법 | 잘 말린 약재 10g에 700mL의 물을 붓고 끓기 시작하면 불을 약하게 줄여서 200~300mL 정도로 달여서 하루 3회로 나누어 매 식후에 따뜻하게 복용하면 신장결석이나 요로결석의 치료에 효과

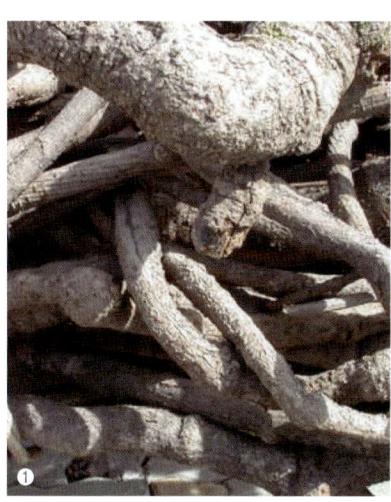 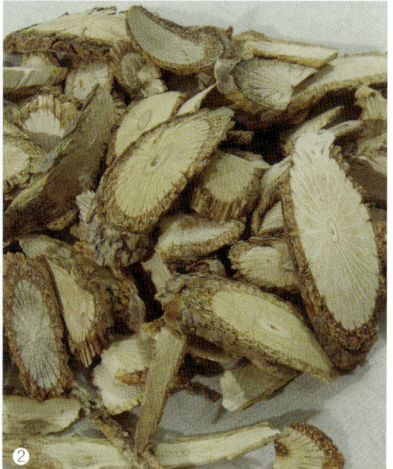

❶ 뿌리 / ❷ 뿌리 건조한 것

적이다. 이른 봄의 어린싹은 나물로, 열매는 생식하거나 기름에 튀겨서 먹는다.

| 용량 | 말린 것으로 하루에 6~18g.

| 사용상의 주의사항 | 젖이 잘 나오게 하는 효능이 있다 하여 산모에게 다량으로 사용하는 경우가 있는데, 젖을 잘 나오게 할 목적으로 다량을 사용할 경우 신장의 기능이 망가지는 부작용이 나타날 수 있으므로 주의를 요한다.

| 응용 | 요통이나 늑간통, 월경불순, 자궁하수 등에는 팔월찰을 물로 끓이거나 술을 담가서 복용하는데 약재 100g에 소주 2L를 부어 충분히 우려낸 다음 하루 한 차례씩 소주잔으로 한 잔(식사할 때) 반주로 마신다.

# 으아리

*Clematis terniflora* var. *mandshurica* (Rupr.) Ohwi

- **식물명** : 미나리아재비과(毛茛科, Ranunculaceae)의 다년생 낙엽성 덩굴식물. 으아리(동북철선연東北鐵線蓮), 위령선(威靈仙, *C. florida* Thunb.), 면단철선연(棉團鐵線蓮, *C. hexapetala* Pall.), 참으아리(*C. terniflora* DC.), 외대으아리(*C. brachyura* Maxim.)
- **생약명** : CLEMATIDIS RADIX(위령선威靈仙)
- **다른 이름** : 노선(露仙), 능소(能消), 위령선, 철각위령선(鐵脚威靈仙)
- **사용부위** : 뿌리와 뿌리줄기를 건조한 것.

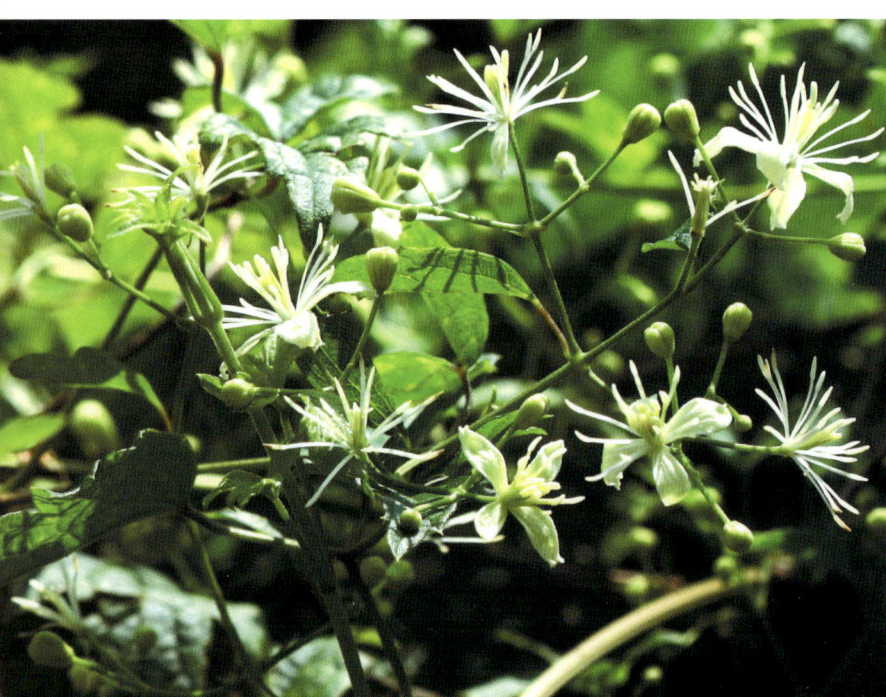

| 생김새 | 다년생 덩굴성 초본으로 2m 정도 벋으며, 잎은 마주나고 깃꼴겹잎인데 보통 5개의 소엽을 가지며, 소엽은 달걀형 또는 타원형이다. 6~8월에 흰색 꽃이 피며, 취산화서(聚散花序)는 줄기 끝에 나오거나(정생頂生) 또는 줄기와 잎 사이에 나오고(액생腋生) 결실기는 9월이다. 어린잎은 식용한다.

① 위령선(威靈仙) : 근경은 기둥 모양(주상柱狀)으로 길이 1.5~10cm, 지름 0.3~1.5cm이다. 표면은 담갈황색으로 정단(頂端)에는 줄기의 기부(경기莖基)가 잔류되어 있고, 질은 단단하고 질기며, 단면은 섬유성으로 아래쪽에는 많은 가는 뿌리가 붙어 있다. 뿌리는 가늘고 긴 원주형으로 약간 구부러졌고 길이 7~15cm, 지름 0.1~0.3cm이다. 표면은 흑갈색으로 가는 세로주름이 있으며 피부는 탈락되어 황백색의 목부가 노출되어 있다. 질은 단단하면서 부스러지기 쉽고, 단면의 피부(皮部)는 비교적 넓고, 목부는 담황색으로 방형(方形)이며 피부(皮部)와 목부(木部) 사이는 항상 벌어져 있다.

② 면단철선연(棉團鐵線蓮) : 이 약의

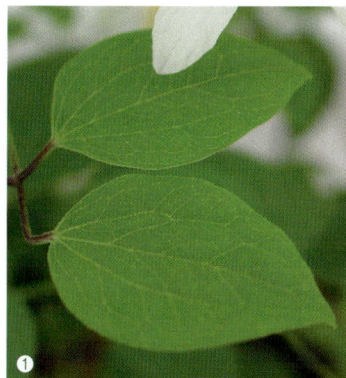

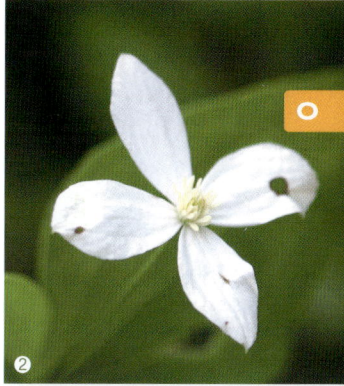

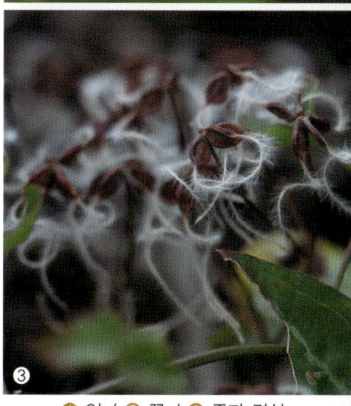

❶ 잎 / ❷ 꽃 / ❸ 종자 결실

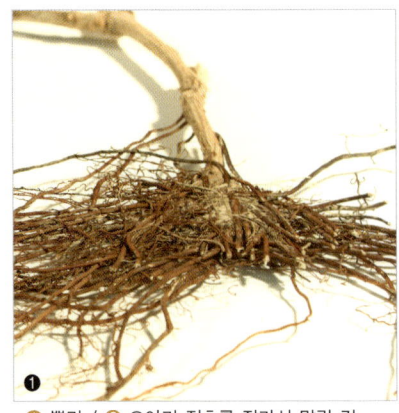 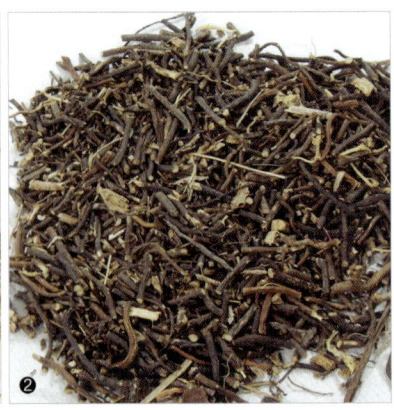

❶ 뿌리 / ❷ 으아리 전초를 잘라서 말린 것

　근경은 짧은 기둥 모양(短柱狀)으로 길이 1~4㎝, 지름은 0.5~1㎝이다. 뿌리는 길이 4~20㎝, 지름 0.1~0.2㎝이다. 표면은 자갈색 또는 흑갈색이며, 단면의 목부는 원형이다.
　③ 동북철선연(東北鐵線蓮) : 이 약의 근경은 기둥 모양(柱狀)으로 길이 1~11㎝, 지름 0.5~2.5㎝이다. 뿌리는 비교적 밀집되었고 길이 5~23㎝, 지름 0.1~0.4㎝이다. 표면은 자흑색으로, 단면의 목부는 원형에 가깝다.

| 주요 생산지 | 우리나라 각지의 산에 자생한다.

| 성품과 맛 | 성은 따뜻하고, 맛은 맵고 짜며(신함辛鹹) 독성은 없다.

| 작용 부위 | 간, 폐, 방광 경락에 작용한다.

| 효능주치 | 통증을 가라앉히는 진통(鎭痛), 풍사와 습사를 제거하는 거풍습(祛風濕), 경락(經絡)을 통하게 하는 통경락(通經絡) 등의 효능이 있어서 각종 신경통(神經痛), 관절염(關節炎), 근육통(筋肉痛), 수족(手足)마비, 언어장애, 통풍(痛風), 각기병(脚氣病), 편도선염(扁桃腺炎), 볼거리, 간염, 황달 등에 유효하다.

| 채취 및 가공 | 가을에 채취하여 이물질을 제거하고 가늘게 절단하여

말려서 사용한다.

| 용법 | 물 700mL를 붓고 끓기 시작하면 불을 약하게 줄여서 200~300mL 정도로 달여서 아침저녁으로 두 차례에 나누어 복용한다. 환이나 가루로 하여 복용하며, 짓찧어 환처에 붙이기도 한다.

| 용량 | 말린 것으로 하루에 4~12g.

| 사용상의 주의사항 | 약성이 매우 강하여 기혈(氣血)을 소모시킬 우려가 있기 때문에 기혈이 허약한 사람이나 임산부는 신중하게 사용해야 한다.

| 응용 | 민간에서는 구안와사증(풍으로 인하여 입이 돌아가는 증상), 류머티스성 관절염, 편도선염의 치료에 이용한다.

① **구안와사증**에는 잎, 줄기, 뿌리 등 어떤 부위라도 마늘 한 쪽과 함께 찧어 중간 정도 크기의 조개껍질에 소복하게 채워서 팔목관절에서 4cm 정도 손바닥 안쪽, 또는 엄지와 검지손가락 사이 합곡혈(合谷穴)에 붙이는데, 왼쪽으로 돌아가면 오른쪽 손에, 오른쪽으로 돌아가면 왼쪽 손에 붙인다. 하루에 7시간 정도를 붙이고 있다가 살이 불에 데인 자국처럼 물집이 생기면 떼어낸다.

② **류머티스성 관절염**에는 뿌리를 잘게 썰어 병에 넣고 푹 잠기게 술을 부어 넣고 마개를 꼭 막아 1주일 정도 두었다가 꺼내어 잘 말려서 부드럽게 가루 낸 다음 꿀로 반죽하여 알약(丸)을 만들어 하루에 3번, 한 번에 4~6g씩 식후에 먹는다. 또는 잘게 썬 으아리 뿌리 20g에 물 1L를 붓고, 절반 정도로 달여서 하루에 3번으로 나누어 식후에 마시거나, 으아리 12g, 오가피 10g을 물에 달여 하루에 3번으로 나누어 먹어도 좋다.

③ **편도선염**의 치료에는 줄기, 잎을 하루 30~60g씩 물에 달여 2~3번 나누어 공복에 먹으면 염증을 가라앉히고 통증을 멈추는 작용을 한다.

# 은방울꽃

*Convallaria keiskei* Miq.

- **식물명** : 백합과(Liliaceae) 다년생 초본. 은방울꽃
- **생약명** : CONVALLARIAE RADIX ET HERBA(영란鈴蘭)
- **다른 이름** : 향수화(香水花), 초옥란(草玉蘭), 초옥령(草玉鈴)
- **사용부위** : 전초 또는 뿌리를 포함한 전초.

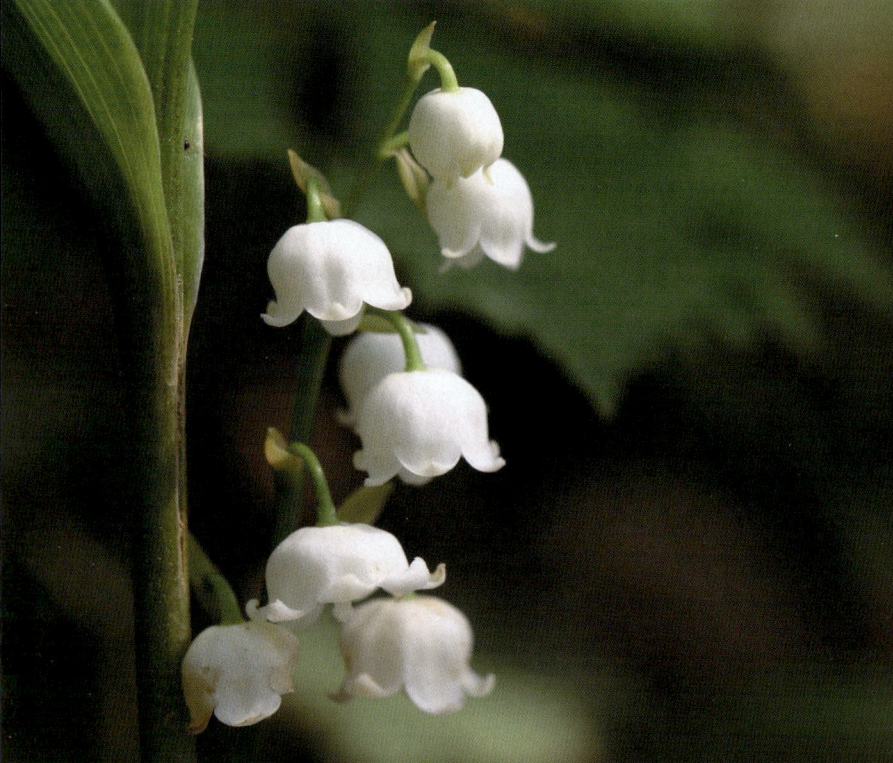

| **생김새** | 다년생 초본으로 20~30㎝ 정도 자란다. 땅속줄기는 옆으로 벋으면서 그 밑에 수염뿌리가 난다. 잎은 2~3매로 타원형인데 끝이 뾰족하다. 은종처럼 생긴 작고 예쁜 꽃이 5~6월에 흰색으로 핀다. 총상화서는 한쪽으로 치우치고 꽃이 달린 화서는 길이가 4~6㎝에 이른다. 열매는 6~7월에 맺는데 은방울처럼 생긴 장과는 붉

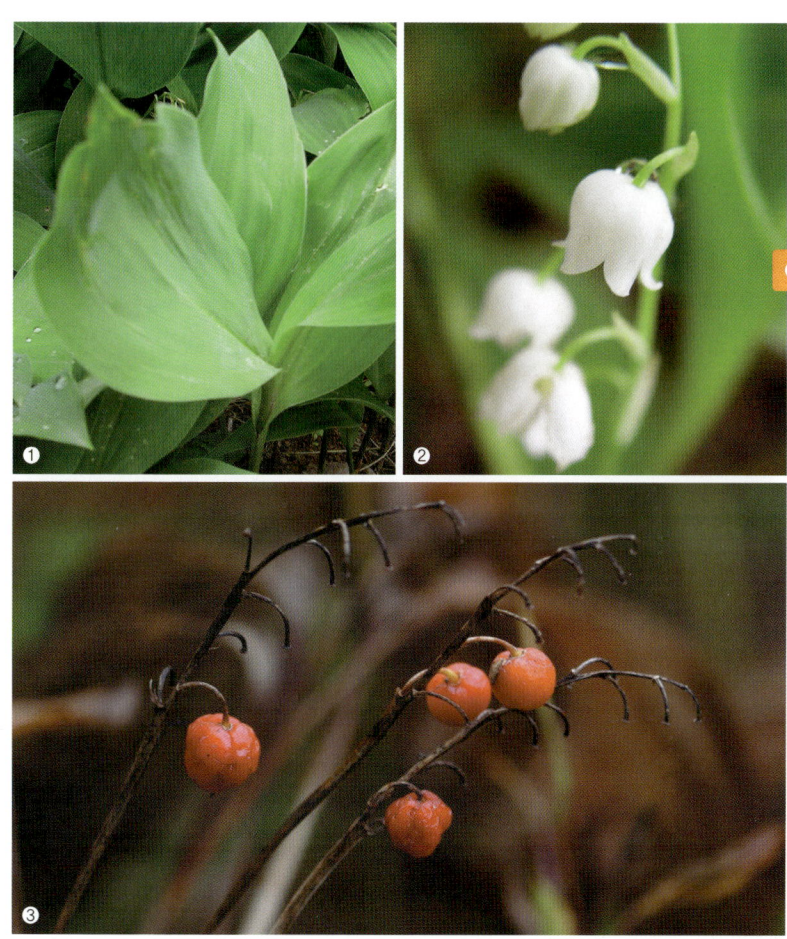

❶ 잎 / ❷ 꽃 / ❸ 종자

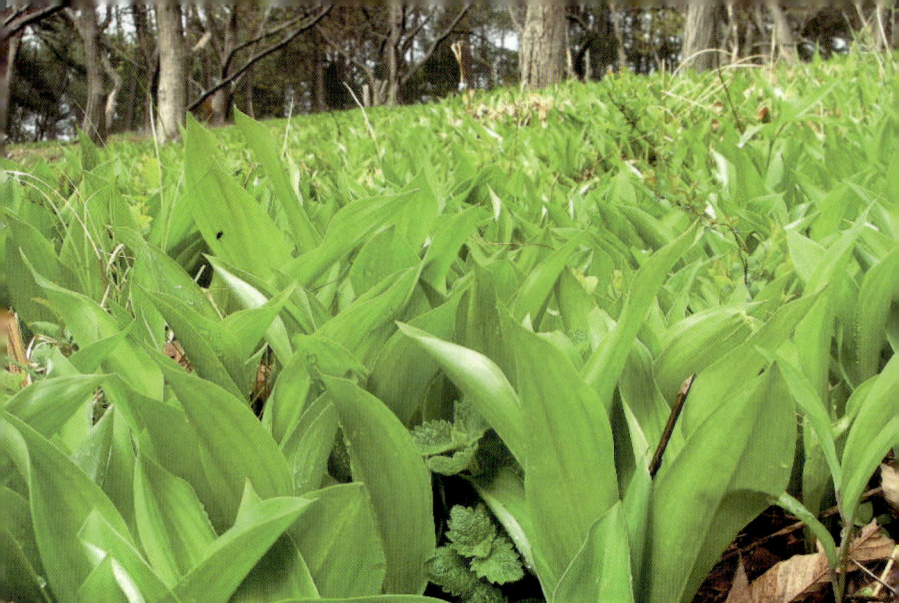

은방울꽃 무리

은색으로 익는다.

| **주요 생산지** | 경남 이북의 산지 산골짜기나 그늘진 곳에 군락으로 자생한다.

| **성품과 맛** | 성은 따뜻하고(온溫) 맛은 쓰다(고苦). 독성이 있다.

| **작용 부위** | 심(心), 방광(膀胱) 경락에 작용한다.

| **효능주치** | 심장 기능을 강화하는 강심(强心), 소변을 잘 나가게 하는 이수(利水), 혈을 잘 통하게 하는 활혈(活血) 등의 효능이 있어서 심장쇠약, 소변불리, 부종, 타박상 등의 치료에 이용한다.

| **채취 및 가공** | 전초는 개화 시에 그리고 뿌리는 8월경에 채취하여 햇볕에 말린다.

| **용법** | 약재 5g에 물 700mL를 붓고 끓기 시작하면 불을 약하게 줄여서 200~300mL 정도로 달여서 아침저녁으로 두 차례에 나누어 복용한다. 가루로 만들어 복용하기도 한다.

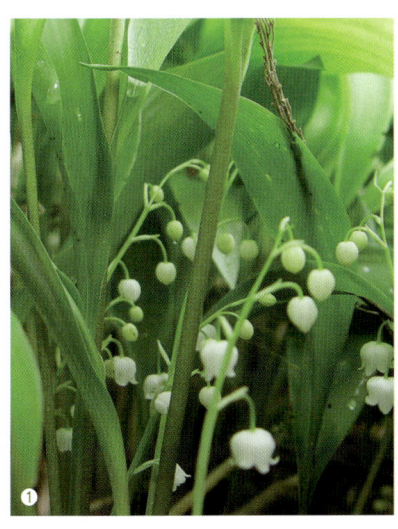 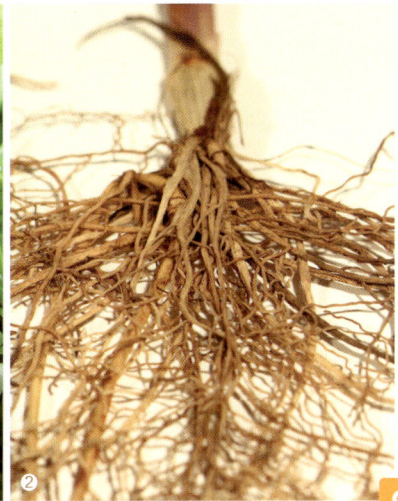

❶ 지상부 전초 / ❷ 뿌리

| 용량 | 말린 것으로 하루에 3~12g.

| 사용상의 주의사항 | 독성이 있으므로 규정량 이상을 사용해서는 안 된다. 또한 급성심근염, 심장내막염 등에는 사용하면 안 된다.

| 응용 | 꽃이 아름다워서 분재 또는 정원에 심어서 관상용으로 많이 이용된다.

# 이질풀

*Geranium thunbergii* Siebold & Zucc.

- **식물명** : 쥐손이풀과(Geraniaceae), 쥐손이풀속에 속하는 다년생 초본. 쥐손이풀(*Geranium sibiricum* L.), 세잎쥐손이(*G. wilfordii* Maxim.), 이질풀, 둥근이질풀(*G. koreanum* Kom.)
- **생약명** : GERANII HERBA (노관초老鸛草, 쥐손이풀)
- **다른 이름** : 노관초(老官草), 오엽초(五葉草), 오판화(五瓣花), 오엽련, 태양화, 현초
- **사용부위** : 전초.

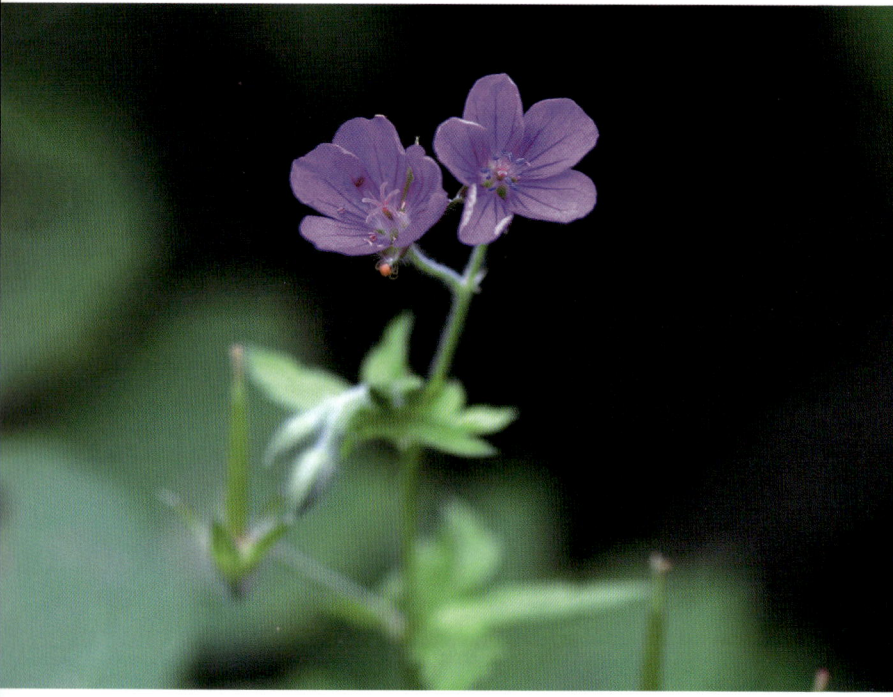

| 생김새 | 다년생 초본으로서 30~80㎝ 정도 비스듬하게 자라며, 전체에 부드러운 털이 있다. 잎은 5개로 깊이 갈라지고, 열편(裂片)은 능상 피침형으로 다시 2~3개로 갈라지며, 가장자리에 톱니가 있다. 6~8월에 홍자색 꽃이 피며 열매는 9월에 열린다.

| 주요 생산지 | 우리나라 전역의 산야에 자란다.

| 성품과 맛 | 성품은 평(平)하고 맛은 쓰고 매우며(고신苦辛) 독은 없다.

| 작용 부위 | 간(肝), 심(心), 대장(大腸) 경락에 작용한다.

| 효능주치 | 수렴(收斂)하는 성질이 강하며, 풍을 제거하고(거풍祛風), 활혈(活血)하고, 해독(解毒)하는 효능이 있어서, 풍사와 습사로 인하여 결리고 쑤시고 아픈 풍습동통(風濕疼痛)과 구격마목(拘擊痲木), 장염(腸炎), 이질(痢疾), 설사 등을 다스리는 데 아주 유용하다.

| 채취 및 가공 | 식물체가 50㎝ 정도 자라고, 꽃이 피는 시기가 약효가 가장 좋다. 이때 채취하여 말려두고 이용하면 된다.

| 용법 | 이질풀은 설사에는 최고의 효과를 가지며, 차 대신 상용하면 건위와 정장약으로 뛰어난 효과가 있는데, 설사약으로 사용할 때는 진하게 달여서 마셔야 한다. 건조한 약재 15~20g에 물 700mL를 붓고 끓기 시작하면 불을 약하게 줄여서 200~300mL 정도로 달여서 아침저녁으로 두 차례에 나누어 복용한다. 수렴성이 강하고 위장의 점막을 보호하며 염증을 완화하는 효

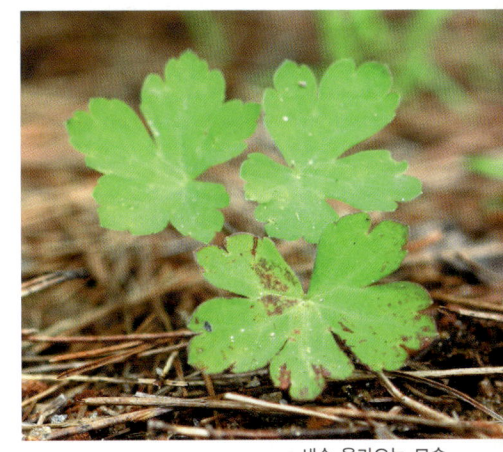

새순 올라오는 모습

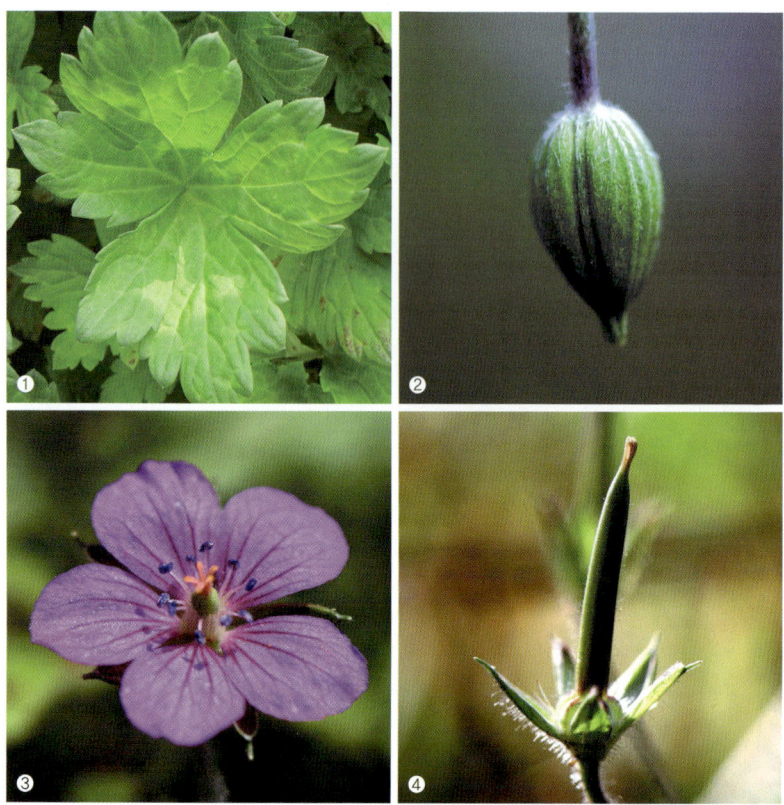

❶ 잎 / ❷ 꽃망울 / ❸ 꽃 / ❹ 종자 결실

과가 있다. 설사를 멈추고, 장내 세균을 억제하는 효과가 있어 식중독이 많은 여름철에 아주 요긴한 약재이다.

| 용량 | 건조한 약재로 하루 6~24g.

| 사용상의 주의사항 | 설사와 변비에 함께 사용할 수 있는 특성이 있다. 달인 것을 따뜻하게 복용하면 설사를 멈추게 하고, 식혀서 복용하면 숙변을 배출하는 데 도움이 되므로 이를 거꾸로 하지 않도록 주의한다.

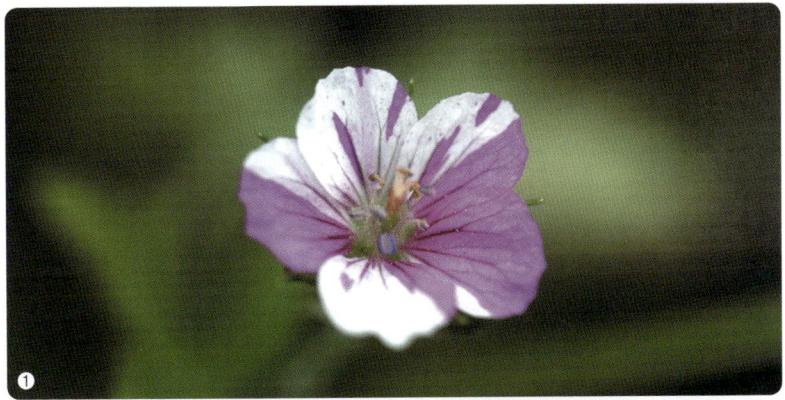
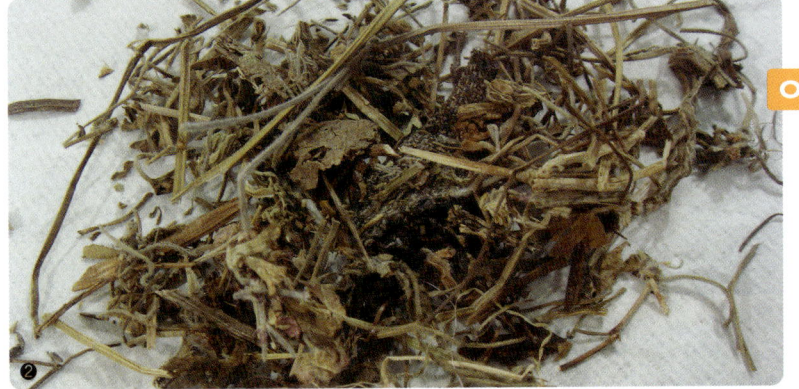

❶ 이질풀 꽃(키메라 현상) / ❷ 전초 건조한 것

| 응용 | 이질풀은 장에 대해서 양면성의 효과를 가지는데, 설사에도 좋지만 변비에도 좋다. 달인 것을 식혀서 복용하면 숙변의 배출에 효과적이고, 따뜻할 때 마시면 설사를 멈추게 한다. 과민성대장증후군에 응용할 수 있다.

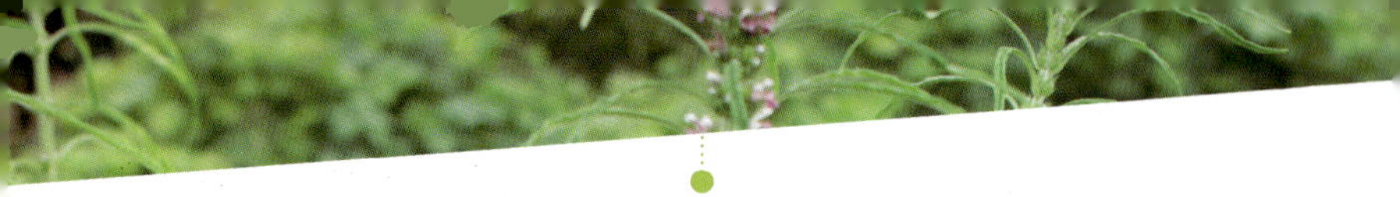

# 익모초

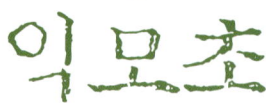

*Leonurus japonicus* Houtt.

- 식물명 : 꿀풀과(脣形科, Labiatae) 일년생 또는 이년생 초본. 익모초
- 생약명 : LEONURI HERBA(익모초益母草)
- 다른 이름 : 충울(茺蔚), 익명(益明), 익모(益母)
- 사용부위 : 지상부를 건조한 것.

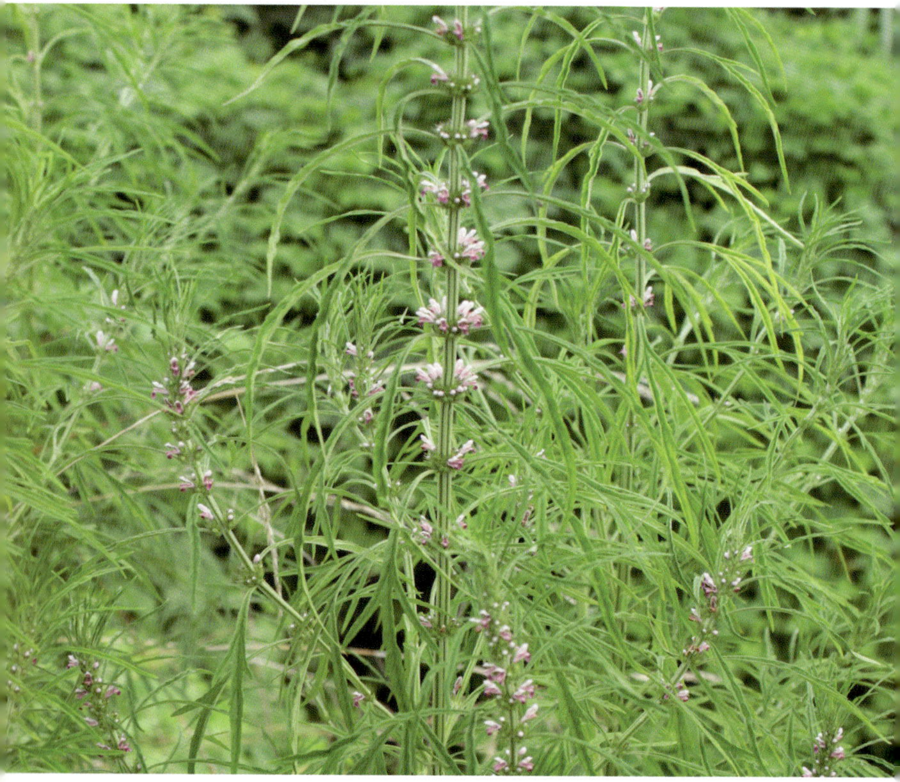

| 생김새 |  줄기는 방주형(方柱形, 각이 진 기둥 모양)으로 윗부분은 많은 가지가 있으며 세로로 골이 있다. 길이 1m 정도이고, 지름은 약 0.5cm이다. 표면은 회녹색 또는 황록색으로 질은 부드럽고 질기며 단면은 중앙에 속심이 있다. 잎은 서로 마주나며 잎자루가 있고 엽편은 회녹색으로 쭈그러져 부서지기 쉬우며 잘 떨어진다. 꽃은 7~8월에 옅은 홍자색으로 피고, 열매는 8~9월에 맺는다. 종자는 충울자(茺蔚子)라 한다.

| 주요 생산지 |  우리나라 각지에 분포하며 재배하기도 한다.

| 성품과 맛 |  성은 약간 차고(미한微寒), 맛은 쓰고 매우며(고신苦辛) 독은 없다.

| 작용 부위 |  심(心), 간(肝), 신(腎), 비(脾) 경락에 작용한다.

| 효능주치 |  어혈을 풀어주고(구어혈驅瘀血) 월경을 조화롭게 하며(조경調經), 혈의 순환을 돕고(행혈行血), 수도를 이롭게 하고(이수利水), 자궁수축(子宮

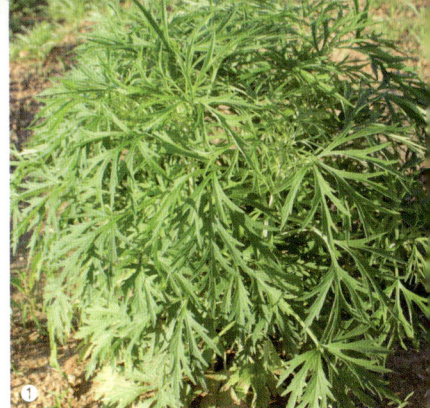
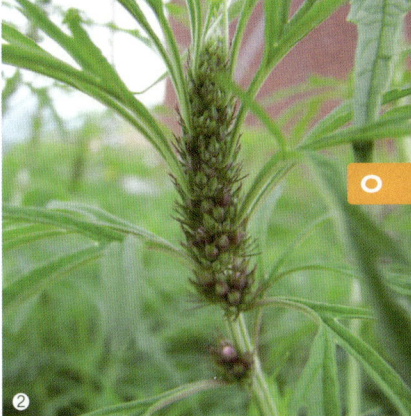
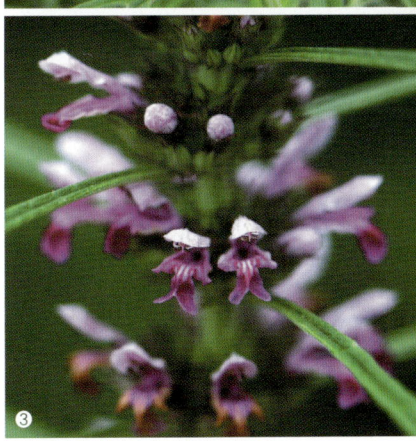

❶ 전초(새순) / ❷ 꽃봉오리 / ❸ 꽃(부분 확대)

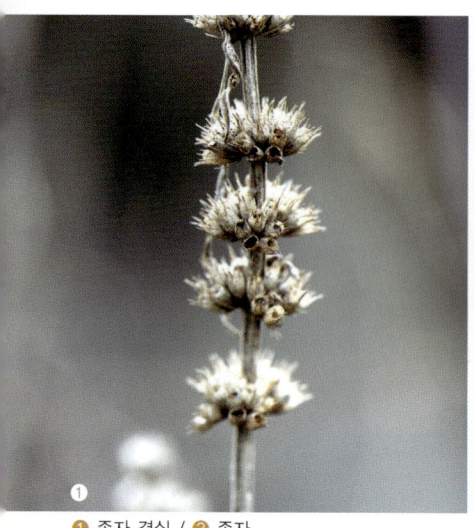
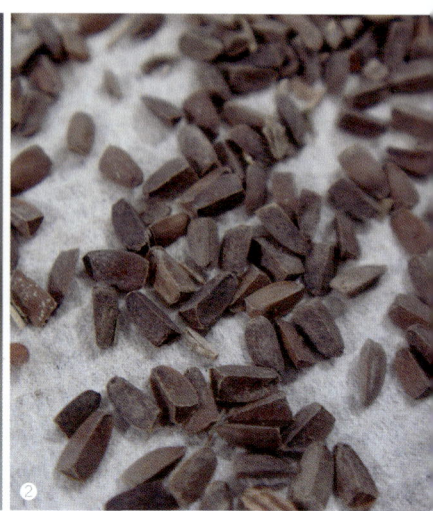

❶ 종자 결실 / ❷ 종자

收縮) 등의 효능이 있어서, 월경불순(月經不順), 출산 시 후산이 잘 안 되는 오로불하(惡露不下)와 어혈복통(瘀血腹痛), 월경통(月經痛), 붕루(崩漏), 타박상(打撲傷), 소화불량(消化不良), 급성신염, 소변불리, 혈뇨(血尿), 식욕부진(食慾不振) 등을 치료하는 데 유용하다.

| 채취 및 가공 | 여름철에 경엽(莖葉, 줄기와 잎)이 무성하고 꽃이 피기 전(보통 7~9월)에 채취하여 이물질을 제거하고 절단하여 그늘에서 말려서 사용한다.

| 용법 | 채취한 익모초를 그늘에서 말려서 가루를 내고 한 번에 5g 정도를 물 700mL에 넣고 끓기 시작하면 불을 약하게 줄여서 200~300mL 정도로 달여서 아침저녁으로 두 차례에 나누어 복용한다. 민간에서는 이 방법으로 여성들의 손발이 차고, 월경이 고르지 못한 부인병을 치료하거나 대하증을 치료하는 데 이용하였고, 산후에 배앓이를 치료하기 위하여 익모초 꽃이 필 무렵 채취하여 깨끗이 씻은 다음 짓찧어 즙을 내서 한 번에 익모초 즙 한 숟갈에 술을

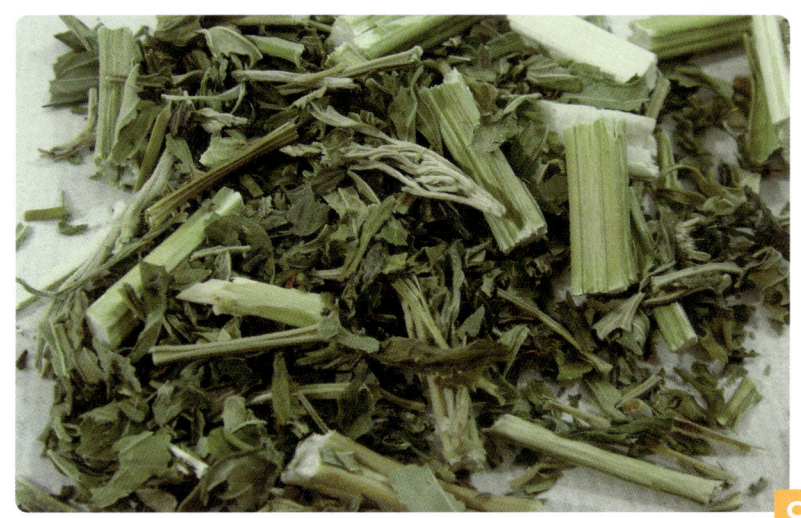

익모초 전초 건조한 것

약간씩 섞어서 먹는데 하루에 3회 복용한다. 또한 무더운 여름 더위를 먹고 토하면서 설사를 할 때는 익모초를 짓찧어 즙을 내서 한 번에 1~2순가락씩 자주 복용한다.

| 용량 | 말린 것으로 하루에 12~20g.

| 사용상의 주의사항 | 혈이 허하고 어혈이 없을 때는 사용을 금한다.

| 응용 | 여름감기를 예방하기 위해서 익모초를 이용하기도 하는데 익모초 잎과 흑설탕을 섞어서 한 달 동안 항아리에 저장해 두었다가 한 잔씩(약 200mL 정도) 복용한다.

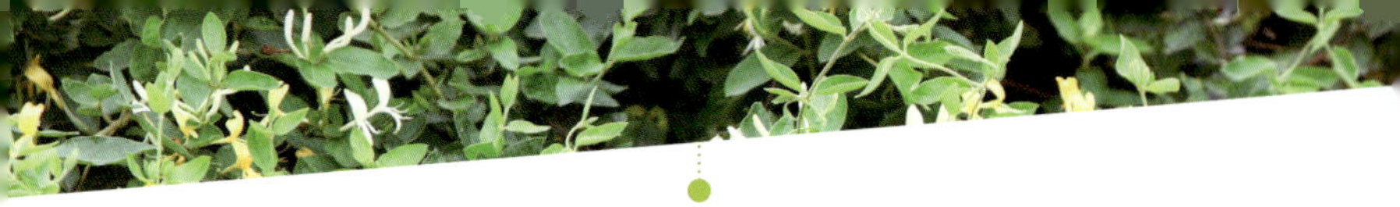

# 인동덩굴

*Lonicera japonica* Thunb.

- **식물명** : 인동과(忍冬科, Caprifoliaceae) 다년생 반상록의 덩굴성 목본. 인동, 홍선인동(紅腺忍冬, *L. hypoglaus* Miq.), 산은화(山銀花, *L. confusa* DC.), 모화주인동(毛花柱忍冬, *L. dasystyla* Rehd)
- **생약명** : LONICERAE FLOS(인동등忍冬藤, 금은화金銀花)
- **다른 이름** : 인동화(忍冬花), 은화(銀花), 노사화
- **사용부위** : 경엽을 채취하여 말린 것을 인동등(忍冬藤), 화뢰를 건조한 것을 금은화(金銀花)라 하여 사용함.

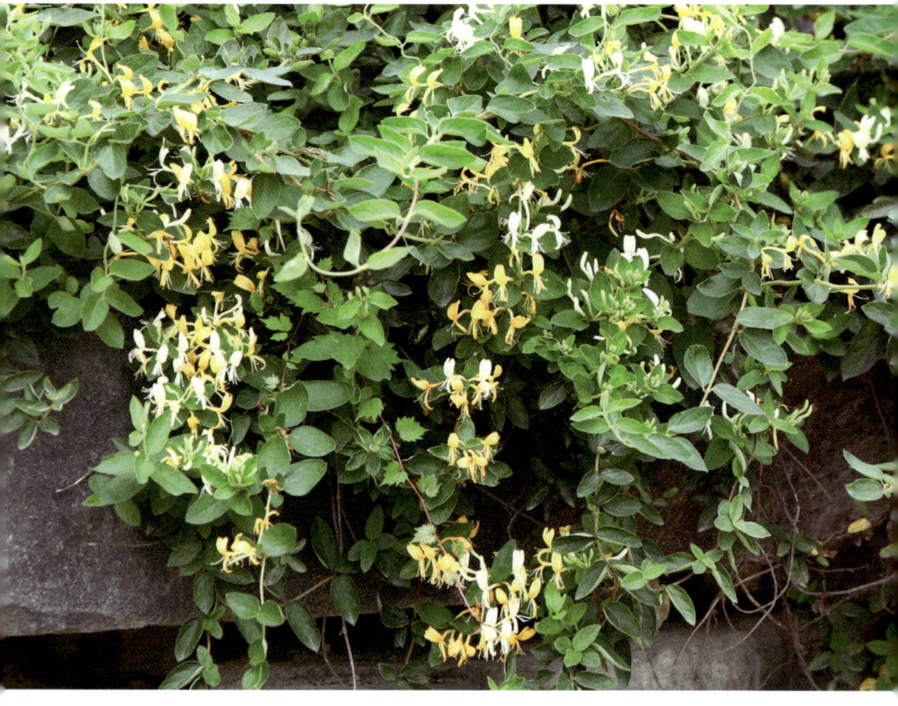

| 생김새 |

① 인동(忍冬) : 이 약재는 곤봉 모양(봉상棒狀)으로 위는 굵고 아래는 가늘며 약간 구부러졌고, 길이 2~3㎝이며 윗부분의 지름은 3㎜, 아래쪽의 지름은 약 1.5㎜이다. 표면은 황백색 또는 녹백색으로 오래 저장하면 색이 점점 짙어지고, 짧고 부드러운 털로 덮

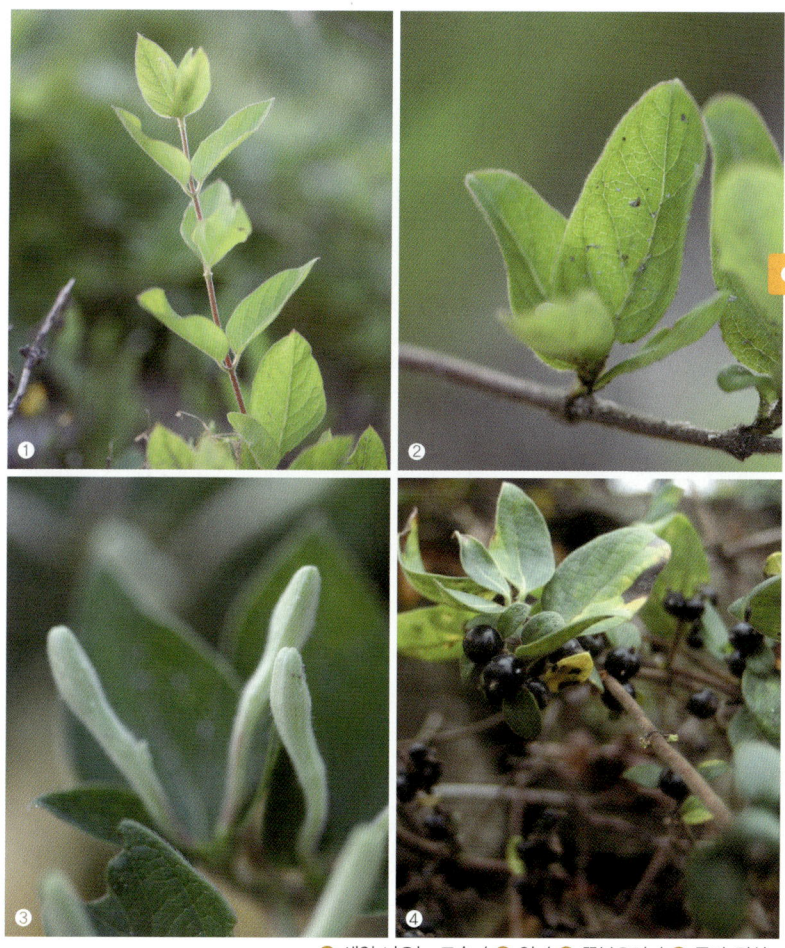

❶ 새잎 나오는 모습 / ❷ 잎 / ❸ 꽃봉오리 / ❹ 종자 결실

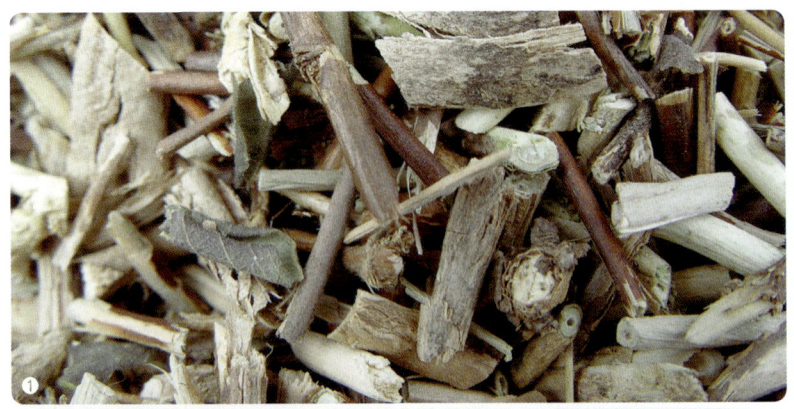

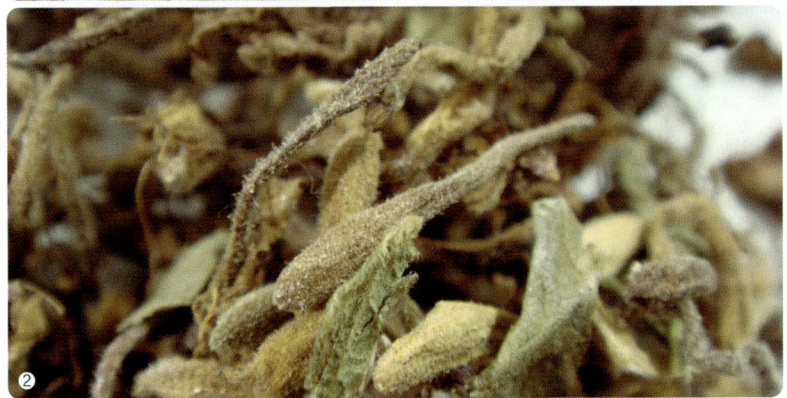

❶ 잎과 줄기를 건조한 것(인동등) / ❷ 꽃봉오리를 건조한 것(금은화)

여 있다. 꽃받침은 녹색으로 선단은 5열로 나누어진다. 잎은 타원형으로 마주나고 길이 3~8cm, 너비 1~3cm로 끝은 뾰족하거나 둔하고, 밑은 둥글고 가장자리는 밋밋하다.

② 홍선인동(紅腺忍冬) : 이 약재는 길이 2.5~4.5cm, 지름 0.8~2mm이다. 표면은 황백색 또는 황갈색으로 털이 없거나 혹은 드문드문 털이 덮여 있다. 꽃받침 통은 털이 없으며 선단은 5열로 나누어지고, 열편은 긴 삼각형으로 털이 덮여 있다.

③ 산은화(山銀花) : 이 약재는 길이 1.6~3.5cm, 지름 0.5~2mm이다.

꽃받침통과 화관은 흰색의 털로 덮여 있다.

④ 모화주인동(毛花柱忍冬) : 이 약재는 길이 2.4~4cm, 지름 1~2.5mm이다. 표면은 담황색으로 약간 자색을 띠었고 털이 없다. 꽃받침통의 열편은 짧은 삼각형이다.

| 주요 생산지 | 인동은 우리나라 각지에 분포하고, 산기슭에 흔히 자란다. 중국에서는 광동, 광서, 운남, 절강, 강서, 복건, 호남, 사천성 등지에 분포한다.

| 성품과 맛 | 인동등과 금은화 모두 성품은 차고, 맛은 달며, 무독하다.

| 작용 부위 | 인동등은 폐(肺), 심(心) 경락에 작용하고, 금은화는 폐(肺), 위(胃) 경락에 작용한다.

| 효능주치 |

① 인동등(忍冬藤) : 열을 식히는 해열(解熱), 소변을 잘 나가게 하는 이뇨(利尿), 경락을 통하게 하는 통락(通絡), 독을 풀어주는 해독(解毒), 종양을 소거하는 소종(消腫) 등의 효능이 있어서 근육과 뼈가 쑤시고 아픈 근골동통(筋骨疼痛), 소변이 원활하지 못한 소

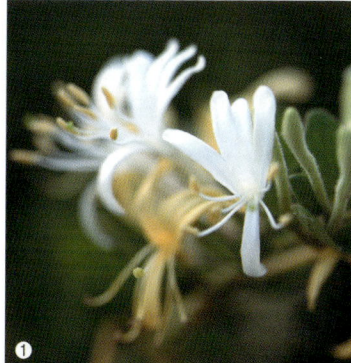

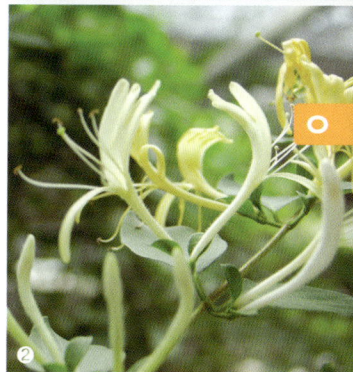

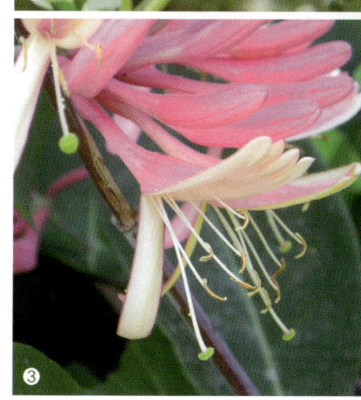

❶ 희고 노란 인동꽃
❷ 노란 인동꽃 / ❸ 붉은 인동꽃

변불리(小便不利), 간염(肝炎), 황달(黃疸) 등을 다스린다.
② 금은화(金銀花) : 해열(解熱), 해독(解毒), 소종(消腫), 수렴(收斂)하는 효능이 있어서 감기(感氣), 발열(發熱), 임파선종양, 인후부의 종기와 통증(인후종통咽喉腫痛), 이질(痢疾), 장염(腸炎) 등에 효과적으로 이용할 수 있다.

| 채취 및 가공 |

① 인동등 : 가을에서 겨울 사이에 채취하여 햇볕에 말린다.
② 금은화 : 여름철 꽃이 피기 전에 개화되지 않은 화뢰(花蕾, 꽃멍울)를 채취하여 이물질을 제거하고 건조하여 그대로 이용하거나(生用), 까맣게 탈 정도로 볶아서(炒炭) 사용한다.

| 용법 | 인동등은 물 700mL를 붓고 1/3로 달여서 복용하거나, 술을 담가서 복용한다. 금은화는 위의 방법으로 물에 달여서 복용하거나, 가루 또는 환을 만들어 복용한다. 민간에서는 늑막염, 감기, 생손알이 등의 치료에 이용하고 있는데, 늑막염 치료를 위해서는 5~6월 맑은 날 아침에 이슬이 마르면 화뢰를 채취하여 햇볕이나 그늘에서 말린 다음 이 약재 9~15g에 물 700mL를 붓고 끓기 시작하면 불을 약하게 줄여서 200~300mL 정도로 달여서 아침저녁으로 두 차례에 나누어 복용한다. 환 또는 가루로 만들어 복용하기도 한다. 감기 치료를 위해서는 꽃이 만발한 6~7월에 채취한 신선한 인동덩굴 40~50g에 물 700mL를 붓고 1/3로 달여서 한 번에 마시고 땀을 낸다. 말린 것은 15~20g이면 된다.

| 용량 | 말린 것으로 인동등은 12~30g/1일, 금은화는 12~60g/1일.

| 사용상의 주의사항 | 비위가 차서 변이 무른 사람은 사용에 신중을 기한다.

| 응용 | 민간에서 생손알이 치료를 위해서는 먼저 인동덩굴과 고삼 뿌리를 같은 양으로 섞어 부드러운 가루로 만든 다음 꿀을 섞어서 고약처럼 만들어 환처에 붙인다.

# 인동꽃차

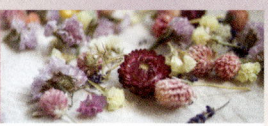

## | 효능 및 꽃의 이용 |

인동꽃차는 향기가 좋으며 이질, 장염, 임파선종, 각종 종기로 괴로워하는 사람이 마시면 좋다. 덩굴로 자라는 인동덩굴은 능박나무라고도 하며 6~7월경 개화하는데 처음에는 희게 피었다가 시일이 지남에 따라 누렇게 변한다. 그래서 금은화라는 예쁜 이명을 지니고 있다. 이 인동덩굴은 모진 겨울을 이

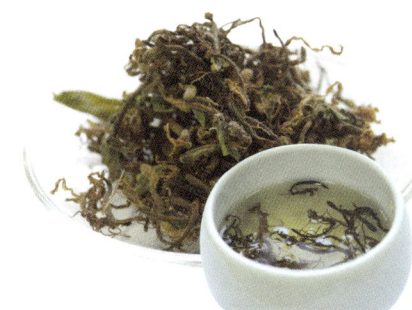

말린 인동꽃과 인동꽃차

기고 꿋꿋이 자라나는 기특한 식물로 노옹수, 금채고라는 별명을 가지고 있다. 꽃을 소주에 담가 1개월 이상 어둡고 시원한 곳에 보존했다가 아침저녁 반주 시 소주잔으로 한 잔 정도 마시면 식욕 증진을 비롯하여 냉증, 생리통, 고혈압, 건위, 피로회복에 좋다.

인동의 꽃에는 이노시톨, 루테올린, 탄닌 등이 함유되어 있다. 진한 향기가 나는 꽃차로 맛이 아주 좋고 달콤함이 느껴진다.

## | 채취 방법 |

봉오리에서 바로 핀 꽃을 선택한다.

## | 꽃차 만드는 방법 |

① 꽃을 수확하여 암술과 수술을 제거하고 깨끗이 씻어 말린다.
② 그늘에 말려 방습제를 넣은 밀폐용기에 보관하면서 이용한다.
③ 찻잔에 꽃 3송이 정도를 넣고 끓는 물을 부어 1~2분 후 마신다.

## | 차로 마신 후 꽃 이용법 |

차로 한 번 마신 인동꽃차는 재탕하여 마신다.

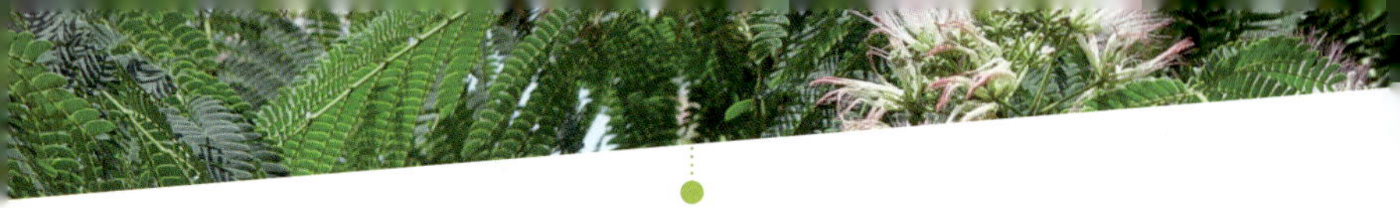

# 자귀나무

*Albizia julibrissin* Durazz.

- **식물명** : 콩과(豆科, 두과, Leguminosae) 낙엽소교목. 자귀나무
- **생약명** : **ALBIZIAE CORTEX**(합환피合歡皮, 합환화合歡花)
- **다른 이름** : 합환피(合昏皮), 야합화(夜合花)
- **사용부위** : 나무껍질(수피樹皮)을 벗겨 말린 것으로 여름에서 가을에 수피를 벗겨 햇볕에 말린다.(합환피), 여름철 꽃이 피기 전에 채취하여 그늘에서 말린다.(합환화)

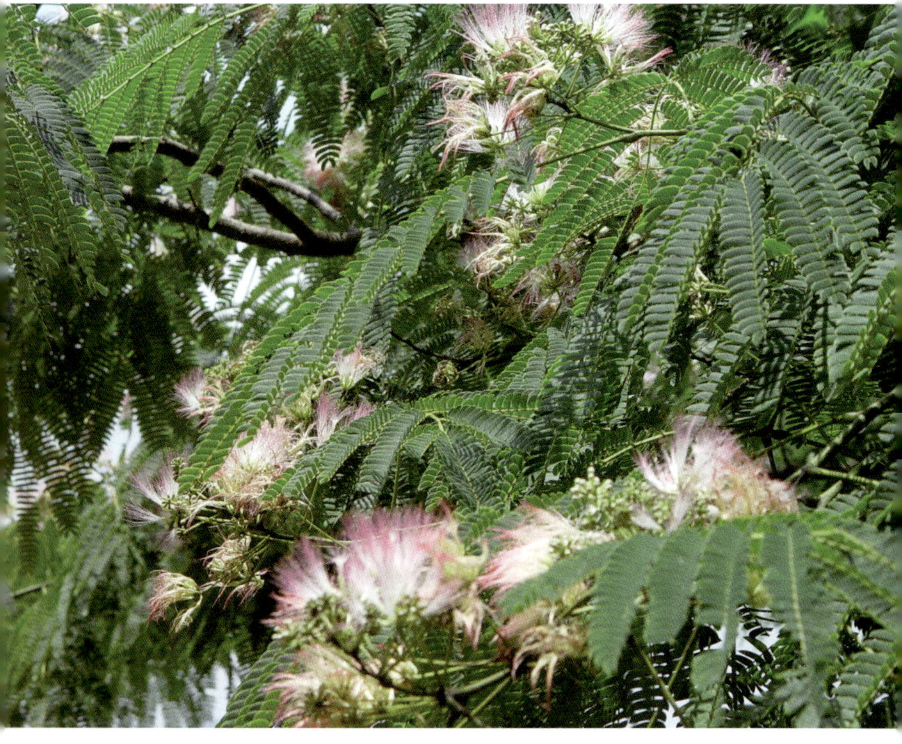

| 생김새 | 안으로 둥글게 말린 통 모양(통상筒狀) 또는 반쯤 말린 통 모양(半筒狀)으로 길이 40~80㎝, 두께 0.1~0.3㎝이다. 표면은 회갈색(灰褐色) 또는 회황색(灰黃色)으로 약간 세로주름이 있고, 갈색(褐色) 또는 갈홍색(褐紅色)의 타원형 껍질 구멍(피공皮孔)이 뚜렷하고 촘촘하게 나 있으며, 안 껍질은 담황갈색(淡黃褐色) 또는 황백색(黃白色)으로 평활(平滑)하고 세로무늬가 있다. 질은 단단하면서도 부스러지기 쉬우며, 단면은 섬유성의 조각 모양(편상片狀)으로 담황갈색(淡黃褐色) 또는 황백색(黃白色)이다.

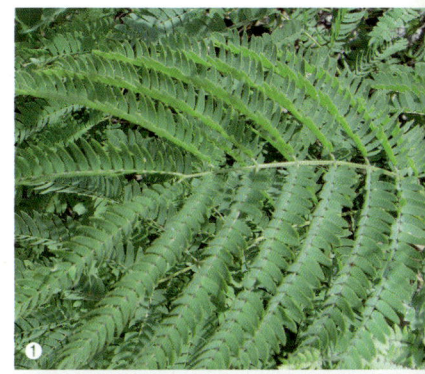
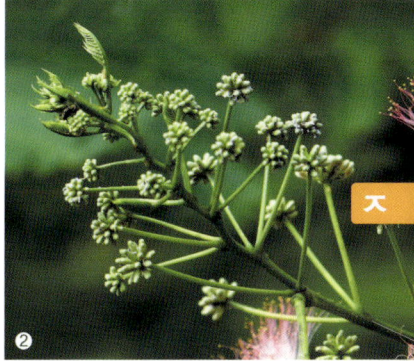

❶ 잎 / ❷ 꽃봉오리

| 주요 생산지 | 우리나라 각지에 분포하고, 가로수나 정원수로도 많이 이용하고 있다.

| 성품과 맛 | 성품은 평(平)하고 맛은 달며(감甘), 독은 없다.

| 작용 부위 | 심(心), 간(肝), 폐(肺) 경락에 작용한다.

| 효능주치 | 정신을 안정시키고 기가 울체된 것을 풀어주는 안신해울(安神解鬱), 혈을 활성화시키고 종양을 제거하는 활혈소종(活血消腫) 등의 효능이 있어서 심신불안(心神不安)을 치료하며, 우울증으로 잠을 이루지 못하는 우울실면(憂鬱失眠)증을 다스린다. 또 폐의 각종 악창이나 종양(폐옹창종肺癰瘡腫)을 다스리고, 타박상(질타손상

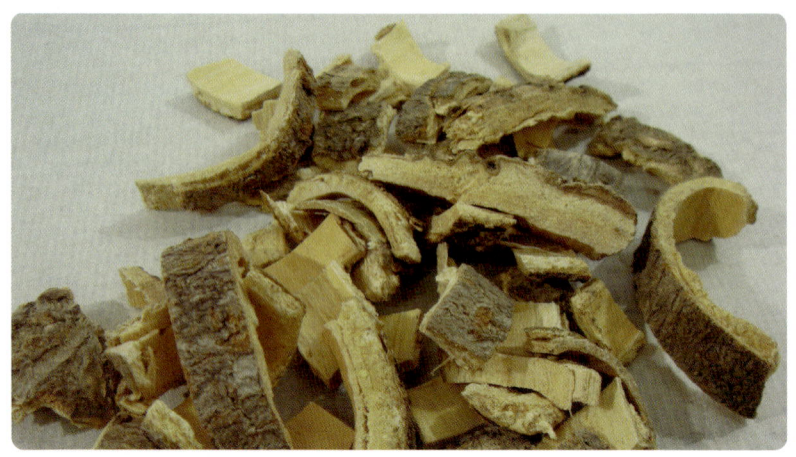

합환피(자귀나무 껍질을 건조한 것)

跌打損傷)을 치료하는 데 유용하다.

| **채취 및 가공** | 합환피는 여름에서 가을 사이에 채취하여 이물질을 제거하고 잘게 썰어 햇볕에 말려서 사용한다.

| **용법** | 말린 줄기껍질 10g에 물 700mL를 붓고 끓기 시작하면 불을 약하게 줄여서 200~300mL 정도로 달여서 아침저녁으로 두 차례에 나누어 복용한다.

| **용량** | 말린 것으로 하루에 4~12g.

| **사용상의 주의사항** | 풍열로 인하여 식은땀을 흘리는 사람이나 외감(外感)으로 인하여 잠을 이루지 못하는 사람은 사용해서는 안 되고, 임산부는 사용에 신중해야 한다.

| **응용** | 합환화(合歡花)는 자귀나무의 꽃인데 일반적으로 여름철에 꽃이 아직 피기 전에 채취하여 말려두었다가 사용하는데 합환피와 성미, 효능이 비슷하다. 기가 부드럽고, 효능이 미약하여 차 대용으로 이용하면 좋은데, 우울증이나 신경이 예민한 증상, 건망증, 불면증 등에 하루 5~10g씩을 차로 우려서 이용하면 좋다.

# 자귀나무꽃차

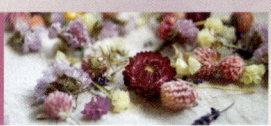

## | 효능 및 꽃의 이용 |

자귀나무꽃은 6~7월 초여름에 피는데, 밤이 되면 나뭇잎이 접혀져서 자귀나무는 애정목, 합환수 등으로 불려지며 예로부터 부부의 금실을 상징하는 나무가 되어 왔다.

자귀나무꽃은 술에 담가서 먹을 수도 있고, 꽃잎을 말려 가루 내어 먹을 수도 있다.

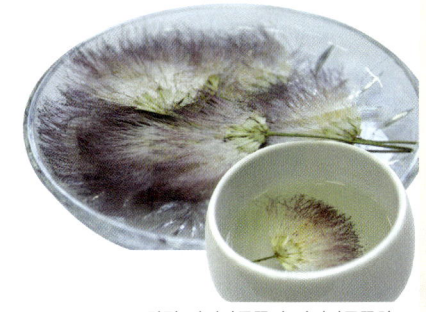

말린 자귀나무꽃과 자귀나무꽃차

술을 담글 때에는 자귀나무꽃잎 분량의 3~4배쯤의 소주를 붓고 밀봉하여 어두운 곳에 3~6개월 두었다가 조금씩 따라 마신다.

자귀나무꽃차의 차색은 연한 갈색이다. 맛은 순하며 부채가 펼쳐진 듯한 모습을 보인다. 열에 안정적이어서 색이 변하지 않는다.

## | 채취방법 |

여름철 꽃이 필 때 꽃봉오리와 꽃을 따서 햇볕에서 말린다.

## | 꽃차 만드는 방법 |

① 꽃봉오리와 꽃을 따서 말린다.
② 말린 꽃 3송이 정도를 찻잔에 넣고 뜨거운 물을 부어 마신다.

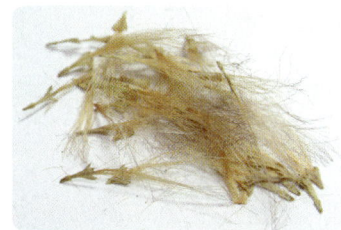

꽃 하나하나를 뗀 모습

# 잔대

*Adenophora triphylla* var. *japonica* (Regel) H. Hara

- **식물명** : 초롱꽃과(桔梗科, Campanulaceae) 다년생 초본. 잔대 및 동속근연식물
- **생약명** : ADENOPHORAE RADIX(사삼沙蔘)
- **다른 이름** : 남사삼(南沙參), 지모(知母), 양파령(羊婆齡), 사엽사삼(四葉沙蔘)
- **사용부위** : 뿌리를 건조한 것.

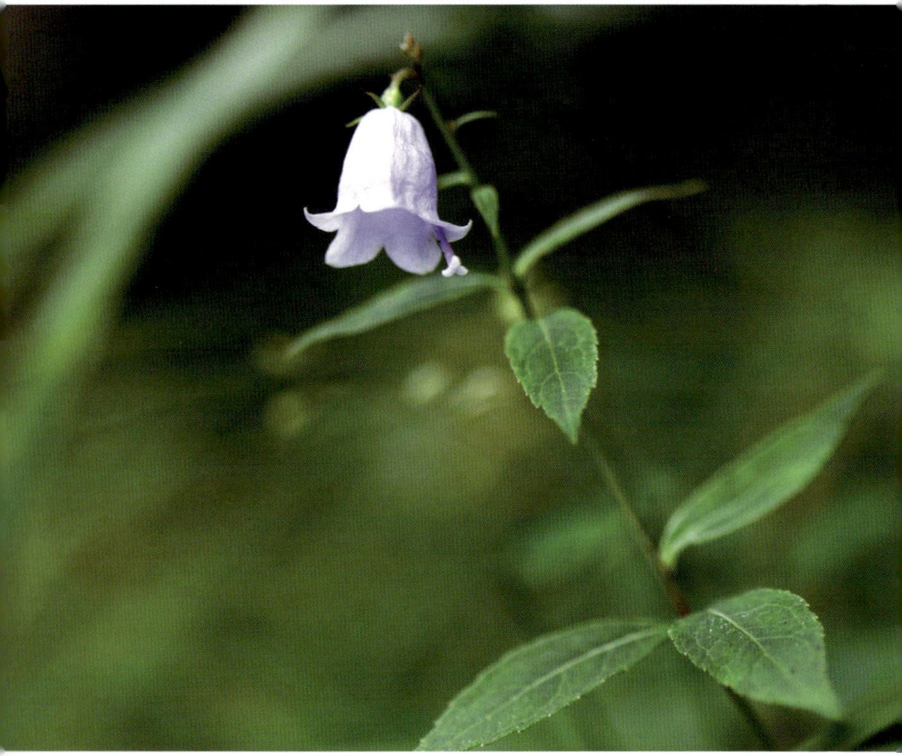

| 생김새 | 방추형 또는 긴 원주형이며 구부러졌고 드물게는 가지 뿌리가 있다. 상부에 바퀴처럼 둥근 모양(윤상輪狀)의 가로주름이 있는 뿌리줄기가 있고 길이 5~20cm, 뿌리 위쪽의 지름은 1~3cm이다. 표면은 엷은 황백색 또는 엷은 회갈색을 띠며, 위쪽은 뚜렷한 이삭 모양의 가로주름이 있고 아랫부분은 세로 및 가로주름이 있다. 질은 가볍고 절단하기 쉬우며, 절단면은 유백색을 띠고 빈틈이 많다.

| 주요 생산지 | 우리나라 각지에 분포한다.

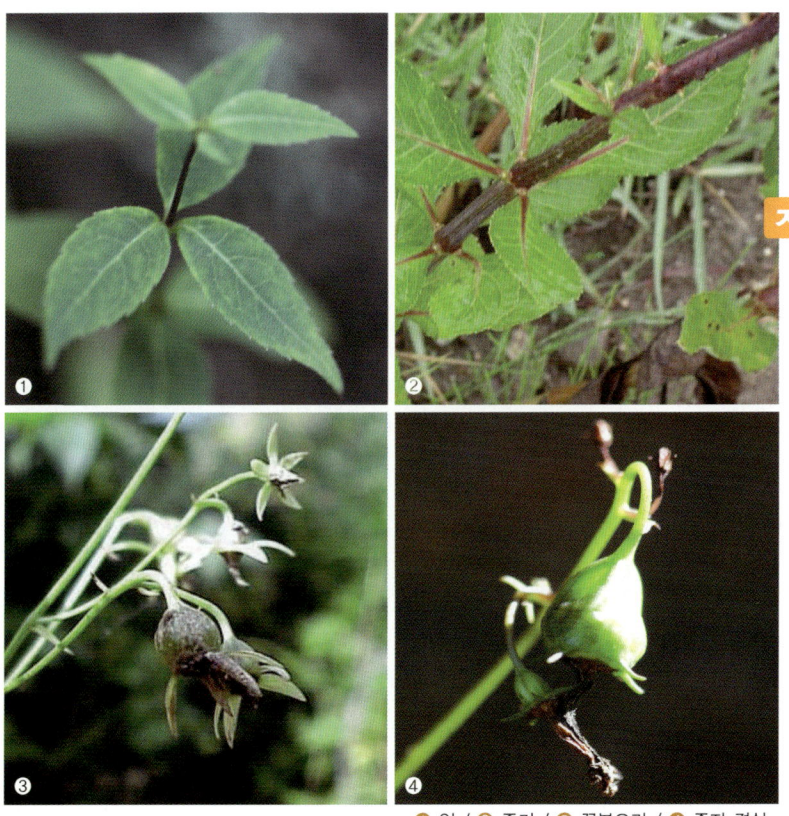

❶ 잎 / ❷ 줄기 / ❸ 꽃봉오리 / ❹ 종자 결실

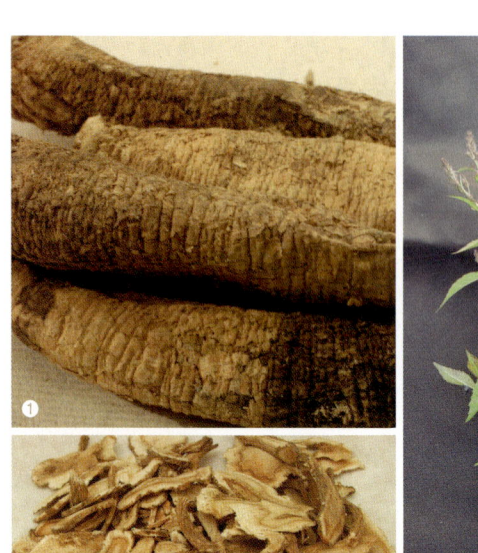
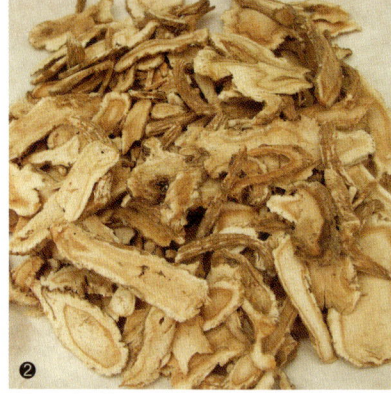
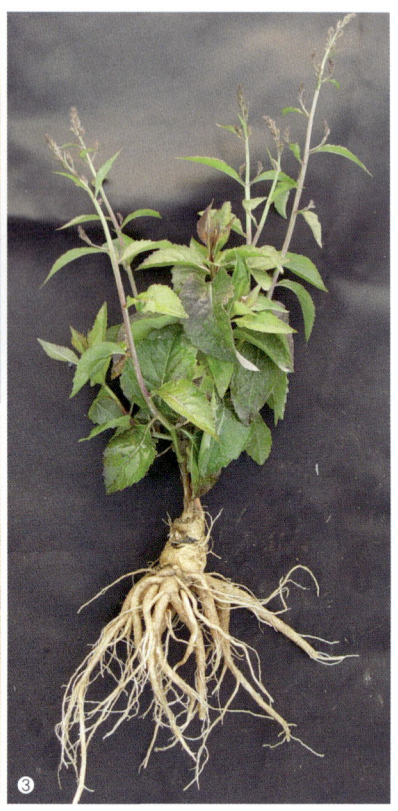

❶ 뿌리 / ❷ 뿌리 말린 것 / ❸ 전초

| **성품과 맛** | 성은 약간 차고(미한微寒), 맛은 달며(감甘) 무독하다.

| **작용 부위** | 폐(肺), 간(肝), 비(脾) 경락에 작용한다.

| **효능주치** | 강장(强壯), 청폐(淸肺), 진해(鎭咳), 거담(祛痰), 소종(消腫)하는 효능이 있어서 폐결핵성 해수나 해수(咳嗽), 옹종(擁腫) 등의 치료에 유용하다. 특히 잔대는 각종의 독성을 해독하는 효능이 뛰어나고 자궁의 수축 기능이 있기 때문에 출산 후 회복기의 산모에게 매우 유용하게 이용될 수 있다.

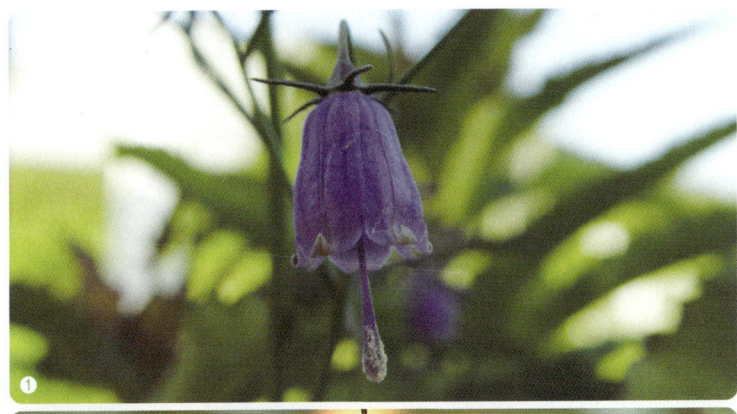

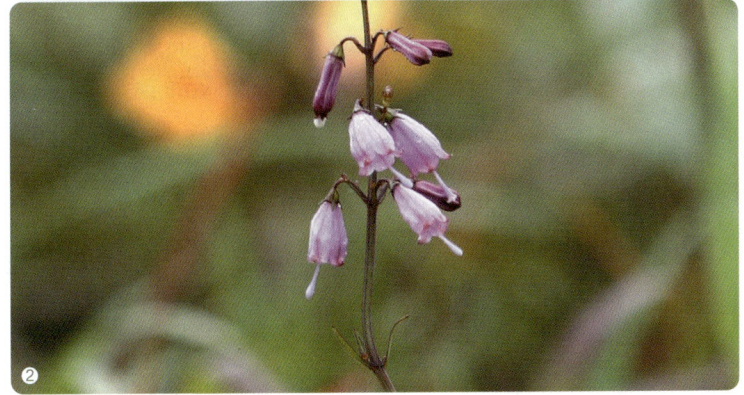

❶ 둥근잔대 꽃 / ❷ 분홍색 잔대 꽃

| 채취 및 가공 | 가을에 채취하여 이물질을 제거하고 세정한 후 두껍게 절편하여 건조해서 사용한다.

| 용법 | 건조한 잔대 10~20g에 물 700mL 정도를 붓고 끓기 시작하면 불을 약하게 줄여서 200~300mL 정도로 달여서 아침저녁으로 두 차례에 나누어 복용한다. 또는 환이나 가루로 만들어 복용하기도 한다. 민간에서는 주로 독성을 제거하는 데 유용하게 사용하여 왔다.

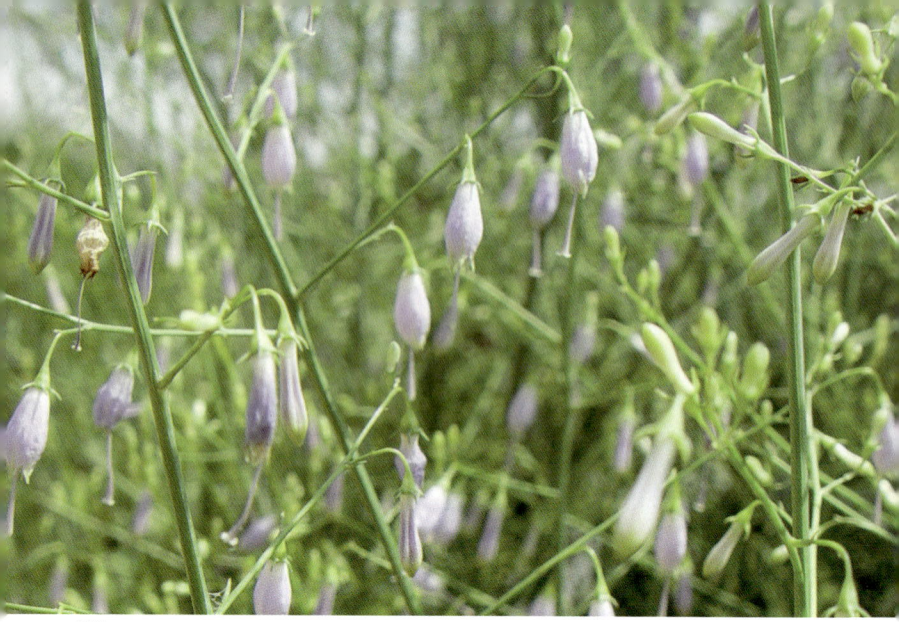

집단

| 용량 | 건조한 약재로 하루 12~24g.

| 사용상의 주의사항 | 성미가 달고 차므로 풍사와 한사로 인하여 기침을 하는 풍한해수(風寒咳嗽) 및 비위(脾胃)가 허(虛)하고 찬 경우에는 부적당하다. 방기(防己)나 여로(黎蘆)와 함께 사용하지 않는다.

| 응용 | 특히 산후조리를 위하여 먼저 잔대 100~150g과 대추 100g을 함께 넣고 푹 달인 다음 삼베에 거른다. 여기에 잘 익은 늙은 호박 하나를 골라 속을 긁어내고 작게 토막 내어 넣고 푹 삶은 다음, 호박을 으깨어 삼베에 거른다. 여기에 막걸리 1병을 넣어 다시 끓인 다음 하루 2~3차례 한 대접씩 먹는데, 맛도 좋고, 산후의 부기를 빼주며, 자궁의 수축 효과가 있어 산모의 산후 회복에 아주 좋은 효과가 있다(산후에 2번 정도 만들어 먹으면 산모의 회복에 매우 좋다).

# 잔대주

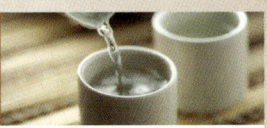

맛은 달다. 기호와 식성에 따라 꿀, 설탕을 가미하여 음용할 수 있다.

## | 적용병증 |

- 경련증(痙攣症) : 근육이 자기 의사에 반하여 병적으로 수축(收縮)운동을 일으키는 현상을 말한다. 30mL를 1회분으로 1일 3~4회씩, 13~15일 정도 음용한다.
- 한열왕래(寒熱往來) : 병을 앓는 중에 추운 기운과 더운 기운이 서로 번갈아 나타나는 경우이다. 30mL를 1회분으로 1일 3~4회씩, 10~11일 정도 음용한다.
- 자양강장(滋養强臟) : 특히 병후 쇠약해진 경우 원기부족을 채워주기 위해 쓰는 처방이다. 30mL를 1회분으로 1일 2~3회씩, 25~30일 정도 음용한다.
- 기타 질환 : 강장보호, 거담, 폐기보호, 해수

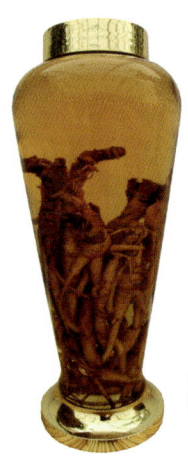

## | 만드는 방법 |

① 약효는 뿌리와 꽃에 있으므로, 주로 뿌리와 꽃을 사용한다.
② 뿌리는 수시, 꽃은 7~9월 개화기에 구입하거나 채취하여 깨끗이 물로 씻어 물기를 없애고 사용한다.
③ 생뿌리는 약 250g, 생꽃은 약 220g을 소주 3.8L에 넣고 밀봉하여 서늘한 냉암소에서 보관 숙성시킨다.
④ 뿌리는 240일, 꽃은 90일 이상 침출한다. 꽃은 240일 후 찌꺼기를 걸러낸다. 뿌리는 찌꺼기를 걸러내지 않는다.

## | 구입방법 및 주의사항 |

- 일반시장이나 건재약상에서도 소량으로 구입할 수 있다.
- 20일 이상 장기 음용해도 무방하다.
- 본 약술을 음용 중에 가리는 음식은 없다.

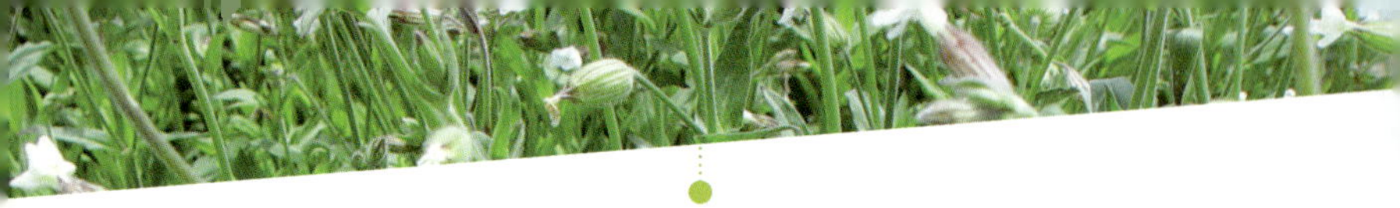

# 장구채

*Silene firma* Siebold & Zucc.

- **식물명** : 석죽과(石竹科, Caryophyllaceae) 1년생 또는 2년생 초본식물. 장구채 또는 애기장구채(*S. aprica* Turcz. ex Fisch. & C.A.Mey.)
- **생약명** : **VACCARIAE SEMEN**(왕불류행王不留行)
- **다른 이름** : 불류행(不留行), 금궁화(禁宮花), 맥람자(麥藍子)
- **사용부위** : 전초를 말린 것. 중국에서는 맥람채[麥藍菜, *Vaccaria segetalis* (Neck.) Garcke]의 성숙한 종자를 건조한 것을 사용한다.

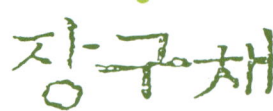

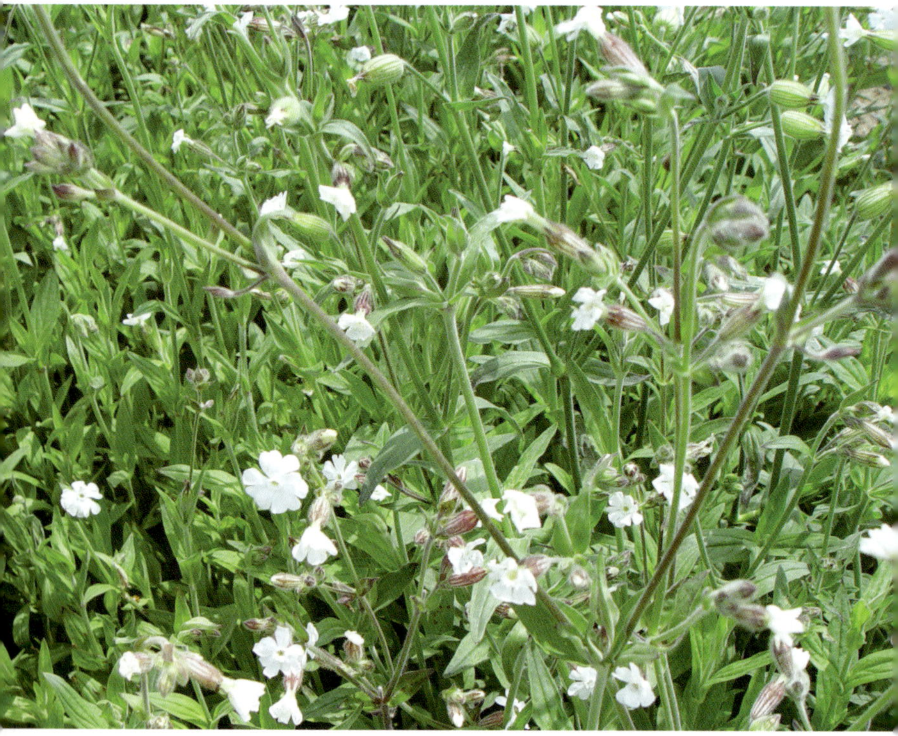

| 생김새 | 1년 또는 2년생 초본으로 키는 30~90㎝쯤 자라며, 줄기는 털이 없고 녹색 또는 자색을 띠는 녹색으로 마디 부분은 흑자색이다. 잎은 마주나고, 피침형 또는 장타원형이고 7~8월에 흰색의 작은 꽃이 핀다. 애기장구채는 전체에 가는 털이 있으며 잎은 배 모양의 피침형이다. 중국에서 사용하는 맥람채(麥藍菜)는 구형(球形)으로 지름은 약 2㎝이다. 표면은 흑색으로 더러는 홍갈색이고 약간 광택이 있으며 세밀한 과립상의 돌기가 있고, 한쪽에는 한 개의 움푹 들어간 세로주름(縱溝)이 있다. 질은 단단하고 배유는 흰색이며 2개의 자엽이 있다.

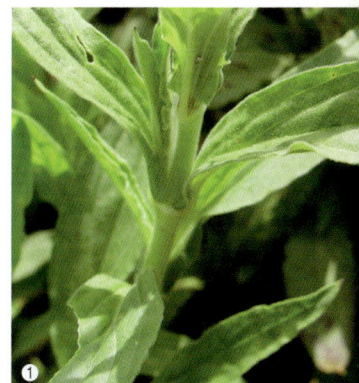

| 주요 생산지 | 우리나라 전국 각지에 분포하며 들이나 산에서 자란다. 맥람채는 중국 화남 지방을 제외한 각지에 분포한다.

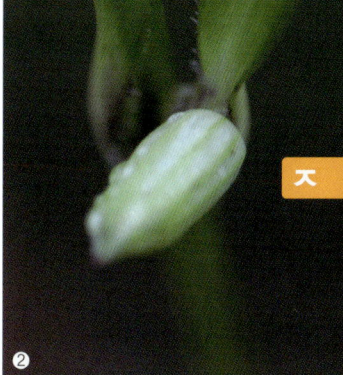

| 성품과 맛 | 장구채의 성은 평(平)하고 맛은 달고 담담(감담甘淡)하다. 맥람채의 성은 평하고 맛은 쓰며, 독은 없다.

| 작용 부위 | 장구채는 간(肝), 심(心), 방광(膀胱) 경락에 작용하고, 맥람채는 간(肝), 위(胃) 경락에 작용한다.

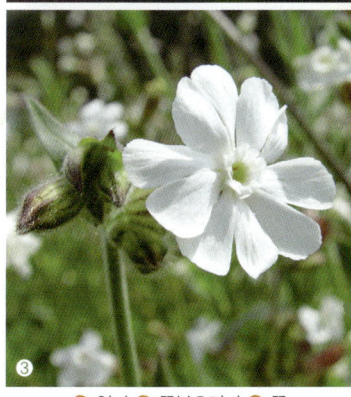

❶ 잎 / ❷ 꽃봉오리 / ❸ 꽃

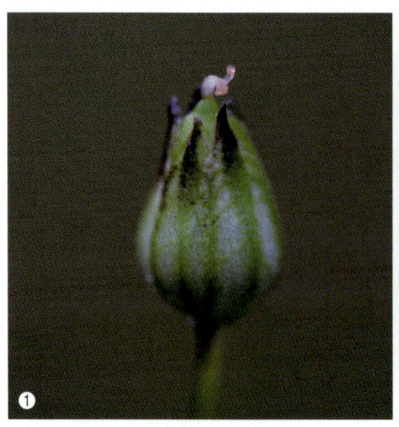 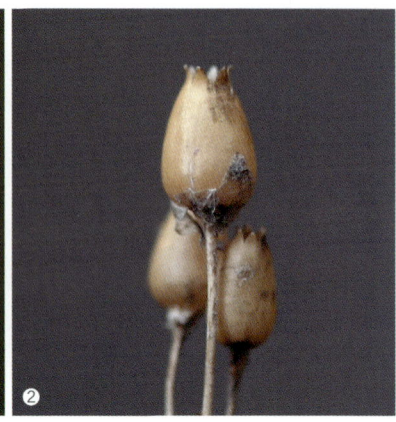

❶ 종자 결실(초기) / ❷ 종자 결실(말기)

| 효능주치 | 장구채는 월경불순, 유즙불통, 유종(乳腫) 등에 이용하고, 맥람채는 혈을 잘 돌게 하고 경락을 잘 통하게 하는 활혈통경(活血通經), 젖이 잘 나게 하고 종기를 다스리는 하유소종(下乳消腫), 부녀자들의 월경이 멈춘 부녀경폐(婦女經閉), 월경통(月經痛), 유즙불통(乳汁不通), 유방의 멍울이나 종기종양 등으로 인한 유옹종통(乳癰腫痛) 등을 치유하는 데 이용한다.

| 채취 및 가공 | 장구채는 여름에서 가을 사이에 채취하여 이물질을 제거하고 햇볕에 말려서 사용하고, 맥람채는 여름철에 과실이 성숙하여 열매껍질이 벌어지지 않을 때 베어 햇볕에 말린 다음 종자를 털어 이물질 제거하고 볕에 말려 사용하거나, 이물질을 제거하고 깨끗이 정선한 다음 건조한 후 약간 볶아서(미초微炒) 사용한다.

| 용법 | 잘 말린 전초 10g에 물 700mL를 붓고 끓기 시작하면 불을 약하게 줄여서 200~300mL 정도로 달여서 아침저녁으로 두 차례에 나누어 복용한다. 가루 내어 복용하기도 한다.

| 용량 | 말린 것으로 하루에 6~12g.

| 사용상의 주의사항 | 활혈통경(活血通經)의 효능이 있어서 조산의 우려

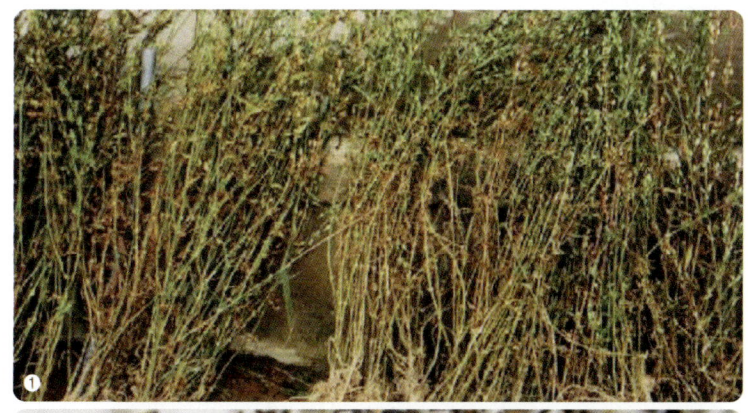
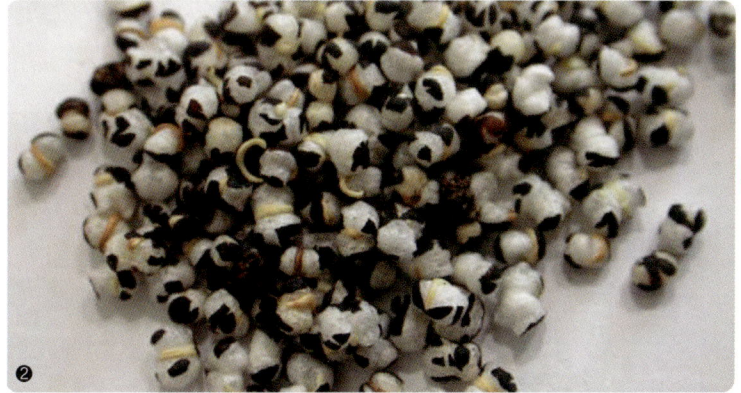

❶ 전초 말린 것 / ❷ 중국에서는 장구채 종자 건조한 것을 사용한다.

가 있기 때문에 임신부 또는 혈허(血虛)하면서 어체(瘀滯)가 없는 경우에는 사용을 피한다.

|응용| 경폐(經閉, 생리가 끊긴 증상)를 다스리고자 할 때는 이 약재에다 당귀(當歸), 향부자(香附子), 천궁(川芎), 도인(桃仁), 홍화(紅花) 등의 약물을 배합하여 사용하고, 젖이 잘 나오지 않을 때는 이 약재에다 천산갑(穿山甲), 맥문동(麥門冬), 구맥(瞿麥), 용골(龍骨) 등의 약물을 배합하여 사용한다.

# 제비꽃

*Viola mandshurica* W.Becker

- **식물명** : 제비꽃과(菫菜科, Violaceae) 다년생 초본. 제비꽃, 호제비꽃
  (*Viola yedoensis* Makino)
- **생약명** : VIOLAE HERBA(자화지정紫花地丁)
- **다른 이름** : 독행호(獨行虎), 지정초(地丁草)
- **사용부위** : 뿌리를 포함한 전초를 건조한 것.

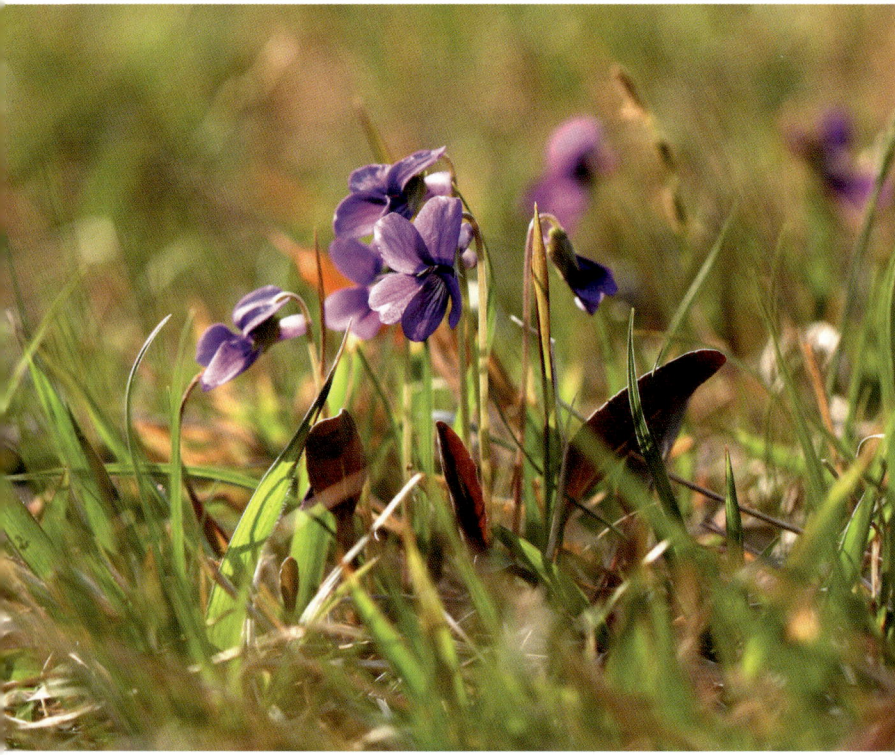

| 생김새 | 다년생으로 원줄기가 없고, 뿌리는 쭈그러졌으며, 원뿌리는 긴 원추형으로 지름이 1~3㎜이고 담황갈색이며 가는 세로 주름이 있다. 잎은 뿌리에서 모여나고 회녹색이며 펴보면 잎몸은 바늘 모양 또는 달걀 모양 피침형으로 길이 1.5~6㎝, 너비 1~2㎝이고, 잎 끝부분(선단)은 둔하고 기부는 절형(截形) 또는 약간 심형(心形)이며 가장자리는 둔한 톱니가 있고, 양면에는 털이 있다. 잎자루는 가늘고 길이 2~6㎝이며 상부에는 뚜렷한 좁은 날개가 있고 꽃자루는 섬세하다. 꽃잎은 5장으로 자갈색 또는 담자색이며 꽃은 가는 관 모양(細管狀)이다. 삭과는 타원형으로 3갈래로 갈라지고 담갈색의 종자가 많이 들어 있다.

| 주요 생산지 | 우리나라 각지에 분포하고, 들이나 산의 햇볕이 잘 쬐는 양지에 잘 자란다. 중국에는 장강 유역 하류와 남부 각 성에 분포한다.

| 성품과 맛 | 성은 차고, 맛은 쓰고 매우며(고신苦辛) 무독하다.

| 작용 부위 | 심(心), 간(肝) 경락에 작용한다.

| 효능주치 | 열을 식히고 독을 푸는 청열해독(淸熱解毒), 혈열을 시원

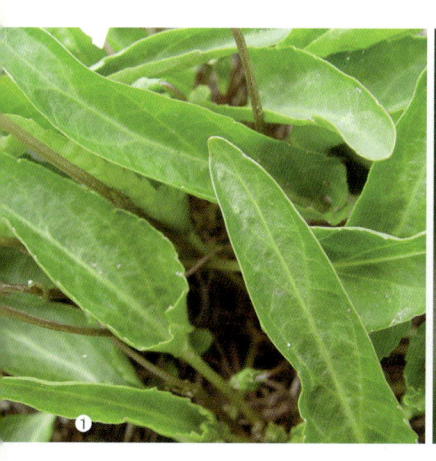 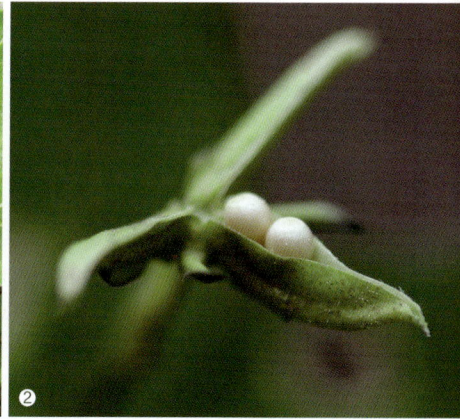

❶ 잎 / ❷ 종자 결실

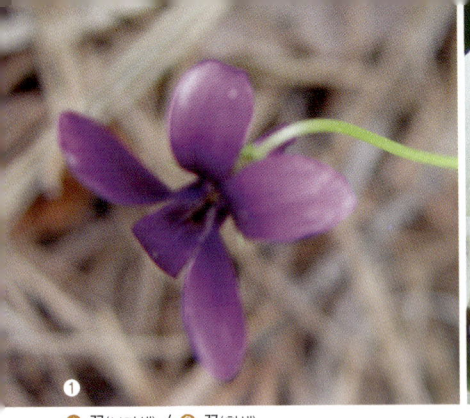 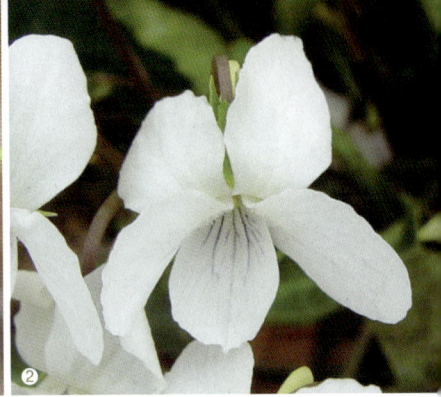

❶ 꽃(보라색) / ❷ 꽃(흰색)

하게 하며 종양을 제거하는 양혈소종(凉血消腫) 등의 효능이 있어서 종기와 부스럼(종창腫瘡), 종독(腫毒)을 치료하고, 단독(丹毒)이나 독사 물린 데(독사교상毒蛇咬傷) 이용하고, 눈이 붉게 충혈되고 종기가 나서 아픈 목적종통(目赤腫痛)을 치료하는 데 이용한다.

| 채취 및 가공 | 5~8월 열매가 성숙하면 뿌리째 뽑아서 이물질을 제거하고 말려서 가늘게 썰어서(세절細切) 사용한다.

| 용법 | 민간에서는 화농(짓무름)과 타박상 치료에 많이 이용하는데, 화농에는 제비꽃을 채취하여 깨끗이 씻은 뒤 약절구에 곱게 찧어 화농 부위에 붙여두면 증상이 호전된다. 명주 천에 짓찧은 약재를 싸서 상처 부위를 감싸 두어도 된다. 또 타박상 치료에는 제비꽃을 통째로 소금에 버무린 것을 환부에 붙여두거나, 말린 제비꽃에 적당량의 물을 붓고 반으로 달여 그 물에 적신 헝겊을 환부에 덮어 습포를 한다.

| 용량 | 말린 것으로 하루에 15~40g.

| 사용상의 주의사항 | 성미가 차서 청열작용이 있으므로 비위가 찬 경우에는 사용에 신중을 기한다.

| 응용 | 견비통이나, 요통, 관절염에도 효과가 있다. 약절구에 곱게 찧은 약재를 통증 부위에 붙이고, 그 위에 얇은 거즈를 덮고, 뜨거운 물에 적신 수건을 덮어 찜질을 하면 효과가 좋다.

# 제비꽃차

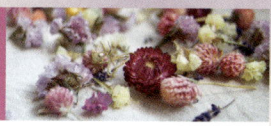

## | 효능 및 꽃의 이용 |

제비꽃은 꽃을 따 먹어보면 아삭아삭한 것이 맛이 좋다. 차맛은 순하다. 열에 안정적이어서 꽃색이 그대로 표현된다. 20송이 정도 넣는 것이 적당하다. 보라색 라일락꽃은 뜨거운 물에서 갈색으로 변하지만 제비꽃은 그대로의 모습을 유지한다. 요리에 사용해도 좋으며 차색은 연보라색이다.

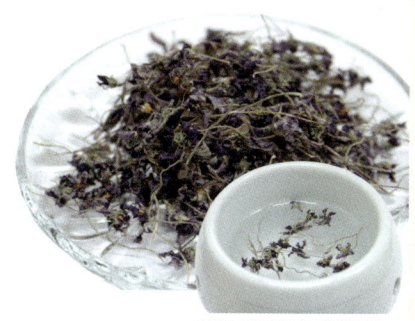

말린 제비꽃과 제비꽃차

## | 채취 방법 |

봉오리에서 바로 핀 꽃을 선택한다.

## | 꽃차 만드는 방법 |

① 제비꽃은 줄기를 떼어 내고 꽃봉오리를 쓴다. 줄기가 있는 것도 나쁘지는 않다.
② 그늘에서 5일 정도 말린다.
③ 말린 것을 밀폐용기에 담아서 보관한다.
④ 제비꽃 20개 정도를 넣고 우려낸다.

## | 차로 마신 후 꽃 이용법 |

① 재탕하여 마신다.
② 튀김가루와 버무려 꽃튀김을 해도 좋다.

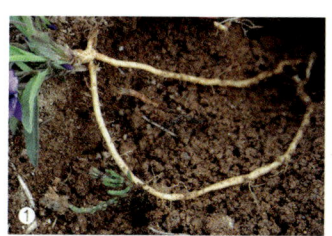
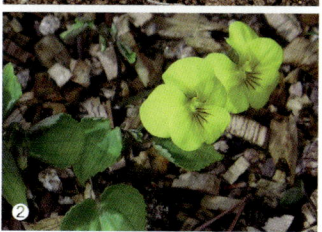

❶ 뿌리 / ❷ 노란색 제비꽃

# 조릿대

*Sasa borealis* (Hack.) Makino

- **식물명** : 대나무 및 조릿대 그리고 솜대, 왕대, 섬조릿대, 제주조릿대, 섬대 등
- **생약명** : BAMBUSAE FOLIUM(죽엽竹葉)
- **다른 이름** : 민간에서 담죽엽(淡竹葉)이라고도 불리지만 담죽엽은 조릿대풀의 생약명으로 혼동의 우려가 있으므로 구분하여 사용하는 것이 좋다.
- **사용부위** : 잎을 채취하여 사용한다. 담죽엽으로 사용하는 조릿대풀(淡竹葉, *Lophatherum gracile* Brongn.)과 혼동하지 않도록 주의를 요한다.

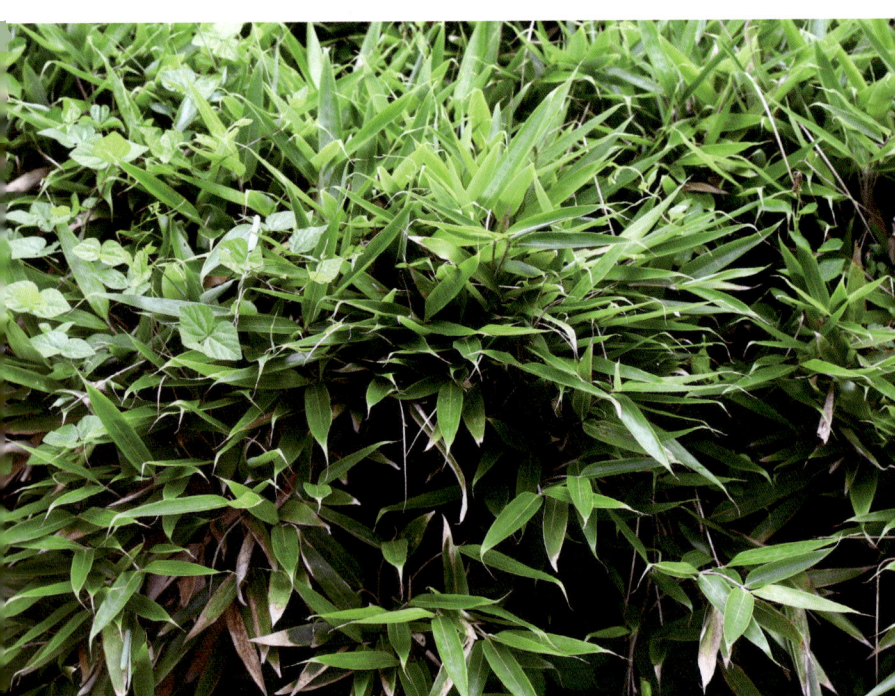

| **생김새** | 솜대, 왕대, 조릿대, 섬조릿대, 제주조릿대, 섬대 등의 잎을 이용하는데, 약재는 좁은 침형으로 길이 7~15㎝, 나비 1~2㎝이고 한쪽 끝은 뾰족하고 다른 한쪽은 잎자루가 붙어 있다. 전체적으로 녹색을 나타내고 뒷면은 담녹색이며 기부에는 미세한 털이 있다.

| **주요 생산지** | 우리나라 거의 전역에 분포한다.

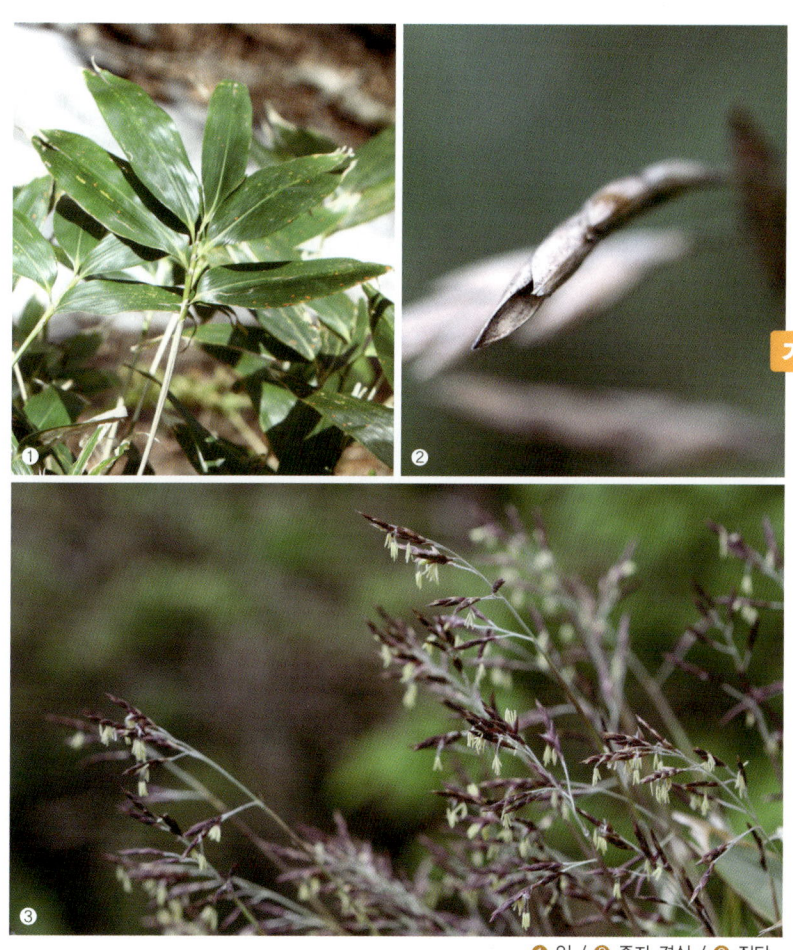

❶ 잎 / ❷ 종자 결실 / ❸ 집단

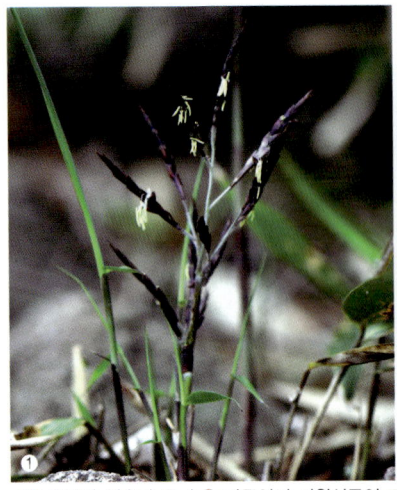 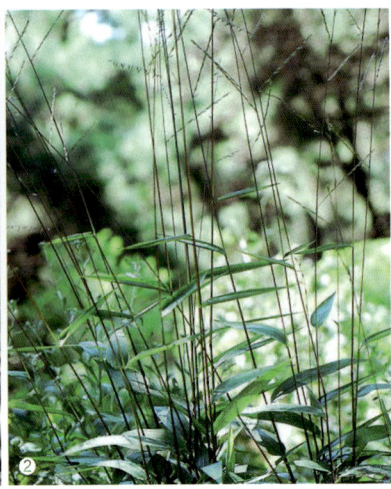

❶ 조릿대 새순과 꽃 / ❷ 담죽엽의 기원식물인 조릿대풀

| 성품과 맛 | 성은 차고, 맛은 달고 담담하다(감담甘淡). 독성은 없다.

| 작용 부위 | 심(心), 폐(肺), 담(膽) 경락에 작용한다.

| 효능주치 | 열을 식히고 번조를 제거하는 청열제번(淸熱除煩), 소변을 잘 나가게 하는 이뇨(利尿), 갈증을 멈추게 하는 지갈(止渴), 진액을 생성시켜주는 생진(生津) 등의 효능이 있어서 열병(熱病)과 번갈(煩渴)을 치료하며, 소아경풍(小兒驚風, 어린이가 놀라는 증상), 정신불안, 소변불리, 구건(口乾, 입안이 마르는 증상), 해역(咳逆, 기침을 하며 기가 위로 거스르는 증상) 등의 치료에 이용한다.

| 채취 및 가공 | 연중 어느 때나 가능하나, 여름에 작은 눈엽(嫩葉, 아주 작은잎)을 채취하여 햇볕에 말리거나 그늘에 말려서 사용한다. 죽엽은 생장하여 1년이 된 것으로써 어리고 탄력이 있으며 신선한 잎이 좋다.

| 용법 | 민간요법으로는 만성간염, 땀띠, 여드름, 습진치료 등에 이용하는데, 만성간염에 조릿대 잎과 줄기 말린 것 10~20g을 잘게 썰

어 물 700mL를 붓고 끓기 시작하면 불을 약하게 줄여서 200~300mL 정도로 달여서 하루 3번 식사 전에 마시면 만성간염으로 입맛이 없고 몸이 노곤하며 소화가 잘 안 되고 헛배가 부르며 머리가 아프고 간 부위가 붓고 아픈 증상을 치료한다. 또 말린 조릿대 잎 100g에 물 5~6L를 붓고 2~3시간 약한 불로 끓여서 그 물을 욕조에 붓고 찌꺼기는 베주머니에 넣어 욕조 속에 넣은 다음 그 물로 목욕을 하면 땀띠, 여드름, 습진을 치료하는 데 효과적이다.

| 용량 | 말린 것으로 하루에 6~15g.

| 사용상의 주의사항 | 담죽엽(淡竹葉)의 기원식물인 '조릿대풀'과 혼동하지 않도록 주의한다.

| 응용 | 봄철에 채취한 조릿대 잎을 잘게 썰어 그늘에서 말려 5년쯤 묵혀두었다가 오랫동안 달여 농축액을 만들어놓으면 조릿대의 찬 성질이 없어지고 조금씩 먹으면 면역기능을 강화하는 좋은 약이 된다.

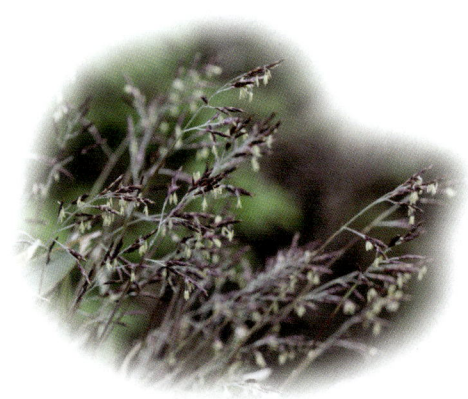

# 족도리풀

*Asarum sieboldii* Miq.

- **식물명** : 쥐방울덩굴과(馬兜鈴科, Aristolochiaceae) 다년생 초본식물. 족도리풀, 북세신[北細辛, *A. heterotropides* Fr. var. *mandshuricum* (Maxim.) Kitag.], 한성세신(漢城細辛, *A. sieboldii* Miq. var. *seoulense* Nakai)
- **생약명** : ASARI HERBA CUM RADICE(세신細辛)
- **다른 이름** : 소신(小辛), 세초(細草), 소신(少辛)
- **사용부위** : 뿌리 또는 뿌리를 포함한 전초를 건조한 것.

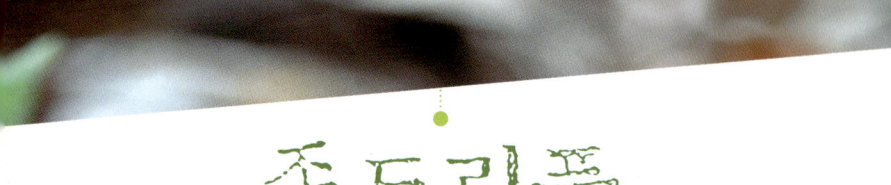

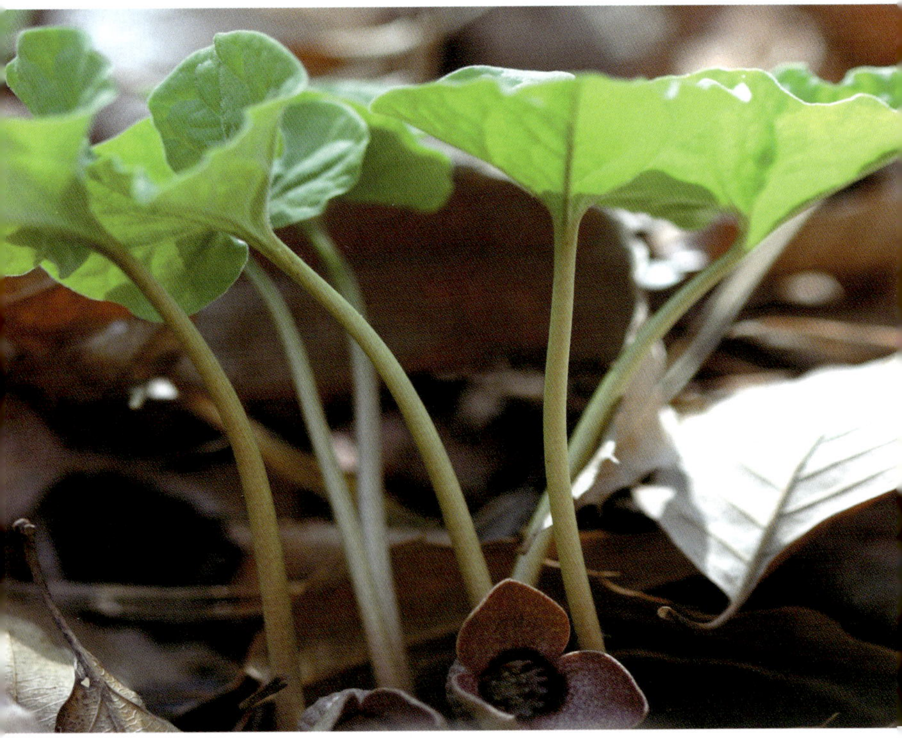

| **생김새** | 다년생 초본으로 키가 10~20cm 정도이고, 뿌리줄기는 옆으로 벋으며 수염뿌리가 많이 나 있다. 이 약재는 불규칙하게 구부러진 노끈 모양을 이루고 길이 2~4cm, 지름 2~3mm의 황갈색 마디가 진 뿌리줄기에 길이 약 15cm, 지름 약 1mm의 뿌리가 많이 달린 것으로서 그 표면은 엷은 갈색 또는 어두운 갈색으로 밋밋하거나 극히 얕은 세로주름이 있다. 뿌리줄기의 끝부분(정단頂端)에는 잎자루와 꽃자루 또는 싹눈이 붙어 있는 경우가 있으며, 각 마디에는 잎자루와 꽃자루의 자국이 있고 그 마디 사이에 가늘고 긴 뿌리가 여러 개 붙어 있다.

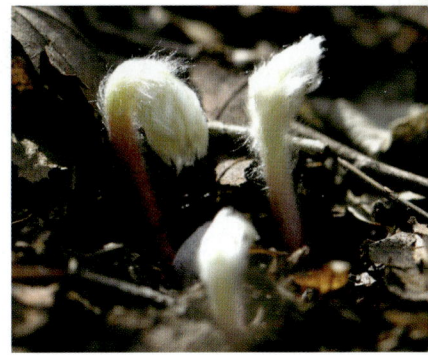

새순 올라오는 모습

| **주요 생산지** | 족도리풀은 우리나라의 각지에 분포하고, 북세신은 중국의 동북 지방에 분포한다.

| **성품과 맛** | 성은 따뜻하고(온溫), 맛은 매우며(신辛), 독은 없다.

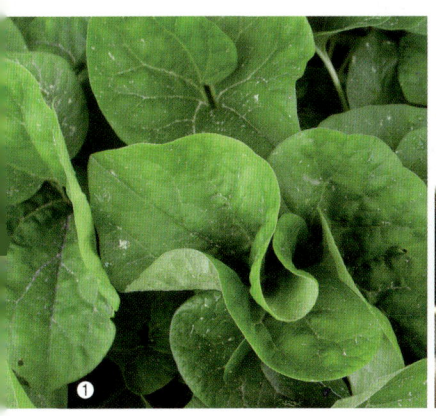
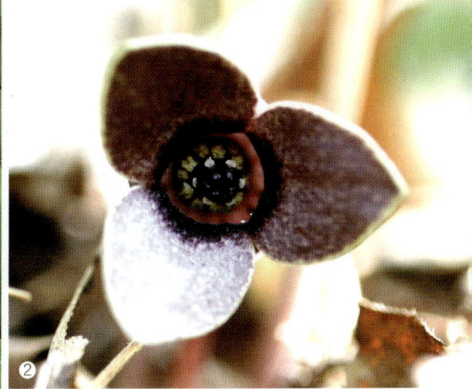

❶ 잎 / ❷ 꽃

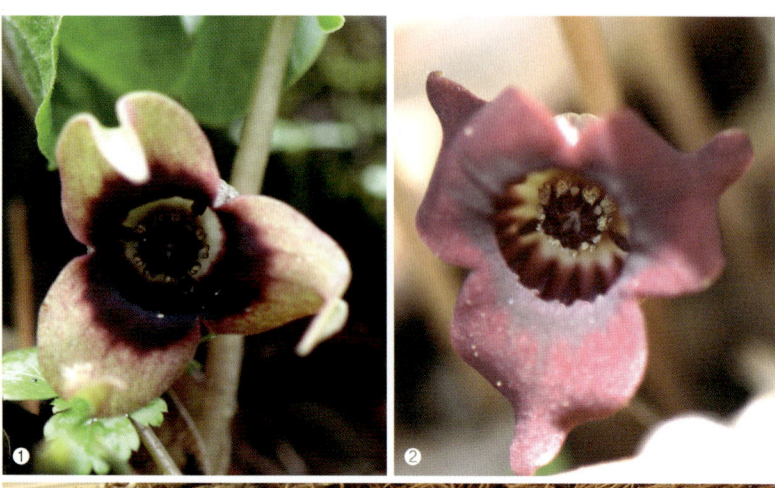

❶ 변이체 꽃 / ❷ 개족도리 꽃 / ❸ 전초 건조한 것

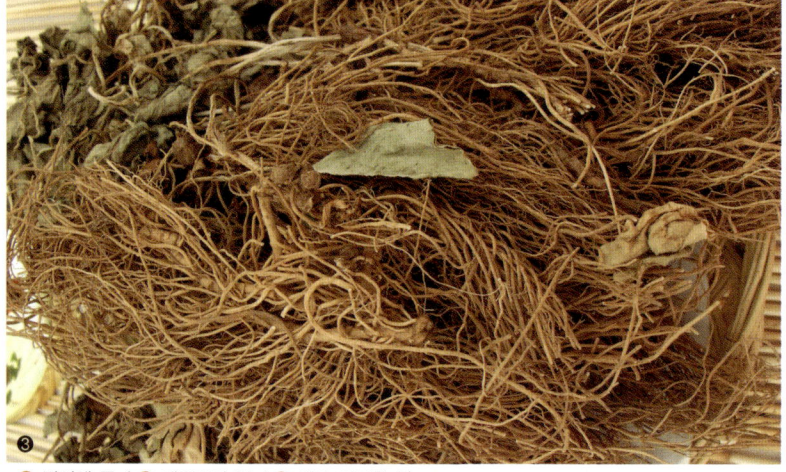

| **작용 부위** | 심(心), 폐(肺), 신(腎) 경락에 작용한다.

| **효능주치** | 풍사(風邪)를 제거하고 한사(寒邪)를 흩어지게 하는 거풍산한(祛風散寒), 구규(九竅, 인체의 몸 안에 있는 9개의 구멍으로서 눈, 코, 귀, 입, 요도, 항문 등을 가리키며 오장육부의 상태나 병증을 나타내는

창문의 역할을 하는 것으로 봄)를 통하게 하고 통증을 멈추게 하는 통규지통(通竅止痛), 폐기를 따뜻하게 하고 음식을 잘 소화시키는 온폐화음(溫肺化飮) 등의 효능이 있어서 풍사와 한사로 인한 감기(감모풍한感冒風寒)를 치료하고, 두통(頭痛), 치통(아통牙痛), 비색과 비연(鼻塞鼻淵)을 치료하며, 풍습비통(風濕痺痛)과 담음천해(痰飮喘咳, 가래와 천식, 기침)를 다스린다.

| **채취 및 가공** | 5~7월에 뿌리째 캐서 이물질을 제거하고 부스러지지 않도록 습기를 준 다음 부드럽게 하여 절단하고 햇볕에 말려서 사용한다.

| **용법** | 물을 붓고 탕전하거나 환, 또는 가루로 만들어 복용한다. 가루를 코 안에 뿌리기도 한다. 매운맛이 강하여 차나 음료로 이용하기는 부적당하며, 약재로 사용한다.

| **용량** | 말린 것으로 하루에 1.5~4g.

| **사용상의 주의사항** | 발산작용이 있는 약재이므로 음허(陰虛), 혈허(血虛), 기허다한(氣虛多汗, 기가 허하여 땀을 많이 흘리는 경우), 음허양항두통(陰虛陽亢頭痛, 음적인 에너지 소스가 부족하면서 양기가 항성하여 오는 두통), 음허폐열해수(陰虛肺熱咳嗽) 등에는 모두 사용하지 말 것이며, 가루약의 사용량을 너무 많지 않도록 주의한다. 안면홍조나 어지럼증(두훈頭暈), 다한(多汗) 등을 일으킬 수 있고, 심하면 가슴이 답답하고, 오심(惡心), 구토(嘔吐), 심계(心悸) 등의 증상을 일으킬 수 있다.

| **응용** | 추위나 바람에 노출되어 얻은 감기로 인하여 오한발열(惡寒發熱), 두통(頭痛), 비색(鼻塞, 코막힘) 등의 병증을 다스리는 데 주로 두통이 심한 감기증상에 양호하다.

# 지치

*Lithospermum erythrorhizon* Siebold & Zucc.

- **식물명** : 지치과(紫草科, Boraginaceae)에 속하는 다년생 초본. 지치
- **생약명** : LITHOSPERMI RADIX(자초紫草)
- **다른 이름** : 자단(紫丹), 지혈(地血), 자초용(紫草茸), 자초근(紫草根)
- **사용부위** : 뿌리를 건조한 것.

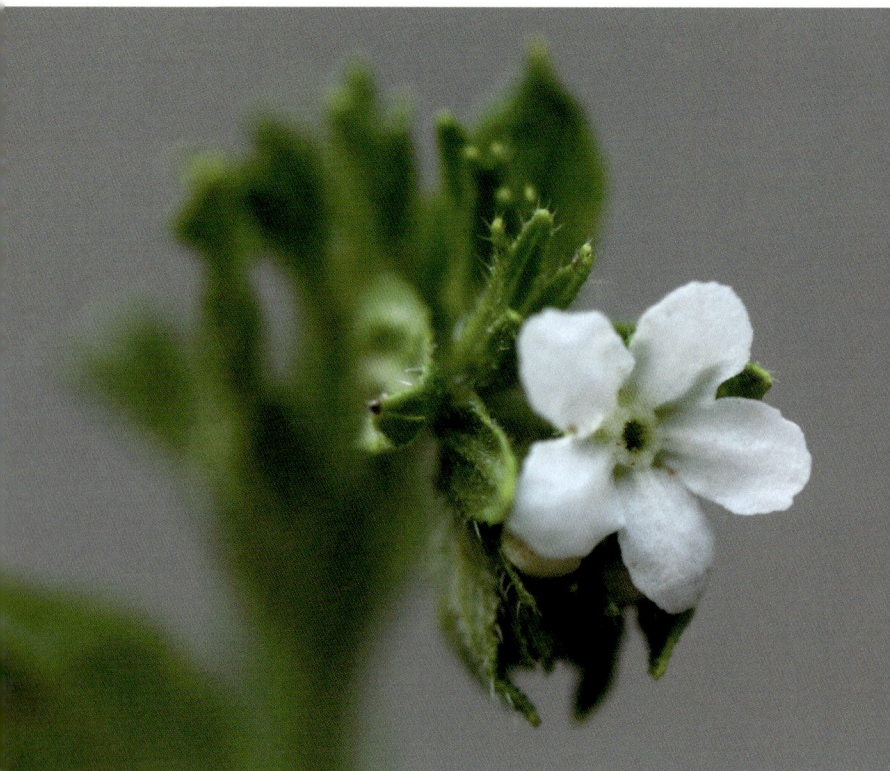

| 생김새 | 다년생 초본으로 줄기는 40~80cm 정도 곧게 자라며, 전체에 털이 있고, 뿌리는 곧게 벋어나가는 편이다. 꽃은 흰색으로 5~6월에 줄기와 가지 끝에 총상화서(모여나기)로 달리고 잎 모양의 포가 있다. 약재로 사용하는 뿌리는 원추형으로 비틀려 구부러졌고 가지가 갈라져 있으며 길이 7~14cm, 지름 1~2cm이다. 약재 표면은 자홍색 또는 자흑색으로 거칠고 주름이 있으며, 껍질부(皮部)는 얇아 쉽게 탈락한다. 질은 단단하면서도 부스러지기 쉽고, 단면은 고르지 않으며, 목부는 비교적 작고 황백색 또는 황색이다.

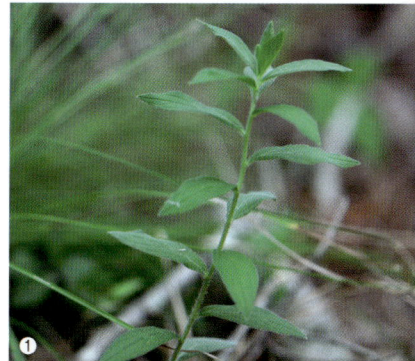

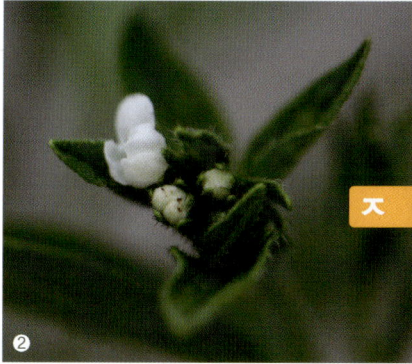

❶ 새순 올라오는 모습 / ❷ 꽃봉오리

| 주요 생산지 | 우리나라 각지에 분포하며 재배도 한다.

| 성품과 맛 | 성은 차고(寒) 맛은 달며(甘) 독성은 없다.

| 작용 부위 | 심(心), 간(肝) 경락에 작용한다.

| 효능주치 | 열을 풀어주는 해열(解熱), 혈액순환을 잘 되게 하는 활혈(活血), 심기능을 강화하는 강심(强心), 독을 풀어주는 해독(解毒), 종기를 제거하는 소종(消腫) 등의 효능이 있어서, 간염(肝炎), 습열황달(濕熱黃疸), 열결변비(熱結便秘), 토혈(吐血), 코피(뉵혈衄血), 뇨혈(尿血), 자반병, 단독(丹毒), 동상(凍傷), 화상(火傷), 습진(濕疹) 등

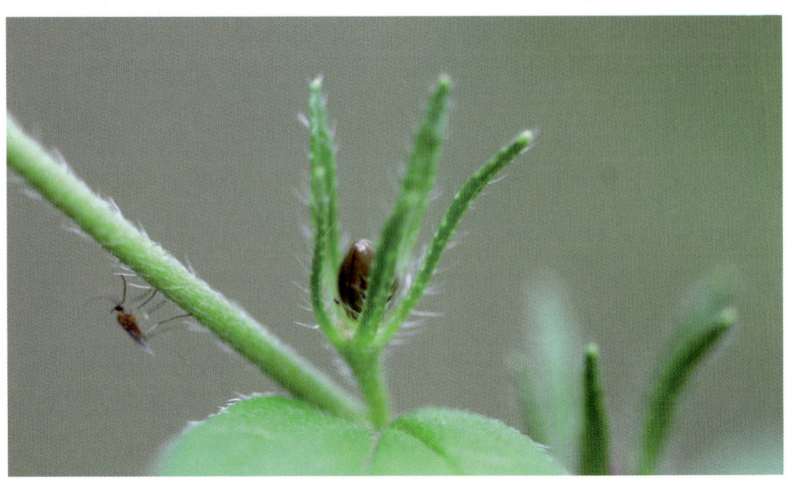
종자 결실

을 치료하는 데 이용한다.

| **채취 및 가공** | 가을에서 이듬해 봄 사이에 채취하여 이물질을 제거하고 건조하며, 절단하여 사용한다.

| **용법** | 물을 붓고 달여서 복용하거나, 가루로 복용한다. 민간에서는 말린 지치 뿌리 10g에 물 700mL를 붓고 끓기 시작하면 불을 약하게 줄여서 200~300mL 정도로 달여서 아침저녁 두 차례에 나누어 복용한다. 외용으로는 고약으로 만들어 환부에 바른다.

| **용량** | 말린 것으로 하루에 4~12g.

| **사용상의 주의사항** | 성질이 차고 활설(滑泄)하므로 비(脾) 기능이 약하여 변이 무른 사람은 신중하게 사용한다.

| **응용** | 또한 황백(황벽나무 껍질)과 지치를 3:1로 섞어서 가루 내어 참기름에 개어서 연고처럼 만들어 주부습진에 사용하는데, 저녁에 잠자리에 들기 전에 손을 깨끗이 씻고 참기름에 개어둔 연고를 바르고 자면 효과가 매우 좋다. 그 밖에도 증류주를 내릴 때 소줏고리

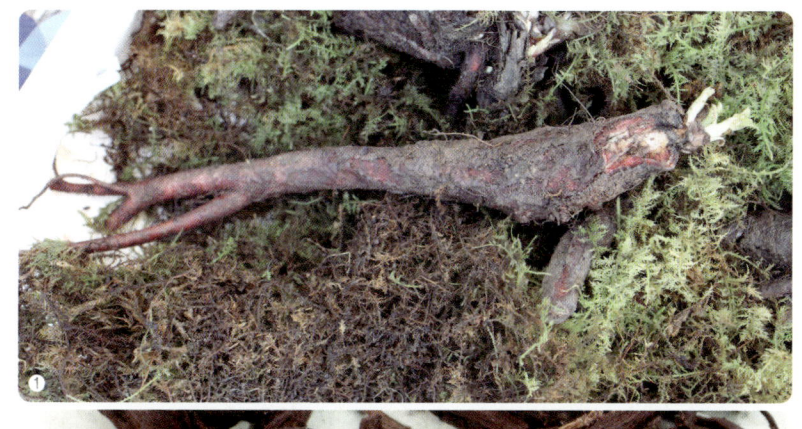

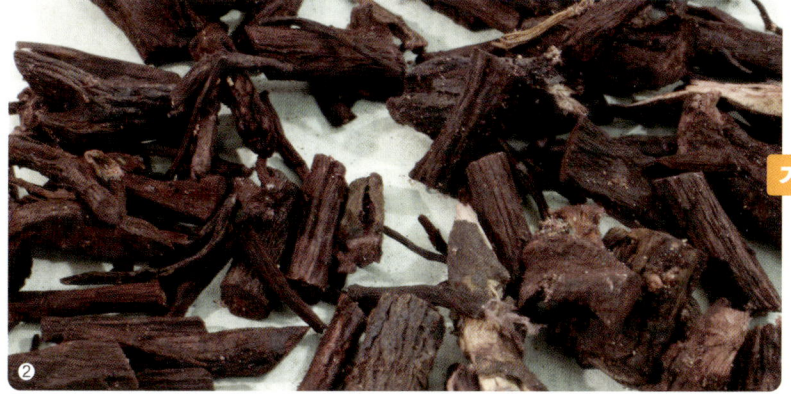

❶ 지치 생뿌리 / ❷ 뿌리 건조해서 잘라놓은 것

를 통과한 술을 지치를 통과하게 하여 붉은 색소와 약효를 동시에 얻는 전통 민속주로 활용하기도 하고(진도 홍주), 공업적으로는 자줏빛 염료로 활용하기도 하는데 그 빛깔이 고와 예로부터 민간에서 애용되어 왔다.

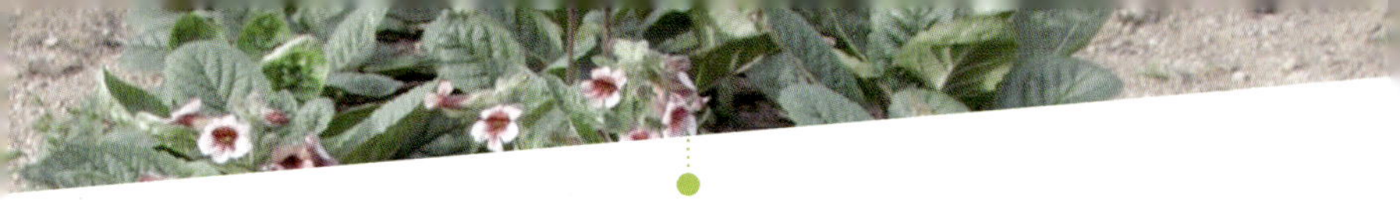

# 지황

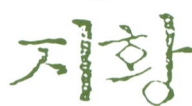

*Rehmannia glutinosa* (Gaertn.) Libosch. ex Steud.

- **식물명** : 현삼과(玄參科, Scrophulariaceae)의 다년생 초본. 지황(한국), 지황[*R. glutinosa* Libosch(중국)], 또는 회경지황[懷慶地黃, *R. glutinosa* Libosch. f. *hueichingensis* (Chao et Schih) Hsia.]
- **생약명** : REHMANNIAE RADIX PREPARAT(생지황生地黃, 건지황乾地黃, 숙지황熟地黃)
- **다른 이름** : 숙지(熟地)
- **사용부위** : 덩이뿌리. 이것을 수확하여 건조한 것을 건지황(乾地黃, 중국에서는 이것을 생지황이라 함)이라 하며, 지황을 술에 버무려 시루에 찌고 햇볕에 말리는 작업을 반복한 것을 숙지황이라 한다. 중국에서는 생지황을 선지황(鮮地黃)이라 한다.

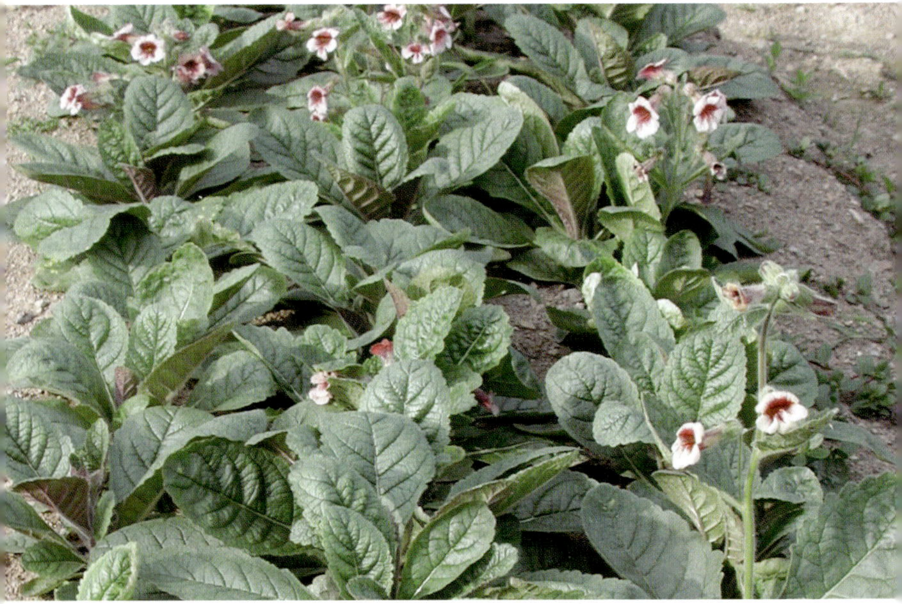

| 생김새 | 다년생 초본식물로서 키는 20~30㎝까지 자라고, 전체에 부드러운 털이 있으며 뿌리는 유백색으로 굵으며 옆으로 벋는다. 뿌리로부터 나오는 근생엽(根生葉)은 모여나기(총생叢生)를 하고 줄기로부터 나오는 경생엽(莖生葉)은 어긋나기(호생互生)를 하며, 장타원형으로 잎 가장자리에 둔한 톱니가 있다. 꽃은 5~6월에 자홍색으로 피고, 열매는 6~7월에 맺는다. 숙지황은 불규칙한 덩어리 모양으로 속과 겉이 고른 칠흑색을 나타낸다. 외표면은 쭈글쭈글하고 평탄하지 않다. 질은 유연하며, 단면은 윤기가 나게 젖어 있으며 중심부에 유지(기름)상의 덩어리가 있기도 하고 점성이 많다.

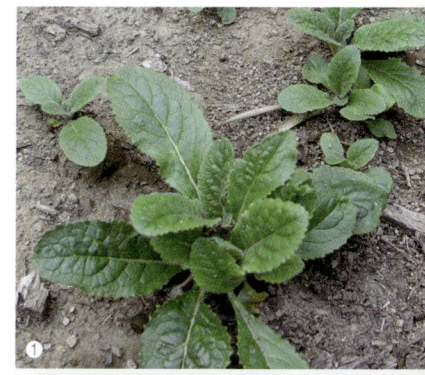
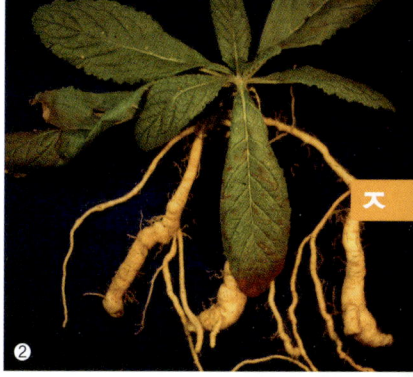

❶ 잎 / ❷ 전초

| 주요 생산지 | 우리나라 각지에서 재배하며 특히 전북 정읍 옹동면은 전통적으로 지황의 주산지이고, 최근 충남 서천과 서산 지방에서도 많이 재배한다. 중국은 하남, 절강성에서 재배되며 기타 하북, 섬서, 감숙, 호남, 호북, 사천, 산서성 등지에서도 생산된다.

| 성품과 맛 | 생지황은 성이 차고 맛은 달고 쓰며, 숙지황은 성이 따뜻하고 맛은 달다. 양쪽 다 독성은 없다.

| 작용 부위 | 생지황(生地黃)은 심(心), 간(肝), 신(腎) 경락에, 숙지황(熟

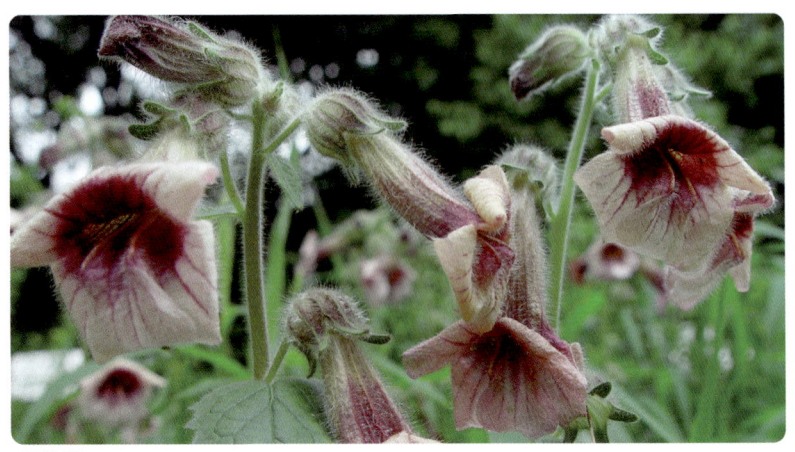

지황 꽃

地黃)은 간(肝), 신(腎), 비(脾) 경락에 작용한다.

| 효능주치 |

① 생지황(生地黃)은 열을 내리게 하는 청열(淸熱), 혈분(血分)의 나쁜 사기(邪氣)를 제거하는 양혈(凉血), 양기를 길러주는 자양(滋陽), 진액을 생성하는 생진(生津), 심기능을 강화하는 강심(强心) 등의 효능이 있어, 월경불순(月經不順), 혈붕(血崩, 엄청난 양의 하혈), 토혈(吐血), 뉵혈(衄血, 코피), 소갈(消渴), 당뇨병(糖尿病), 관절동통(關節疼痛), 습진(濕疹) 등을 치료한다.

② 숙지황(熟地黃)은 혈을 보하는 보혈(補血), 몸을 튼튼하게 하는 강장(强壯), 태아를 안정되게 하는 안태(安胎) 등의 효능이 있어, 빈혈(貧血), 신체허약(身體虛弱), 양위(陽萎, 양사가 위축되는 증상), 유정(遺精, 정액이 흘러나가는 증상), 골증(骨蒸, 골증조열의 준말), 태동불안(胎動不安), 월경불순(月經不順), 소갈(消渴), 이농(耳膿) 등을 치료하는 데 유용하다.

| 채취 및 가공 | 숙지황 제법[가을에 지상부가 고사한 뒤에 채취하는데 겨울에 동해(凍害) 피해가 없는 곳에서는 이듬해 봄에 일찍 채취하기도 함]

① 지황즙(地黃汁)으로 제조하는 방법 : 먼저 깨끗이 씻은 지황을 물에 담가서 물에 가라앉는 지황(地黃)은 취하여 숙지황 원재료로 준비하고, 물의 중간부에 뜨는 지황(인황人黃)과 수면 위에 전부 뜨는 지황(천황 天黃)을 건져내어 함께 짓찧어 즙액을 만든다. 먼저 건져둔 지황(地黃)에 짓찧어 준비한 천황과 인황을 버무린 다음 찜통에 넣고 충분히 쪄서 꺼내 햇볕에 말린 다음 다시 지황즙 속에 하룻저녁 담갔다 찐 후 햇볕에 말린다. 이렇게 찌고 말리는 과정을 아홉 번 반복하여 제조한다.

② 술(酒), 사인(砂仁), 진피(陳皮) 등을 보료로 하여 제조하는 방법 : 술(주로 막걸리를 빚어서 사용)에 지황을 버무려 찌고 말리는 과정을 반복하는데, 내외가 흑색이며 질이 유윤하게 되면 햇볕에 말려서 제조한다.

|용법| 각종의 배합에 넣어 물

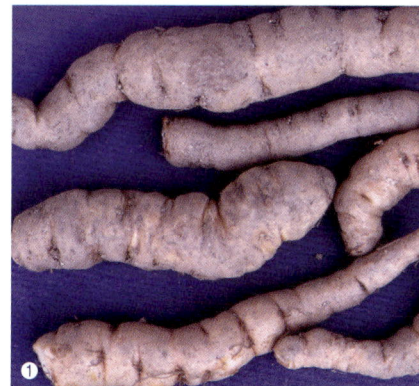
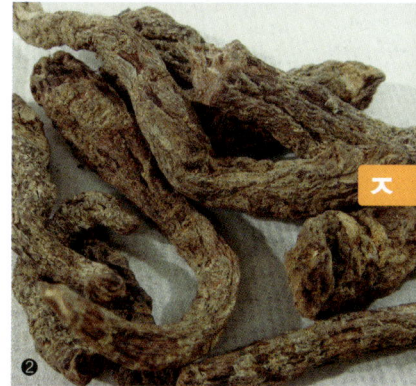
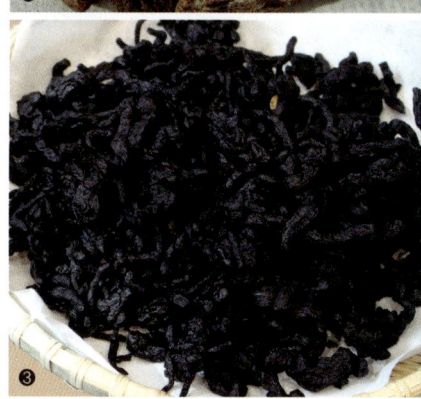

❶ 생지황 / ❷ 건지황 / ❸ 숙지황

을 붓고 끓여서 복용한다(사물탕四物湯, 팔물탕八物湯, 십전대보탕十全大補湯 등). 또는 환을 만들어 복용하기도(육미지황환六味地黃丸) 한다.

| 용량 | 숙지황으로 하루 4~20g.

| 사용상의 주의사항 | 숙지황이나 건지황의 경우 성질이 끈끈하고 점액질이기 때문에 비위(脾胃)가 허약한 사람, 기가 울체되어 담이 많은 사람, 복부가 팽만되고 변이 진흙처럼 무른 사람 등은 모두 사용하지 말 것이며, 무를 함께 사용할 수 없다. 또한 반드시 충분하게 찌고 말리는 과정을 반복하여 사용하여야 복통, 소화불량 등을 방지할 수 있다. 또한 생지황의 경우에는 다액(多液)인 데다가 그 성질이 응체(凝滯)되기 쉬우므로 비기능이 허하고 습이 많은 경우와 위기능이 허하고 소화기능이 떨어지는 경우, 복부가 팽만하고 진흙처럼 무른 변을 누는 사람은 사용을 피한다.

| 응용 | 숙지황을 삶아서 추출한 물을 팥 앙금에 소량 첨가하여 반죽하면 팥 앙금이 쉽게 상하는 것을 방지할 수 있다.

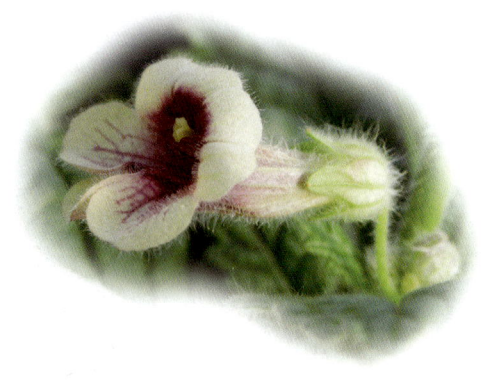

# 지황주

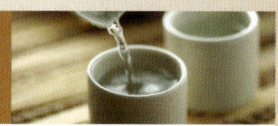

맛은 달다. 기호와 식성에 따라 꿀, 설탕을 가미하여 음용할 수 있다.

## | 적용병증 |

- 행혈(行血) : 약재를 써서 피를 잘 돌게 하는 처방이다. 30mL를 1회분으로 1일 2~3회씩, 15~20일 정도 음용한다.
- 현기증(眩氣症) : 눈 앞에 별이 보이면서 어지러운 증상을 말한다. 30mL를 1회분으로 1일 2~3회씩, 15~20일 정도 음용한다.
- 전립선비대(前立腺肥大) : 남성 호르몬이 줄어들면서 전립선이 계란 정도의 크기로 커지는 증상을 말한다. 30mL를 1회분으로 1일 3~4회씩, 20~30일 정도 음용한다.
- 기타 질환 : 각혈, 강심제, 기관지천식, 늑막염, 손발저림, 신기허약, 조갈증, 혈색불량

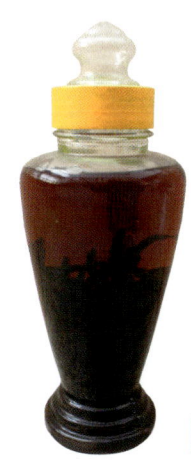

## | 만드는 방법 |

① 약효는 생지황, 건지황, 숙지황 다 같이 있다.
② 구입한 지황(생지황, 건지황, 숙지황)은 생지황의 경우 물로 씻어 물기를 없앤 다음 사용하고, 건지황·숙지황은 그대로 사용한다.
③ 생지황은 약 250g, 건지황과 숙지황은 약 230g을 소주 3.8L에 넣고 밀봉하여 서늘한 냉암소에서 보관 숙성시킨다.
④ 생지황은 240일, 건지황과 숙지황은 300일 이상 침출한 다음 음용하며, 생지황과 숙지황 모두 540일 정도 후 찌꺼기를 걸러낸다.

## | 구입방법 및 주의사항 |

- 지황은 건재상, 약재상, 약령시장 또는 재래시장에서 구입한다.
- 음용 중에 무, 연근, 용담, 녹두나물, 취급 중에 구리, 우유, 복령을 금한다.

# 진달래

*Rhododendron mucronulatum* Turcz.

- **식물명** : 진달래과(石南科, 석남과, Ericaceae)의 낙엽관목. 진달래
- **생약명** : MUCRONULATI FLOS (두견화杜鵑花)
- **다른 이름** : 만산홍(滿山紅), 영산홍(暎山紅), 영산홍(迎山紅)
- **사용부위** : 꽃을 따서 사용.

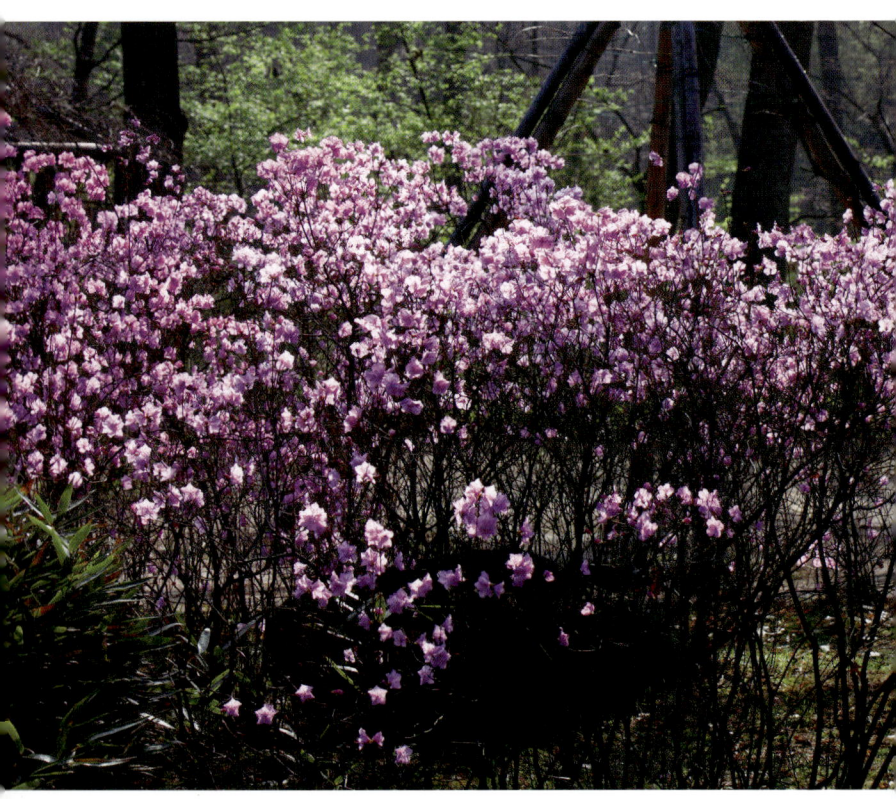

| **생김새** | 낙엽관목으로 2~3m 정도 자란다. 가는 가지에는 담갈색의 인편이 있다. 잎은 어긋나고 타원상 피침형이며 끝이 뾰족하고 잎 뒷면에는 인편이 보인다. 꽃은 3~4월에 담홍색, 또는 자홍색으로 잎보다 먼저 핀다. 잎과 뿌리도 모두 약용한다.

| **주요 생산지** | 전국의 산지에 분포한다.

| **성품과 맛** | 성은 따뜻하고(온溫), 맛은 시고 달다(산감酸甘).

| **작용 부위** | 심(心), 폐(肺), 대장(大腸) 경락에 작용한다.

| **효능주치** | 월경을 조화롭게 하는 조경(調經), 혈액순환을 잘 되게 하는 활혈(活血), 기침을 멈추게 하는 진해(鎭咳) 등의 효능이 있어서, 월경불순(月經不順), 폐경(閉經), 붕루(崩漏, 둑이 무너진 듯 심한 하혈), 토혈(吐血), 코피(뉵혈衄血), 타박성 동통(疼痛), 해수(咳嗽), 고혈압(高血壓) 등에 이용한다. 줄기와 잎을 백화영산홍(白花映山紅)이라 하며 화혈(和血), 산어(散瘀, 어혈을 흩어지게 하는 것)의 효능이 있어서 토혈(吐血), 장풍하혈, 이질, 혈붕, 타박상 등의 치료에 이용한다.

| **채취 및 가공** | 4~5월 개화기에 채취하여 그늘에서 말리며, 생것으로 사용하기도 한다.

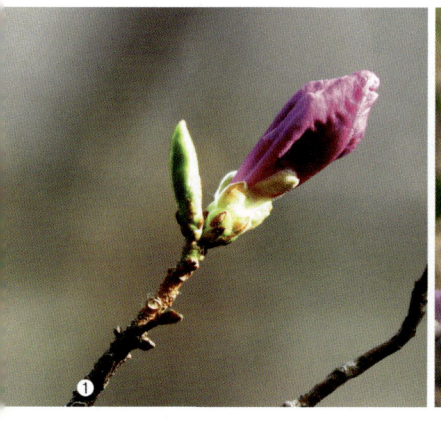
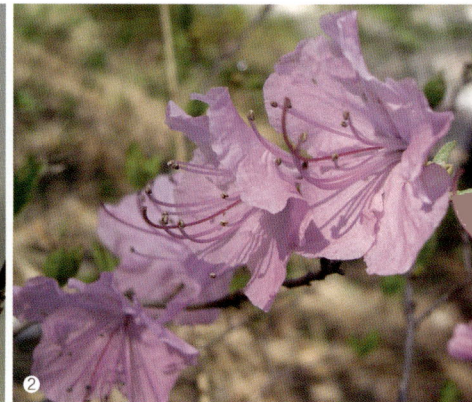

❶ 꽃봉오리 / ❷ 꽃

| 용법 |  술을 담가서 복용한다. 말린 꽃 500g에 소주 1.8L를 붓고 한 달 정도 숙성시킨 뒤 식사할 때 작은 소주잔으로 한 잔씩 반주로 복용한다. 또 줄기와 잎 30g에 물 1,500mL를 붓고 끓기 시작하면 불을 약하게 줄여서 200~300mL 정도로 달여서 아침저녁으로 두 차례에 나누어 복용한다.

| 용량 |  말린 것으로 하루에 15~30g.

| 사용상의 주의사항 |  혈액순환을 촉진하는 활혈(活血), 월경을 촉진하는 통경(通經) 등의 효능이 있어 조산(早産) 또는 유산의 우려가 있으므로 임신부는 신중하게 사용한다.

| 응용 |  가용주를 담글 때 고두밥에 버무려 함께 넣어 발효시키기도 한다. 향긋한 향과 함께 기능적 효과도 얻을 수 있다.

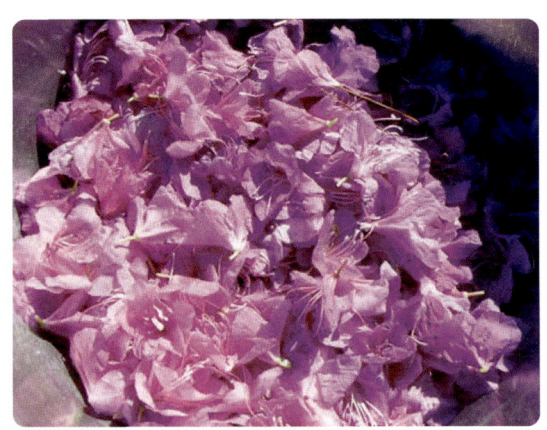

꽃잎을 따서 약재로 사용한다.

# 진달래꽃차

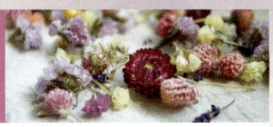

## | 효능 및 꽃의 이용 |

진달래는 먹는 꽃이다. 먹을 수 있는 진짜 꽃이라는 뜻으로 참꽃이라 부른다. 진달래는 관상용으로 심기도 하는데 꽃은 이른 봄에 꽃전을 만들어 먹거나 진달래술(두견주)을 담그기도 한다. 한방에서는 꽃을 영산홍(迎山紅)이라는 약재로 쓰는데, 해수·기관지염·감기로 인한 두통에 효과가 있고, 이뇨작용이 있다. 진달래 잎에는 당질, 인, 칼슘, 철분, 비타민 B·C 등이 함유되어 있는데 진해, 거담, 심장병에 좋고 토혈, 이질, 두통, 관절염, 불임증 등에도 효과가 있다.

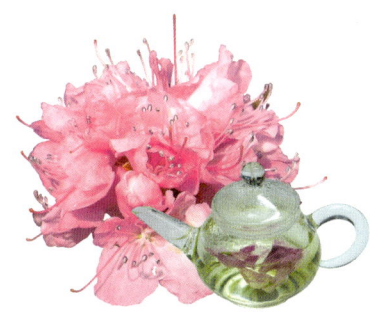

진달래꽃과 진달래꽃차

진달래꽃차는 약간 쌉쌀한 맛이며 꽃이 피는 모습이 아름다워 기분이 좋아진다. 뜨거운 물을 넣으면 꽃잎이 얇아 투명해진다. 차색은 약간 붉은 기운이 돈다.

## | 채취 시기와 방법 |

① 시기 : 잎이 나오기 전에 채취해야 한다.
② 방법 : 봉오리에서 바로 핀 꽃을 선택한다.

## | 꽃차 만드는 방법 |

① 진달래꽃을 솎아 따서 꽃술을 떼어내고 깨끗하게 손질한다.
② 꽃잎과 같은 무게의 설탕이나 꿀에 재운다.
③ 15일이 지나면 먹을 수 있다.
④ 꽃 3~4송이를 찻잔에 넣고 뜨거운 물을 부어 마신다.

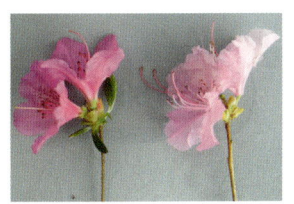

철쭉 꽃(좌)과 진달래 꽃(우)

# 진득찰

*Sigesbeckia glabrescens* (Makino) Makino

- **식물명** : 국화과(Compositae)의 1년생 초본. 진득찰, 털진득찰[*S. pubescens* (Makino) Makino], 제주진득찰(*S. orientalis* L.)
- **생약명** : SCEGESBECKIAE HERBA(희렴稀薟, 희첨稀簽)
- **다른 이름** : 화렴, 호렴, 희선, 구고, 저고초, 점호채, 풍습초
- **사용부위** : 전초(주로 꽃받침을 포함한 꽃을 훑어서 사용한다).

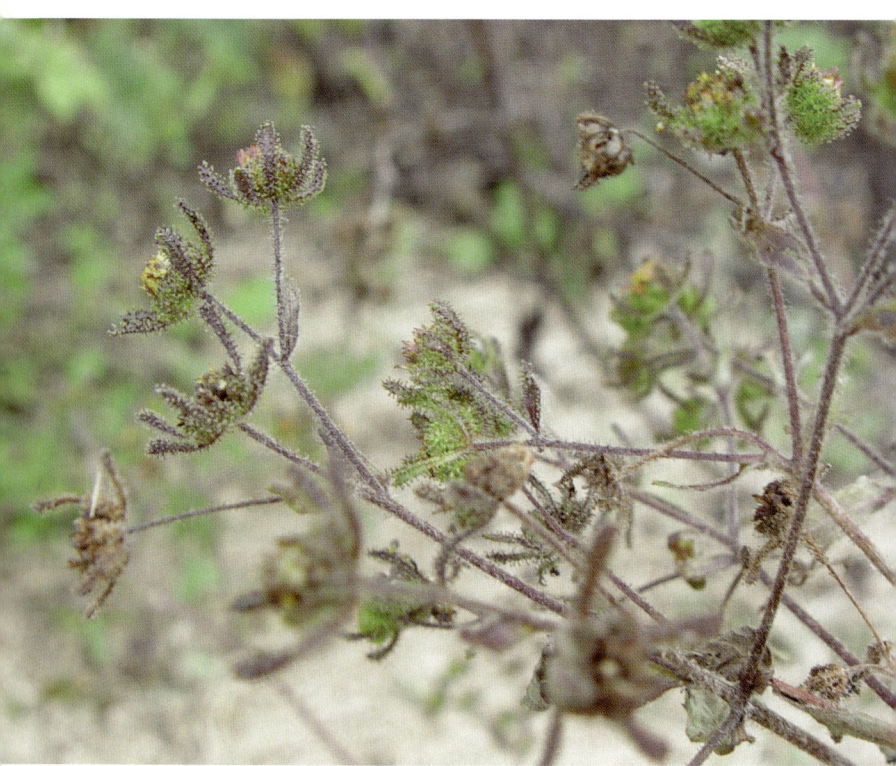

| 생김새 | 1년생 초본으로 30~100cm 정도 자란다. 전체에 부드러운 털이 있고 원줄기는 원주형, 가지는 마주나고, 자갈색이다. 잎은 마주나고 달걀형 삼각형이다. 끝이 뾰족하고 톱니가 나 있다. 꽃은 8~9월경에 황색으로 피고, 열매는 9~10월에 열린다.

| 주요 생산지 | 전국에 분포하며 들이나 밭둑 근처에 자란다.

| 성품과 맛 | 성은 차고(한寒), 맛은 쓰다(고苦).

| 작용 부위 | 심(心), 신(腎), 간(肝) 경락에 작용한다.

| 효능주치 | 풍사(風邪)와 습사(濕邪)를 제거하는 거풍습(去風濕), 통증을 가라앉히는 진통(鎭痛), 혈압을 내리고, 소종(消腫, 종기를 제거하는 것)하는 등의 효능이 있어서 풍습진통(風濕鎭痛), 사지마비(四肢痲痹), 허리와 무릎의 냉통, 허리와 무릎의 무력증, 류머티스성 관절염, 고혈압, 간염, 황달, 창종(瘡腫, 부스럼과 종기), 반신불수(半身不隨) 등에 이용하는데

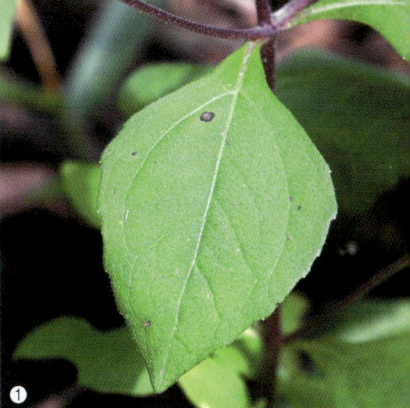

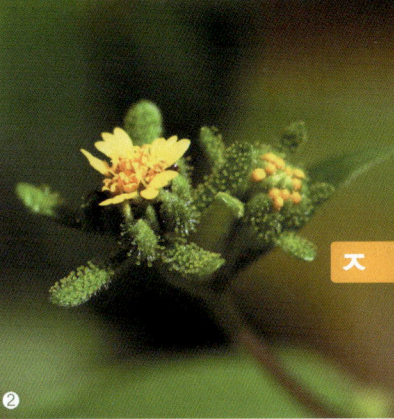

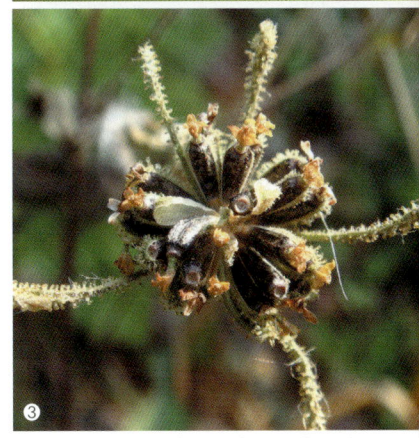

❶ 잎 / ❷ 꽃 / ❸ 종자

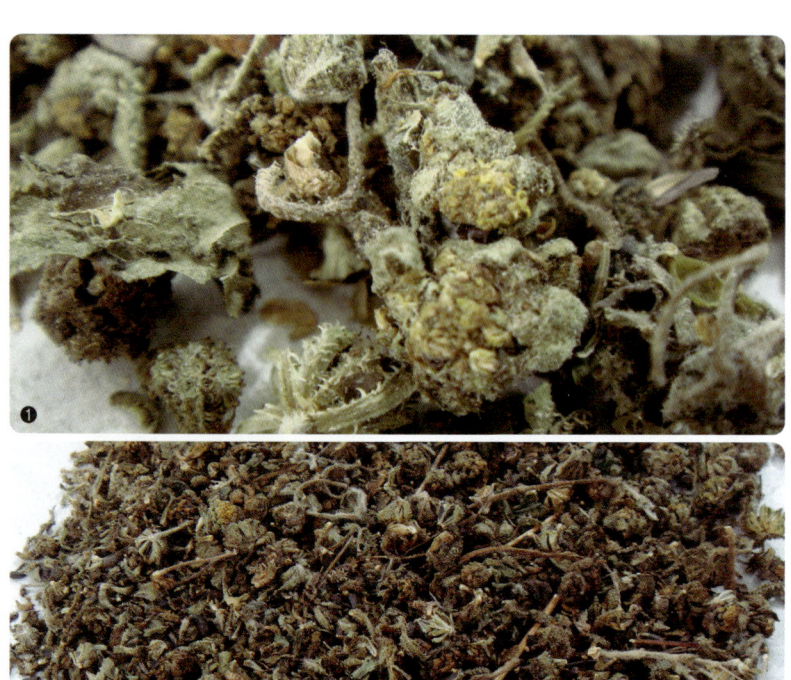

❶ 건조한 꽃 / ❷ 전초 잘라서 건조한 것

일반적으로 습열(濕熱)에 의해서 발생하는 병증(창독瘡毒이나 풍진습양風疹濕痒 등)에는 생용(生用)하고, 사지마비(四肢痲痹), 반신불수(半身不隨) 등에는 술로 포제하는 주제(酒製)를 하여 사용한다.

| 채취 및 가공 | 6~8월경 개화하기 시작할 무렵 채취하여 그늘에서 말린다. 돼지 분변(糞便) 냄새가 나기 때문에 술을 뿌려서 시루에 찌고 말리는 과정을 반복하여 냄새를 제거하고 사용한다.

| 용법 | 진득찰은 효과가 좋으므로 단제로 사용하기도 하지만 다른

처방에 배합하여 사용하기도 한다. 전초 말린 것 20g에 물 700mL를 붓고 끓기 시작하면 불을 약하게 줄여서 200~300mL 정도로 달여서 아침저녁으로 두 차례에 나누어 복용한다.

| **용량** | 말린 것으로 하루에 12~24g.

| **사용상의 주의사항** | 풍사와 습사를 제거하는 거풍습(去風濕)의 작용이 있으므로 풍습(風濕)이 아닌 경우에는 신중하게 사용하고, 음혈(陰血, 진액)이 부족한 경우에는 사용을 피한다. 생용(生用)을 하거나 대량으로 사용할 때는 구토를 일으킬 수 있다.

| **응용** | 보통 술을 뿌려서 시루에 찌고 햇볕에 말리는 작업을 아홉 번 반복한 진득찰 가루를 꿀로 버무려 환을 만들어 복용(희첨환)하면 중풍(中風)의 구안와사(口眼喎斜, 중풍으로 인하여 눈과 입이 한쪽으로 비뚤어지는 중), 언어건삽(言語蹇澁, 언어가 정확하지 못한 증상), 반신불수(半身不隨, 신체의 한쪽이 마비되는 증상) 등을 치료한다. 그러나 풍습이 아닌 경우에는 신중하게 사용해야 하며 음혈(陰血)이 부족한 경우에는 사용을 피한다.

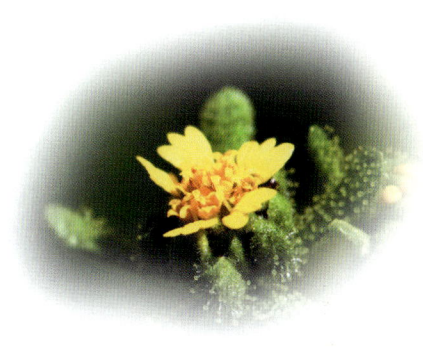

# 질경이

*Plantago asiatica* L.

- **식물명** : 질경이과(車前科, Plantaginaceae)의 다년생 초본. 질경이, 털질경이(*P. depressa* Willd.)
- **생약명** : PLANTAGINIS SEMEN(차전자車前子, 차전車前)
- **다른 이름** : 차전실(車前實), 하마(衣子)
- **사용부위** : 질경이의 전초를 차전(車前) 또는 차전초라 하고, 성숙한 종자를 건조한 것을 차전자(車前子)라 한다. 부드러운 잎을 쌈 채소로 이용하기도 한다.

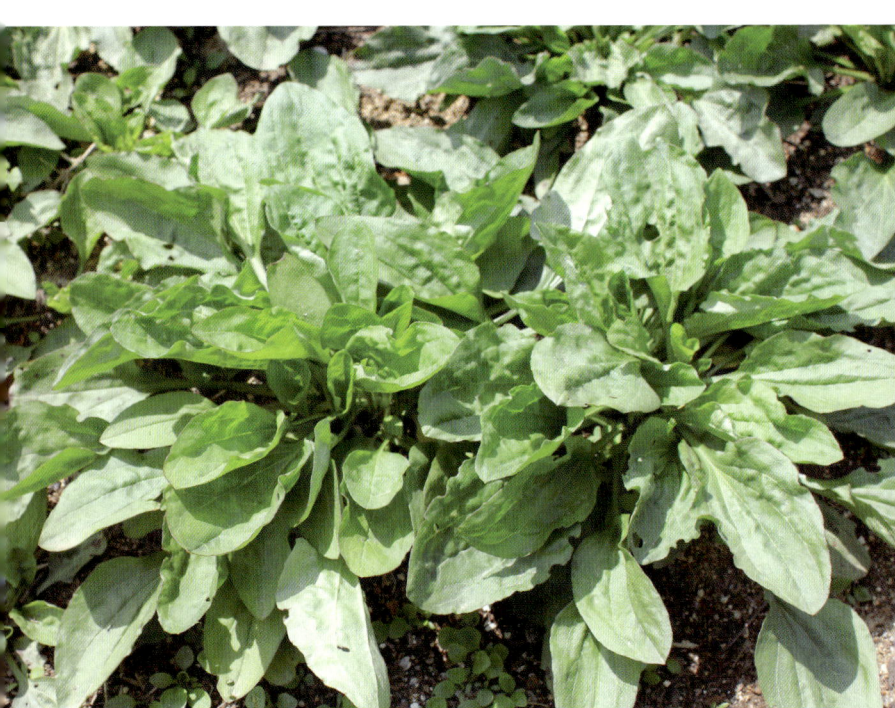

**| 생김새 |**

① 차전 : 식물체는 다년생 초본으로서 뿌리는 곧게 벋고, 잎은 뿌리에서 모여나고 옆으로 퍼진다. 잎자루가 긴 편이고 잎은 장타원형 또는 타원상 피침형이며 파상의 톱니가 있고 끝이 뾰족하며 길이는 5~20㎝ 정도, 나비는 3~8㎝ 정도이다. 꽃은 5~8월에 흰색으로 피고, 열매는 6~9월에 삭과로 맺힌다.

② 차전자(종자) : 타원형 또는 불규칙한 장원형 또는 삼각상의 긴 원형으로 약간 납작하고, 길이는 약 2㎜, 너비는 약 1㎜이다. 표

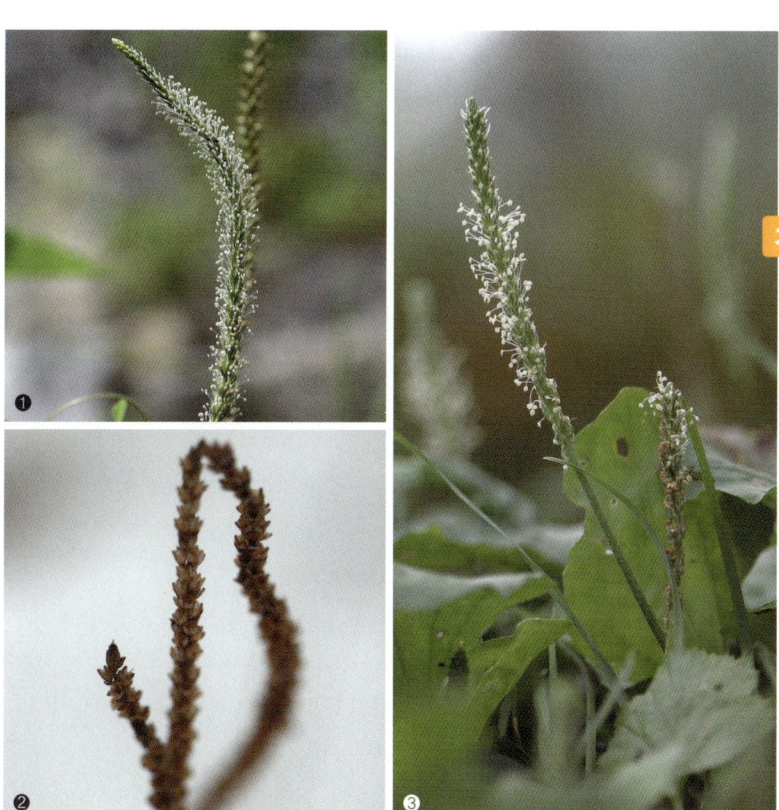

❶ 꽃 / ❷ 종자 결실 / ❸ 전초

면은 황갈색 또는 흑갈색으로 가는 주름이 있으며, 한쪽 면에는 회백색의 조금 들어간 배꼽 모양의 종제(種臍)가 있고, 질은 단단하다.

| 주요 생산지 | 우리나라 각지의 들이나 길가에 흔하게 분포한다.

| 성품과 맛 |

① 차전 : 성은 차고(寒), 맛은 달며(甘), 독은 없다.
② 차전자 : 성은 차고(寒), 맛은 달며(甘), 독은 없다.

| 작용 부위 |

① 차전 : 간(肝), 신(腎), 폐(肺), 비(脾) 경락에 작용한다.
② 차전자 : 간(肝), 신(腎), 폐(肺), 방광(膀胱) 경락에 작용한다.

| 효능주치 |

① 차전 : 소변을 잘 나가게 하는 이뇨(利尿), 간의 독을 풀어주는 청간(淸肝), 열을 내리게 하는 해열(解熱), 담을 제거하는 거담(祛痰)의 효능이 있어 소변불리, 수종(水腫), 혈뇨(血尿), 백탁(白濁), 간염(肝炎), 황달(黃疸), 감기(感氣), 후두염(喉頭炎), 기관지염(氣管支炎), 해수(咳嗽), 대하(帶下), 이질(痢疾) 등에 이용한다.

② 차전자 : 소변을 잘 나가게 하는 이뇨(利尿), 간의 기운을 더하는 익간(益肝), 기침을 멈추게 하는 진해(鎭咳), 담을 제거하는 거담(祛痰) 효능이 있어 소변불리, 복수(腹水), 임탁(淋濁, 소변이 자주 나오면서 아프고 오줌이 탁함), 방광염, 요도염, 해수, 간염, 설사, 고혈압, 변비 등에 이용할 수 있다.

| 채취 및 가공 | 잎은 여름에 무성할 때 채취하여 물에 씻고 햇볕에 건조하여 그대로 썰어서 사용한다. 종자는 가을에 종자가 성숙할 때 채취하여 말린 다음 이물질을 제거하고 살짝 볶아서 이용하거나 소금물에 침지한 후 볶아서 사용한다.

| 용법 | 민간요법으로 비만인에게 약한 불에 볶은 차전자와 율무를

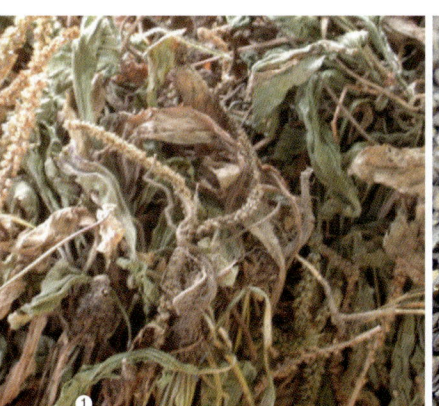 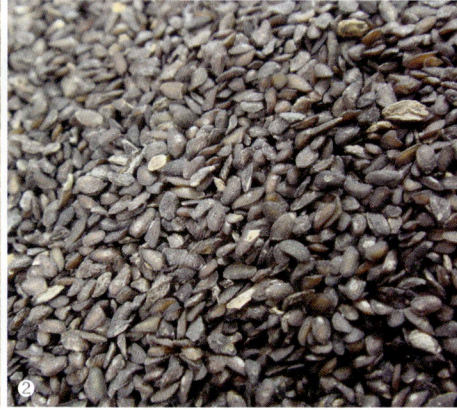

❶ 전초(차전) 말린 것 / ❷ 성숙한 종자 건조한 것(차전자)

1:3으로 섞어서 하루 2~3회 한 숟가락씩 따뜻한 물에 복용한다. 또한 현재 제약업계에서는 변비치료제로 주목받고 있다.

| 용량 | 말린 것으로 하루에 12~20g.

| 사용상의 주의사항 | 성질이 차고 활설(滑泄, 오래되거나 심한 설사)하므로 양기가 하함(下陷, 기가 아래로 내려감. 주로 비기가 허약하여 수렴하지 못하고 조직이 느슨해져서 장기탈수 등의 병증이 발생)하거나 신(腎) 기능이 허(虛)하여 오는 유정(遺精, 정액이 흘러나가는 것) 및 습열(濕熱, 습사로 인한 열증)이 없는 경우에는 사용을 피한다. 특히 이수(利水, 이뇨)하면서 기(氣)가 함께 빠져나가기 때문에 반드시 기를 보충하는 대책을 세워주어야 한다. 비만인이 차전자를 사용할 경우 율무를 함께 사용하는 것은 이러한 원리이다.

| 응용 | 연화재배(軟化栽培, 빛을 차단하여 웃자라게 하여 식물체의 질을 부드럽고 연하게 키우는 재배방법)를 한 잎을 채취하여 쌈 재료로 이용하기도 한다.

# 짚신나물

*Agrimonia pilosa* Ledeb.

- **식물명** : 장미과(薔薇科, Rosaceae)의 다년생 초본. 짚신나물, 산짚신나물 (*A. coreana* Nakai)
- **생약명** : **AGRIMONIAE HERBA**(선학초仙鶴草, 용아초龍芽草)
- **다른 이름** : 용아초(龍牙草), 선주용아초(施州龍牙草), 황룡미(黃龍尾)
- **사용부위** : 지상부 전초를 건조한 것.

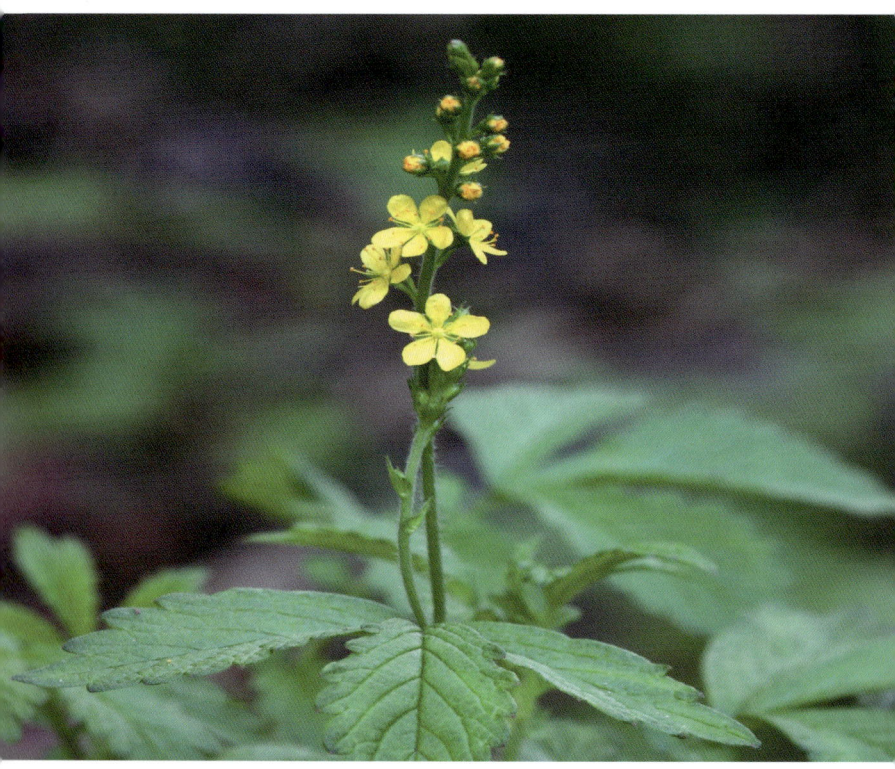

| 생김새 | 길이는 50~100cm로 전체에 흰색의 부드러운 털이 덮여 있다. 줄기의 하부는 원주형으로 지름이 4~6mm이고 홍갈색이며, 상부는 방주형(方柱形, 각진 기둥 모양)으로 사면이 약간 움푹하며 녹갈색으로 세로 골(縱溝)과 능선이 있고 마디가 있다. 몸체는 가볍고 질은 단단하나 절단하기 쉽고, 단면은 가운데가 비어 있다. 잎은 단수깃꼴겹잎(우상복엽羽狀複葉)으로 어긋나고 어두운 녹색이며 쭈그러져 말려 있고, 질은 부서지기 쉽다. 잎몸은 크고 작은 2종이 있는데 잎줄기 위에 나며 꼭대기의 소엽은 비교적 크고, 완전한 작은 잎을 펴보면 난형 또는 장타원형으로 선단은 뾰족하고 기부는 문설주 모양(설형楔形)이며 잎가에는 톱니가 있다. 턱잎은 2개로 줄기를 싸고 있으며 경사진 달걀형(斜卵形)이다.

| 주요 생산지 | 우리나라 각지의 산과 들에 흔하게 분포한다.

| 성품과 맛 | 성은 평하고(平), 맛은 쓰며(고苦) 독은 없다.

| 작용 부위 | 폐(肺), 간(肝), 비(脾) 경락에 작용한다.

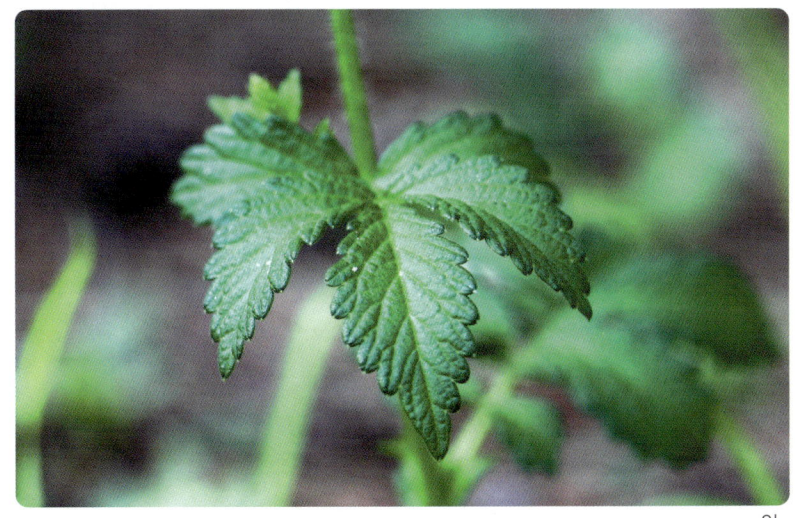

잎

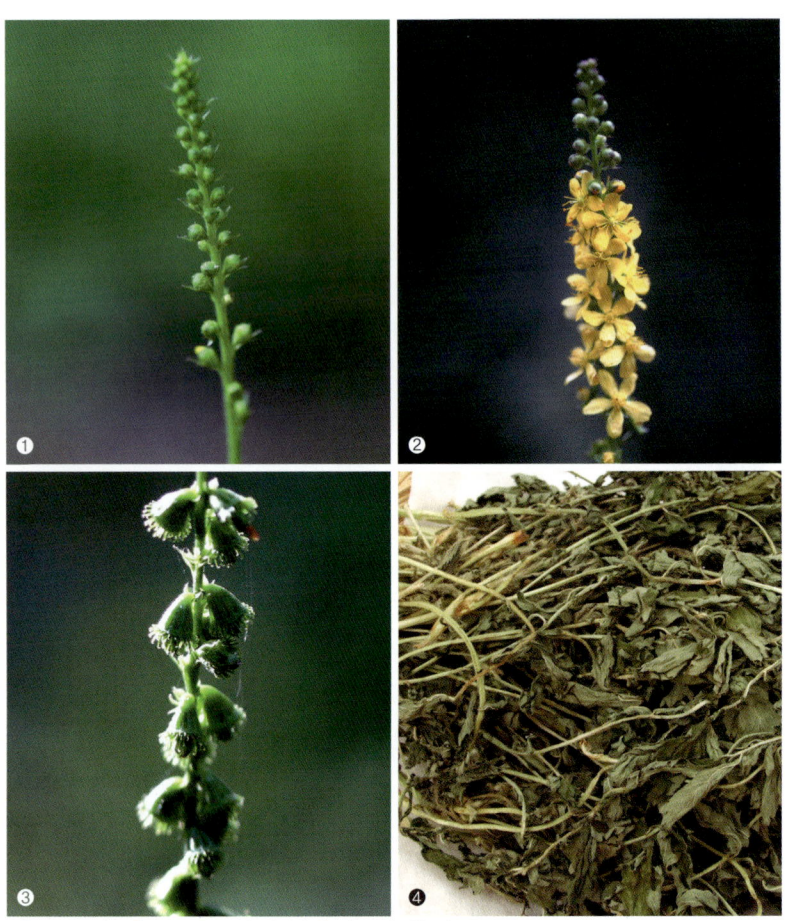

❶ 꽃봉오리 / ❷ 꽃 / ❸ 종자 결실 / ❹ 전초 건조한 것

|효능주치| 기혈이 밖으로 흘러나가는 것을 막고 안으로 거두어들이는 수렴지혈(收斂止血), 설사를 멈추게 하는 지리(止痢), 독을 풀어주는 해독(解毒) 등의 효능이 있어서 각종 출혈(出血)과 외상출혈, 붕루(崩漏), 대하(帶下), 위궤양(胃潰瘍), 심장쇠약, 장염, 적백리(赤白痢), 토혈(吐血), 학질(瘧疾), 혈리(血痢) 등을 치료한다.

| 채취 및 가공 | 여름철 줄기와 잎이 무성할 때 개화 직전에 채취하여 이물질을 제거하고 윤투(潤透, 물을 뿌려 누기를 주는 것) 후 절단하여 사용한다.

| 용법 | 건조한 약재 10g에 물 700mL를 붓고 끓기 시작하면 불을 약하게 줄여서 200~300mL 정도로 달여서 아침저녁으로 두 차례에 나누어 복용한다. 가루 또는 생즙을 내어 복용한다. 외용할 때는 짓찧어 상처 부위에 붙인다. 민간에서는 전초를 항암제로 사용하고 있다.

| 용량 | 말린 것으로 하루에 8~16g.

| 사용상의 주의사항 | 특별히 사용상의 문제점은 없다.

| 응용 | 특히 항균(抗菌) 및 소염(消炎)작용이 뛰어나서 예로부터 민간에서 많이 애용해 왔다. 말린 약재를 달여서 마시거나, 생초를 짓찧어서 환부에 붙이는 방법으로 이용한다.

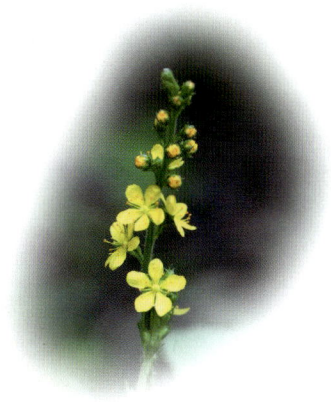

# 찔레꽃

*Rosa multiflora* Thunb.

- **식물명** : 장미과(薔薇科, Rosaceae) 낙엽관목. 찔레꽃
- **생약명** : ROSAE MULTIFLORAE FRUCTUS(영실營實)
- **다른 이름** : 장미자(薔薇子), 석산호(石珊瑚), 야장미자(野薔薇子)
- **사용부위** : 과실.

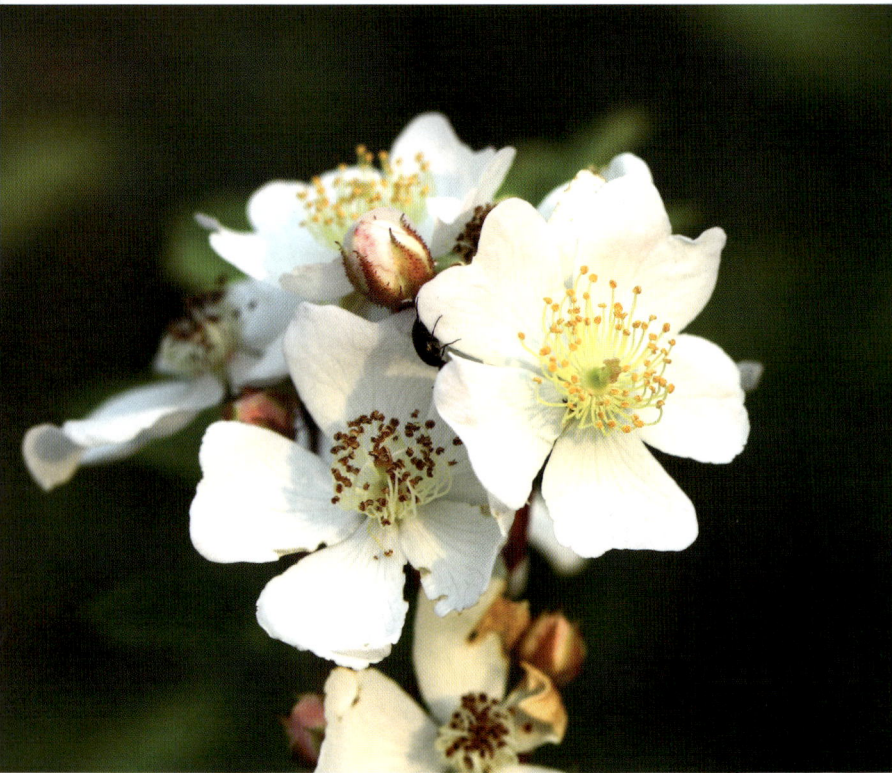

| **생김새** | 낙엽관목으로 2m 정도 자라며, 줄기와 가지에 가시가 많다. 가지 끝이 밑으로 처지므로 덩굴처럼 보인다. 잎은 어긋나고 홀수깃꼴겹잎(기수우상복엽奇狀羽複葉)이며 소엽은 5~9매이다. 타원형으로 톱니가 있고 끝이 둔하거나 뾰족하다. 꽃은 5~6월에 흰색으로 피며 열매는 9~10월에 빨갛게 익는다. 잎은 장미엽(薔薇葉), 꽃은 장미화(薔薇花), 가지는 장미지(薔薇枝), 뿌리는 장미근(薔薇根)이라 하여 약용한다.

| **주요 생산지** | 우리나라 전국의 산기슭에 자생한다.

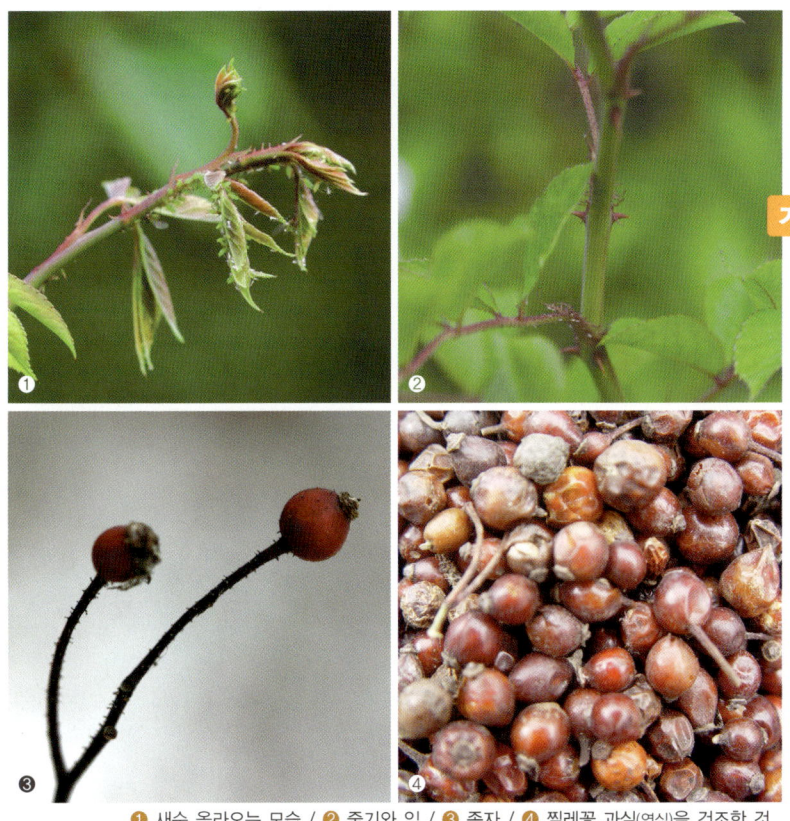

❶ 새순 올라오는 모습 / ❷ 줄기와 잎 / ❸ 종자 / ❹ 찔레꽃 과실(영실)을 건조한 것

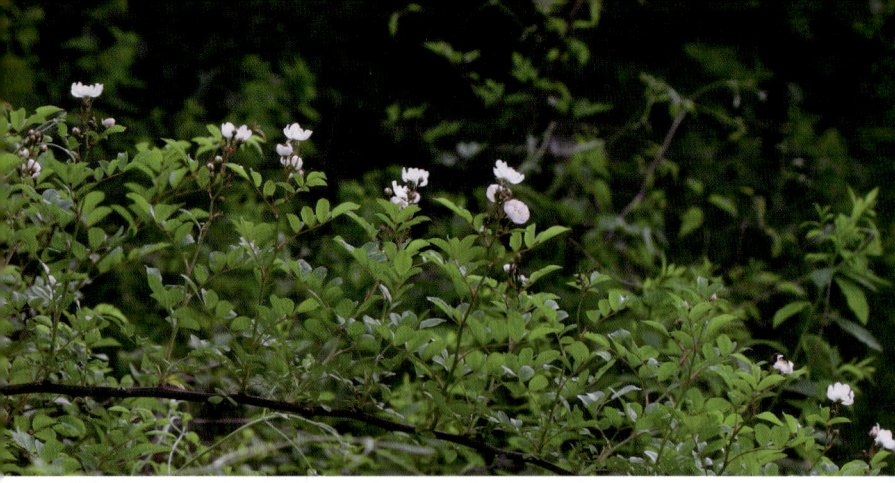

집단

| 성품과 맛 | 성은 시원하고(양凉), 맛은 시고 달다(산감산甘).

| 작용 부위 | 심(心), 신(腎) 경락에 작용한다.

| 효능주치 | 혈액순환을 좋게 하는 활혈(活血), 소변을 잘 나가게 하는 이뇨(利尿), 대변을 잘 나가게 하는 사하(瀉下), 독을 풀어주는 해독(解毒) 등의 효능이 있어서 소변불리, 수종(水腫), 신장염(腎臟炎), 각기(脚氣), 월경불순(月經不順), 월경통(月經痛), 변비(便秘), 창독(瘡毒, 부스럼), 옹종(癰腫, 종기) 등의 치료에 이용한다.

| 채취 및 가공 | 9~10월경 열매의 절반 정도가 붉게 변했을 때 채취하여 그늘에서 말린다.

| 용법 | 열매 말린 것 10g에 물 700mL를 붓고 끓기 시작하면 불을 약하게 줄여서 200~300mL 정도로 달여서 아침저녁으로 두 차례에 나누어 복용한다. 환(丸) 또는 가루로 만들어 복용하기도 하며 술에 담가서 복용하기도 한다.

| 용량 | 말린 것으로 하루에 6~12g.

| 사용상의 주의사항 | 특별히 사용상의 문제점은 없다.

| 응용 | 어린순은 나물로 한다.

# 찔레꽃차

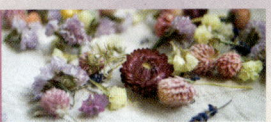

## 효능 및 꽃의 이용

달콤한 향을 내며 무리지어 피고 어린순을 먹을 수 있어 시골에서 어린시절을 보낸 사람은 대부분 찔레꽃에 대한 추억이 있다. 들이나 산을 걷다가 목이 마를 때 찔레순을 잘라 껍질을 벗겨 먹으면 갈증을 해소할 수 있다. 또한 찔레순은 어린이 성장발육에도 도움이 된다고 한다.

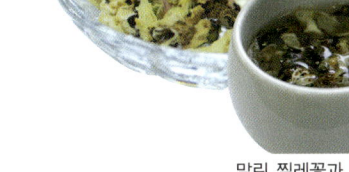

말린 찔레꽃과 찔레꽃차

찔레꽃차는 찔레의 향긋한 향이 느껴지며 맛은 구수하면서 약간 씁쓸하다. 차색은 연한 갈색이며 뜨거운 물을 부어도 붉은빛의 꽃은 색이 변하지 않고 남아 있으며 흰색의 꽃도 그대로 있다.

## 채취 방법

봉오리에서 바로 핀 꽃을 선택한다.

## 꽃차 만드는 방법

【만드는 방법Ⅰ】① 찔레꽃을 따서 깨끗하게 손질한다. ② 꽃잎과 설탕을 겹겹이 재운다. ③ 15일 정도 지나면 마실 수 있다. ④ 꽃 5송이 정도를 찻잔에 넣고 뜨거운 물을 부어 마신다.

【만드는 방법Ⅱ】① 찔레꽃을 따서 깨끗하게 손질한다. ② 그늘에서 말린다. ③ 건조한 꽃잎 5송이 정도를 찻잔에 넣고 뜨거운 물을 부어 마신다.

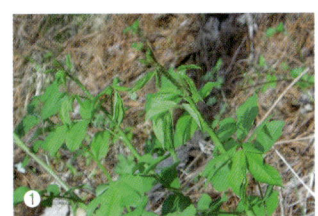
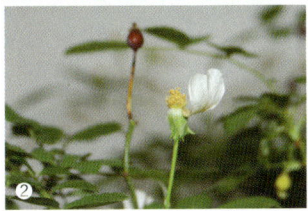

❶ 찔레순
❷ 찔레꽃이 진 후 열매가 열리는 모습

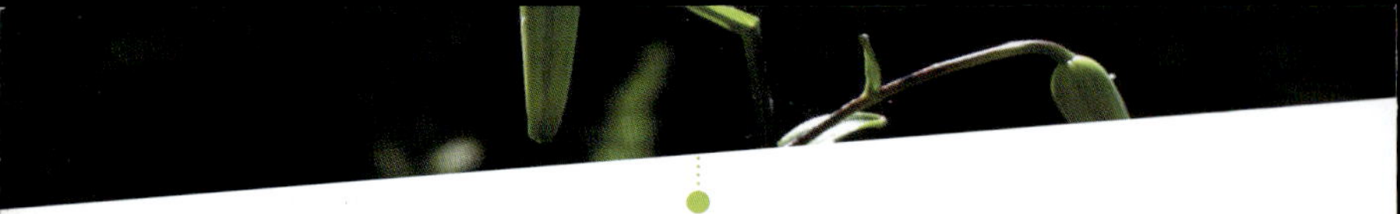

# 참나리

*Lilium lancifolium* Thunb.

- **식물명** : 백합과(百合科, Liliaceae) 다년생 초본. 참나리, 중나리[*L. leichtlinii* var. *maximowiczii* (Regel) Baker], 백합(*L. longiflorum* Thunb.), 털중나리(*L. amabile* Palib.)
- **생약명** : LILII BULBUS(백합百合)
- **다른 이름** : 백백합(白百合), 산뇌과(蒜腦誇)
- **사용부위** : 육질 인편(鱗片)을 건조한 것.

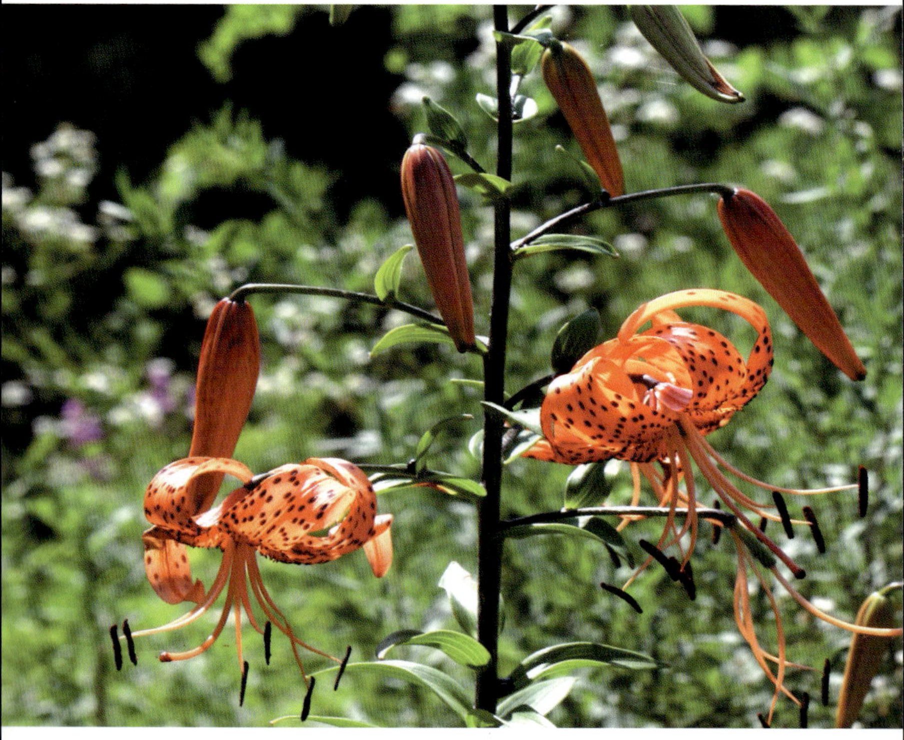

| 생김새 | 다년생 초본으로 1~2m 정도 곧추자라고, 줄기는 흑자색이 돌며, 어릴 때는 흰 털이 있다. 구형(球形)인 인경이 원줄기의 아래에 달리고, 그 밑에서 뿌리가 난다. 잎은 어긋나고 피침형이며 잎겨드랑이에는 자갈색의 주아(珠芽)가 달린다. 7~8월에 황적색 바탕에 흑자색 점이 퍼진 꽃이 핀다. 번식할 때는 검은색 주아를 심거나 알뿌리 인편을 심는데, 주아 번식은 시간이 많이 걸린다.

| 주요 생산지 | 우리나라 전국 각지에 분포하며, 중국산 백합은 전국에 분포하나 대부분은 재배하고 있다.

| 성품과 맛 | 성품은 평(平)하고 맛은 달고, 약간 쓰며(감고甘苦) 독은 없다.

| 작용 부위 | 비(脾), 심(心), 폐(肺) 경락에 작용한다.

| 효능주치 | 폐의 기운을 윤활하고 촉촉하게 하는 윤폐(潤肺), 기침을 멈추게 하는 지해(止咳), 심열을 내리는 청심(淸心), 정신을 안정시키는 안신(安神), 몸을 튼튼

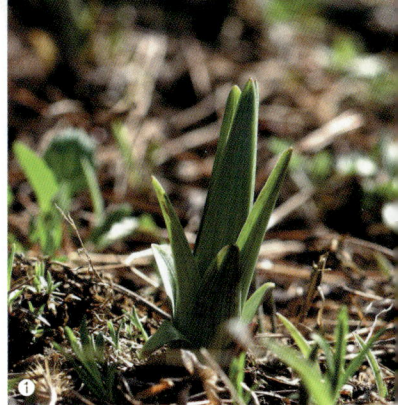
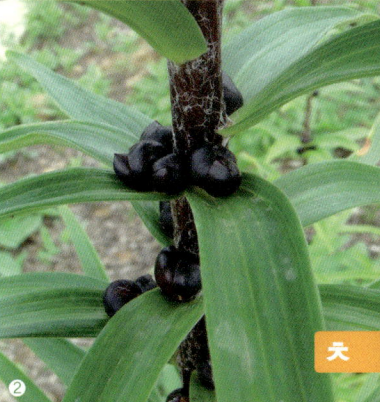
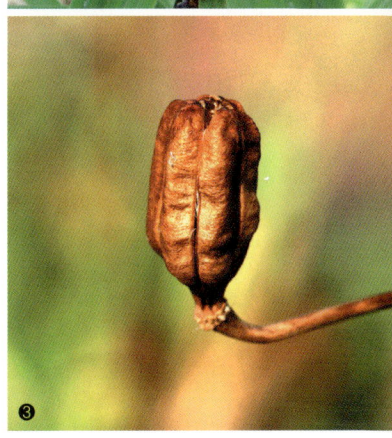

❶ 새순 올라오는 모습
❷ 주아 달린 모습 / ❸ 종자 결실

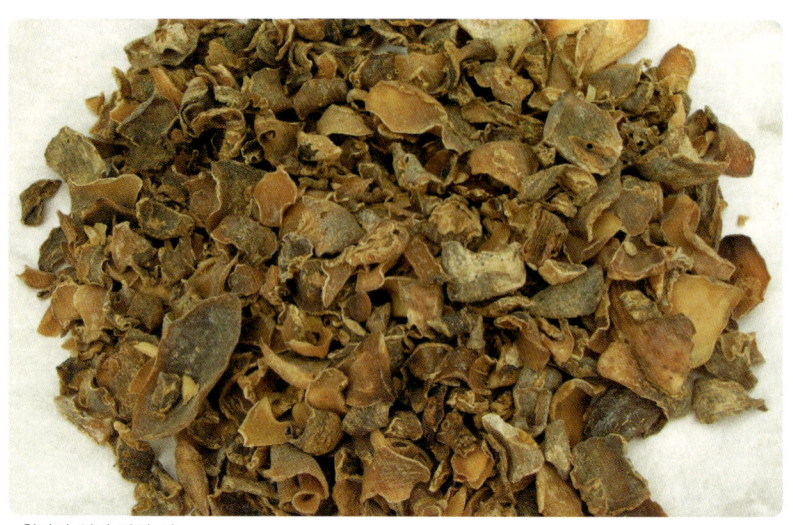

참나리 인편 말린 것

하게 하는 강장(强壯) 등의 효능이 있어서, 폐결핵(肺結核), 해수(咳嗽), 정신불안(精神不安), 신체허약(身體虛弱) 등에 이용하며, 폐나 기관지 관련 질환에 널리 응용할 수 있다.

| 채취 및 가공 | 가을에 채취하여 끓는 물에 약간 삶아서 햇볕에 말린다.

① 생용(生用) : 심열을 내리고 정신을 안정시키는 청심안신(淸心安神) 효능이 있어서 열병 후에 남은 열이 완전히 제거되지 않아 정신이 황홀하고 심번(心煩, 가슴이 답답한 증상)한 등의 증상에 적용할 때는 그대로 사용한다.

② 밀자(蜜炙) : 폐를 윤활하게 하여 기침을 멈추게 하는 윤폐지해(潤肺止咳)의 효능이 증강되므로 음기가 허해서 오는 마른기침, 즉 음허조해(陰虛燥咳)의 증상을 치료하는 데는 건조한 약재에 꿀물을 흡수시켜 낮은 온도에서 볶아서 사용한다. 이때 꿀의 양은 보통 약재 무게의 20% 정도를 사용하는데, 밀폐용기에 약재를 넣고 꿀에 물을 섞어서 부은 뒤 충분히 흔들어 약재 속에 꿀물

이 충분히 스며들게 하고, 약한 불로 예열된 프라이팬에 넣고 손에 찐득찐득한 꿀의 기운이 묻어나지 않을 정도까지 볶아낸다.

| 용법 | 약재 20~30g에 물 1L를 붓고 끓기 시작하면 불을 약하게 줄여서 200~300mL 정도로 달여서 아침저녁 두 차례에 나누어 복용한다. 죽을 쑤어 복용하기도 한다.

| 용량 | 말린 것으로 하루에 10~30g.

| 사용상의 주의사항 | 성미가 달고 차며 활설한 특성(감한활리 甘寒滑利)이 있으므로 중초(中焦, 주로 비위脾胃)가 차고 변이 무른 경우 및 풍사(風邪)나 한사(寒邪)로 인하여 담(痰)이 많고 기침이 많은 경우에는 사용을 피한다.

| 응용 | 심열을 제거하는 청심(淸心), 허한 것을 보하는 보허(補虛), 정신을 안정시키는 안신(安神) 등의 효능을 이용하고, 양심안신(養心安神, 심의 허한 기운을 길러주면서 정신을 안정시키는 기능)작용이 있는 산조인(酸棗仁, 멧대추의 씨), 원지(遠志) 등을 배합하여 신경쇠약이나 불면증 등을 치료하기도 한다.

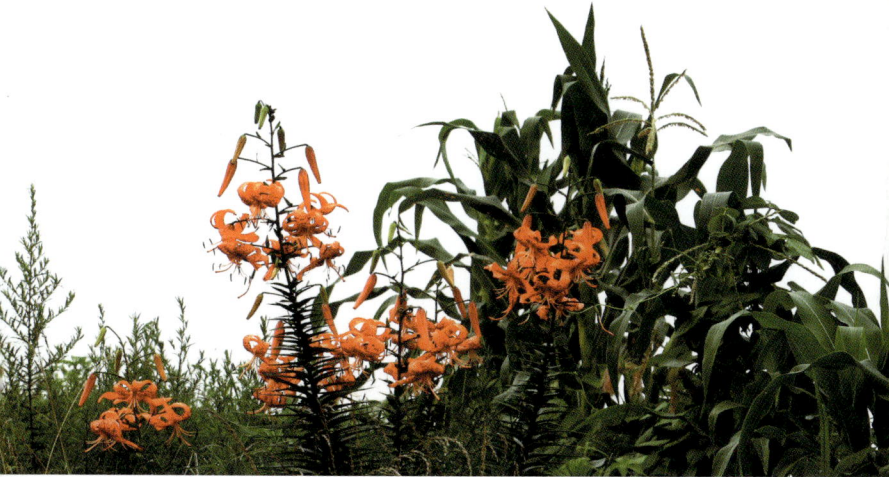

집단

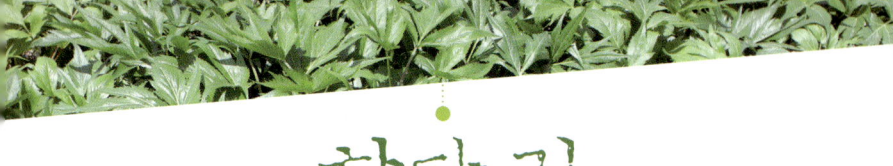

# 참당귀

*Angelica gigas* Nakai

- **식물명** : 산형과(Umbelliferae) 다년생 초본. 참당귀
- **생약명** : ANGELICAE GIGANTIS RADIX(당귀當歸)
- **다른 이름** : 건귀(乾歸), 문귀(文歸), 대부(大斧), 상마(象馬)
- **사용부위** : 뿌리. 중국에서는 당당귀[중국당귀, *A. sinensis*(Oliv.) Diels]를, 일본에서는 일당귀[*A. acutiloba* Kitagawa(=*Ligusticum acutilobum* S. et Z.)]를 당귀 기원으로 하고 있으며, 우리나라에서는 참당귀와 일당귀를 재배하고 있는데 그 성미와 효능이 다르므로 구분하여 사용하는 것이 좋다. 참당귀는 중부 이북의 고산 음습 지대에서 자생한다.

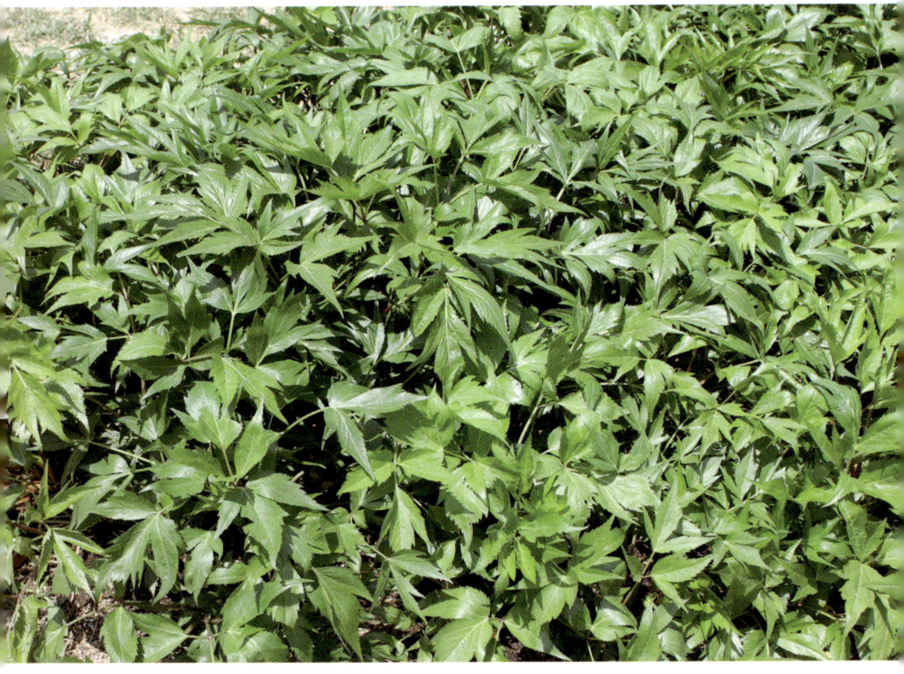

| 생김새 | 2~3년생 초본식물로서 1~2m 정도 곧게 자란다. 전체에 자줏빛이 돌며 뿌리는 굵고 강한 향기가 있다. 잎은 1~3회 깃꼴겹잎이고 소엽은 3개로 갈라지며 다시 2~3개로 갈라져 있다. 8~9월에 자색 꽃이 피며, 열매는 9~10월에 맺히고 어린순은 나물로 한다. 약재는 굵고 짧은 원뿌리로부터 줄기 및 잔기(殘基)가 남아 있다. 원뿌리의 길이는 3~7㎝, 지름 2~5㎝이고 가지뿌리의 길이는 15~20㎝이다. 표면은 엷은 황갈색 또는 흑갈색으로 원뿌리 및 가지뿌리에는 세로주름이 많으며, 원뿌리에는 가로주름이 있는 것도

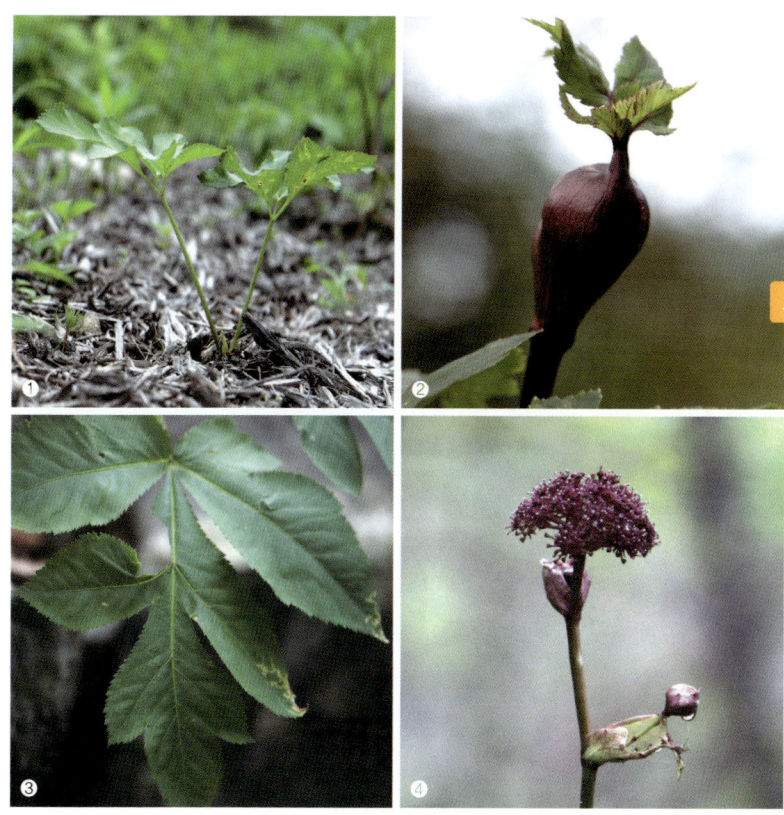

❶ 새순 나오는 모습 / ❷ 잎 나오는 모습 / ❸ 잎 / ❹ 꽃

있다. 절단면은 평탄하고 형성층에 의하여 목부(木部)와 피부(皮部)의 구별이 뚜렷하고, 목부와 형성층 부근의 피부는 어두운 황색이나 나머지 부분은 유백색이다.

| 주요 생산지 | 우리나라의 전북, 경남북, 강원, 경기, 평북, 함남에 분포하고, 중국의 당귀는 감숙, 사천, 운남, 섬서, 귀주, 호북 등지에 분포하며 각지에서 재배하고 있다.

| 성품과 맛 | 성은 따뜻하고, 맛은 달고 매우며(감신甘辛) 독은 없다.

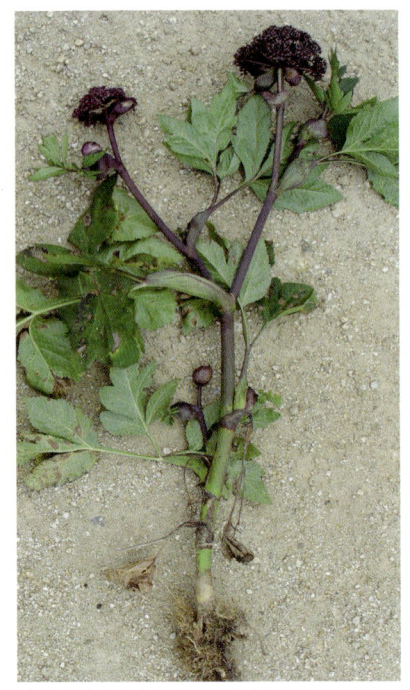

전초(꽃대가 올라와 목질화된 뿌리가 특징)

| 작용 부위 | 심(心), 간(肝), 비(脾) 경락에 작용한다.

| 효능주치 | 혈을 보충하고 조화롭게 하는 보혈화혈(補血和血), 어혈을 풀어주는 구어혈(驅瘀血), 월경을 조화롭게 하며 통증을 멈추는 조경지통(調經止痛), 진정(鎭靜), 장의 건조를 막고 윤활하게 하는 윤조활장(潤燥滑腸) 등의 효능이 있어서 월경이 조화롭지 못한 월경부조(月經不調) 증상을 다스리고, 폐경 및 복통(經閉腹痛)을 다스린다. 붕루(崩漏, 여성들의 심한 하혈), 혈이 허해서 오는 두통인 혈허두통(血虛頭痛), 어지럼증(현운眩暈), 장이 건조하여 오는 변비(장조변비臟燥便秘), 타박상(질타손상跌打損傷) 등에도 이용한다. 특히 참당귀에는 일당귀나 당당귀에 들어 있지 않은 데커신(Decursin)이라는

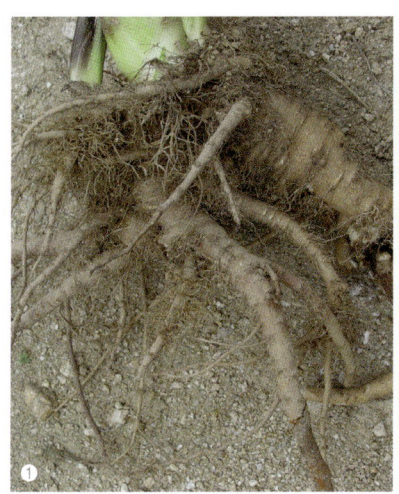 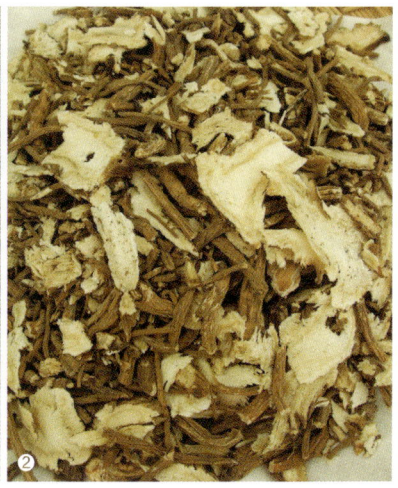

❶ 생뿌리 / ❷ 뿌리 건조한 것

물질이 다량 함유되어 있어서 항노화(抗老化), 항산화(抗酸化) 및 항암(抗癌)작용에 관여하는 것으로 알려져 최근 한국산 참당귀가 각광을 받고 있다. 반면에 일당귀나 당당귀에는 조혈(造血)작용에 관여하는 비타민 $B_{12}$가 다량으로 함유되어 있는 것으로 보고되었다.

| **채취 및 가공** | 가을에서 봄 사이에 채취하여 토사를 제거하고, 1차 건조를 한 다음, 절단하여 2차 건조를 하고 저장한다. 사용 목적에 따라서 가공방법을 달리하는데, 보혈(補血), 조경(調經), 윤장통변(潤腸通便)을 목적으로 할 때는 당귀를 살짝 볶아서 이용하고, 술을 흡수시켜 프라이팬에 약한 불로 볶아서(주자酒炙) 사용하면 혈액순환을 돕고 어혈을 제거하는 활혈산어(活血散瘀)의 효능이 증강되어 혈어경폐(血瘀經閉, 어혈로 인한 월경의 막힘)와 월경이 잘 나오게 하는 통경(通經), 출산 후의 어혈이 막힌 증상인 산후어체(産後瘀滯), 복통(腹痛), 타박상(질타손상跌打損傷) 및 풍사와 습사로 인하여 결리고 아픈 풍습비통(風濕痺痛)을 치료하고, 토초(土炒)하여 사용하면 혈허(血虛)로 인한 변당(便糖, 대변이 진흙처럼 무른 증상)을 치료하

고, 초탄(炒炭)하면 지혈(止血)작용이 증가한다. 꽃이 피면 뿌리가 목질화되어 약재로 사용할 수 없으므로 꽃대가 올라오지 않도록 재배하는 것이 중요하다.

| 용법 | 말린 약재 5~15g에 물 700mL를 붓고 끓기 시작하면 불을 약하게 줄여서 200~300mL 정도로 달여서 아침저녁으로 두 차례에 나누어 복용한다. 차 재료로 다른 약재들과 함께 배합하여 다양하게 이용된다. 또한 약선의 재료로서 다양한 용도로 이용되기도 한다.

| 용량 | 말린 것으로 하루에 4~20g.

| 사용상의 주의사항 | 성이 따뜻하므로 열성출혈(熱性出血)의 경우에는 사용을 피하고, 또한 습윤하고 활설(滑泄)한 성질을 가지고 있으므로 습사로 인하여 중초가 팽만한 경우나 대변당설(大便溏泄, 대변이 진흙처럼 무른 것)의 경우에는 모두 신중하게 사용한다.

| 응용 | 특히 민간요법으로 변비 치료를 위하여 많이 이용되는데 습관성 변비 특히 노인, 소아, 해산 후 및 허약한 사람의 변비에 많이 이용한다. 외용에는 약재 달인 물로 환부를 씻는다.

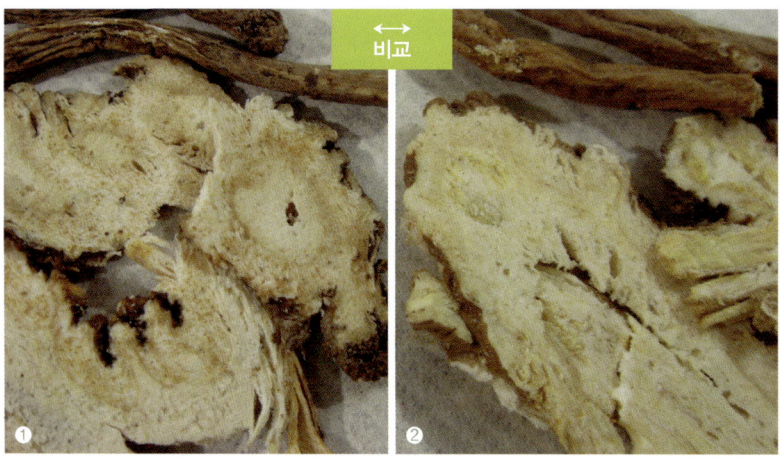

❶ 참당귀 뿌리 / ❷ 고본 뿌리

# 참당귀주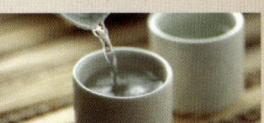

맛은 맵다. 기호와 식성에 따라 꿀, 설탕을 가미하여 음용할 수 있다.

## | 적용병증 |

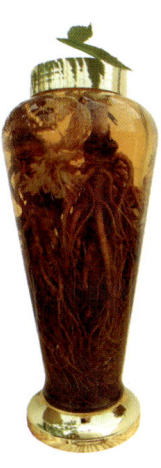

- 골절번통(骨折煩痛) : 신기(腎氣)가 없어서 일어나는 병증으로, 이가 누런빛으로 변하면서 저리고 오래지 않아 사망하는 경우가 많다. 30mL를 1회분으로 1일 4~5회씩, 17~20일 정도 음용한다.
- 익정(益精) : 남성의 정력에 힘을 채워 모든 일에 충실하고 의욕과 희망을 불어 넣고자 하는 처방이다. 30mL를 1회분으로 1일 2~3회씩, 15~20일 정도 음용한다.
- 현기증(眩氣症) : 가끔 눈 앞에 별이 보이면서 어지러운 증상을 말한다. 30mL를 1회분으로 1일 2~3회씩, 15~20일 정도 음용한다.
- 기타 질환 : 강장보호, 거담, 당뇨, 두통, 변혈, 어혈, 현훈

## | 만드는 방법 |

① 약효는 뿌리나 종자에 있으므로, 주로 뿌리나 종자를 사용한다. 방향성(芳香性)이 강하다. 뿌리나 종자를 구입하여 깨끗이 물에 씻은 다음 뿌리는 생으로 또는 말려서 사용하며, 종자는 그대로 사용한다.
② 생뿌리는 약 230g, 말린 뿌리는 약 210g, 종자는 약 220g을 소주 3.8L에 넣고 밀봉하여 서늘한 냉암소에서 보관 숙성시킨다.
③ 생뿌리나 말린 뿌리는 300일, 종자는 240일 이상 침출한 다음 음용하며, 뿌리나 종자 모두 720일 정도 후 찌꺼기를 걸러낸다.

## | 구입방법 및 주의사항 |

- 약령시장에서 구입할 수 있다. 산지(産地)에서 직접 채취하면 좋지만 채취가 그리 쉽지 않다.
- 장기 음용해도 해롭지는 않으나 치유되는 대로 중단한다.
- 본 약술을 음용 중에 가리는 음식은 없다. 단, 생강, 해조류(김, 미역, 다시마, 바닷말, 서실, 청각, 파래) 등을 금한다.

# 참취

*Aster scaber* Thunb.

- **식물명** : 국화과(菊花科, Compositae)의 다년생 초본. 참취
- **생약명** : ASTERIS RADIX(동풍채근東風菜根)
- **다른 이름** : 선백초(仙白草), 산백채(山白菜), 백운초(白云草), 산합로(山蛤蘆)
- **사용부위** : 뿌리를 채취하여 약재로 사용하며 연한 잎은 따서 나물로 이용한다.

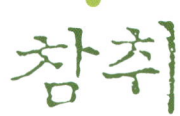

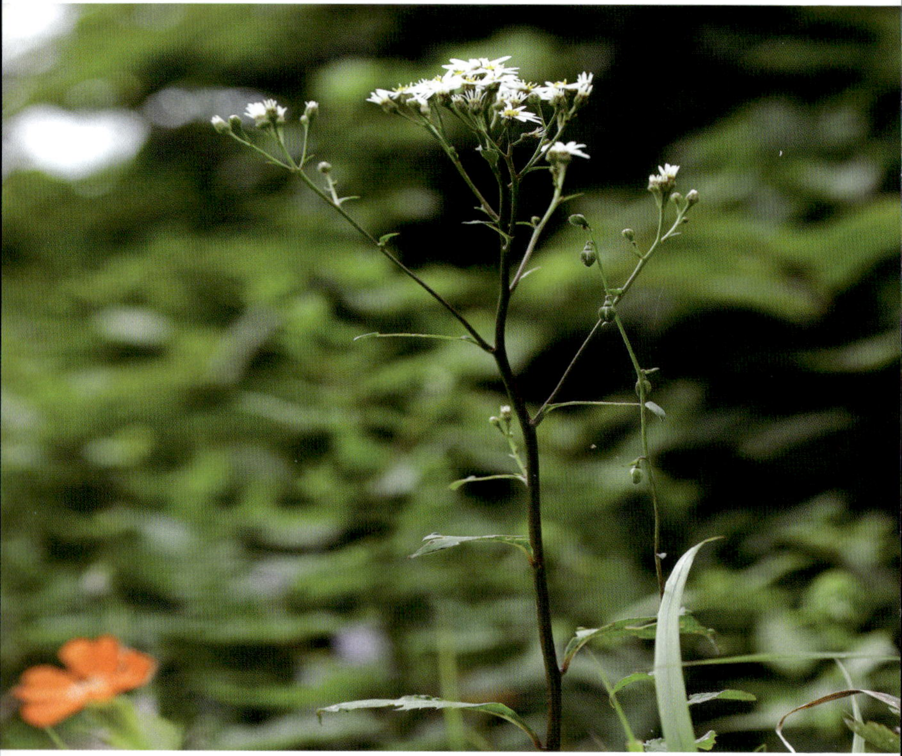

| 생김새 | 다년생 초본으로 1~1.5m 정도 곧게 자란다. 근경은 짧고 수염뿌리가 많이 난다. 줄기로부터 나오는 경생엽(莖生葉)은 어긋나고 밑부분의 것은 날개가 있는 긴 잎자루가 있고 심장형이며 줄기상에서 나는 잎은 달걀형 삼각형으로 끝이 뾰족하고 톱니가 있다. 꽃은 8~10월에 흰색으로 핀다.

| 주요 생산지 | 전국 각지의 산과 들에 자생하며 어린잎은 나물로 식용한다. 농가에서 재배도 한다.

| 성품과 맛 | 성품은 따뜻하고, 맛은 맵다.

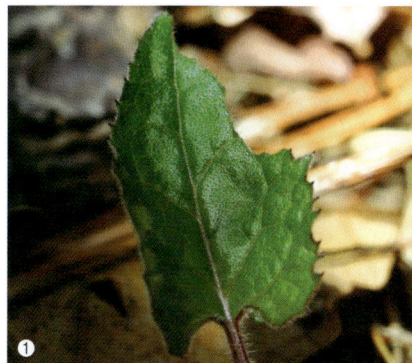
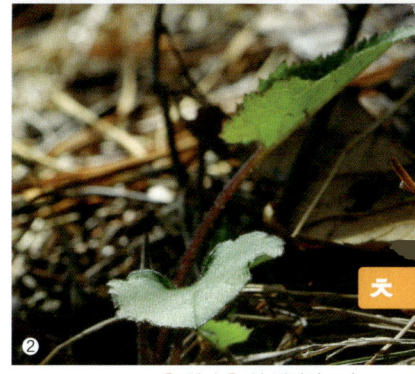

❶ 잎 / ❷ 잎 벌어진 모습

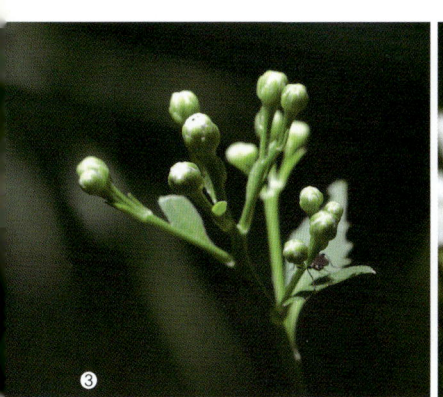
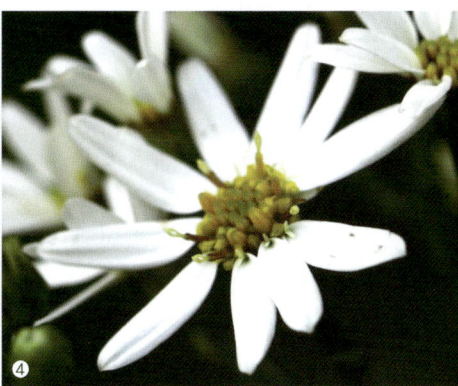

❸ 꽃봉오리 / ❹ 꽃

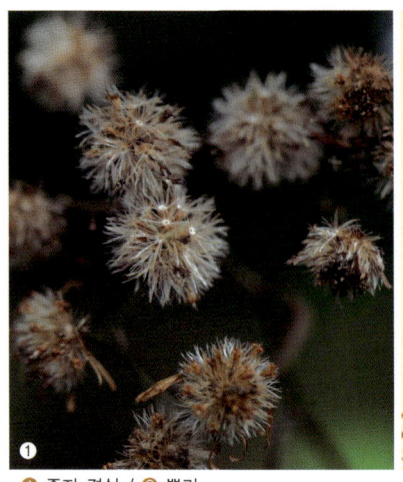 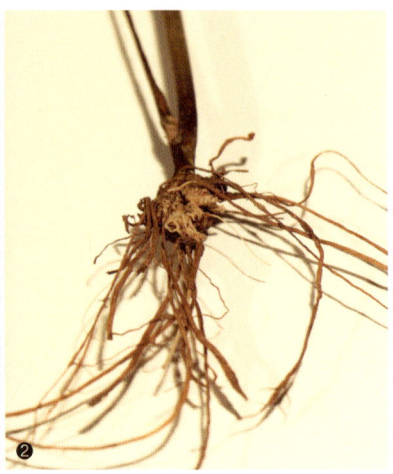

❶ 종자 결실 / ❷ 뿌리

| 작용 부위 | 심(心), 비(脾) 경락에 작용한다.

| 효능주치 | 통증을 멈추는 진통(鎭痛), 혈액순환이 잘 되게 하는 활혈(活血), 기의 순환을 돕는 행기(行氣), 독을 풀어주는 해독(解毒) 등의 효능이 있어서 근육과 뼈가 쑤시고 아픈 근골동통(筋骨疼痛), 두통(頭痛), 요통(腰痛), 장염복통(腸炎腹痛), 타박상(打撲傷), 뱀 물린 데(사교상蛇咬傷) 등에 응용할 수 있다.

| 채취 및 가공 | 가을에서 이듬해 봄 사이 싹이 트기 전에 채취하여 햇볕에 말린다.

| 용법 | 말린 뿌리 30g에 물 1L를 붓고 끓기 시작하면 불을 약하게 줄여서 200~300mL 정도로 달여서 아침저녁으로 두 차례에 나누어 복용한다. 가루로 만들어 복용하기도 하며, 외용할 때는 짓찧어 환처에 붙인다.

| 용량 | 말린 것으로 하루에 15~30g.

| 사용상의 주의사항 | 물에 삶아서 쓴맛을 우려내고 말려두었다가 사용

집단

한다.

|응용| 연한 잎을 따서 끓는 물에 2~3분 정도 데친 후 잘 말려두고 나물을 무쳐 먹으면 향과 기능적 효능을 함께 얻을 수 있어서 매우 좋다.

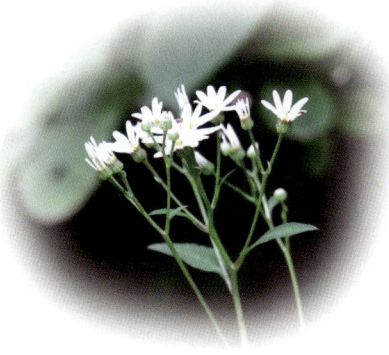

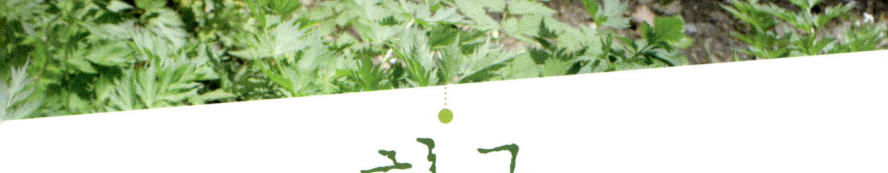

# 천궁

*Cnidium officinale* Makino

- **식물명** : 산형과(繖形科, Umbelliferae)의 다년생 초본. 천궁
- **생약명** : **CNIDII RHIZOMA**(천궁川芎)
- **다른 이름** : 천궁(川芎), 향과(香果), 호궁(湖芎), 경궁(京芎), 사피초(蛇避草)
- **사용부위** : 뿌리줄기(근경)를 건조한 것으로 이는 일천궁의 기원으로 보고 있으며, 토천궁에 대한 기원은 몇 가지 이론(異論)이 있다. 실제 농가에서 보편적으로 재배하고 있는 토천궁은 *Ligusticum chuanxiong* Hort.이 대부분이며, 일부 농가에서는 궁궁이(*Angelica polymorpha* Max.)를 채취하여 재배하고 있다. 중국에서는 당천궁 *Ligusticum chuanxiong* Hort.을 원식물로 하고 있다.

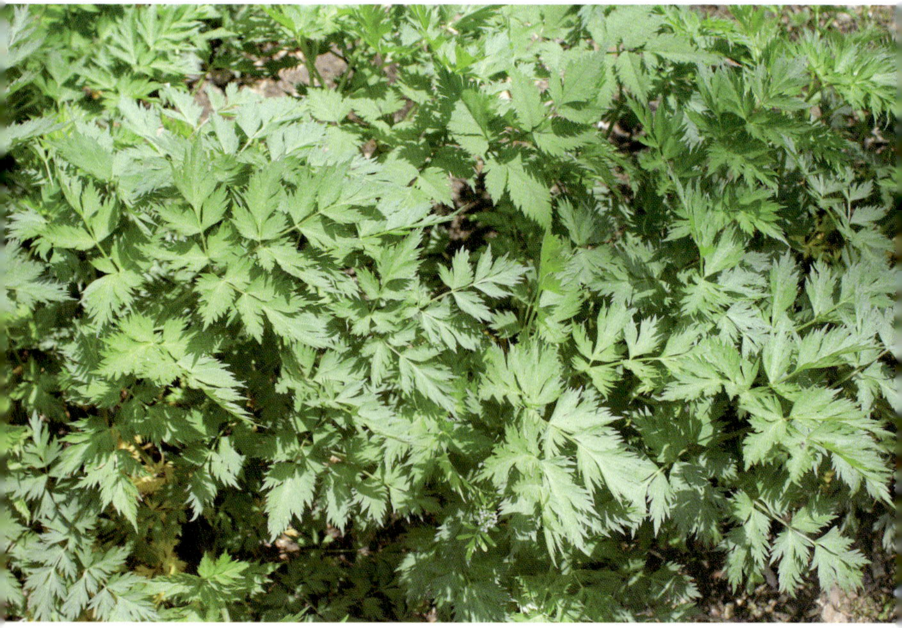

| 생김새 | 다년생 초본식물로 30~60㎝ 정도 곧게 자라며, 땅속줄기는 부정형의 덩어리 모양으로 비대한다. 잎은 어긋나고 2~3출엽으로 2회 깃꼴겹잎인데, 열편은 달걀 모양, 또는 능상 난형으로 톱니가 있다. 8~9월에 흰색 꽃이 피며 복산형화서(複繖形花序)이고 종자는 열리지 않는다. 약재는 불규칙한 결절(結節, 매듭)상의 주먹 모양의 덩어리로 지름이 2~7㎝이다. 표면은 황갈색으로 거친 주름이 평행으로 돌기되어 동그란 마디(윤절輪節)를 이루고 있으며,

### [천궁과 토천궁 비교] ↕ 상하 비교

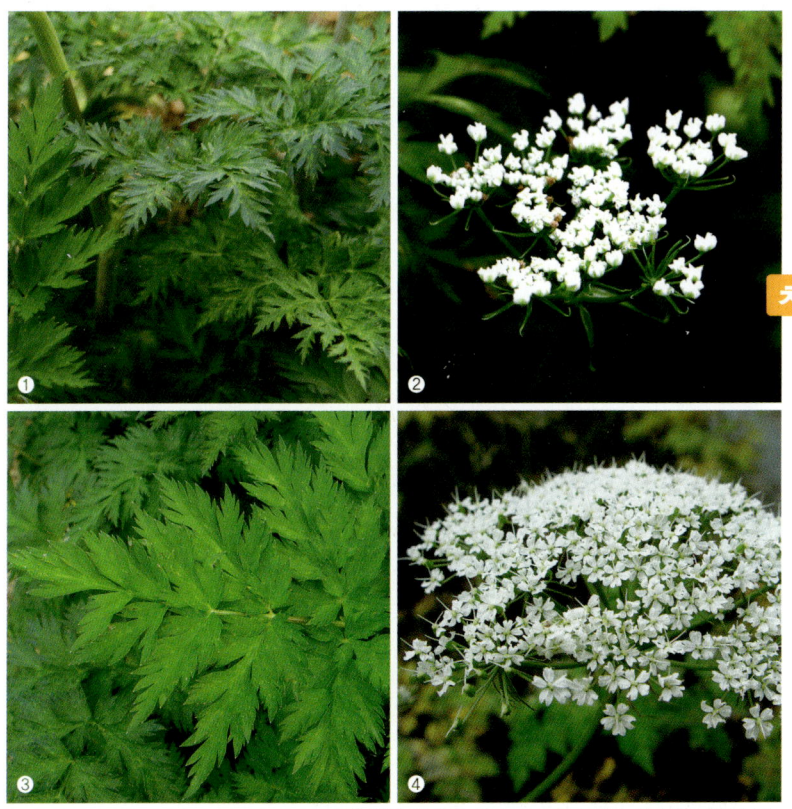

❶ 천궁 잎 / ❷ 천궁 꽃 / ❸ 토천궁 잎 / ❹ 토천궁 꽃

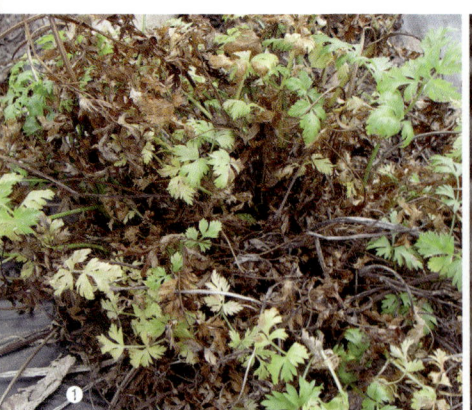 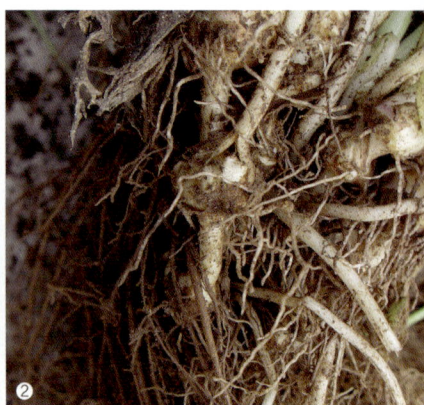

❶ 전초 말린 것 / ❷ 뿌리줄기(근경)

정단(頂端)에는 움푹 들어간 원형에 가까운 줄기흔적(경흔莖痕)이 있고, 하측과 윤절(輪節) 위에는 여러 개의 작은 혹 모양의 뿌리흔적(근흔根痕)이 있다. 질은 견실하여 절단하기 어렵고, 단면은 황백색 또는 회황색으로 황갈색의 유실(油室)이 산재되어 있으며, 형성층은 파상의 환문(環紋)을 나타낸다.

| **주요 생산지** | 울릉도를 비롯한 우리나라 각지에서 재배하고 있으며, 북방형 식물로서 여름철 최고기온이 30℃가 넘는 날이 1주일 이상 지속되는 지역에서는 하고현상(夏枯現象)이 발생하여 성장을 멈추고 마른다. 따라서 중부 이북, 또는 섬 지방(전통적으로 울릉도는 천궁의 주산지였음)이 유리하다. 중국은 사천성이 주산지로 운남성에서도 산출된다.

| **성품과 맛** | 성품은 따뜻하고(온溫) 맛은 매우며(신辛), 독성은 없다.

| **작용 부위** | 간(肝), 담(膽), 심포(心包) 경락에 작용한다.

| **효능주치** | 혈액순환을 활성화시키는 활혈(活血), 기의 순환을 돕는 행기(行氣), 풍사를 제거하는 거풍(祛風), 경련을 가라앉히는 진경(鎭痙), 통증을 멈추게 하는 지통(止痛) 등의 효능이 있어서 월경부

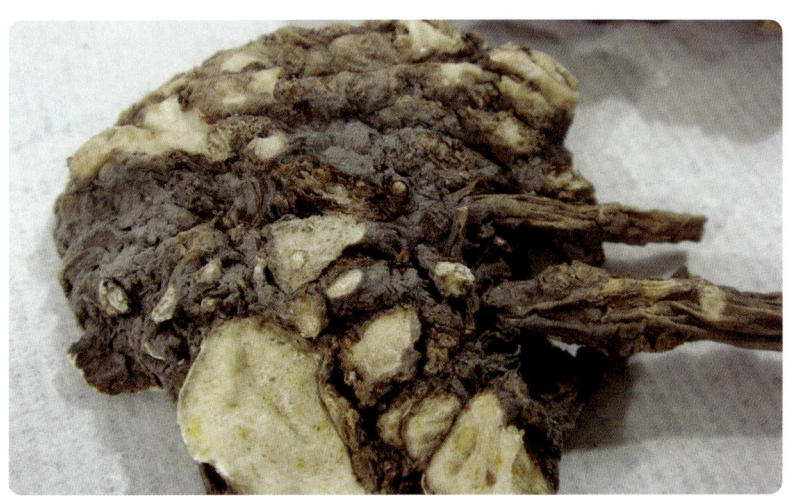

뿌리줄기

조(月經不調), 경폐통경(經閉通經), 복통(腹痛), 흉협자통(胸脇刺痛, 가슴이나 옆구리가 찌르는 듯 아픈 증상), 두통(頭痛), 풍습비통(風濕痺痛, 풍사나 습사로 인하여 결리고 아픈 증상) 등을 치료하는 데 이용한다.

| 채취 및 가공 | 9~10월에 채취하여 잎과 줄기(경엽莖葉)를 제거하고 햇볕에 말린다. 중국 천궁의 경우 평원에서 재배한 것은 소만(小滿) 이후 4~5일이 지난 다음 채취하는 것이 좋고, 산지에 재배한 것은 8~9월에 채취하여 경엽(莖葉)과 수염뿌리(鬚根)를 제거하고 세정한 다음 햇볕에 말리거나 건조기에 건조한다. 일반적으로 이물질을 제거하고 세정한 다음 물을 뿌려 윤투(潤透, 누기를 주어 부드럽게 만드는 것)되면 얇게 썰어 햇볕 또는 건조기에 말린다. 절편(切片)한 천궁을 황주와 고루 섞어서 약한 불(문화文火)로 갈황색이 되도록 볶아서 햇볕에 말려 사용한다(천궁 100g에 황주 25g). 토천궁의 경우에는 그냥 사용하면 두통이 올 수 있으므로 두통의 원인물질인 휘발성 정유성분을 제거하기 위하여 흐르는 물에 하룻밤 정도 담가 두었다가 건져서 말려 사용한다.

| **용법** | 물을 붓고 탕전하여 복용하거나 가루 또는 환으로 만들어 복용하는데, 일반적으로 다른 생약재들과 배합하여 차 또는 탕제의 형태로 복용하는 경우가 많고, 약선의 재료로 활용하기도 한다. 약선 재료로 이용할 때는 향이 강한 약재이므로 음식 주재료의 향이나 맛에 영향을 미치지 않도록 최소량(보통 기준 용량의 10~20% 정도)으로 사용하도록 주의한다.

| **용량** | 말린 것으로 하루에 4~12g.

| **사용상의 주의사항** | 맛이 맵고 성미는 따뜻하기 때문에 승산(昇散, 기를 위로 끌어 올리고 발산하는 성질)하는 작용이 있다. 따라서 음허화왕(陰虛火旺, 음기가 허한 상태에서 양기가 성한 상태)으로 인한 두통이나 월경과다에는 사용을 피하는 것이 좋고, 특히 토천궁의 경우에는 휘발성 정유물질이 많아서 두통을 유발하는 원인이 될 수 있으므로 흐르는 물에 하룻밤 정도 담가서 충분히 정유성분을 빼내고 사용해야 한다.

| **응용** | 민간에서는 두통의 치료를 위하여 쌀뜨물(쌀 씻은 물)에 담가 두었다가 말린 천궁을 부드럽게 가루 내어 4:6의 비율로 꿀에 재운 다음(꿀 무게의 40%의 천궁가루) 한 번에 3~4g씩 하루 3번 식사 전에 복용한다.

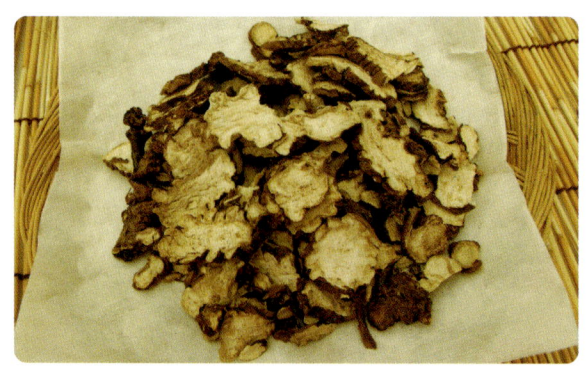

뿌리줄기 잘라서 건조한 것

# 천궁주

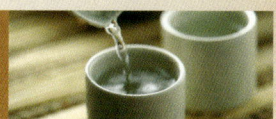

맛은 맵다. 기호와 식성에 따라 꿀, 설탕을 가미하여 음용할 수 있다.

## | 적용병증 |

- 반신불수(半身不遂) : 전신근육(全身筋肉)을 조절하는 신경이 마비되어 한 쪽 또는 전체를 잘 움직이지 못하는 증상을 말한다. 30mL를 1회분으로 1일 3~4회씩, 20~30일 정도 음용한다.
- 치매증(癡呆症) : 정신병리학에서 정신적인 능력이 상실된 상태를 말한다. 30mL를 1회분으로 1일 2~3회씩, 20~30일 정도 음용한다.
- 조루증(早漏症) : 남녀 간에 교접할 때 사정이 너무 빠른 증상을 말한다. 30mL를 1회분으로 1일 2~3회씩, 12~15일 정도 음용한다.
- 기타 질환 : 대하증, 두통, 복통, 부인병, 입냄새, 전립선비대, 통경, 현기증

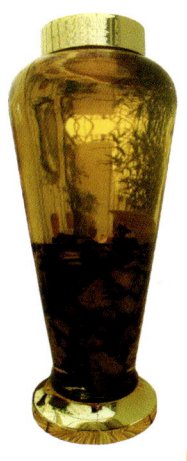

## | 만드는 방법 |

① 약효는 뿌리에 있으므로 주로 뿌리를 사용한다. 방향성(芳香性)이 강하다.
② 뿌리를 구입한 후 깨끗이 씻어 말린 후 사용한다.
③ 말린 뿌리 약 200g을 소주 3.8L에 넣고 밀봉하여 서늘한 냉암소에서 보관 숙성시킨다.
④ 240일 이상 침출한 다음 음용하며, 찌꺼기를 거르지 않아도 된다.

## | 구입방법 및 주의사항 |

- 전국의 건재상, 약재상, 약령시장 또는 재래시장에서 구입할 수 있다.
- 취급 중에 불을 금한다. 20일 이상 음용을 금한다.
- 본 약술을 음용 중에 가리는 음식은 없다.

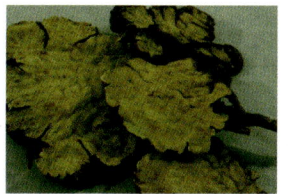

# 천남싱

*Arisaema amurense* f. *serratum* (Nakai) Kitag.

- **식물명** : 천남성과(天南星科, Araceae) 다년생 초본. 천남성, 동북천남성(東北天南星, *A. amurense* Maxim.), 두루미천남성(異葉天南星, *A. heterophyllum* Blume)
- **생약명** : ARISAMATIS RHIZOMA(천남성天南星)
- **다른 이름** : 호장(虎掌), 반하정(半夏精), 남성(南星), 호고(虎膏), 사우(蛇芋)
- **사용부위** : 덩이줄기(괴경塊莖)를 건조한 것.

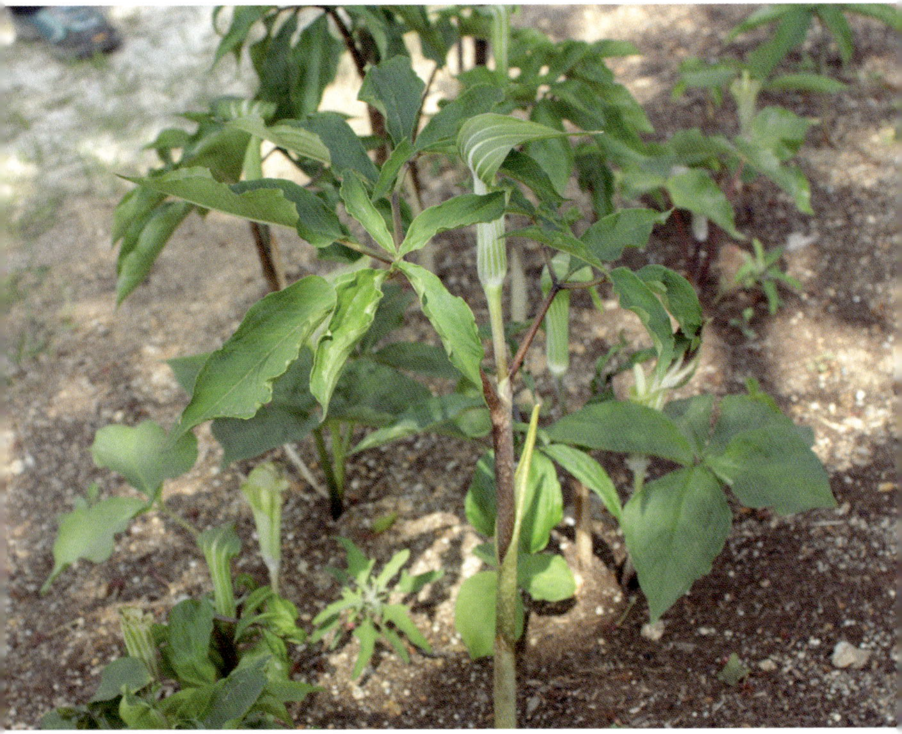

| 생김새 | 덩이줄기는 한쪽으로 눌린 공 모양(편구형扁球形)으로 높이 1~2cm, 지름 1.5~6.5cm이다. 표면은 유백색 또는 담갈색으로 비교적 광활하고 주름이 있으며, 정단(頂端)에는 움푹한 줄기흔적(경흔莖痕)이 있고, 주위에는 마점상(麻點狀)의 뿌리흔적(근흔根痕)이 있으며 덩이줄기(괴경塊莖)의 주변에는 작은 편구상(扁球狀)의 측아(側芽)가 있다. 질은 단단하고 잘 파쇄되지 않으며, 단면은 평탄하지 않고 흰색이며 분성(粉性)이다.

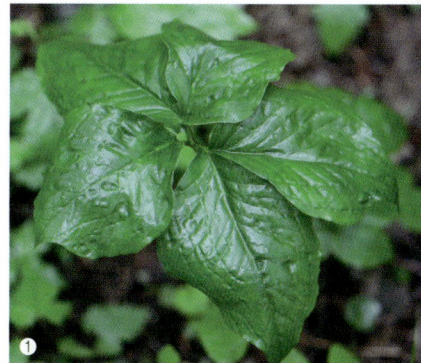

| 주요 생산지 | 우리나라 각지 산속의 그늘진 곳에 분포하고, 중국에는 하남, 하북, 복건, 사천 등지에서 생산한다.

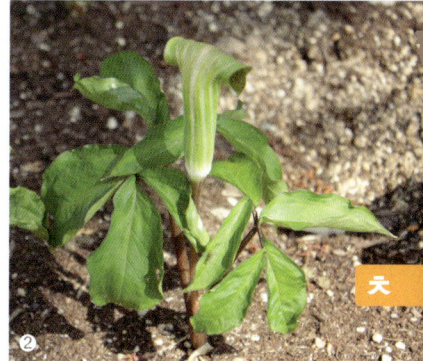

❶ 잎 / ❷ 전초

| 성품과 맛 | 성은 따뜻하고, 맛은 쓰고 매우며(고신苦辛) 독성이 있다.

| 작용 부위 | 폐(肺), 간(肝), 비(脾) 경락에 작용한다.

| 효능주치 | 습사를 말리고 담을 삭히는 조습화담(燥濕化痰), 풍사를 제거하고 경련을 멈추게 하는 거풍지경(祛風止痙), 뭉친 것을 흩어지게 하고 종기를 없애는 산결소종(散結消腫) 등의 효능이 있어서 담을 무르게 하고 해수를 치료하며(治頑痰咳嗽), 풍담과 어지럼증(風痰眩暈), 중풍담옹(中風痰壅), 입과 눈이 돌아가는 구안와사, 반신불수(半身不遂), 전간(癲癇, 간질), 경풍(驚風), 파상풍(破傷風), 뱀이

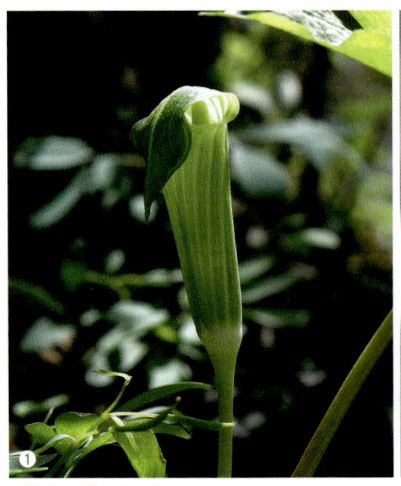 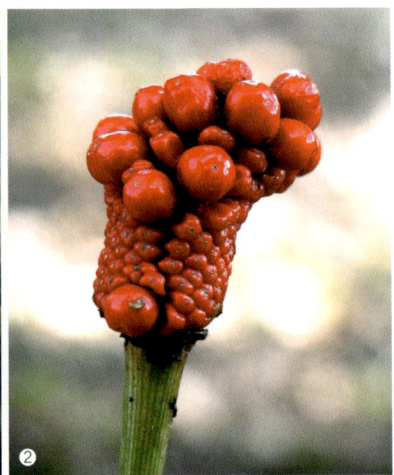

❶ 꽃 / ❷ 종자 결실

나 벌레 물린 데(蛇蟲咬傷) 이용할 수 있다.

|채취 및 가공| 가을과 겨울에 채취하여 잔가지와 수염뿌리(수근鬚根) 및 겉껍질(외피外皮)을 제거하고 햇볕 또는 건조기에 말린다.

① **생천남성**(生天南星) : 이물질을 제거하고 물로 씻은 다음 건조한다.

② **제천남성**(製天南星) : 정선한 천남성을 냉수에 담가 매일 2~3회씩 물을 갈아주어 흰 거품이 나오게 되면 백반수(천남성天南星 100kg에 백반白礬 2kg)에 하루 정도 담갔다가 다시 물을 갈아준다. 이와 같이 한 다음 쪼개어 혀끝으로 맛을 보아 아린 맛이 없으면 꺼내어 생강편(生薑片)과 백반을 용기에 넣고 적당량의 물로 끓인 후 여기에 천남성을 넣고 내부에 백심(白心)이 없어질 때까지 끓인 다음 꺼내어 생강편을 제거하고 어느 정도 말린 다음 얇게 썰어 건조한다.

|용법| 물을 붓고 끓여 복용하거나, 가루 또는 환으로 만들어 복용하는데 유독성이 강하기 때문에 가공에 만전을 기해야 한다.

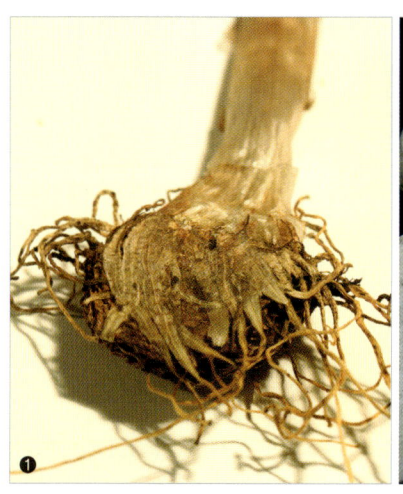 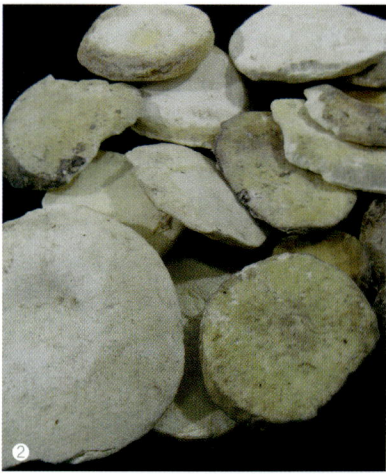

❶ 덩이줄기 / ❷ 덩이줄기 건조한 것(절편)

| 용량 | 말린 것으로 하루에 4~12g.

| 사용상의 주의사항 | 건조한 성미가 매우 강한 약재로서 음기를 상하게 하고 진액을 말리는 부작용을 가져올 수 있으므로 음기가 허하고 건조한 담이 있는 경우, 열이 매우 높은 경우, 혈이 허하며 풍사(風邪)가 동하는 경우, 그리고 임산부의 경우에는 사용을 피한다.

| 응용 | 독성이 강한 특성 때문에 식재료로 사용하는 것은 부적합하다.

# 천마

*Gastrodia elata* Blume

- **식물명** : 난초과(蘭科, Orchidaceae) 다년생 기생초본. 천마
- **생약명** : GASTRODIAE RHIZOMA (천마天麻)
- **다른 이름** : 귀독우(鬼督郵), 명천마(明天麻), 수양(水洋)
- **사용부위** : 덩이줄기(塊莖)를 건조한 것.

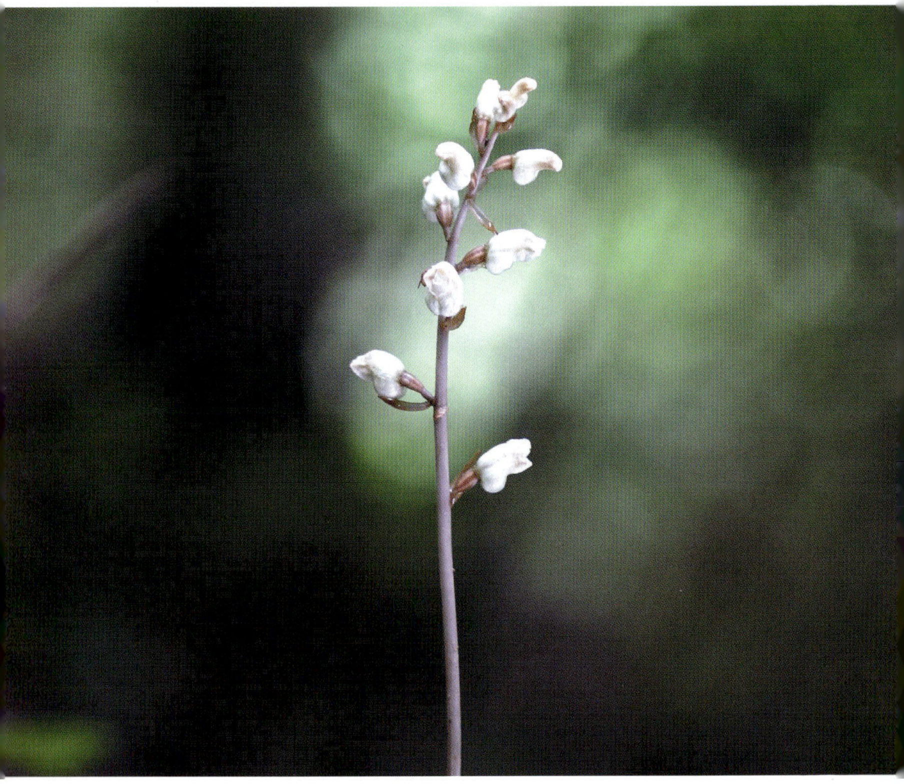

| **생김새** | 다년생 기생성 초본식물로서 60~100㎝까지 곧추 자라고, 잎은 엽초로 변하여 마디에서 줄기를 감싸며 덩이줄기(괴경塊莖)는 장타원형으로 두툼하다. 꽃은 6~7월에 황적색으로 피며, 총상화서(叢狀花序)를 이루는데, 보통 나무 밑 음습한 곳의 비교적 부식질이 많은 곳에서 자란다. 생약재 천마는 타원형 또는 긴 가지 모양(長條形)으로 약간 납작하고 쭈글쭈글하며 조금 구부러졌고 길이 3~15㎝, 너비 1.5~6㎝, 두께 0.2~2㎝이다. 표면은 황백색 또는 담황갈색으로 세로주름과 잠복된 싹눈이 배열되어 가로주름을 이루고 있다. 정단(頂端)에는 홍갈색 또는 심갈색의 앵무새 부리 모양으로 된 잔기가 남아 있으며 다른 끝에는 둥근 배꼽 모양(제형臍形)의 흔적이 있다. 질은 단단하여 절단하기 어렵고, 단면은 비교적 평탄하며 황백색 또는 담갈색의 각질(角質) 모양이다.

| **주요 생산지** | 우리나라 중부 이북 지방에 분포하고 남부 지방에서는 고지대에서 재배하고 있다. 중국에서는 사천, 운남, 귀주성 등 남북 각지에 분포하며, 재배되고 있다.

| **성품과 맛** | 성품은 평(平)하고 맛은 달며(甘), 독은 없다.

| **작용 부위** | 간(肝) 경락에 작용한다.

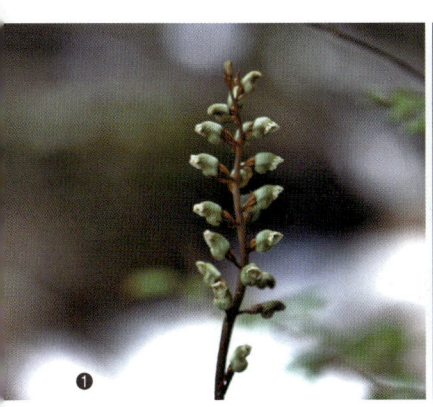 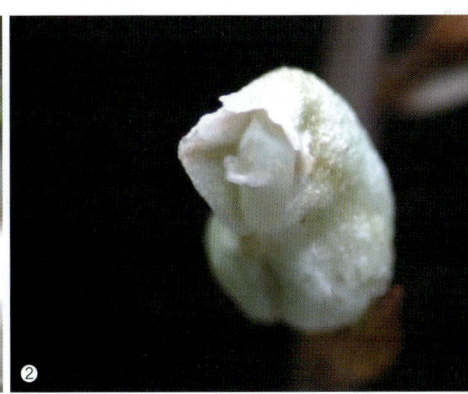

❶ 꽃봉오리 / ❷ 꽃(확대)

| **효능주치** | 간기를 다스리고 풍사를 가라앉히는 평간식풍(平肝息風), 경기를 멈추게 하는 정경지경(定驚止痙)의 효능이 있어서 두통과 어지럼증을 치료하며(치두통현훈治頭痛眩暈), 팔다리가 마비되는 증상(지체마목肢體痲木), 어린이들의 경풍(소아경풍小兒驚風), 간질(癲癎), 파상풍(破傷風) 등에 이용할 수 있다.

| **채취 및 가공** | 가을에서 다음 해 봄 사이에 채취하여 햇볕에 말린다. 천마는 그냥 복용하면 고유의 오줌 지린내가 많이 나서 복용에 어려움이 있다. 이때는 이물질을 제거하고 윤투(潤透)시킨 다음 가늘

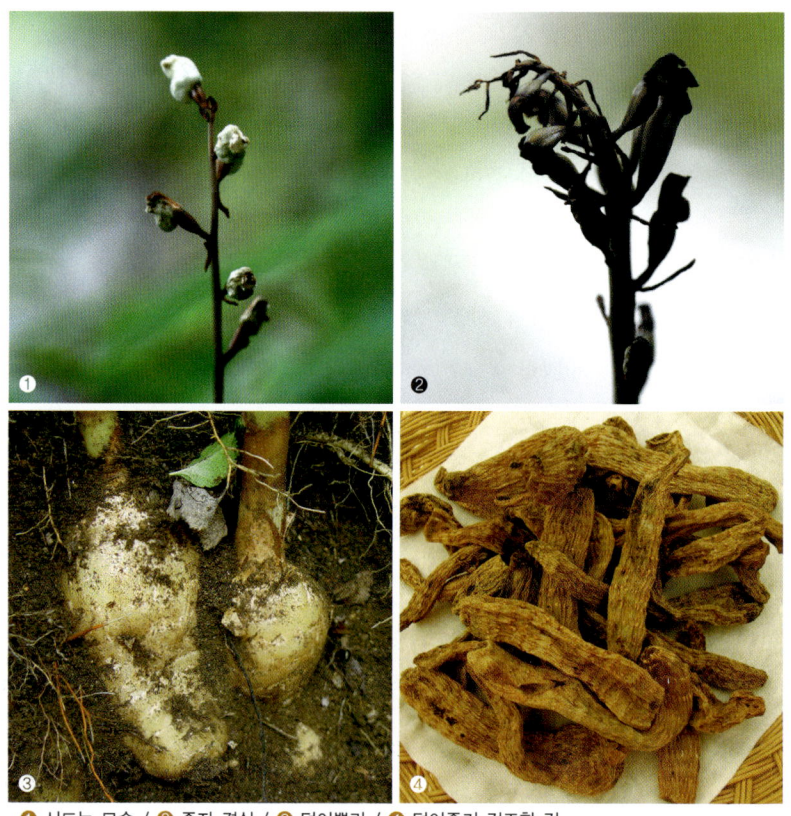

❶ 시드는 모습 / ❷ 종자 결실 / ❸ 덩이뿌리 / ❹ 덩이줄기 건조한 것

게 썰어서 밀기울과 함께 볶아서 가공하면 천마 고유의 지린 냄새를 제거할 수 있다.

| **용법** | 물에 끓여 복용하거나, 환 또는 가루로 복용하기도 하며, 소주를 부어 침출주로 복용하기도 하는데, 소주(30%) 3.6L에 잘 포제하여 말린 천마 50~100g 정도를 넣고 밀봉하여 한 달 이상 두었다가 식후에 소주잔으로 한 잔씩 복용하면 편두통에 매우 좋은 효과가 있다.

| **용량** | 건조한 약재로 하루 4~12g.

| **사용상의 주의사항** | 기혈이 심하게 허약한 경우에는 신중하게 사용한다.

| **응용** | 민간요법으로 편두통 치료를 위하여 마른 천마를 분말로 만들어 식후 5~10g씩 1일 2~3회 복용하며, 소화불량에는 말린 천마 1,200g, 마(산약山藥) 600g을 섞어 분말로 복용한다. 또 현기증과 두통, 감기의 열을 치료하는 방법으로 하루에 천마 3~5g에 말린 천궁을 첨가하여 복용하면 강장효과도 있고 매우 효과가 좋다.

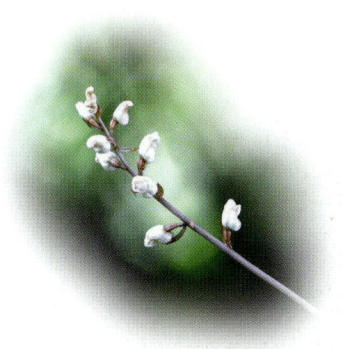

# 천문동

*Asparagus cochinchinensis* (Lour.) Merr.

- **식물명** : 백합과(百合科, Liliaceae)의 다년생 덩굴성 초본. 천문동
- **생약명** : ASPARAGI RADIX(천문동天門冬)
- **다른 이름** : 천동(天冬), 천문동(天文冬)
- **사용부위** : 덩이뿌리(괴근塊根)를 건조한 것.

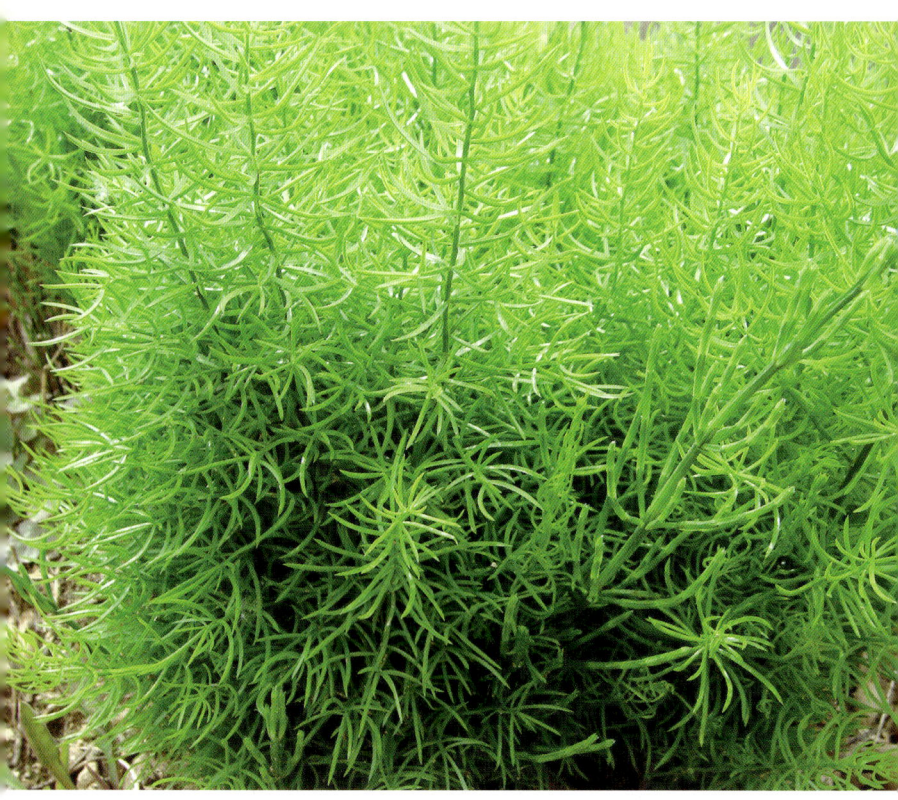

| **생김새** | 다년생 덩굴성 초본으로 방추형(紡錘形)의 덩이뿌리가 사방으로 퍼져 있으며, 원줄기는 1~2m까지 자란다. 잎처럼 생긴 가지는 선형(線形)이고 1개 또는 3개씩 모여나면서(총생叢生) 활처럼 약간 굽는다. 꽃은 5~6월에 피는데, 잎겨드랑이에 1~3개씩 담황색으로 피어 달린다. 약재인 괴근(塊根)은 긴 방추형(紡錘形)으로 조금 구부러져 있고 길이 5~18㎝, 지름 0.5~2㎝이다. 표면은 황백색 또는 엷은 황갈색으로 반투명하고 넓으며 고르지 않은 가로주름이 있고 더러는 회갈색의 외피(外皮)가 남아 있는 것도 있다. 질은 단단하고 또는 유윤(柔潤)하기도 하며 점성(粘性)이 있다. 단면은 각질 모양으로 중심주는 황백색이다.

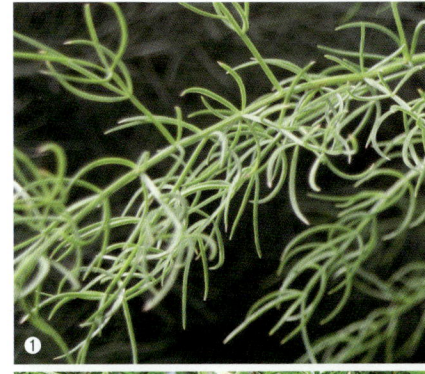
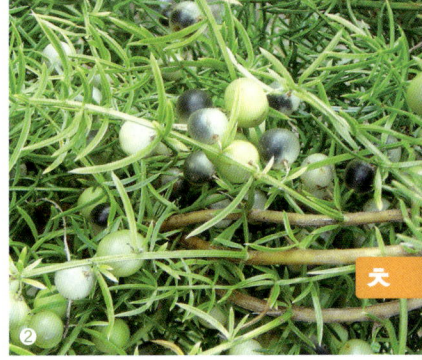

❶ 잎 / ❷ 열매

| **주요 생산지** | 우리나라의 중부 이남 서해안 바닷가에 주로 분포하고, 중국의 중부, 서북, 양자강 유역 및 남방 각지에 분포한다.

| **성품과 맛** | 성품은 차고(寒), 맛은 달고 쓰며(감고甘苦), 독은 없다.

| **작용 부위** | 폐(肺), 신(腎) 경락에 작용한다.

| **효능주치** | 몸 안의 음액을 기르는 자음(滋陰), 건조함을 윤활하게 하는 윤조(潤燥), 폐의 기운을 깨끗하게 하는 청폐(淸肺), 위로 치솟는

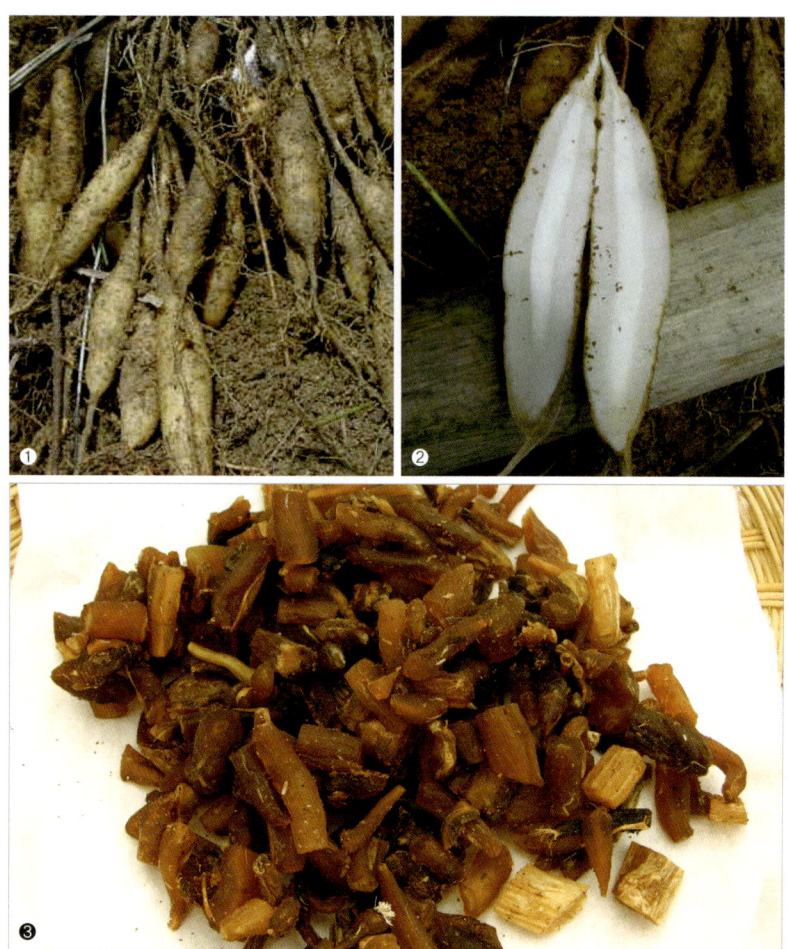

❶ 덩이뿌리 / ❷ 덩이뿌리 자른 단면 / ❸ 덩이뿌리 잘라서 건조한 것

화를 가라앉히는 강화(降火) 등의 효능이 있어서 음허발열(陰虛發熱, 음기가 허하여 열이 발생하는 증상, 음허화왕과 같음), 해수토혈(咳嗽吐血, 기침을 하면서 피를 토하는 증상)을 치료하고, 그 밖에도 폐위(肺萎), 폐옹(肺癰), 인후종통(咽喉腫痛), 소갈(消渴), 변비(便泌) 등을

치료하는 데 유용하다.

| 채취 및 가공 | 가을과 겨울에 채취하여 끓는 물에 데쳐서 껍질을 벗기고 햇볕에 말린다. 이물질을 제거하고 물로 깨끗이 씻어 속심(心)을 제거(去心)하고 절단하여 말린다. 때로는 거심하지 않고 그대로 절단하여 사용하기도 한다.

| 용법 | 흔히 민간요법으로 당뇨병 치료를 위하여 물에 달여서 장기간 복용하면 허로(虛勞)증을 다스리는 데 좋고, 술에 담가서 공복에 1잔씩 먹으면 좋다. 또한 해수와 각혈을 치료하고 폐의 양기를 도우므로 달여서 먹거나 가루 또는 술에 담가서 먹는다. 또 설탕에 당침(설탕과 약재를 1:1로 취하여 유리병이나 토기에 한 켜씩 교차로 다져 넣고 밀봉하여 100일 이상을 우려냄)하여 식용하면 담을 제거하는 데 도움이 된다.

| 용량 | 말린 것으로 하루에 5~15g.

| 사용상의 주의사항 | 달고 쓰며 찬 성미가 있기 때문에 허한(虛寒)으로 설사를 하는 경우와 풍사(風邪)나 한사(寒邪)로 인하여 해수(咳嗽)를 하는 경우에는 사용을 피한다.

| 응용 | 특히 마른기침을 하면서 가래가 없거나 적은 양의 끈끈한 가래가 나오고 심하면 피가 섞이는 증상에는 뽕잎(상엽), 사삼, 행인 등과 같이 사용하면 좋다.

# 청미래덩굴

*Smilax china* L.

- **식물명** : 백합과(百合科, Liliaceae) 다년생 덩굴성. 청미래덩굴
- **생약명** : **SMILACIS GLABRAE RHIZOMA**(토복령土茯苓)
- **다른 이름** : 발계(菝葜), 우여량(禹餘糧), 초우여량(草禹餘糧), 자저령(刺猪苓), 선유량(仙遺糧), 토비해(土萆薢)
- **사용부위** : 근경(根莖)을 건조한 것을 토복령으로 사용한다. 그러나 원래 토복령의 기원식물로 중국에서는 동속 근연식물인 민청미래덩굴(*Smilax glabra* Roxb.)의 근경을 건조한 것으로 수재하고 있으며, 청미래덩굴은 발계(菝葜)라고 하여 구분하고 있다.

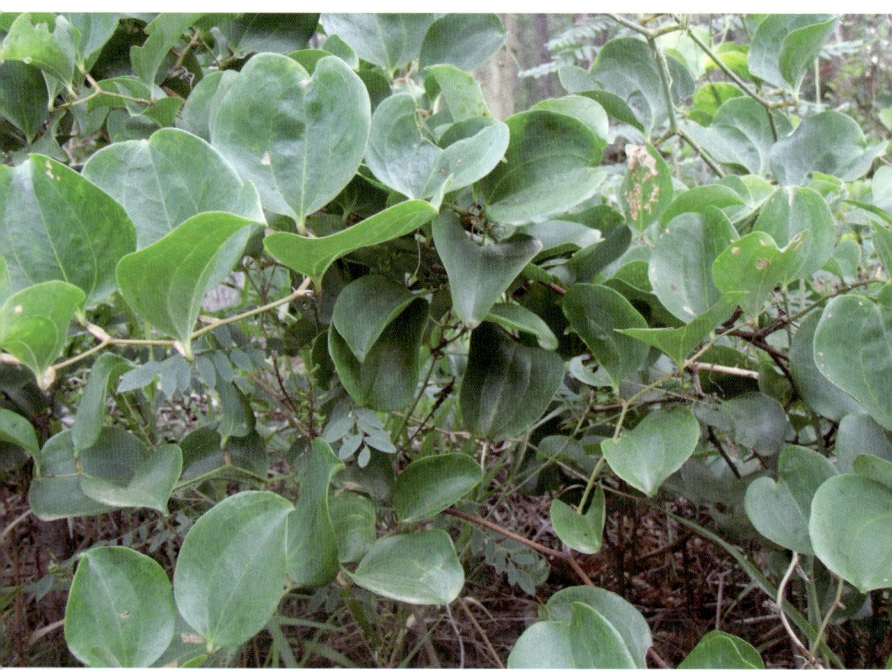

| 생김새 |

① **청미래덩굴** : 덩굴성 관목으로서 근경은 회갈색인데 옆으로 벋으며, 비후하고 단단하다. 줄기에는 구부러진 가시가 있고, 잎은 어긋나며 장타원형 또는 원형이며, 끝이 뾰족하고 광택이 난다. 꽃은 2가화(家花)로서 5월에 황갈색으로 피며, 열매는 9~10월에 빨갛게 익는다.

② **민청미래덩굴** : 반연성(攀緣性, 주변의 물체를 휘어잡고 올라가는 성질) 관목이다. 뿌리줄기는 덩이뿌리이고 마디가 뚜렷하며 여러

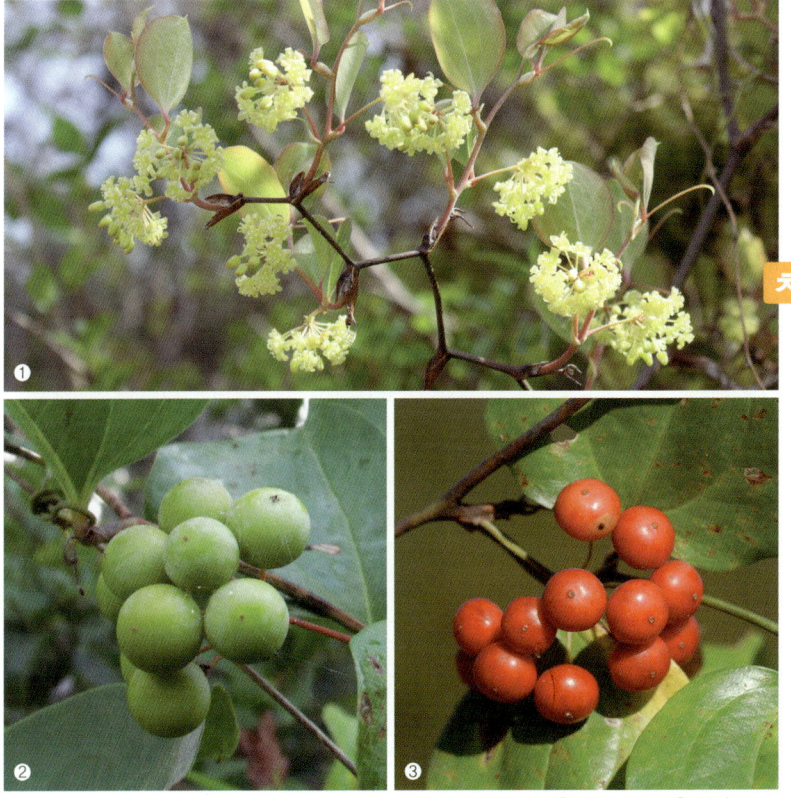

❶ 꽃과 잎줄기 / ❷ 열매(미숙) / ❸ 열매(성숙)

개의 수염뿌리가 달려 있다. 홑잎은 어긋나고 가죽질이며 피침형이거나 타원 모양의 피침형이며 길이는 6~20㎝, 너비는 1.2~5㎝이고 끝은 점차 뾰족해진 모양이며 기부는 원형이고 가장자리가 밋밋하며 뒷면에 흰 가루가 덮여 있고 기부에서 3~5줄의 맥이 나와 있다. 꽃은 암수딴그루이고, 산형화서이며 꽃은 작고 희며 지름이 4㎝이다.

③ 약재의 성상 : 약간 원주형으로 조금 납작하거나 혹은 불규칙한 가늘고 긴 덩어리로 결절상(結節狀)의 융기가 있고 짧게 분지(分枝)되어 있으며, 길이 5~22㎝, 지름 2~5㎝이다. 표면은 황갈색 또는 회갈색으로 울퉁불퉁하여 고르지 않다. 단단한 수염뿌리와 잔기가 있으며, 분지된 정단에는 원형의 뿌리 흔적이 있고 외피에는 불규칙한 열문(裂紋)과 인엽(鱗葉)이 남아 있다. 질은 단단하고, 절편은 긴 원형 또는 형상이 불규칙하고 두께 1~5㎜로 단면은 유백색 또는 담홍갈색으로 분성(粉性)이며, 점상(點狀)의 유관속과 많은 작은 점이 있다.

| **주요 생산지** | 청미래덩굴은 전국의 산야에 분포한다. 민청미래덩굴은 중국 양자강 유역의 남부 각성에 분포한다.

| **성품과 맛** | 성품은 평(平)하고 맛은 달며 담담(감담甘淡)하다. 독성은

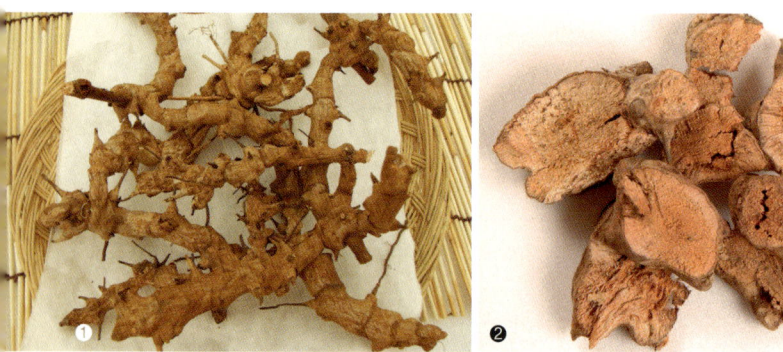

❶ 청미래덩굴 근경을 건조한 것 / ❷ 건조한 근경 잘라놓은 것

없다.

| 작용 부위 | 간(肝), 방광(膀胱), 대장(大腸) 경락에 작용한다.

| 효능주치 | 습사를 제거하는 제습(除濕), 독을 풀어주는 해독(解毒), 관절의 기를 통하게 하는 통리관절(通利關節) 효능 등이 있어 습열임독(濕熱淋毒, 성병)을 치료하고, 대하(帶下), 옹종(癰腫), 나력(瘰癧, 연주창), 개선(疥癬, 옴), 매독(梅毒, 성병) 및 수은중독(水銀中毒)으로 인한 팔다리의 마비나 경련(지체구련肢體拘攣), 근골이 쑤시고 아픈 증상(근골동통筋骨疼痛) 등을 치유한다.

| 채취 및 가공 | 여름과 가을에 채취하여 건조하거나 썰어서 햇볕에 말린다. 이물질을 제거하고 침포하여 윤투(潤透)시킨 다음 절편하여 사용하는데, 침포를 할 때는 물에 담가서 겨울에는 하루에 한 번, 봄·가을에는 두 번, 여름에는 세 번씩 물을 갈아주면 냄새를 방지할 수 있다.

| 용법 | 뿌리줄기 말린 것 15g에 물 700mL를 붓고 끓기 시작하면 불을 약하게 줄여서 200~300mL 정도로 달여서 아침저녁으로 두 차례에 나누어 복용한다. 가루 또는 환을 만들어 복용하기도 한다. 물을 붓고 달여서 그 김을 환부에 쐬고 물로 닦아내기도 한다.

| 용량 | 말린 것으로 하루에 20~75g.

| 사용상의 주의사항 | 음기를 상하게 할 우려가 있으므로 간(肝)과 신(腎)의 음기(陰氣)가 손상된 경우에는 복용에 신중을 기해야 하는데, 특히 이 약재를 복용하는 동안에는 차(茶, 녹차)를 함께 마시면 탈모(脫毛, 머리가 빠지는 증)를 일으킬 수 있으니 특별히 주의한다.

| 응용 | 민간요법으로 요리를 할 때 식재료의 독성을 제거하는 수단으로 물 1L에 토복령 20g을 넣고 충분히 끓여낸 물에 식재료를 일정시간(보통 1~2시간) 담그거나, 조리를 할 때 식재료와 함께 넣고 삶거나 찌기도 한다.

# 층층둥굴레

*Polygonatum stenophyllum* Maxim.

- **식물명** : 백합과(百合科, Liliaceae) 다년생 초본. 층층둥굴레, 층층갈고리둥굴레(*P. sibiricum* Delar.), 진황정(*P. falcatum* A.Gray), 죽대(큰대잎둥굴레, *P. lasianthum* Maxim.)
- **생약명** : POLYGONATI RHIZOMA(황정黃精)
- **다른 이름** : 녹죽(鹿竹), 야생강(野生薑), 산생강(山生薑), 옥죽황정(玉竹黃精)
- **사용부위** : 근경을 건조한 것.

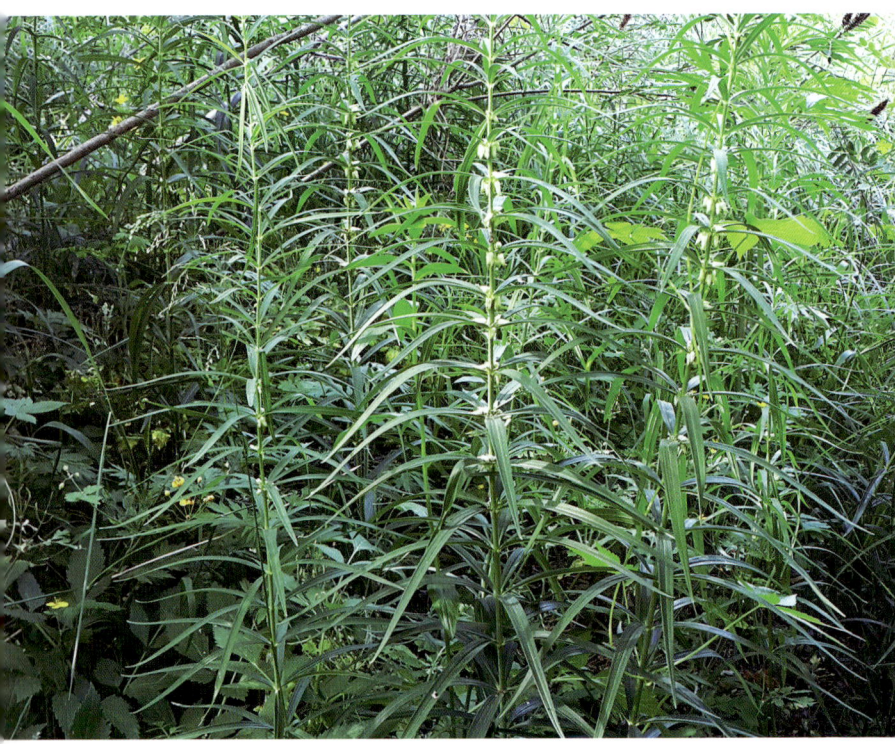

| 생김새 |

① **층층갈고리둥굴레** : 다년생 초본으로 높이 60~90㎝, 잎은 한 곳에 4~5개가 돌려나고, 줄기에 7~10층을 이루며 바늘 모양이고 길이 8~12㎝, 너비 0.7~1.2㎝로 끝은 몹시 뾰족하고 갈고리처럼 말리고 가장자리는 밋밋하며 잎자루가 없다. 꽃은 연한 황색으로 5~6월에 잎겨드랑이에 달린다. 열매는 장과로 둥글며 검은색으로 익는다. 층층둥굴레는 잎이 넓고 잎 끝이 갈고리처럼 되지 않는다.

② **층층둥굴레(황정)** : 구부러진 원주형 또는 괴상(塊狀)으로 길이 6~20㎝, 지름 1~3㎝이다. 표면은 황백색 또는 황갈색으로 가로로 마디가 있고 반투명하다. 한쪽에는 줄기가 붙었던 자국이 둥글게 오목하게 패여 있고 뿌리가 붙었던 자국은 돌출되어 있다. 재배산 둥굴레(위유萎蕤=옥죽玉竹)가 아무리 굵어도 이 자국이 없기 때문에 쉽게 구분이 가능하다. 그 밖에도 위유(둥굴레)는 지름이 1㎝ 내외로 가늘고 길어 황정과 쉽게 구분된다. 질은

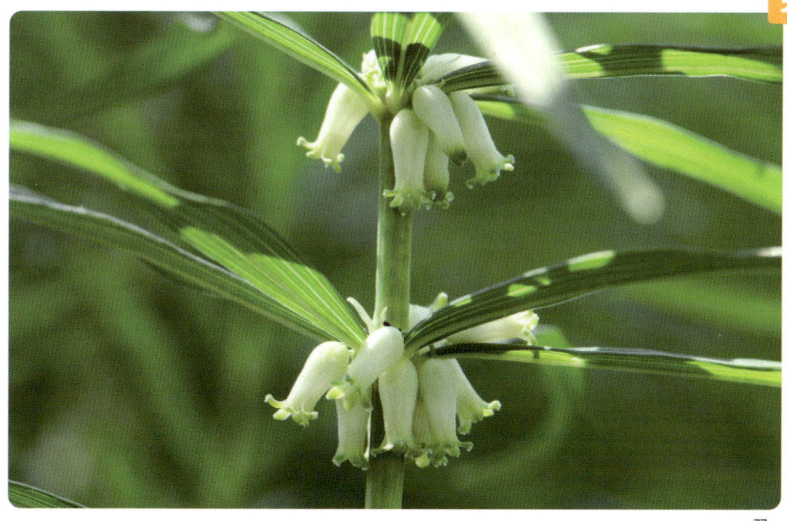

꽃

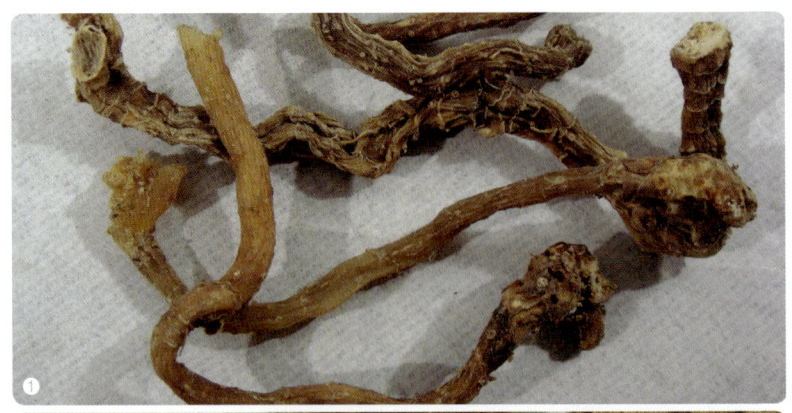

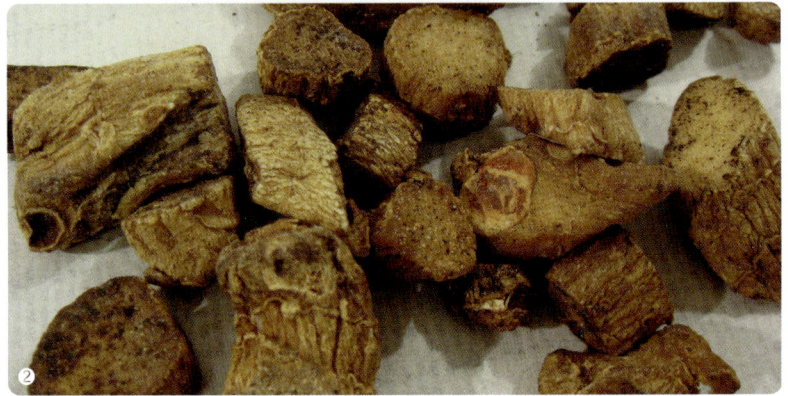

❶ 뿌리줄기 건조한 것 / ❷ 건조한 뿌리줄기 자른 것

단단하며 눅진눅진하고, 단면은 엷은 갈색으로 반투명하고 각질이며 황백색의 작은 점이 많다.

| **주요 생산지** | 우리나라의 중부 지방에서 재배되고 있으며, 중국에는 흑룡강, 길림, 요녕, 하북, 산동, 강소, 산서, 섬서, 내몽고 등지에 분포한다.

| **성품과 맛** | 성품은 평(平)하고 맛은 달다(甘). 독성은 없다.

| **작용 부위** | 비(脾), 폐(肺), 신(腎) 경락에 작용한다.

| 효능주치 | 보기(補氣) 약재로서 중초를 보하고 기를 더하는 보중익기(補中益氣), 심폐를 윤활하게 하는 윤심폐(潤心肺), 근골을 강하게 하는 강근골(强筋骨) 등의 효능이 있어서 한사(寒邪)와 열사(熱邪)에 의하여 기가 손상된 증상을 치료하며(치허손한열治虛損寒熱), 폐의 피로에 의한 기침, 병후 몸이 허한 증상, 근골의 연약 증상 등을 다스린다.

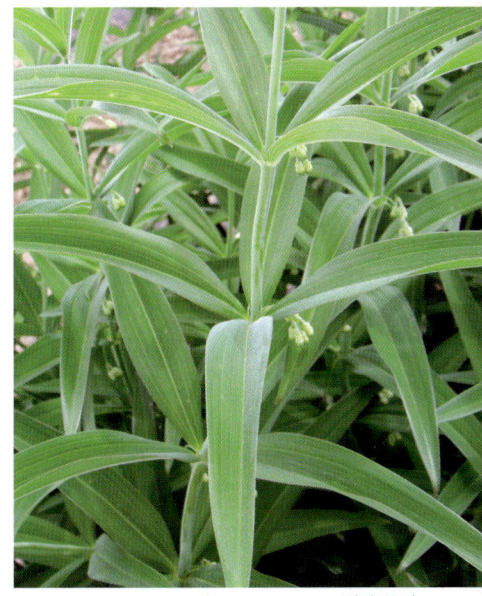

잎과 줄기

| 채취 및 가공 | 가을에 채취해서 이물질을 제거하고 물에 씻은 후 시루에 쪄서 햇볕에 말린다. 술을 섞어서 증숙(주증酒蒸)하여 사용한다.

| 용법 | 약재 10g에 물 700mL를 붓고 끓기 시작하면 불을 약하게 줄여서 200~300mL 정도로 달여서 아침저녁으로 두 차례에 나누어 복용한다. 현재 민간에서 이 약재를 사용할 때 약재의 모양이 비슷하고, 자음윤폐(滋陰潤肺)하는 효능이 같아서 황정과 위유(옥죽)를 혼용하는 경향이 있는데 황정은 보비익기(補脾益氣)의 작용이 강한 보기(補氣) 약재이고, 위유(옥죽)는 생진양위(生津養胃)의 작용이 강한 자음(滋陰) 약재이므로 구분하여 사용하는 것이 그 효능을 극대화시킬 수 있을 것이다.

| 용량 | 말린 것으로 하루에 10~20g.

| 사용상의 주의사항 | 성질이 끈끈한 점액성이기 때문에 중초(中焦, 비

위, 소화기관)가 차서 설사를 하는 경우나, 담(痰)과 습사(濕邪)로 인하여 기가 울체(鬱滯, 막힌 것)되고 아픈 증상에는 사용하지 않는다.

| 응용 | 황정을 솥에 넣고 볶아서 사용하면 유효성분의 추출도 잘 될 뿐만 아니라 맛도 매우 고소하여 차로 우려 먹기 좋고, 특히 팽화(튀밥을 튀기는 기계에 넣고 가온 시간을 절반 정도만 주어 살짝 볶아냄)하여 이용하면 좋다.

### [둥굴레(옥죽)와 진황정(황정) 비교] ↔ 좌우 비교

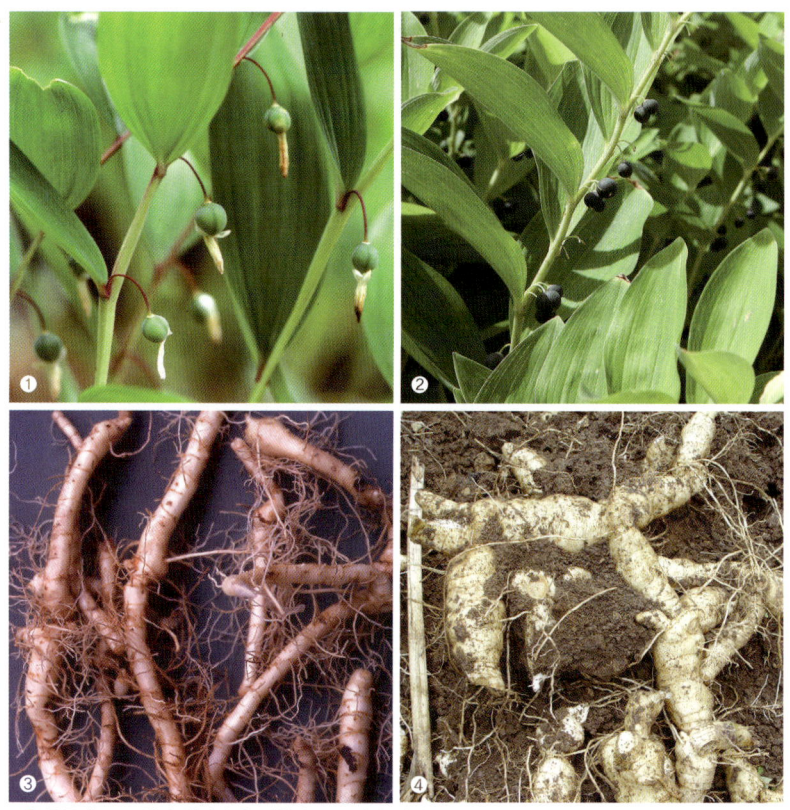

❶ 둥굴레(옥죽) 잎과 열매 / ❷ 진황정(황정) 잎과 열매
❸ 둥굴레(옥죽) 생뿌리 / ❹ 진황정(황정) 생뿌리

## [둥굴레(옥죽)와 진황정(황정) 비교] ↔ 좌우 비교

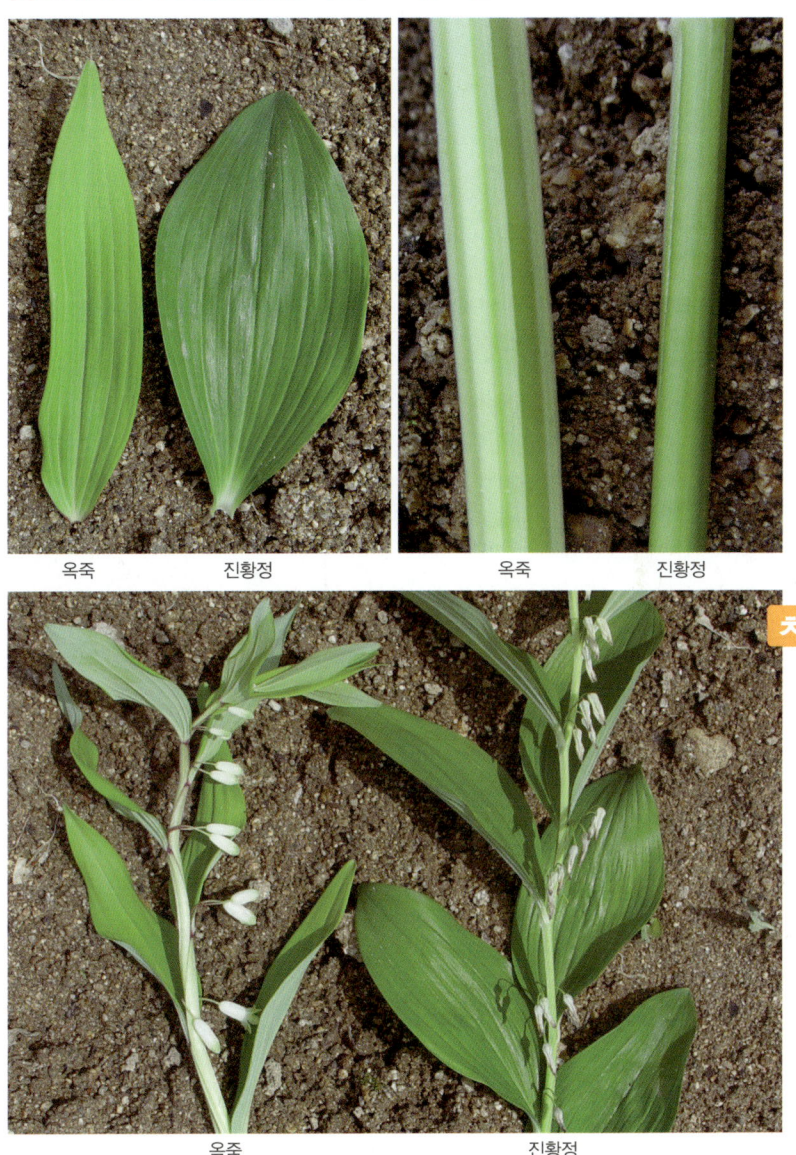

옥죽  진황정

옥죽  진황정

옥죽  진황정

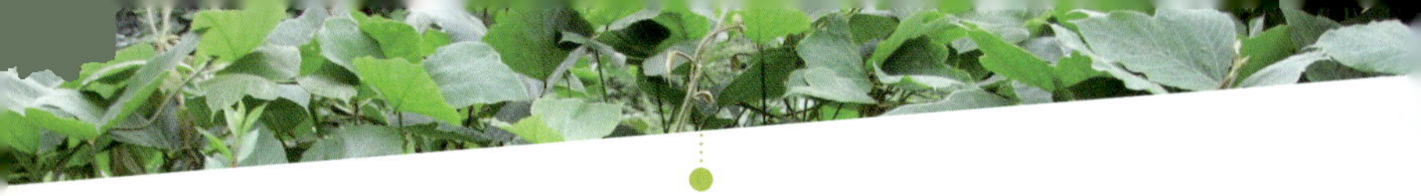

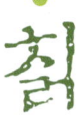

# 칡

*Pueraria lobata* (Willd.) Ohwi

- **식물명** : 콩과(豆科, Leguminosae), 다년생 덩굴성 초본. 칡(뿌리, 꽃, 순)
- **생약명** : PUERARIAE RADIX(갈근葛根, 갈화葛花, 갈룡葛龍)
- **다른 이름** : 건갈(乾葛), 감갈(甘葛), 분갈(粉葛)
- **사용부위** : 뿌리를 건조한 것을 갈근(葛根), 꽃을 말린 것을 갈화(葛花), 봄에 새로 나오는 새순을 갈룡(葛龍)이라 한다. 중국에서는 감갈(甘葛, 粉葛, *Pueraria thomsonii* Benth.)의 뿌리를 봄과 가을에 채취하여 외피를 벗겨 햇볕에 말린다.

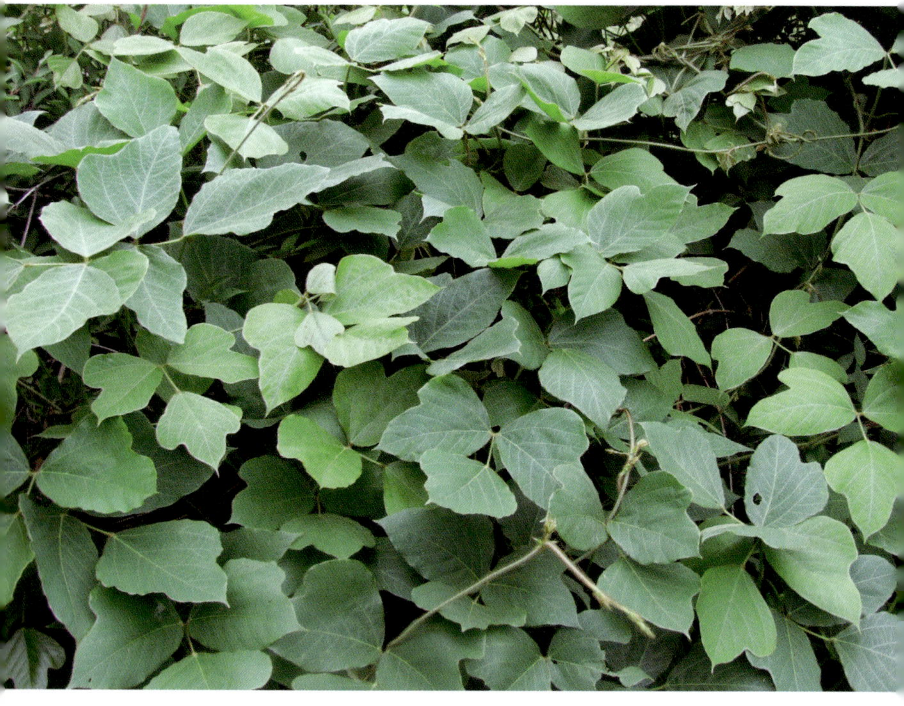

| 생김새 | 낙엽성 덩굴식물로 10여 미터나 벋어나가며, 전체에 갈색의 털이 있고 뿌리는 비대하다. 잎은 어긋나고, 3출겹잎이다. 소엽은 마름모꼴의 원형이고 끝이 뾰족하다. 7~8월에 자색 꽃이 피며 총상화서(叢狀花序)는 잎겨드랑이에서 나오고 열매는 9~10월에 맺는다. 이 약재는 세로로 자른 장방형의 두꺼운 조각이거나 혹은 작은 방괴상(方塊狀)으로 길이 5~35cm, 두께 0.5~1cm이다. 외피는 담갈색으로 세로주름이 있으며 엉성하다. 자른 면은 황백색 또는 회백색으로 무늬가 뚜렷하다. 질은 질기며 섬유성이 강하다.

| 주요 생산지 | 우리나라 각지에 분포하고, 감갈(甘葛)은 중국 화남지방에 분포한다.

| 성품과 맛 |
① 갈근 : 성은 평(양凉, 약간 시원함)하고 맛은 달고 매우며(감신甘辛), 독성은 없다.
② 갈화 : 성은 평하고 맛은 달며 독은 없다.

| 작용 부위 | 갈근은 비(脾), 위(胃)

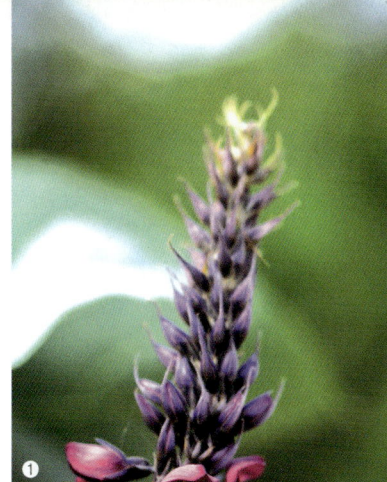

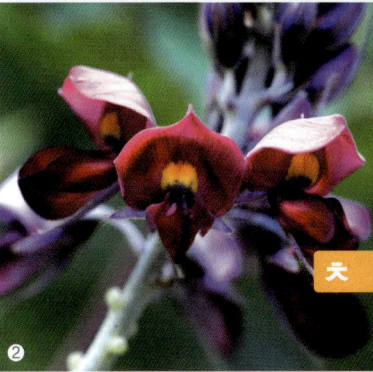

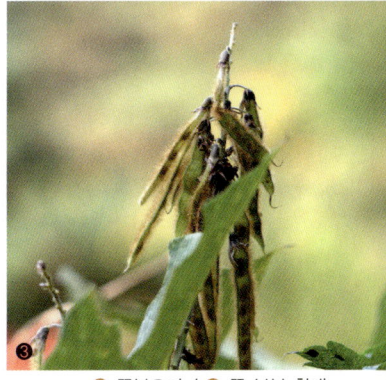

❶ 꽃봉오리 / ❷ 꽃 부분 확대
❸ 종자 결실

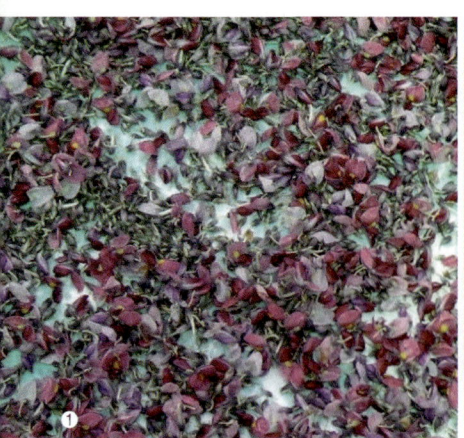 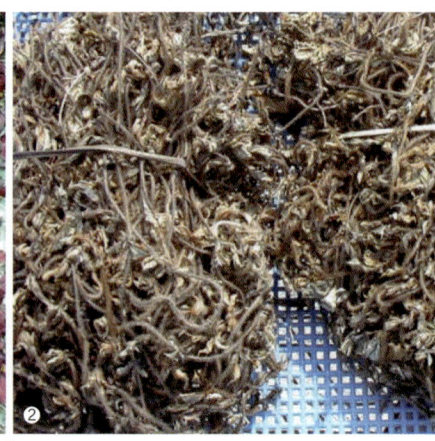

❶ 말린 칡꽃(갈화)은 약이나 차 재료로 이용한다. / ❷ 칡 새순(갈룡)을 말린 것

경락에 작용하고, 갈화는 위(胃) 경락에 작용한다.

| 효능주치 |

① 갈근 : 발한(發汗, 땀내기), 해열(解熱, 열을 내림), 진경(鎭痙, 경련을 가라앉힘), 해기(解肌, 외감병 초기 땀이 약간 나는 표증을 치료하는 방법), 지갈(止渴, 갈증을 멈춤), 지사(止瀉, 설사를 멈춤), 승양(昇陽, 양기를 끌어올림) 등의 효능이 있어서 한사로 인한 발열(상한발열傷寒發熱), 고열(高熱), 두통(頭痛), 고혈압(高血壓), 심부전(心不全), 무한증(無汗證), 소갈(消渴), 설사(泄瀉), 발진불투(發疹不透) 등에 응용할 수 있다.

② 갈화 : 해주(解酒, 술을 깸), 지혈(止血, 출혈을 멈춤)하는 효능이 있어서 술에 상한 모든 증상과 구토 및 구역, 식욕부진, 장출혈 등에 응용할 수 있다. 실제로 술을 많이 마셔서 오는 숙취나 술을 깨기 위하여 많이 이용하는 처방 중 갈화해성탕(葛花解醒湯)은 이 약재에 사인, 백두구, 청피, 인삼, 백출, 건강, 택사, 저령, 복령, 신곡, 진피, 목향 등을 배합한 것이다.

| 채취 및 가공 | 늦가을이나 이른 봄에 채취하여 이물질을 제거하고

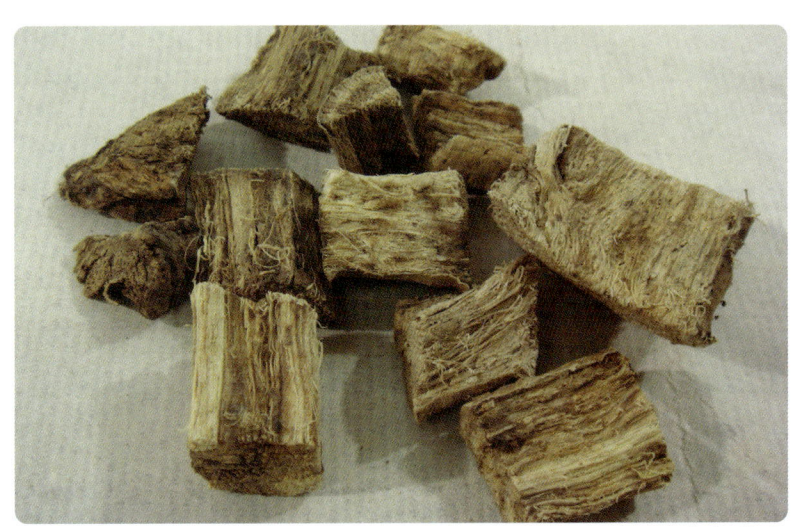

뿌리 건조한 것

겉껍질을 벗겨 햇볕에 말린다. 또는 밀기울과 함께 볶아서 밀기울은 버리고 갈근만 취해서 사용한다.

| 용법 | 갈근은 생진지갈(生津止渴, 진액을 생성하고 갈증을 멈춤)하는 효능이 크기 때문에 단방으로도 효능이 양호하며, 따라서 민간요법으로도 널리 사용되어 왔다.

| 용량 | 말린 것으로 하루에 6~12g.

| 사용상의 주의사항 | 갈근이나 갈화 모두 찬 성질을 가지므로 위(胃)가 찬 경우나, 표허(表虛)로 인하여 땀을 많이 흘리는 경우에는 신중하게 사용한다.

| 응용 | 단방으로 사용할 때는 잘 말려둔 갈근 한줌에 물을 넉넉하게 붓고 끓여서 차로 마시는데, 속에 열이 있어 갈증이 나거나 술 마신 후에 속을 푸는 데도 효과가 매우 좋아 민간에서 널리 애용된다.

# 큰조롱(은조롱)

*Cynanchum wilfordii* (Maxim.) Hemsl.

- **식물명** : 박주가리과(Asclepiadaceae)에 속한 다년생 덩굴성 초본인 큰조롱(은조롱)
- **생약명** : RADIX CYNANCHI WILFORDII(백수오白首烏, 백하수오白何首烏)
- **다른 이름** : 격산소(隔山消), 태산하수오(泰山何首烏)
- **사용부위** : 덩이뿌리(괴근塊根)를 건조한 것.

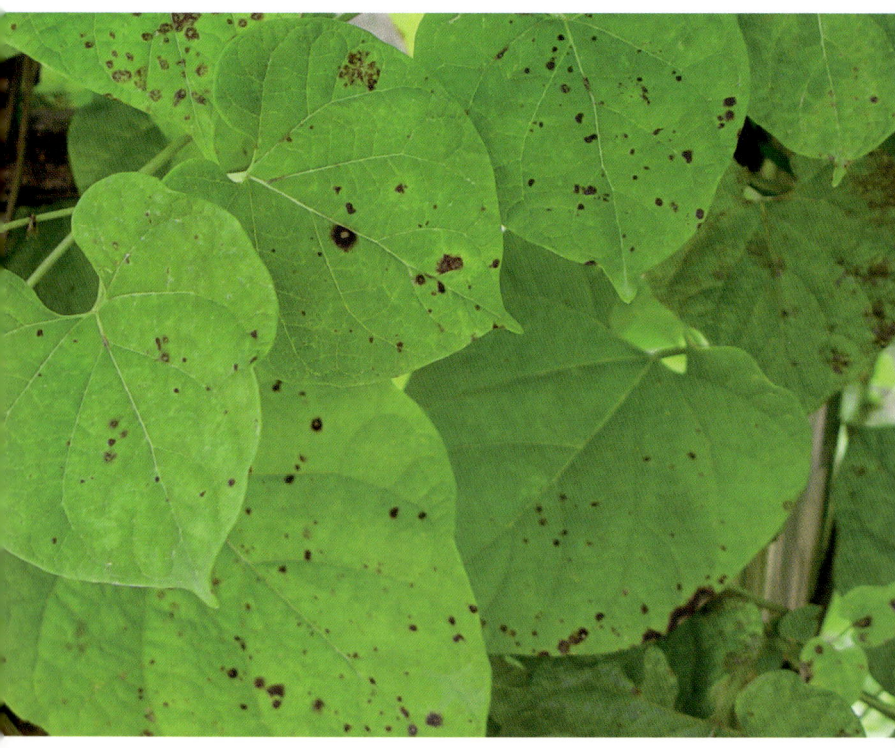

| 생김새 | 다년생 덩굴성 초본으로서 덩굴은 2~3m까지 뻗고, 꽃은 7~8월에 잎겨드랑이에서 산형화서(傘形花序)로 연한 황록색으로 핀다. 열매는 골돌로 길이가 8㎝ 정도이다. 약재로 사용하는 덩이뿌리는 긴 타원형으로서 줄기가 붙는 머리 부분은 가늘지만 아래로 내려갈수록 두꺼워지다가 다시 가늘어진다.

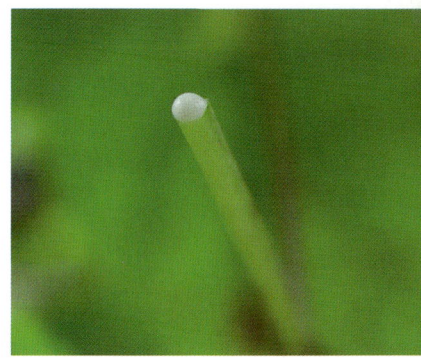

줄기를 절단하면 나오는 흰색 즙

| 주요 생산지 | 우리나라 각지의 산야 또는 양지바른 곳에 분포하고 농가에서 재배도 한다.

| 성품과 맛 | 맛은 달고(甘) 약간 쓰며(미고微苦) 떫고(삽澁), 성은 약간 따뜻하고(미온微溫) 독성은 없다.

| 작용 부위 | 간(肝), 신(腎), 비(脾) 경락에 작용한다.

| 효능주치 | 간과 신을 보하는 보간신(補肝腎), 근육과 뼈를 튼튼하게 하는 강근골(强筋骨), 소화기능을 튼튼하게 하는 건비보위(健脾補胃), 독을 풀어주는 해독(解毒) 등의 효능이 있어서 간과 신이 모두 허한 증상, 머리가 어지럽고 눈이 어지러운 증상, 잠을 못 이루는 불면증이나 건망증, 머리가 빨리 희어지는 증상, 유정(遺精), 허리와 무릎이 시리고 아픈 증상, 비(脾)의 기능이 허하여 기를 온몸에 돌려주는 기능이 저하된 증상, 위가 더부룩하고 헛배 부른 증상, 식욕부진, 설사, 출산 후 젖이 잘 나오지 않는 증상 등에 이용할 수 있다.

| 채취 및 가공 | 가을에 잎이 마른 다음이나 이른 봄에 싹이 나오기 전에 채취하여 수염뿌리와 겉껍질(조피粗皮)을 제거하고 건조한다. 이

물질을 제거하고 절편하여 햇볕에 말린다. 하수오처럼 검정콩 삶은 물을(약재 무게의 10~15%의 검정콩을 물에 충분히 삶아서 우려낸 물을 모아 사용) 흡수시켜 시루에 찌고 말리는 과정을 반복하면 더욱 좋으나 하수오에 비하여 독성은 없으므로 반드시 포제를 해야 하는 것은 아니다.

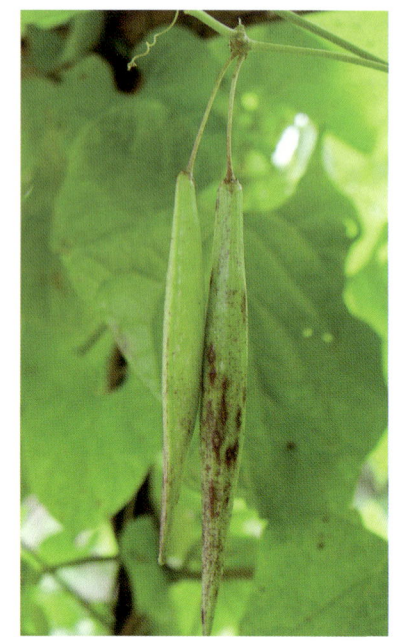
열매

| 용법 | 보통 덩이뿌리 15g에 물 700mL를 붓고 끓기 시작하면 불을 약하게 줄여서 200~300mL 정도로 달여서 아침저녁으로 두 차례에 나누어 복용한다. 가루 또는 환을 만들어 복용하기도 하고, 술에 담가서 복용하기도 한다. 술을 담글 때는 큰조롱 덩이뿌리 100g에 소주 1.8L짜리 한 병을 부어 석 달 이상 두었다가 반주로 한 잔씩 마신다.

| 용량 | 건조한 약재로 하루 6~12g.

| 사용상의 주의사항 | 수렴(收斂)하는 성질이 있는 보익(補益) 약재로서 감기 초기에는 사용하지 않는다.

## [큰조롱과 하수오 비교] ↔ 좌우 비교

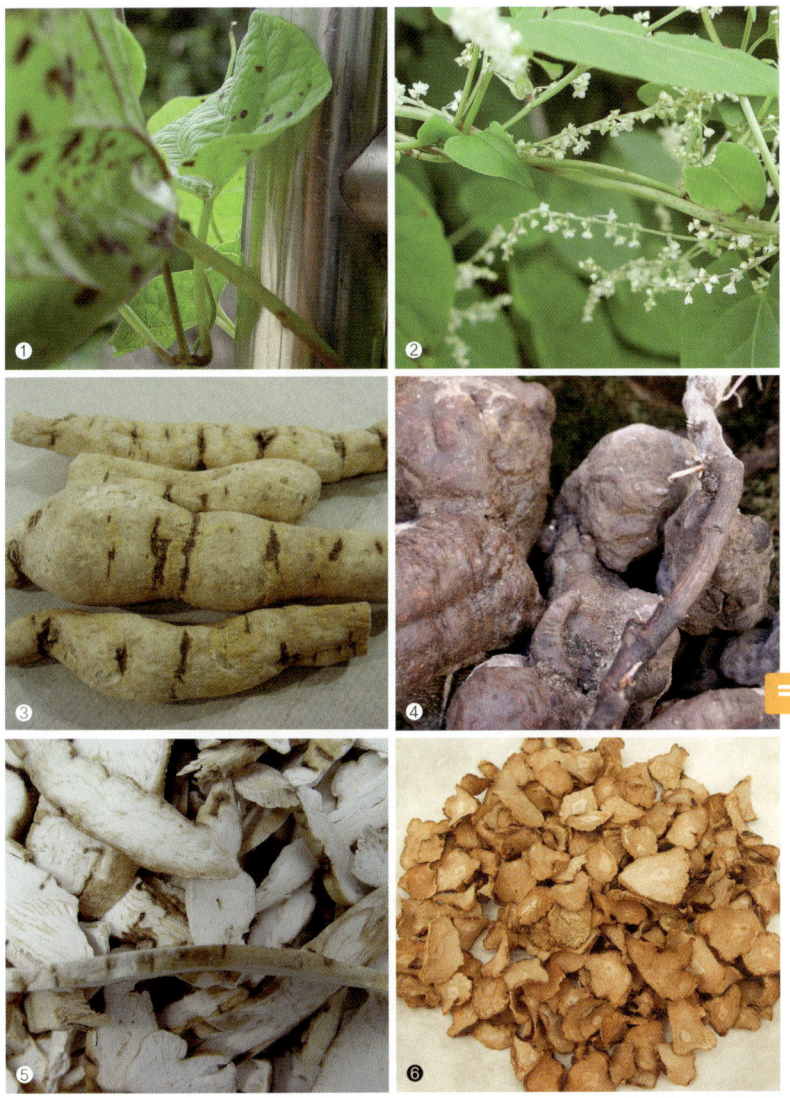

❶ 큰조롱 잎과 줄기 / ❷ 하수오 잎과 줄기 / ❸ 큰조롱 덩이뿌리 / ❹ 하수오 덩이뿌리
❺ 큰조롱 건조한 덩이뿌리 잘라놓은 것(절편) / ❻ 하수오 건조한 덩이뿌리 잘라놓은 것(절편)

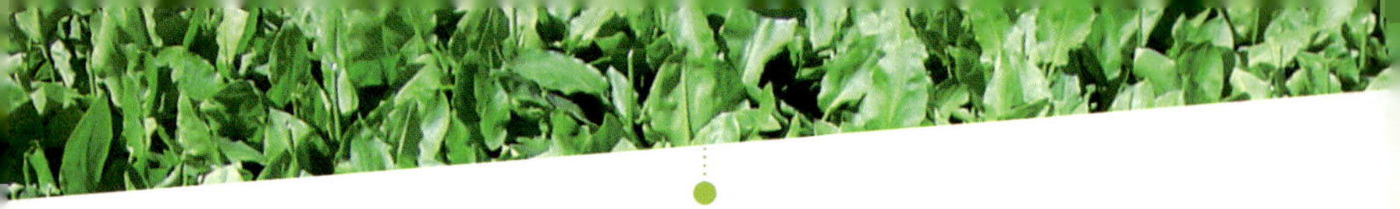

# 택사(질경이택사)

*Alisma orientale* (Sam.) Juz.

- **식물명** : 택사과(澤瀉科, Alismataceae)의 다년생 소택식물. 택사(*Alisma canaliculatum* A.Br. & Bouche), 질경이택사
- **생약명** : ALISMATIS RHIZOMA(택사澤瀉)
- **다른 이름** : 수사(水瀉), 택지(澤芝), 급사(及瀉), 천독(天禿)
- **사용부위** : 괴경(塊莖, 덩이줄기)을 건조한 것.

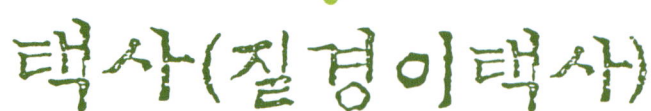

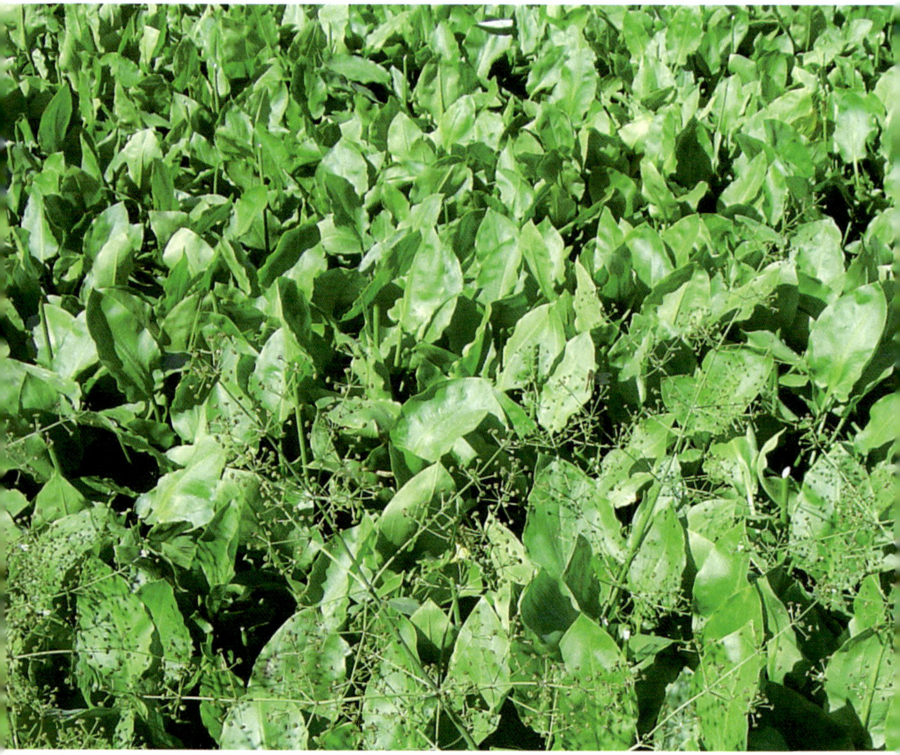

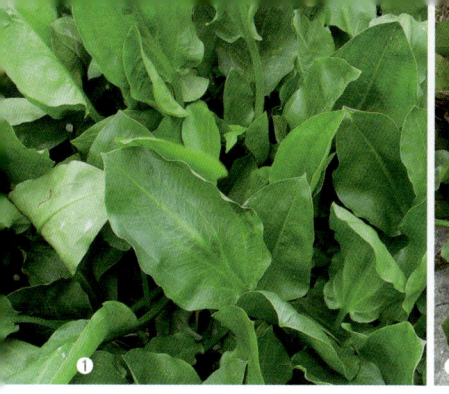 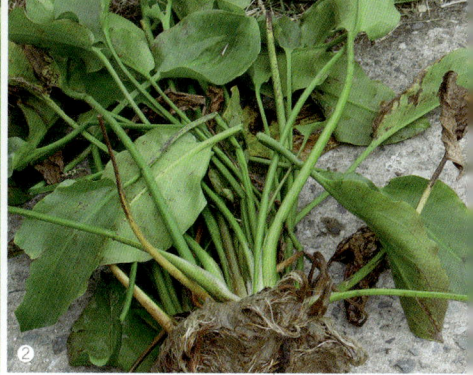

❶ 잎 / ❷ 전초

| 생김새 | 다년생 초본으로서 50~80㎝ 정도로 자란다. 뿌리줄기는 짧고 구형(球形)이다. 뿌리줄기의 겉껍질은 갈색이고 수염뿌리가 많다. 잎은 뿌리로부터 나오는 근생(根生)이고 달걀 모양의 타원형으로 끝은 뾰족하다. 꽃은 7~9월에 흰색으로 피고 열매는 9~10월에 열린다. 약재로 사용하는 괴경(塊莖)은 유구형(類球形), 타원형(橢圓形) 또는 난원형(卵圓形)으로, 길이 2~7㎝, 지름 2~6㎝이다. 표면은 황백색 또는 담황갈색이고 가로로 불규칙하고 둥근 모양(환상環狀)의 얕은 구문(溝紋)과 작고 가느다란 돌기의 수염뿌리 흔적이 많이 있고, 밑부분에는 혹 모양의 눈 흔적(芽痕)이 있다. 질은 견실하고, 단면은 황백색의 분성(粉性)이며 작은 구멍이 많이 있다.

| 주요 생산지 | 우리나라 남부 지방의 소택지(沼澤地)에 자생하며 재배도 한다. 전남 여천 지역에 소규모 농가들이 재배하고 있다.

| 성품과 맛 | 성품은 차고(寒) 맛은 달며(甘), 독성은 없다.

| 작용 부위 | 신(腎), 방광(膀胱) 경락에 작용한다.

| 효능주치 | 수도를 이롭게 하여 소변을 잘 나가게 하며 습사를 조절하는 이수삼습(利水滲濕), 열을 내리게 하는 설열(泄熱) 등의 효능이 있으며, 소변이 잘 나가지 않는 증을 치료하고(치소변불리治小便不利), 몸 안에 습사가 머물러 온몸이 붓고 배가 몹시 불러오면서 그득한 느낌을 주는 수종창만(水腫脹滿), 설사와 소변량이 줄어드는

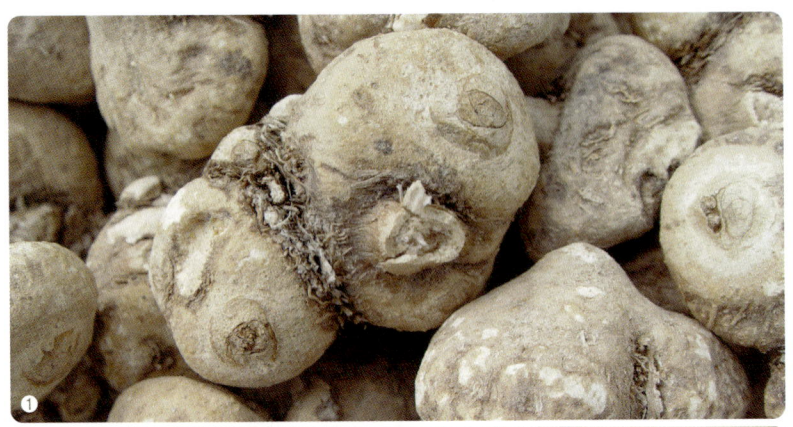
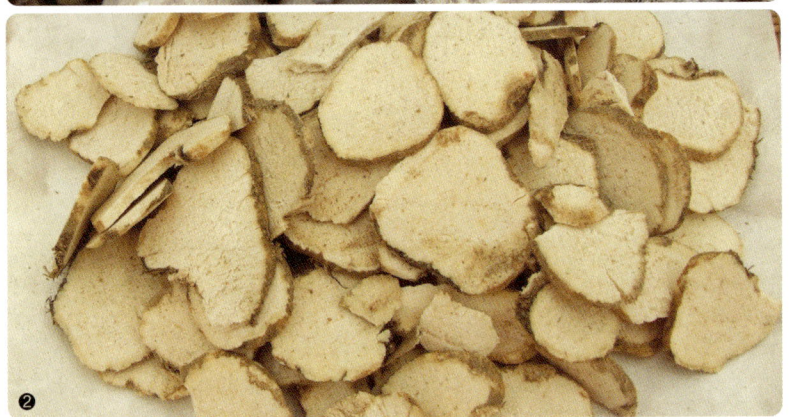

❶ 뿌리(덩이줄기) / ❷ 건조한 뿌리(덩이줄기) 절편

설사요소(泄瀉尿少), 담음현훈(痰飮眩暈, 담음은 여러 가지 원인으로 몸 안의 진액이 순환하지 못하고 일정 부위에 머물러 생기는 병증), 열림삽통(熱淋澁痛, 열림은 습열사가 하초에 몰려 소변을 조금씩 자주 누면서 잘 나오지 않고, 요도에 작열감이 있음), 고지혈증(高脂血症) 등을 치료한다.

| 채취 및 가공 | 겨울에 잎이 마른 다음에 채취하여 수염뿌리와 겉껍질(조피粗皮)을 제거하고 건조한다. 이물질을 제거하고 절편하여 볶

아주거나 소금물에 담갔다가 볶아주는 염수초(鹽水炒, 약재 무게의 2~3% 정도의 소금을 물에 풀어 약재에 흡수시킨 다음 약한 불에서 프라이팬에 볶아낸다)를 하여 사용한다.

| 용법 | 민간에서는 부종치료를 하거나 급성 신장염, 이뇨작용과 어지럼증, 유정, 시력 저하 등에 사용한다. 택사와 백출 각각 12g에 물 1,200mL를 넣고 끓기 시작하면 불을 약하게 줄여서 200~300mL 정도로 달여서 하루 3번에 나누어 먹으면 부종 치료에 효과적이다.

| 용량 | 건조한 약재로 하루 6~12g.

| 사용상의 주의사항 | 습열(濕熱)을 내보내는 작용이 있으므로 습열이 없는 경우나, 신(腎) 기능이 허하고 정액이 흘러나가는 신허정활(腎虛精滑)의 경우에는 사용하지 않는다.

| 응용 | 이뇨작용이 있어 비만자들의 다이어트에 이용하는 경우가 있으나, 택사(澤瀉)는 이수(利水, 소변을 잘 나가게 함)작용뿐만 아니라 기를 소모하는 작용이 커서 부작용이 있으므로 주의를 요한다.

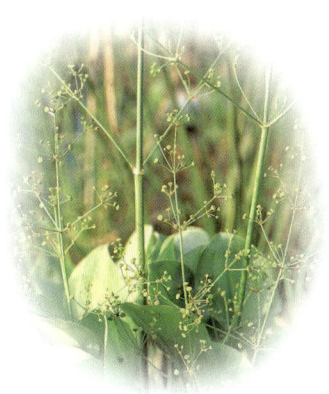

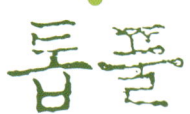

# 톱풀

*Achillea alpina* L.

- **식물명** : 국화과(Compositae) 톱풀속 다년생 초본. 톱풀, 큰톱풀[*A. ptarmica* var. *acuminata* (Ledeb.) Heim.]
- **생약명** : **ACHILLEAE HERBA** (시초蓍草)
- **다른 이름** : 거초(鋸草), 영초(靈草), 오공초(蜈蚣草), 일지호(一枝蒿)
- **사용부위** : 전초.

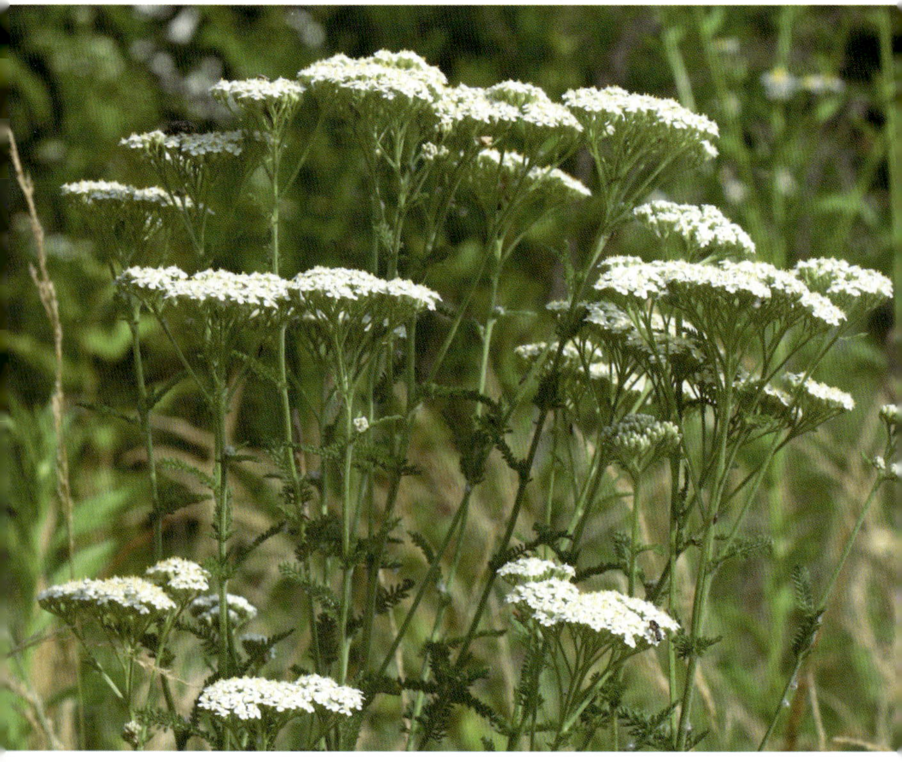

| **생김새** | 다년생 초본으로 40~90㎝ 정도 곧게 자란다. 근경은 옆으로 벋으며 잎은 어긋나고 잎자루는 없으며 잎은 좁고 길고 빗살처럼 톱니가 있다. 꽃은 7~10월에 흰색으로 피고 열매는 9~10월에 맺는다.

| **주요 생산지** | 전국의 산이나 들에 자라며 어린순은 나물로 먹는다.

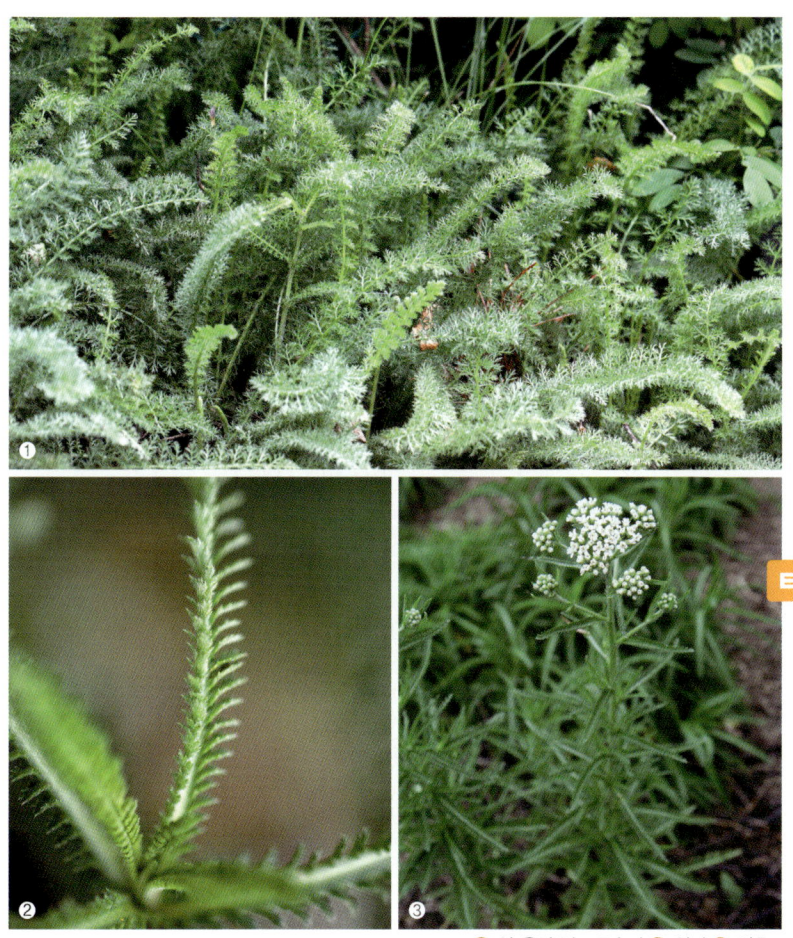

❶ 잎 올라오는 모습 / ❷ 잎 / ❸ 전초

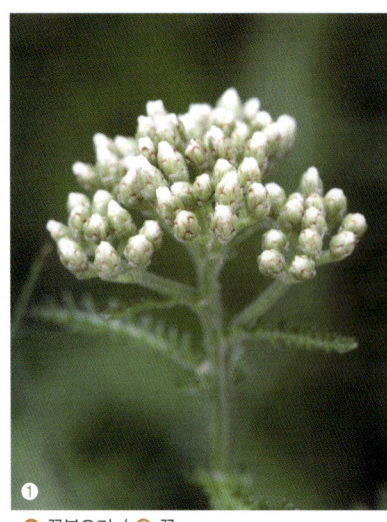 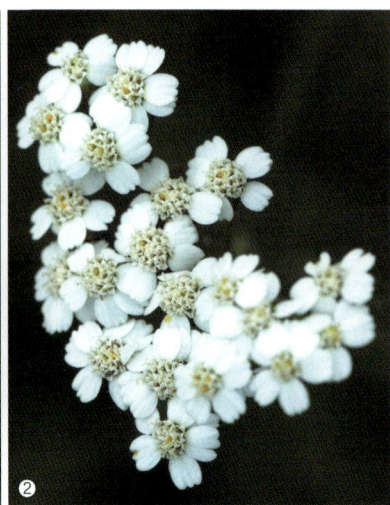

❶ 꽃봉오리 / ❷ 꽃

| 성품과 맛 | 성품은 약간 따뜻하고(미온微溫), 맛은 맵고 쓰다(신고辛苦).

| 작용 부위 | 심(心), 폐(肺), 간(肝) 경락에 작용한다.

| 효능주치 | 통증을 멈추게 하는 진통(鎭痛), 혈액순환을 좋게 하는 활혈(活血), 풍사(風邪)를 제거하는 거풍(祛風), 종기를 없애주는 소종(消腫) 효능이 있으며, 타박상, 동통, 풍습비통(風濕痺痛, 풍사와 습사로 인하여 몹시 결리고 아픈 증상), 관절염, 종독 등을 치유하는 데 유용하다.

| 채취 및 가공 | 여름에서 가을 사이에 채취하여 햇볕에 말린다.

| 용법 | 전초 말린 것 5g에 물 3컵을 붓고 끓기 시작하면 불을 약하게 줄여서 200~300mL 정도로 달여서 아침저녁으로 두 차례에 나누어 복용한다.

| 용량 | 말린 것으로 하루에 3~6g.

| 사용상의 주의사항 | 삼습(滲濕, 몸 안의 수분을 소변으로 나가게 하는 성

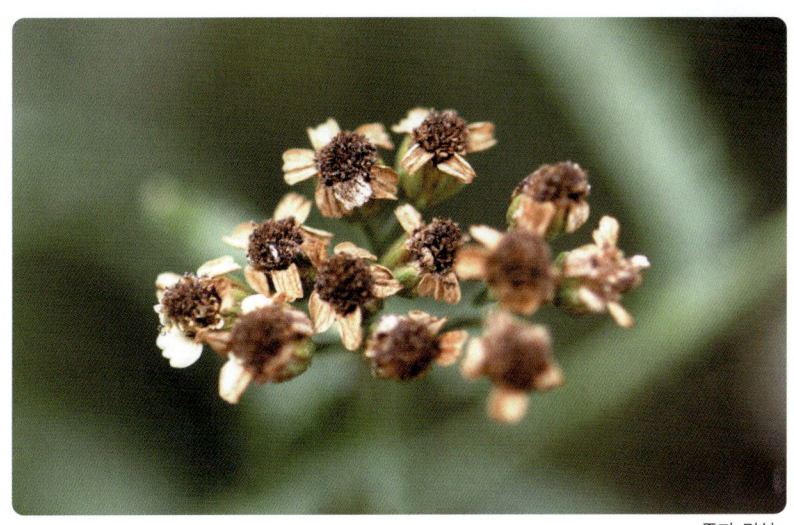

종자 결실

질 또는 치료법)하고 설열(泄熱)하는 작용이 있으므로 습열(濕熱, 습과 열이 결합된 병사)이 없는 경우나 신이 허하여 정이 활정(滑精, 정액이 잘 흘러나감)한 신허정활(腎虛精滑)의 경우에는 사용할 수 없다.

| 응용 | 외용할 때는 신선한 잎과 줄기를 짓찧어 환부에 붙이고 싸맨다.

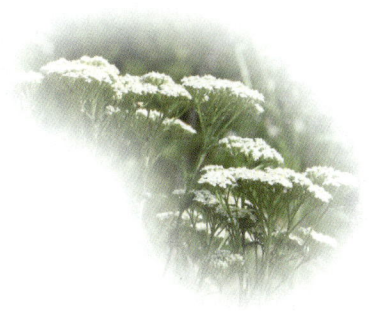

# 하늘타리

*Trichosanthes kirilowii* Maxim.

- **식물명** : 박과(葫蘆科, Cucurbitaceae) 다년생 덩굴성 초본식물. 하늘타리, 노랑하늘타리(*T. kirilowii* var. *japonica* Kitam.)
- **생약명** : TRICHOSANTHIS RADIX(과루인瓜蔞仁, 과루실瓜蔞實, 천화분 天花粉)
- **다른 이름** : 과루근(括蔞根), 루근(蔞根), 백락(白藥), 과루분(括蔞粉)
- **사용부위** : 덩이뿌리(塊根)를 건조한 것. 우리나라에서는 천화분(天花粉) 이라 부르고 중국에서는 과루근(瓜蔞根)이라 부른다.

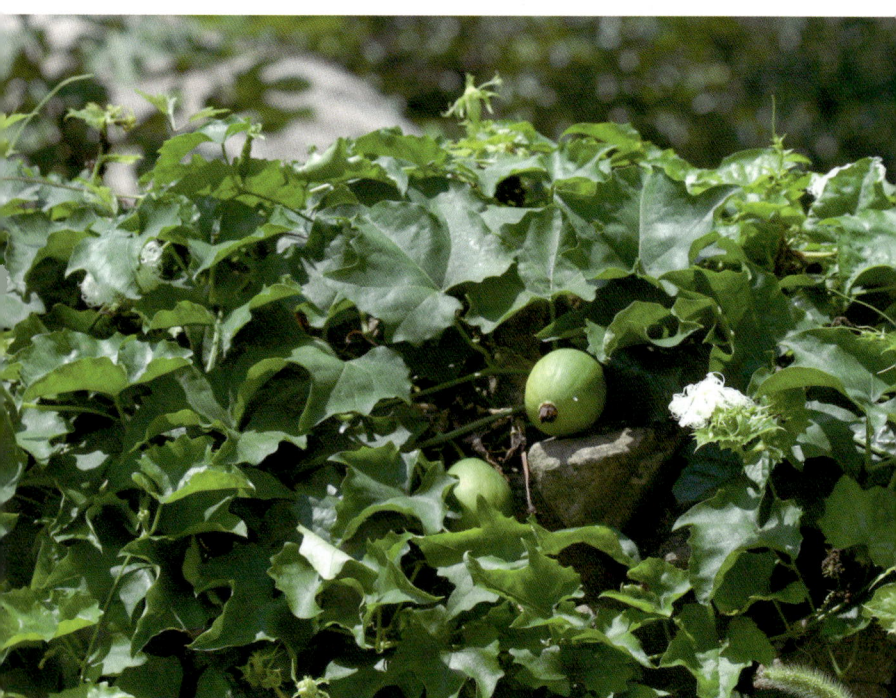

| **생김새** | 덩굴성의 여러해살이풀로서 잎은 어긋나고 둥글며 손바닥처럼 5~7개로 갈라지고 거친 톱니가 있다. 밑은 심장형으로 양면에 털이 있다. 꽃은 암수딴그루이고 7~8월에 핀다. 열매는 장과로 지름 7cm가량이며 오렌지색으로 익는다. 엷은 회갈색의 종자가 많이 들어 있다. 약재로 쓰이는 덩이뿌리는 불규칙한 원주형, 방추형 또는 편괴상으로 길이 8~16cm, 지름이 1.5~5.5cm이다. 표면은 황백색 또는 엷은 갈황색으로 세로주름과 가는 뿌리의 흔적 및 약간 움푹하게 들어간 가로로 긴 피공(皮孔)이 있고, 황갈색의 겉껍질이

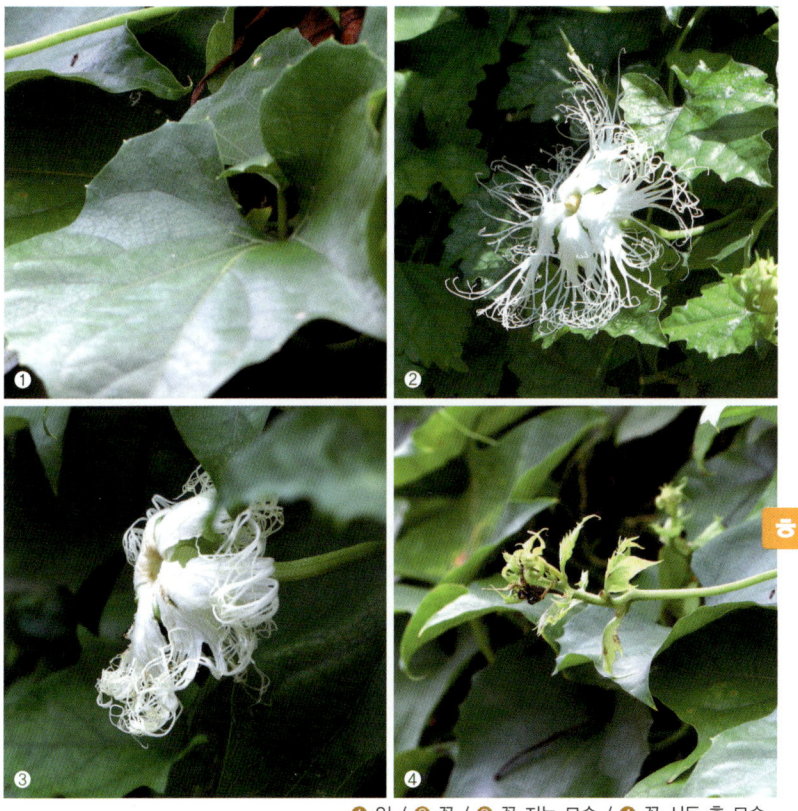

❶ 잎 / ❷ 꽃 / ❸ 꽃 지는 모습 / ❹ 꽃 시든 후 모습

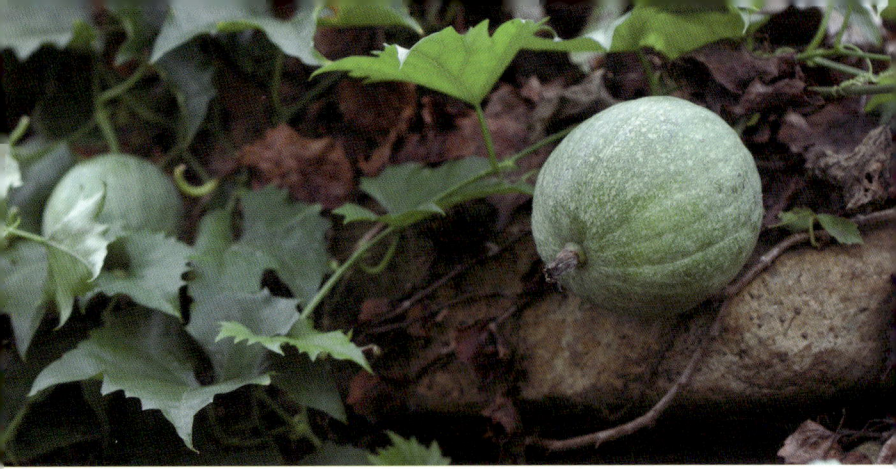

하늘타리 열매

잔류되어 있다. 질은 견실하고, 단면은 백색 또는 담황색으로 분성(粉性)이 풍부하며, 곁뿌리의 절단면에는 황색의 도관공(導管孔)이 약간 방사상(放射狀)으로 배열되어 있다.

| 주요 생산지 | 우리나라 중부 이남의 산야에 분포한다.

| 성품과 맛 |

  가. 천화분(뿌리) : 차고(한寒) 약간 달고(미감微甘) 쓰다.

  나. 과루인(종자=과루실) : 차고(한寒) 달다(감甘).

| 작용 부위 |

  가. 천화분 : 폐(肺)와 위(胃) 경락에 작용한다.

  나. 과루인 : 폐(肺)와 위(胃), 대장(大腸) 경락에 작용한다.

| 효능주치 | 진액을 생성하고, 갈증을 멈추는 생진지갈(生津止渴), 하기를 내리고 조성을 윤택하게 하는 강화윤조(降火潤燥), 농을 배출하고 종양을 삭히는 배농소종(排膿消腫) 등의 효능이 있어서, 열병으로 입이 마르는 것을 치료하고(치열병구갈治熱病口渴), 소갈(消渴), 황달(黃疸), 폐조해혈(肺燥咳血), 옹종치루(癰腫痔漏) 등을 치료한다.

| 채취 및 가공 | 열매는 가을과 겨울에 채취하여 외피를 제거하고 절단 또는 쪼개서 건조하거나 이물질을 제거하고 가늘게 썰어서 사

용한다. 뿌리는 봄과 가을에 채취하여 겉껍질(조피粗皮)을 벗기고 햇볕에 말린다.

| 용법 | 물을 붓고 끓여서 복용하거나 환 또는 가루로 복용한다. 심한 기침 치료를 위하여 하늘타리를 이용하는데, 잘 익은 하늘타리 열매를 반으로 쪼갠 다음 그 속에 하늘타리 씨 몇 개와 같은 숫자의 살구씨를 넣고 다시 덮어서 젖은 종이로 싸고 이것을 다시 진흙으로 싸서 잿불에 타지 않을 정도로 굽는다. 이것을 가루 내어 같은 양의 패모 가루를 섞고 하룻밤 냉수에 담근 다음 같은 양의 꿀을 섞어서 한 번에 두 숟가락씩 하루 세 번 식후 20~30분 후에 먹는데, 며칠 동안 계속해서 먹으면 오래된 심한 기침도 잘 낫는다.

| 용량 | 건조한 약재로 하루 12~16g.

| 사용상의 주의사항 | 성미가 쓰고 차기 때문에 비위가 허하고 찬 사람, 대변이 진흙처럼 나오는 대변당설(大便溏泄)의 경우에는 신중하게 사용해야 하며, 오두(烏頭)와는 함께 사용하지 않는다.

| 응용 | 민간에서는 신경통 치료를 위하여 열매의 과육 부분을 술에 담가 하루에 2~3회 복용한다.

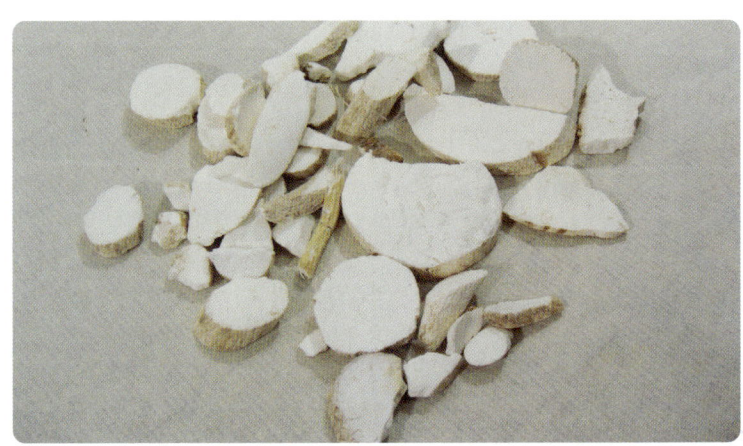

덩이뿌리 건조한 것(질편)

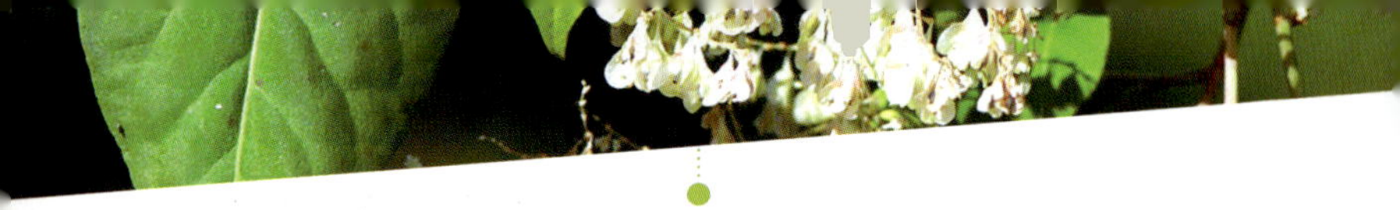

# 하수오

*Fallopia multiflora* (Thunb.) Haraldson

- **식물명** : 마디풀과(蓼科, Polygonaceae) 다년생 덩굴성 초본, 하수오
- **생약명** : POLYGONI MULTIFLORI RADIX(하수오何首烏)
- **다른 이름** : 지정(地精), 진지백(陳知白), 마간석(馬肝石), 수오(首烏)
- **사용부위** : 덩이뿌리(塊根)를 건조한 것.

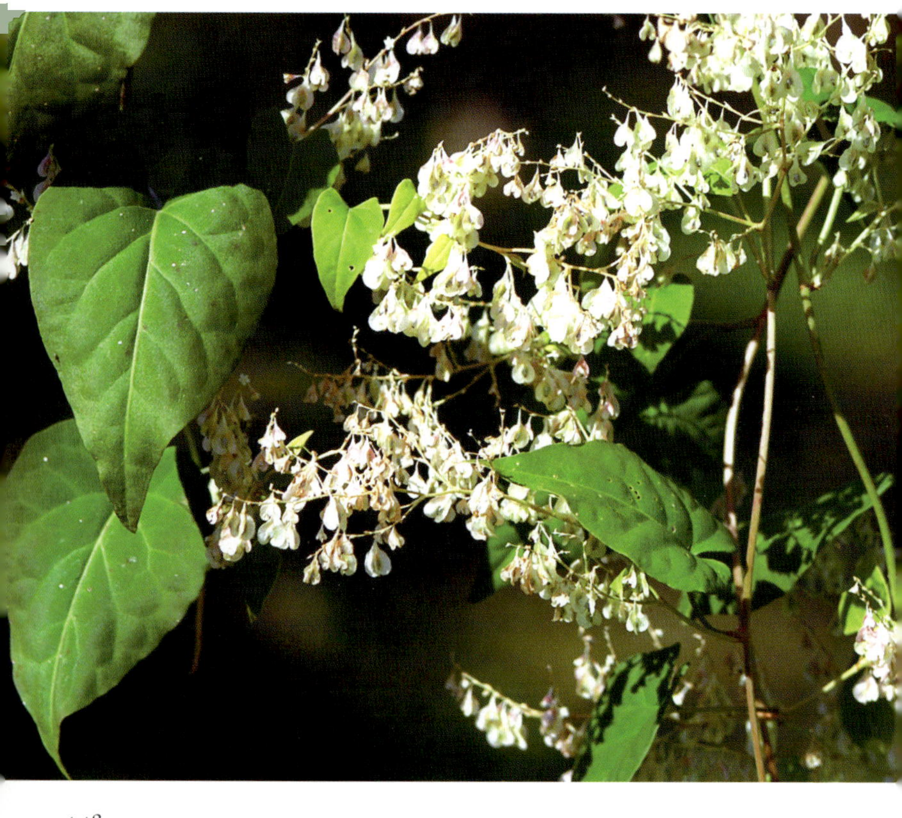

| 생김새 | 다년생 덩굴성 초본으로 줄기는 2~3m 정도 자라며, 줄기 밑동은 목질화되는데 뿌리는 가늘고 길며 그 끝에 비대한 덩이뿌리가 달린다. 덩이뿌리의 겉껍질 색깔은 적갈색이다. 잎은 어긋나고, 좁은 심장형으로 끝이 뾰족하고, 8~9월에 흰색의 작은 꽃이 핀다. 꽃잎은 없고 수술은 8개, 자방은 달걀 모양이고 암술대는 3개이며 원추화서(圓錐花序)이다. 큰조롱은 연한 황록색의 산형화서, 박주가리(나마)는 연한 자줏빛의 총상화서이다. 열매는 이삭 모양의 수과(瘦果)이다. 천장각 또는 나마로 쓰이는 박주가리는 골돌 표주박 모양, 백하수오로 쓰이는 큰조롱은 골돌이므로 비교 가능하다. 3개

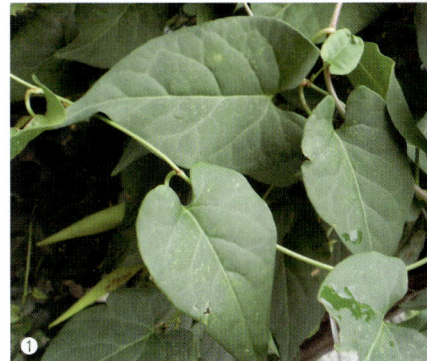

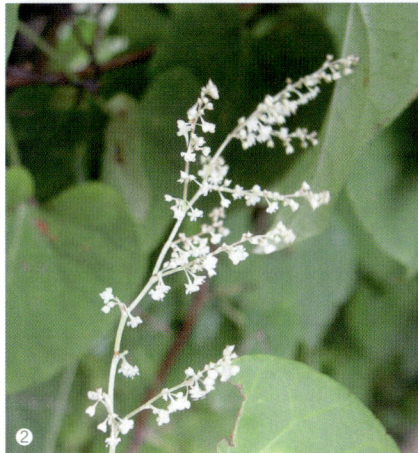

❶ 잎 / ❷ 꽃

의 날개가 있으며 2.5mm가량이고 세모진 달걀 모양이다. 줄기는 야교등(夜交藤), 잎은 하수엽(何首葉)이라 하여 약용한다. 약재로 쓰이는 덩이뿌리는 방추형(紡錘形) 또는 덩어리이며 길이 6~15cm, 지름 4~12cm이다. 표면은 적갈색 또는 흑갈색이며 굵은 가로주름과 세로주름이 있다. 몸통은 무겁고 질은 견실하며 절단하기 어렵다. 단면은 엷은 황갈색 또는 엷은 홍게색으로 분성(粉性)을 나타내며, 껍질부(피부皮部)에는 4~11개의 유원형(類圓形)과 다른 형의 유관속

(維管束)으로 둘러 있다.

| **주요 생산지** | 우리나라 중남부 지방에서 재배되고 있으며, 중국의 하남, 산동, 안휘, 강소, 절강, 복건, 광동, 광서, 호북, 귀주, 사천성 지역에 분포한다.

| **성품과 맛** | 성품은 따뜻하고 맛은 쓰고 달며, 무독하다.

| **작용 부위** | 간(肝), 심(心), 신(腎) 경락에 작용한다.

| **효능주치** | 간을 보하는 보간(補肝), 신의 기운을 더하는 익신(益腎), 혈을 기르는 양혈(養血), 풍사를 제거하는 거풍(祛風) 등의 효능이 있어서 간과 신의 음기가 훼손된 것을 치유하며(치간신음휴治肝腎陰虧), 머리가 일찍 희어지는 수발조백(鬚髮早白), 혈이 허하여 머리가 어지러운 혈허두훈(血虛頭暈), 허리와 무릎이 연약해진 요슬연약(腰膝軟弱), 근골이 시리고 아픈 근골산통(筋骨酸痛), 정액이 저절로 흘러나가는 유정(遺精), 붕루대하(崩漏帶下), 오래된 설사(구리久痢)

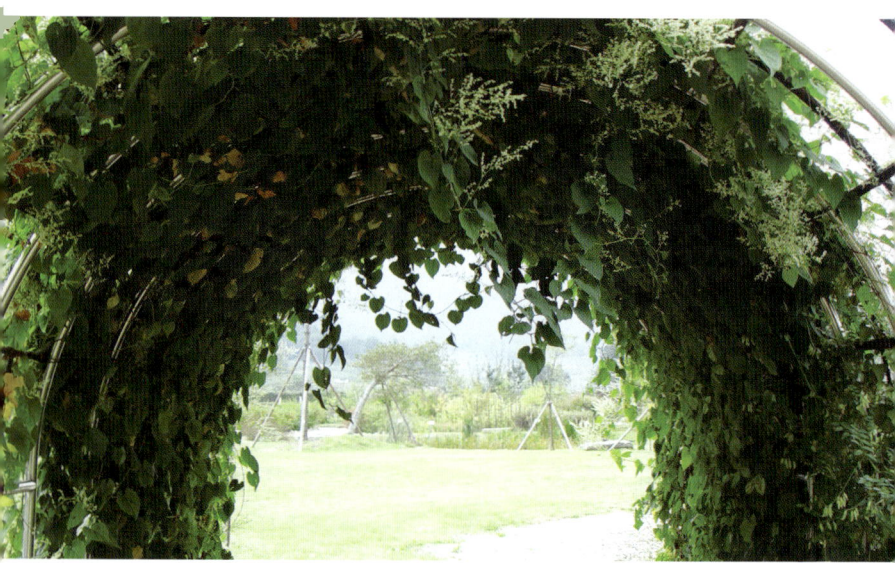

하수오 재배

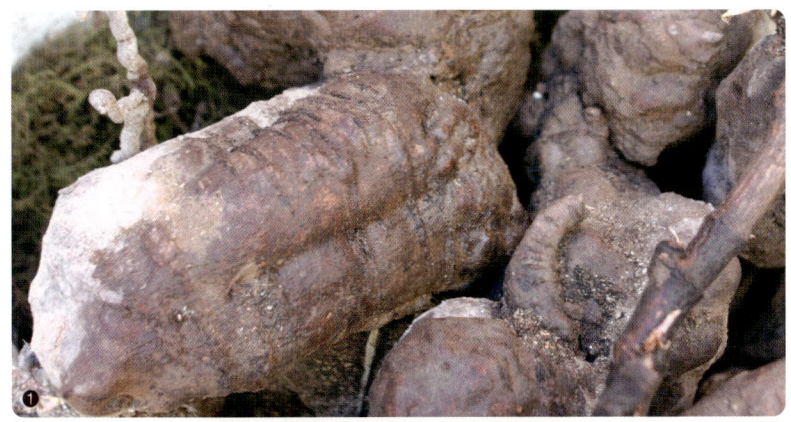

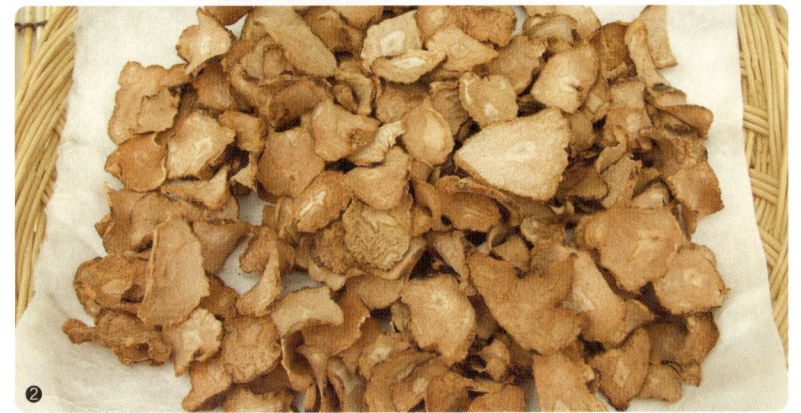

❶ 덩이뿌리 / ❷ 뿌리 건조한 것

등을 치료하며, 그 밖에도 만성간염(慢性肝炎), 옹종(癰腫, 종기), 나력(瘰癧, 연주창), 치질(痔疾) 등의 치료에 이용한다.

| 채취 및 가공 | 가을과 겨울에 채취하여 이물질을 제거하고 절편하여 사용하는데, 하수오는 독성이 있어서 반드시 포제를 잘 하여 사용하는 것이 좋다. 포제하고자 하는 하수오 무게의 10~15% 정도에 해당하는 검정콩을 2~3회 삶아서 물을 모으고, 준비된 하수오에 이 검정콩 삶은 물을 흡수시킨 다음 시루에 넣고 쪄서 이를 햇볕에 건조

시키고 다시 똑같은 과정을 반복하여 하수오의 단면이 흑갈색으로 변할 때까지 반복하면 독성이 제거되면서 좋은 하수오가 된다.

| 용법 | 보통 덩이뿌리 15g에 물 700mL를 붓고 끓기 시작하면 불을 약하게 줄여서 200~300mL 정도로 달여서 아침저녁으로 두 차례에 나누어 복용한다. 가루 또는 환을 만들어 복용하기도 하고, 술에 담가서 복용하기도 한다. 술을 담글 때는 포제한 하수오 덩이뿌리 100g에 소주 1.8L짜리 한 병을 부어 석 달 이상 두었다가 반주로 한 잔씩 마신다.

| 용량 | 말린 것으로 하루에 8~25g.

| 사용상의 주의사항 | 윤장통변(潤腸通便) 및 수렴(收斂)하는 작용이 있으므로 대변당설(大便溏泄, 대변이 진흙처럼 나오는 중) 또는 습담(濕痰, 비脾의 운화運化하는 기운이 장애되어 수습水濕이 한 곳에 오래 몰려 있어 생기는 담중)의 경우에는 부적당하고, 무 씨를 함께 사용할 수 없다.

| 응용 | 민간요법으로 간과 신 기능의 허약을 치료하며, 해독작용, 변비(便秘), 불면증(不眠症), 거풍(祛風), 피부 가려움증(소양瘙痒), 백일해 등의 치료를 위하여 이용한다. 주의할 것은 현재 농가에서 많이 재배하고 있는 백하수오(큰조롱)는 그 기원식물이 다르므로 혼동해서는 안 된다.

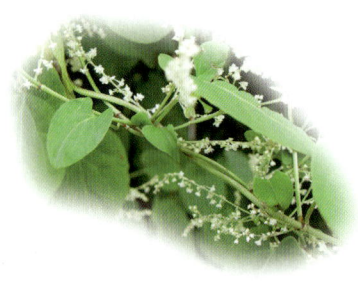

# 하수오주

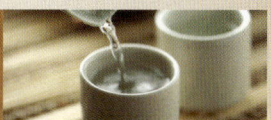

맛은 쓰고 달다. 기호와 식성에 따라 꿀, 설탕 등을 가미하여 음용할 수 있다.

## | 적용병증 |

- 척추질환(脊椎疾患) : 몸을 지탱하는 등뼈에 장애가 생기는 증상을 말한다. 30mL를 1회분으로 1일 2~3회씩, 20~25일 정도 음용한다.
- 근골위약(筋骨痿弱) : 간경에 열이 생겨서 담즙이 지나치게 많이 나와 입안이 쓰고 힘줄이 당기는 증상을 말한다. 30mL를 1회분으로 1일 3~4회씩, 12~15일 정도 음용한다.
- 신기허약(腎氣虛弱) : 몸의 기력이 약해져서 늘 피로를 느끼며 신체의 원기가 부족한 증상을 말한다. 30mL를 1회분으로 1일 2~3회씩, 20~25일 정도 음용한다.
- 기타 질환 : 간장병, 간허, 갱년기장애, 건망증, 심계항진, 요슬산통, 임파선염

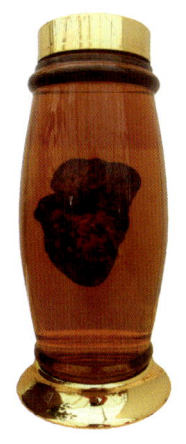

## | 만드는 방법 |

① 약효는 덩이뿌리에 있으므로 주로 덩이뿌리를 사용한다.
② 덩이뿌리를 구입하여 깨끗이 물에 씻어 건조한 다음 사용한다.
③ 말린 덩이뿌리 약 200g을 소주 3.8L에 넣고 밀봉하여 서늘한 냉암소에서 보관 숙성시킨다.
④ 300일 이상 침출한 다음 음용하며, 720일 정도 후 찌꺼기를 걸러낸다. 한 번 더 재사용할 때는 하수오에 칼집을 넣어 사용하면 추출이 더 잘된다.

## | 구입방법 및 주의사항 |

- 특히 약령시장에서 많이 취급하는 약재이다. 말린 뿌리를 취급하므로 말린 뿌리 자체를 구입한다.
- 음용 중에 겨우살이, 마늘, 개고기, 파, 비늘 없는 물고기를 금한다.
- 오래 음용해도 해롭지는 않으나 치유되는 대로 중단한다.

# 한련초

*Eclipta prostrata* (L.) L.

- **식물명** : 국화과(菊花科, Compositae) 일년생 초본. 한련초
- **생약명** : ECLIPTAE HERBA(한련초旱蓮草)
- **다른 이름** : 금릉초(金陵草), 흑한련(墨旱蓮), 장초(腸草), 연자초(蓮子草)
- **사용부위** : 전초(全草)를 건조한 것.

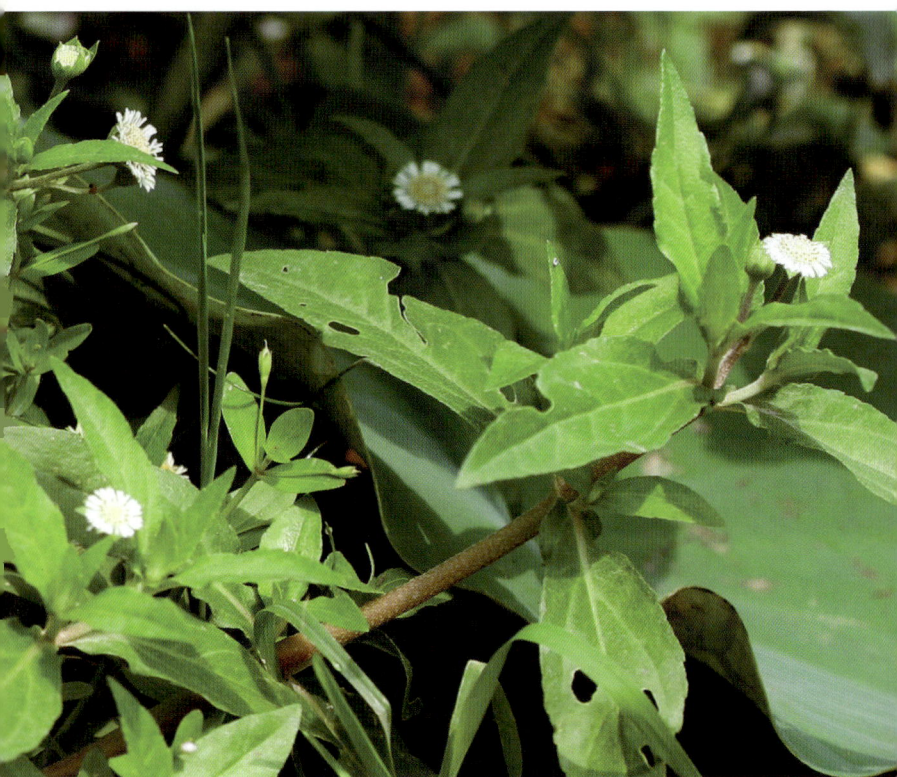

| 생김새 | 1년생 초본으로 20~60㎝ 정도로 곧게 자라며 줄기는 연약하고 가지는 잎겨드랑이에서 나오며 전체에 털이 있다. 잎은 마주나고 거의 잎자루가 없고 잎은 쭈그러져 말려 있거나 혹은 피침형이며 톱니가 있고, 끝이 뾰족하거나 둔하다. 표면은 녹갈색 또는 흑갈색이다. 꽃은 8~9월에 흰색으로 피고 두상화서는 지름이 2~6㎜이다. 열매는 9~10월에 맺는데, 수과(瘦果)는 타원형으로 납작하고 길이 2~3㎜로 갈색 또는 엷은 갈색이다.

| 주요 생산지 | 우리나라 경기도 이남 각지의 논이나 습윤한 곳에 자생한다.

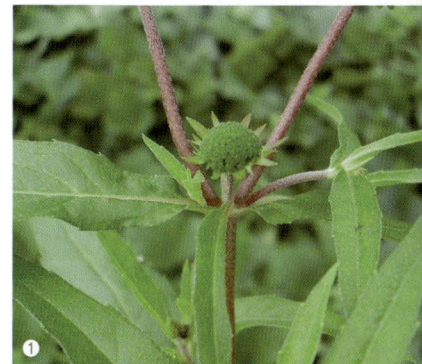
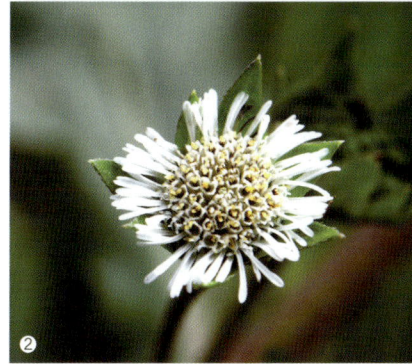

❶ 꽃봉오리와 줄기 / ❷ 꽃

| 성품과 맛 | 성은 차고 맛은 달고 시며(감산甘酸) 독은 없다.

| 작용 부위 | 간(肝), 신(腎) 경락에 작용한다.

| 효능주치 | 신(腎)을 보하고 음기를 더하며(보신익음補腎益陰), 양혈지혈(凉血止血)하는 효능이 있어서 송곳니가 아픈 증상을 치료하고, 머리가 빨리 희어지는 증상(수발조백鬚髮早白), 어지럼증과 귀울음 증상(현운이명眩暈耳鳴), 허리와 무릎이 시리고 아픈 증상(요슬산연腰膝痠軟), 음허혈열(陰虛血熱), 토혈(吐血), 뉵혈(衄血, 코피), 뇨혈(尿血, 피오줌), 혈리(血痢, 피똥), 붕루하혈(崩漏下血), 외상출혈(外傷出血) 등을 치료한다.

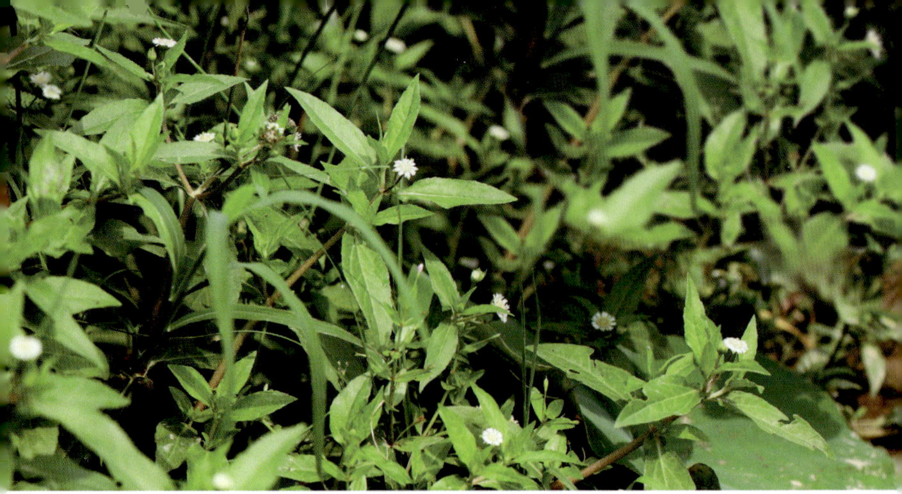

집단

| **채취 및 가공** | 여름과 가을에 채취하여 햇볕에 말리거나 혹은 음건한다. 선용(鮮用, 말리지 않고 생물生物을 그대로 사용하는 것) 또는 건조하여 절단해서 사용한다.

| **용법** | 말린 전초 30g에 물 1L를 붓고 끓기 시작하면 불을 약하게 줄여서 200~300mL 정도로 달여서 아침저녁으로 두 차례에 나누어 복용한다. 환(丸) 또는 가루로 만들어 복용하기도 한다. 또는 생것을 짓찧어 즙을 내거나 고(膏, 달인 액을 진하게 농축시켜 연고상태로 만든 것)를 만들어 복용하기도 한다.

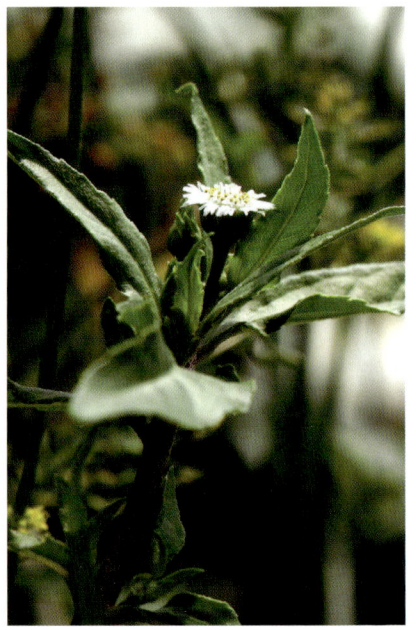

전초

| 용량 | 말린 것으로 하루 8~20g. 말리지 않은 생물상태, 즉 선용(鮮用)할 때는 양을 두 배로 한다.

| 사용상의 주의사항 | 이 약재는 성이 차고, 음한성(陰寒性)을 가지고 있어서 양혈(凉血)작용에는 좋으나 비위에는 좋지 않다. 따라서 비와 신이 허하고 찬 사람은 신중하게 사용하여야 한다.

| 응용 | 머리카락이 일찍 희어지는 것을 다스리고자 할 때는 이 약재에 생강(生薑)과 꿀을 배합하여 농축시킨 다음 환으로 만들어 복용하면 효과가 좋다.

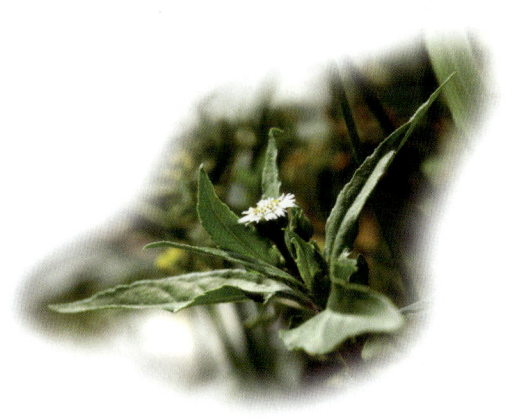

# 할미꽃

*Pulsatilla koreana* (Yabe ex Nakai) Nakai ex Nakai

- **식물명** : 미나리아재비과(모간과, Ranunculaceae)에 속하는 다년생 초본 식물. 할미꽃 및 동속 근연식물
- **생약명** : PULSATILLAE RADIX(백두옹 白頭翁)
- **다른 이름** : 야장인(野丈人), 호왕사자(胡王使者), 백두공(白頭公)
- **사용부위** : 뿌리를 건조한 것.

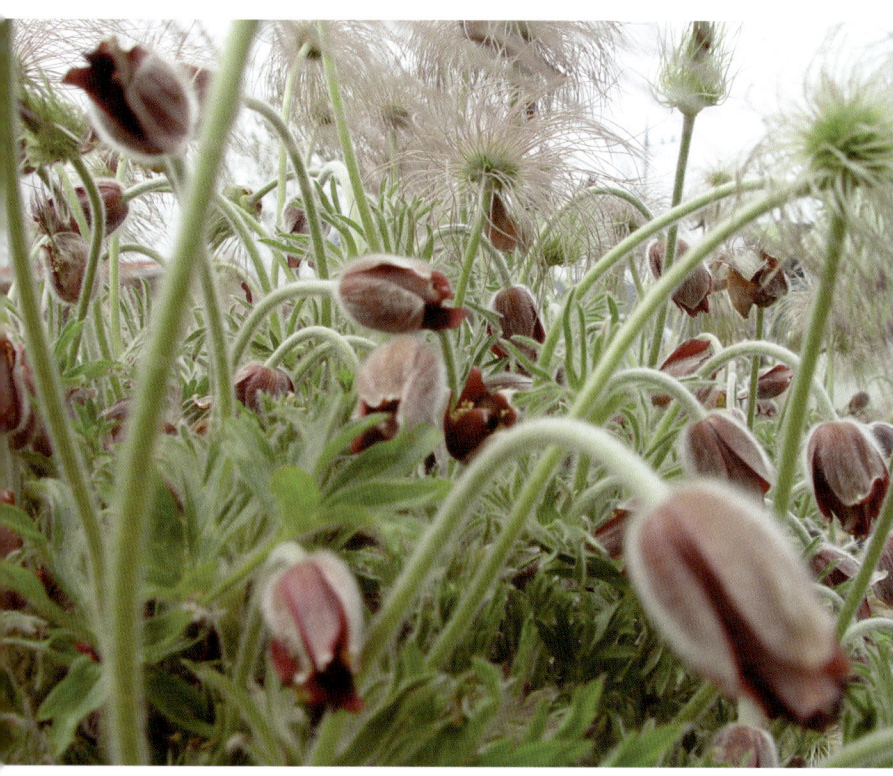

| 생김새 | 여러해살이풀로서 꽃은 4~5월에 1개가 밑을 향하여 달린다. 열매는 수과로 긴 달걀 모양이며, 길이 약 5㎜ 정도로 겉에 흰색 털이 있다. 약재로 사용하는 뿌리는 원주형에 가깝거나 또는 원추형으로 약간 비틀려 구부러졌고, 길이 6~20㎝, 지름 0.5~2㎝이다. 표면은 황갈색 또는 자갈색으로 불규칙한 세로주름과 세로 홈이 있으며, 껍질부(피부皮部)는 쉽게 탈락하고 노출된 황색의 목부(木部)에는 그물 모양의 열문(裂紋)과 쪼개진 틈이 있으며, 뿌리의 머리 부분(근두부根頭部)은 썩어서 움푹 들어가 있다. 근두부는 조금

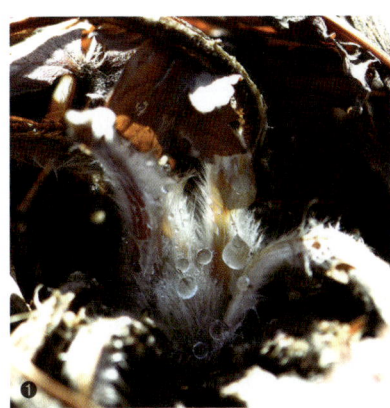

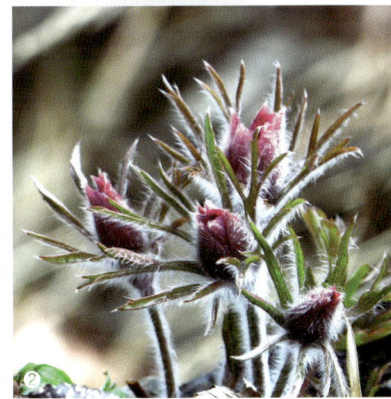

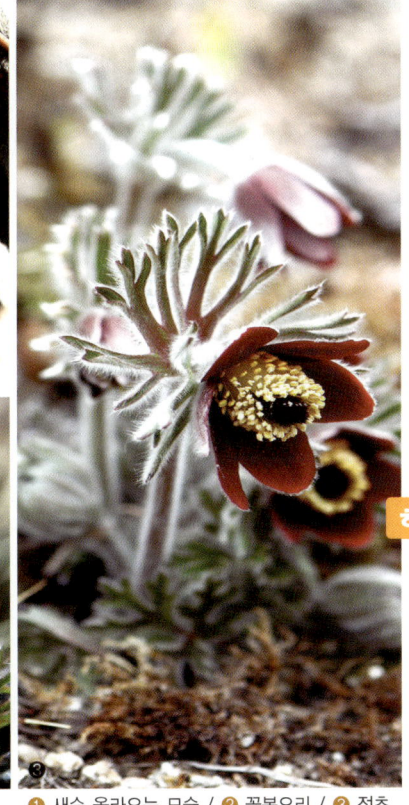

❶ 새순 올라오는 모습 / ❷ 꽃봉오리 / ❸ 전초

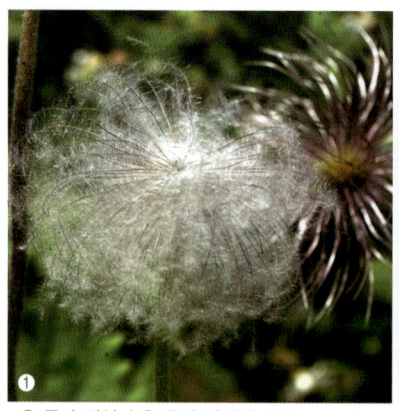 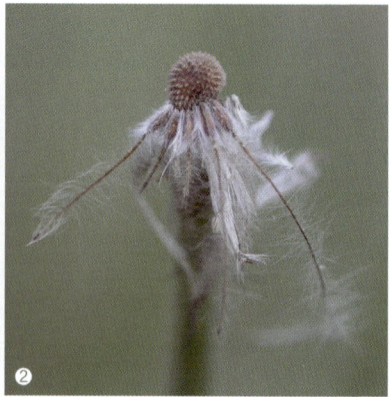

❶ 종자 결실 / ❷ 종자 날아간 모습

팽대하고 흰색의 융단처럼 생긴 부드러운 털(융모絨毛)이 있으며 잎자루에 잔기를 볼 수 있다. 질은 단단하면서도 잘 부스러지고, 단면의 껍질부는 흰색 또는 황갈색이며, 목부는 담황색이다.

| 주요 생산지 |  우리나라 각지의 산야에 분포하며, 주로 양지쪽에 자란다.

| 성품과 맛 |  성은 차고(한寒) 맛은 쓰며(고苦) 독은 없다.

| 작용 부위 |  위(胃), 대장(大腸), 폐(肺) 경락에 작용한다.

| 효능주치 |  열을 내리게 하는 해열(解熱), 독을 푸는 해독(解毒), 염증을 가라앉히는 소염(消炎), 유해한 균을 죽이는 살균(殺菌) 등의 효능이 있어 열을 내리고 독을 풀며(청열해독淸熱解毒), 양혈하며 설사를 멈추게 한다(양혈지리涼血止痢). 열독을 치료하고 혈변을 치료하며(치열독혈리治熱毒血痢), 음부의 가려움증과 대하를 치료하고(음양대하陰痒帶下), 그 밖에도 아메바성 이질(痢疾), 말라리아 등을 치료하는 데 이용한다.

| 채취 및 가공 |  가을에서 이듬해 봄철 개화 전에 채취하여 이물질을 제거하고 햇볕에 말린다. 약재로 가공할 때는 윤투(潤透, 습기를 주어 부드럽게 하는 것)시킨 다음 얇게(박편薄片) 절편(切片)하고 건조하

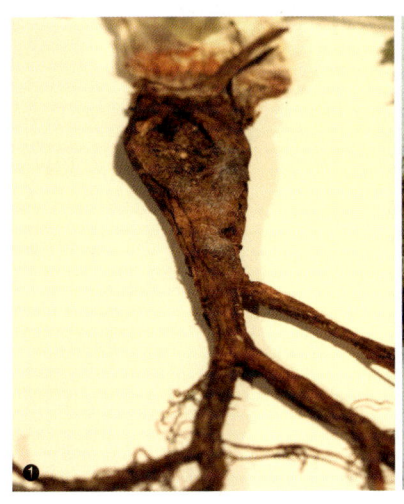 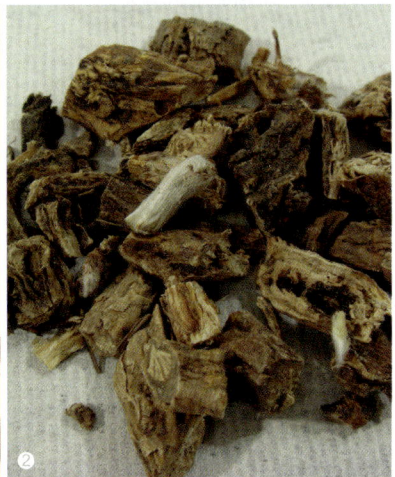

❶ 뿌리 / ❷ 뿌리 건조한 것

여 사용한다.

| **용법** | 전초 15g에 물 700mL를 붓고 끓기 시작하면 불을 약하게 줄여서 200~300mL 정도로 달여서 아침저녁으로 두 차례에 나누어 복용한다. 가루 또는 환으로 만들어 복용한다. 외용(外用)할 때는 전초를 짓찧어 환부에 바른다. 민간에서는 만성위염에 잘 말려 가루 낸 할미꽃 뿌리를 2~3g씩 하루 3회 식후에 복용한다. 15~20일간을 1주기로 하여 듣지 않으면 7일간을 떼었다가 다시 한 주기를 반복해서 복용한다.

| **용량** | 말린 것으로 하루에 6~20g.

| **사용상의 주의사항** | 이 약재는 성질이 찬 약재이므로 허한(虛寒)에서 오는 설사에는 사용할 수 없다.

| **응용** | 그 밖에도 부인의 냉병이나 질염 치료에도 요긴하게 사용하는데, 말린 약재 5~10g에 물 700mL를 붓고 끓기 시작하면 불을 약하게 줄여서 200~300mL로 달여서 하루 두 번에 나누어 복용하거나, 말린 약재를 변기에 넣고 태워서 그 김을 쏘이기도 한다.

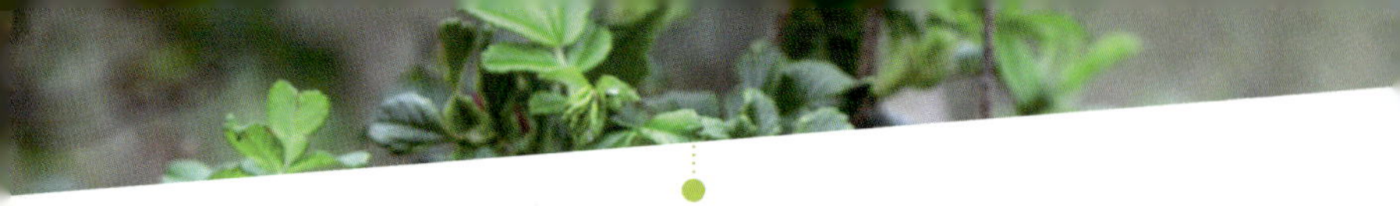

# 해당화

*Rosa rugosa* Thunb.

- **식물명** : 장미과(薔薇科, Rosaceae) 낙엽관목. 해당화
- **생약명** : **ROSAE RUGOSAE FLOS**(매괴화玫瑰花)
- **다른 이름** : 배회화(徘徊花), 모두화(芼頭花), 적장미(赤薔薇), 자매화(刺玫花)
- **사용부위** : 꽃봉오리(화뢰花蕾)를 건조한 것.

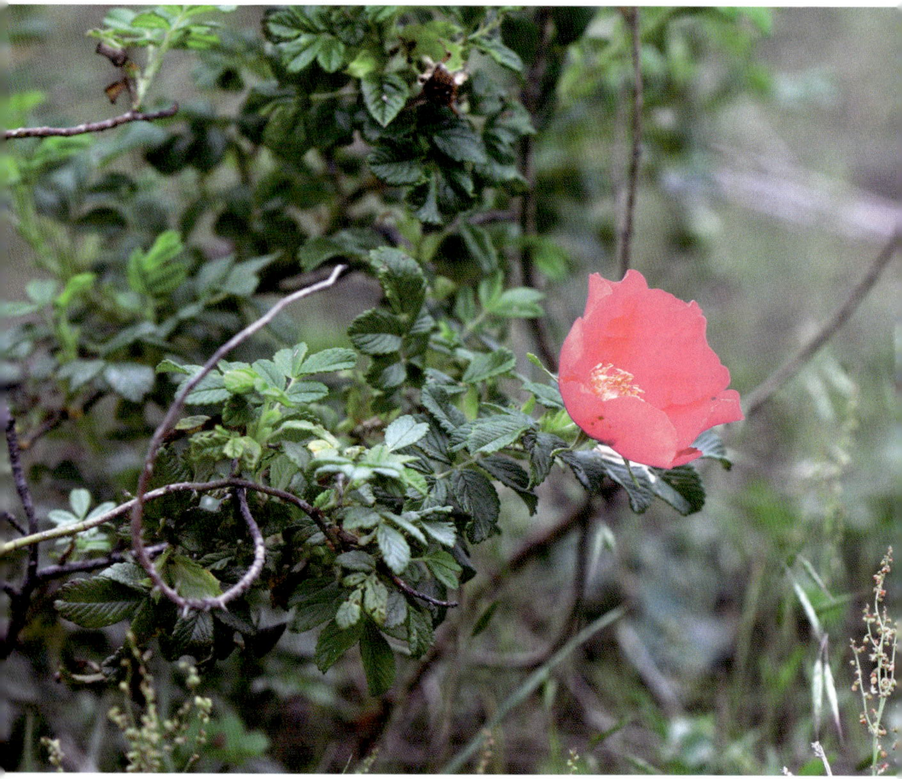

| 생김새 | 전국의 바닷가 모래땅에서 자라는 낙엽관목으로 줄기에 가시와 자모(刺毛)가 있다. 잎은 어긋나고 홀수깃꼴겹잎인데, 소엽은 타원형 또는 타원상 거꿀달걀형이며 가장자리에 톱니가 있다. 5~7월에 홍자색 꽃이 피며 열매는 8~9월에 황적색으로 익고 뿌리는 매괴근(玫瑰根)이라 하여 역시 약용한다. 뿌리는 염료(染料)로도 쓴다. 약재로 사용하는 꽃봉오리는 반구형(半球形) 혹은 불규칙한 단상(團狀)으로 지름이 1.5~3cm이다. 화판이 밀집되어 짧고 원형으로 자홍색이 선명하며 중앙에 황색의 꽃술(화예花蕊)이 있으며 하부에는 녹색의 꽃받침(화악花萼)이 있고 그 선단은 다섯 갈래로 갈라졌다. 하단은 팽대한 구형의 꽃받침이 있다.

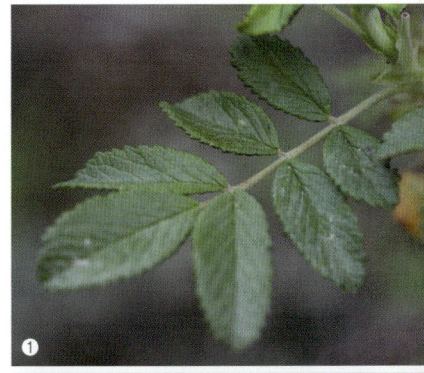
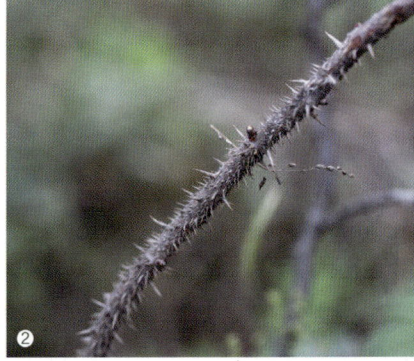

❶ 잎 / ❷ 줄기

| 주요 생산지 | 우리나라 각지, 특히 해안가 모래밭에 자생한다.

| 성품과 맛 | 성은 따뜻하고(온溫), 맛은 달고 약간 쓰며(감미고甘微苦), 독은 없다.

| 작용 부위 | 간(肝), 비(脾) 경락에 작용한다.

| 효능주치 | 피를 잘 돌게 해주는 행혈(行血), 기를 이롭게 하는 이기(理氣), 어혈을 풀어주는 구어혈(驅瘀血), 통증을 가라앉히는 진통

## [해당화와 생열귀 비교] ↔ 좌우 비교

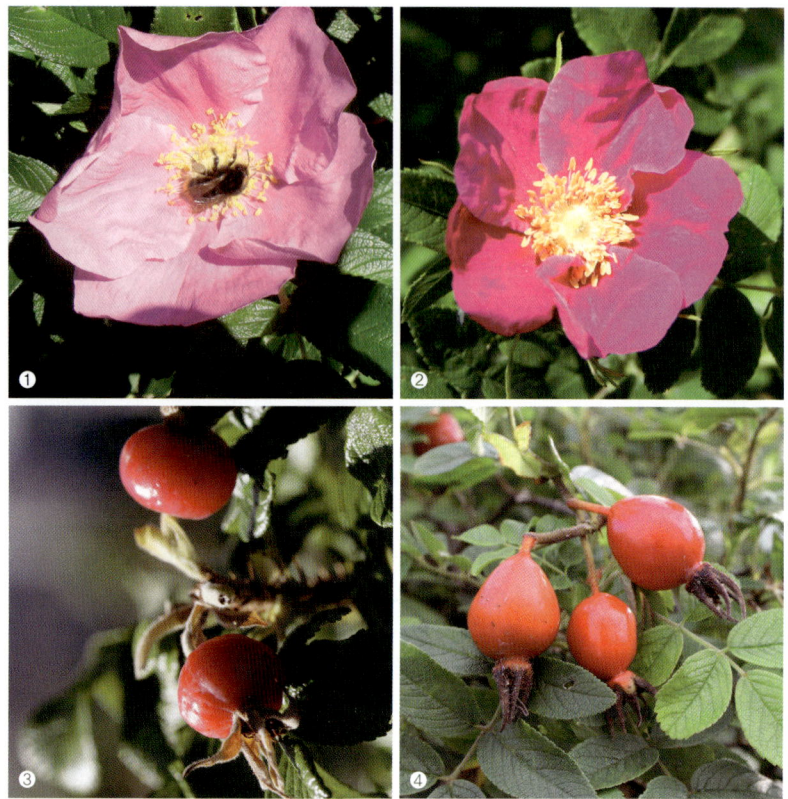

❶ 해당화 꽃 / ❷ 생열귀 꽃 / ❸ 해당화 열매 / ❹ 생열귀 열매

(鎭痛), 종기를 제거하는 소종(消腫) 등의 효능이 있어서 간과 위의 기를 통하게 하고, 옆구리의 통증, 풍습(風濕)으로 인한 통증, 월경 부조, 적백대하, 토혈, 타박상, 이질, 유옹(乳癰, 가슴에 나는 종기), 종독(腫毒) 등을 다스린다.

| 채취 및 가공 | 5~7월에 화뢰가 벌어지기 시작할 때 채취하여 바람이 잘 통하는 그늘에 말린다. 이물질을 제거하고 화판(꽃잎)만을 사

용한다. 뿌리는 가을에서 이른 봄에 채취한다.

| 용법 | 꽃 또는 뿌리 6g에 물 1L를 넣고 끓기 시작하면 불을 약하게 줄여서 200~300mL 정도로 달여서 아침저녁으로 두 차례에 나누어 복용한다. 고(膏)로 복용하기도 하며, 술(침출주)을 담가서 복용하기도 하는데 빨갛게 익은 열매 1kg에 소주 1.8L를 붓고 밀봉하여 1~2개월 정도 숙성시킨 뒤 잠자리에 들기 전 30mL씩 마시면 불면증, 저혈압, 빈혈 등에 효과가 있고 식욕부진 및 무더위 극복에도 도움이 된다.

| 용량 | 건조한 약재로 하루 4~12g.

| 사용상의 주의사항 | 기를 이롭게 하고(이기理氣), 혈을 활성화시켜 잘 돌게 하는 활혈(活血)의 효능이 있으므로 음허화왕(陰虛火旺, 진액이 부족한 상태에서 양기가 비정상적으로 왕성한 경우)의 경우에는 사용을 피한다.

| 응용 | 뿌리는 당뇨병 치료제로 민간에서 사용하는데, 잘 말린 해당화 뿌리 5~10g을 물 700mL에 넣고 끓기 시작하면 불을 약하게 줄여서 200~300mL로 달여서 하루 두 차례로 나누어 복용한다.

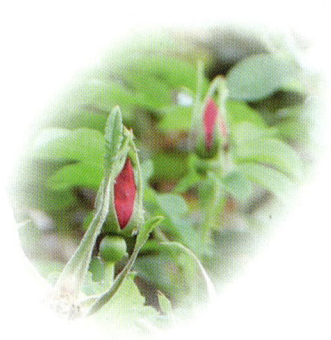

# 현호색

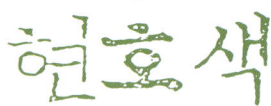

*Corydalis remota* Fisch. ex Maxim.

- **식물명** : 현호색과(玄胡索科, Fumariaceae)의 여러해살이초본. 현호색 및 동속 근연식물
- **생약명** : **CORYDALIS TUBER**(현호색玄胡索)
- **다른 이름** : 연호색(延胡索), 연호(延胡), 원호색(元胡索)
- **사용부위** : 덩이뿌리를 건조한 것. 들현호색, 애기현호색, 댓잎현호색, 왜현호색, 빗살현호색 등이 함께 쓰인다.

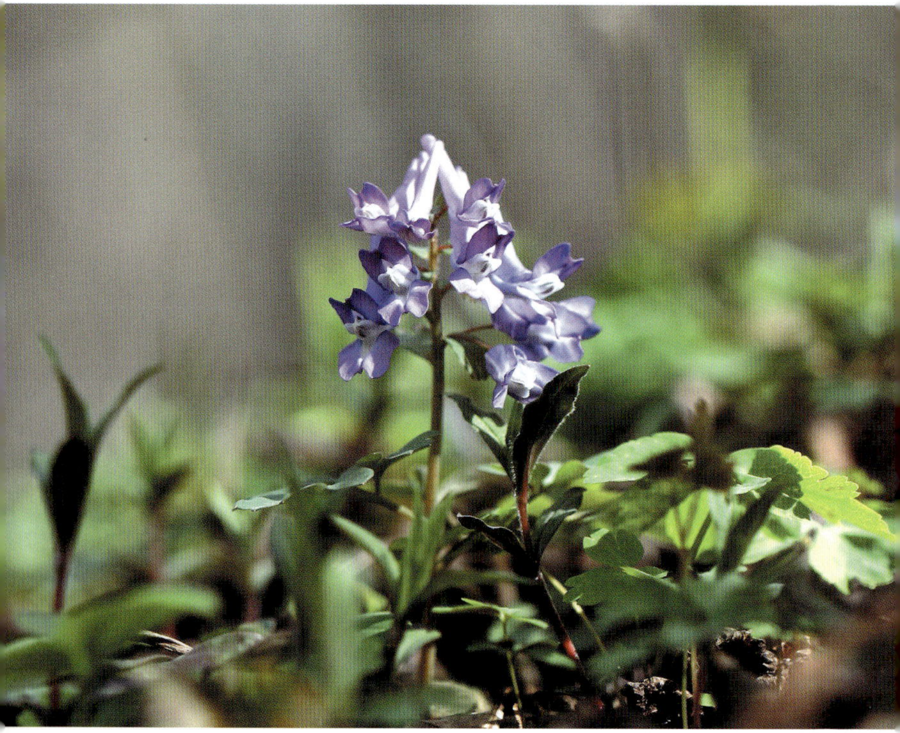

| **생김새** | 식물체는 높이 20㎝가량, 땅속의 덩이줄기는 지름 1㎝가량, 꽃은 연한 홍자색으로 4월에 5~10개가 원줄기 끝에 총상화서로 달리며 포는 길이 1㎝가량, 타원형으로 끝이 빗살처럼 깊게 갈라지며, 꽃 통은 한쪽에 뿔이 있고 수술은 6개이다. 약재로 사용하는 덩이뿌리는 불규칙한 편구

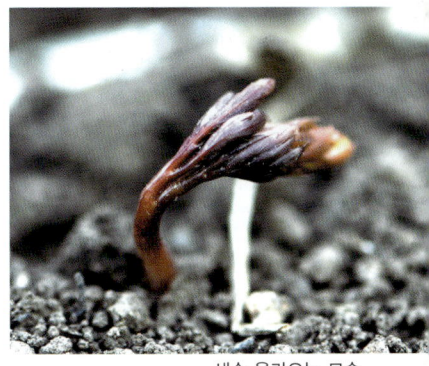

새순 올라오는 모습

형으로 지름 0.5~1㎝이다. 표면은 황색 또는 황갈색으로 불규칙한 그물 모양의 주름이 있다. 덩이뿌리 정단에는 약간 들어간 줄기 흔적이 있고, 밑부분은 덩어리 모양으로 볼록하다. 질은 단단하며 부스러지기 쉽고, 단면은 황색의 각질 모양이며 광택이 있다.

| **주요 생산지** | 우리나라 전국 각지 산록의 습기가 있는 곳에 자생한다.

| **성품과 맛** | 성은 따뜻하며(온溫), 맛은 맵고 쓰고(신고辛苦), 독성은 없다.

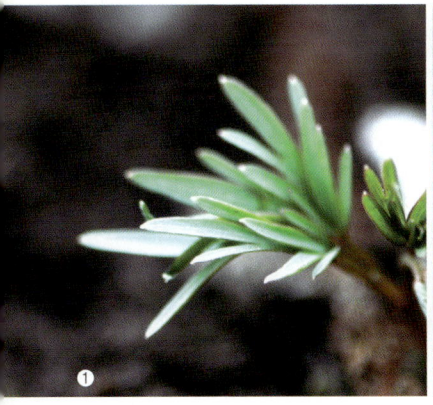
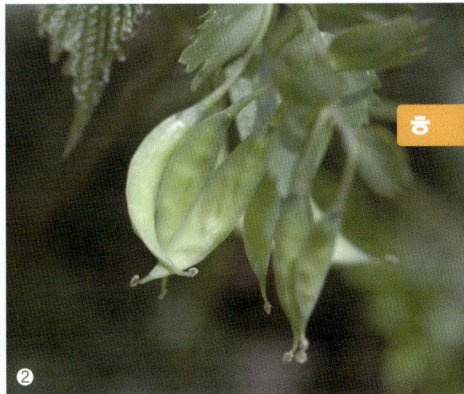

❶ 잎 / ❷ 종자 결실

현호색 • 467

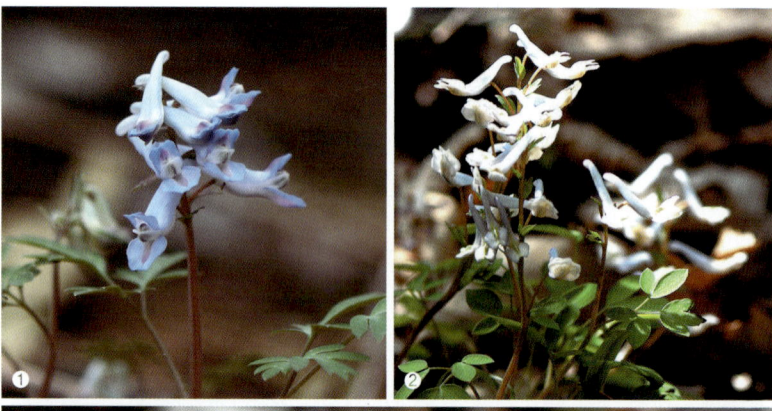

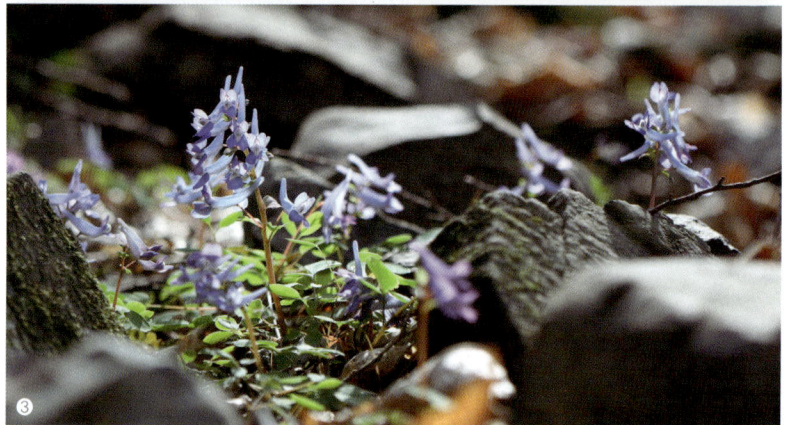

❶ 꽃(연한 홍자색) / ❷ 꽃(흰색) / ❸ 현호색 무리

| 작용 부위 | 간(肝), 심(心), 비(脾), 위(胃) 경락에 작용한다.

| 효능주치 | 통증을 가라앉히는 진통(鎭痛), 진정(鎭靜) 및 진경(鎭痙), 혈을 활성화시켜 혈이 잘 돌게 하는 활혈(活血), 어혈을 제거하는 구어혈(驅瘀血), 자궁수축(子宮收縮), 기를 잘 돌게 하는 이기(理氣), 통증을 멈추게 하는 지통(止痛) 등의 효능이 있어서, 흉협완복동통을 치료하고(치흉협완복동통治胸脇脘腹疼痛), 폐경이나 월경통(경폐통 經閉痛經), 산후의 어혈복통(瘀血腹痛), 허리와 무릎이 저리고 아픈

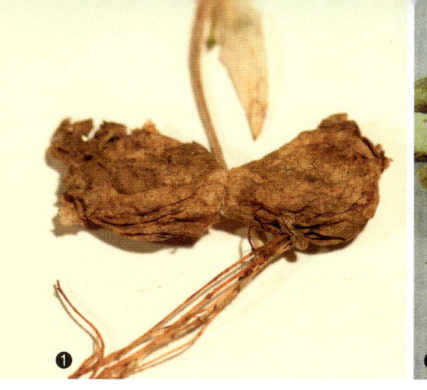
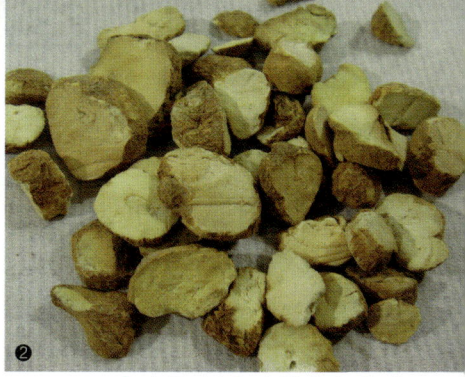

❶ 덩이뿌리 / ❷ 덩이뿌리 건조한 것

요슬산통(腰膝痠痛), 타박상(打撲傷) 등의 치료에 이용된다.

| 채취 및 가공 | 5~6월에 줄기와 잎이 고사한 후 덩이뿌리를 채취하여 바깥쪽의 얇은 껍질은 제거하고 씻은 다음 끓는 물에 넣고 아래위로 저어가면서 내부의 백심이 없어지고 황색이 될 때까지 삶아지면 건져내어 햇볕에 말린다. 이물질을 제거하고 수침포(水浸泡)하여 윤투(潤透, 누기를 주어 부드럽게 만드는 것)하고, 절편하여 사용하거나, 식초를 약재에 흡수시켜 약한 불로 볶아서 사용한다(현호색 100g에 식초 20~30g).

| 용법 | 약재 10g에 물 700mL를 붓고 끓기 시작하면 불을 약하게 줄여서 200~300mL 정도로 달여서 아침저녁으로 두 차례에 나누어 복용한다. 또는 가루나 환으로 만들어 복용하기도 한다.

| 용량 | 말린 것으로 하루에 4~12g.

| 사용상의 주의사항 | 월경을 잘 통하게 하고, 유산의 우려가 있으므로 임산부는 사용하면 안 되고, 몸이 허한 경우에는 신중하게 사용한다.

| 응용 | 장에 덩어리가 만져지면서 복통이 함께 올 때는 금은화(金銀花), 연교(連翹), 목향(木香) 등을 배합하여 응용하고, 월경통에는 당귀(當歸), 천궁(川芎), 백작약(白芍藥), 향부자(香附子) 등의 약재를 배합하여 응용한다. 타박상이 있을 때는 홍화(紅花), 도인(桃仁), 당귀(當歸), 천궁(川芎) 등의 약재를 배합하여 응용한다.

# 황금

*Scutellaria baicalensis* Georgi

- **식물명** : 꿀풀과(脣形科, Labiatae) 다년생 초본. 속썩은풀
- **생약명** : **SCUTELLARIAE RADIX** (황금黃芩, 속썩은풀)
- **다른 이름** : 부장(腐腸), 내허(內虛), 공장(空腸), 자금(子芩), 조금(條芩), 고금(枯芩), 편금(片芩)
- **사용부위** : 뿌리를 건조한 것. 어린뿌리(눈근嫩根)로 안팎이 모두 실하며 황색으로 미녹색을 띤 것을 자금(子芩) 또는 조금(條芩)이라 하고, 오래 묵은 뿌리(老根)로 중심이 비어 있고 흑색을 띤 것을 고금(枯芩)이라 구분하기도 한다.

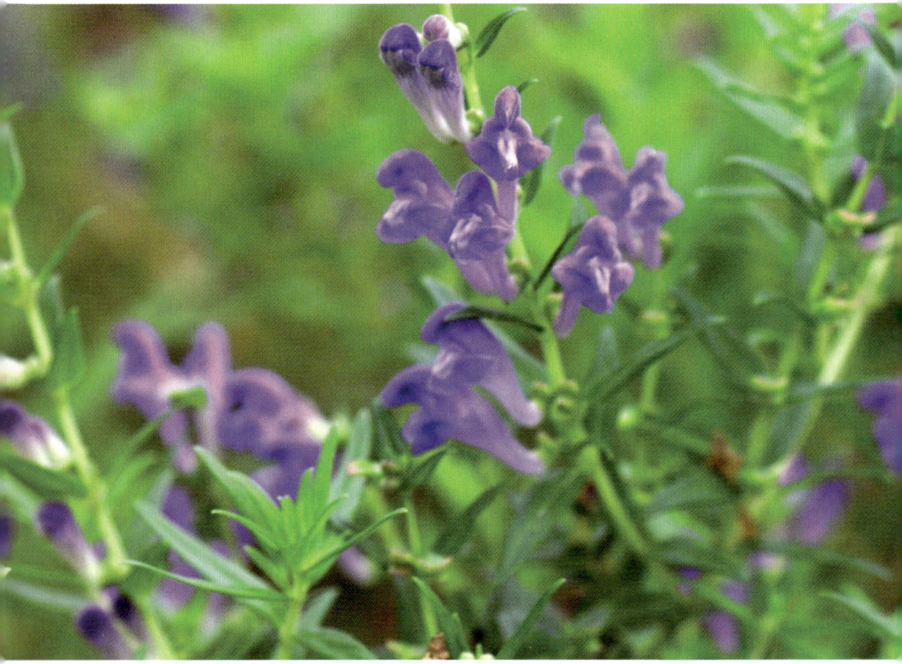

| 생김새 | 여러해살이풀로 높이 60㎝ 정도 자란다. 주근(主根)은 굵고 길며 황색이다. 잎은 마주나고 피침형이며 끝이 둔하거나 뾰족하다. 7~8월에 자색 꽃이 피며 열매는 8~9월에 열린다. 열매는 황금자(黃芩子)라고 하여 약용하고, 어린순은 나물로 쓴다. 주요 약재로 사용하는 뿌리는 원추형으로 길이 7~27㎝, 지름 1~2㎝ 정도이다. 뿌리 표면은 짙은 황색 또는 황갈색을 띠며 윗부분은 껍질이 비교적 거칠고 세로로 구부러진 쭈그러진 주름이 있으며, 아래쪽은 껍질이 얇다. 군데군데 수염뿌리(鬚根)의 자국 및 갈색의 겉껍질

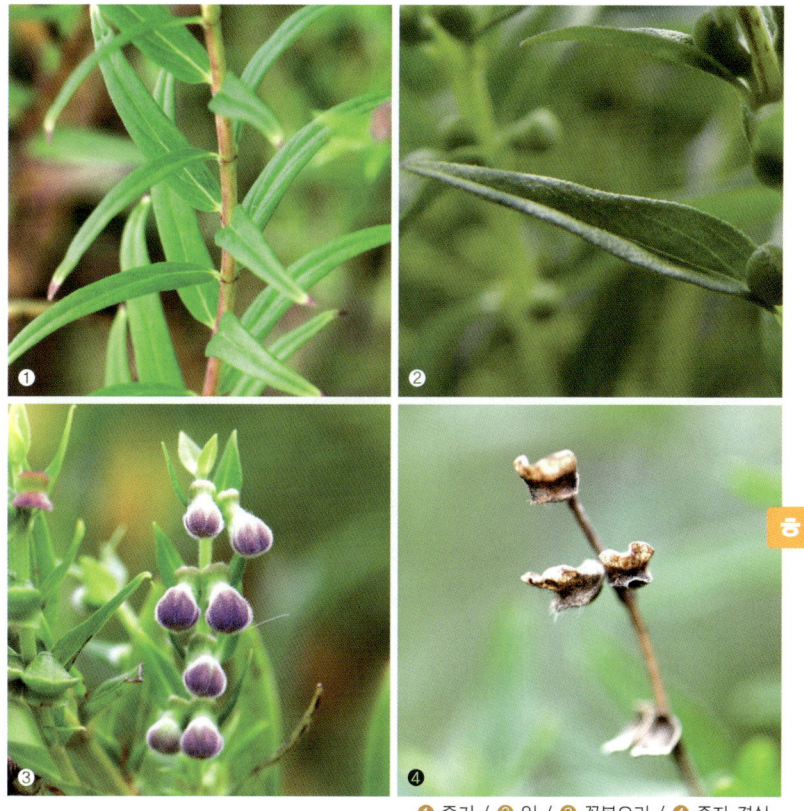

❶ 줄기 / ❷ 잎 / ❸ 꽃봉오리 / ❹ 종자 결실

파편(粗皮破片)이 남아 있다. 질은 단단하면서도 취약하여 절단이 쉽다. 단면은 짙은 황색이며 중앙부에는 홍갈색의 심이 있다. 오래 묵은 뿌리의 절단면은 중앙부가 암갈색 혹은 흑갈색의 두터운 조각 모양이며 간혹 속이 비어 있는데 보통 고황금(枯黃芩) 혹은 고금(枯芩)이라고 한다. 굵고 길며 질이 견실하고 색이 노랗고 겉껍질이 깨끗하게 제거된 것이 좋은 황금이다.

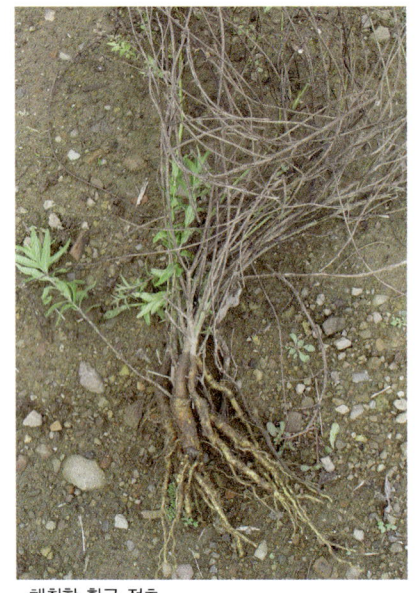
채취한 황금 전초

| 주요 생산지 | 우리나라 각지의 밭에서 재배하고 있는데 특히 경북 안동, 봉화가 유명한 산지이며, 전남 여천 지방에서도 많이 재배한다.

| 성품과 맛 | 성은 차고(한寒) 맛은 쓰며(고苦), 독성은 없다.

| 작용 부위 | 폐(肺), 담(膽), 위(胃), 대장(大腸) 경락에 작용한다.

| 효능주치 | 열을 내리고 습사를 말리는 청열조습(淸熱燥濕), 화를 내리고 독을 해소하는 사화해독(瀉火解毒), 출혈을 멈추는 지혈(止血), 태아를 안정시키는 안태(安胎) 등의 효능이 있어서, 발열(發熱), 폐열해수(肺熱咳嗽), 번열(煩熱), 고혈압(高血壓), 동맥경화(動脈硬化), 담낭염(膽囊炎), 습열황달(濕熱黃疸), 위염(胃炎), 장염(腸炎), 세균성(細菌性) 이질(痢疾), 목적동통(目赤腫痛), 옹종(癰腫), 태동불안(胎動不安) 등의 치료에 이용한다.

| 채취 및 가공 | 가을에 채취하여 수염뿌리를 제거하고 햇볕에 말린

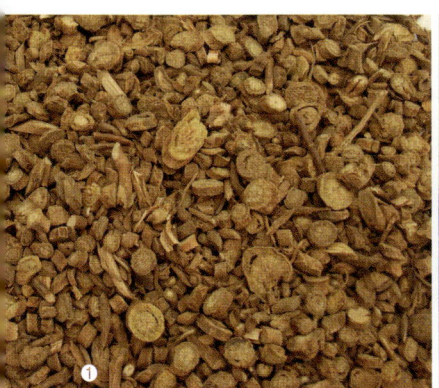
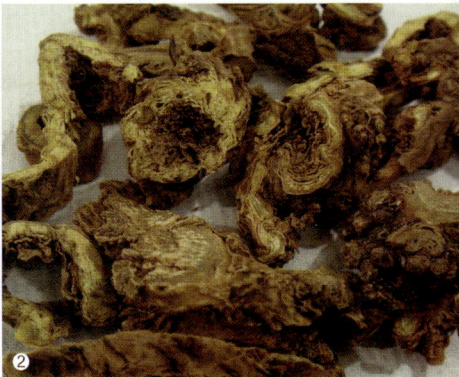

❶ 황금 뿌리 건조한 것(자금) / ❷ 황금 뿌리 건조한 것(고금)

다. 약재는 이물질을 제거하고 윤투(潤透, 누기를 주어 부드럽게 만드는 것)시킨 다음 절편하여 건조한 뒤 사용한다.

| 용법 | 뿌리 10g에 물 700mL를 부어 끓기 시작하면 불을 약하게 줄여서 200~300mL 정도로 달여서 아침저녁으로 두 차례에 나누어 복용한다. 가루나 환을 만들어 복용하기도 하며, 외용으로 쓸 때는 가루 내어 환처에 뿌리거나 달여서 환부를 씻어낸다. 민간요법으로 편도선염과 구내염, 복통 치료에 많이 이용되는데, 편도선염에는 황금, 황련, 황백을 부드럽게 가루 내어 각각 2g씩을 컵에 넣고 끓는 물에 부어 노랗게 우린 물로 하루에 6~10회 입가심을 한다.

| 용량 | 건조한 약재로 하루 4~12g.

| 사용상의 주의사항 | 이 약재는 쓰고 찬 성미로 인하여 생기를 손상시킬 수 있으므로 비위가 허하고 찬 사람이나 임산부의 경우에는 사용을 금해야 하며, 산수유, 용골과는 상사(相使, 서로 돕는 성질)작용을 하지만, 목단이나 여로와는 상외(相畏, 서로 싫어하는 성질)작용을 하므로 함께 쓰지 않는다.

| 응용 | 복통치료를 위해서는 황금, 작약 각 8g, 감초 4g을 물 1,200mL에 넣고 300~400mL로 달여 하루 3번에 나누어 복용한다.

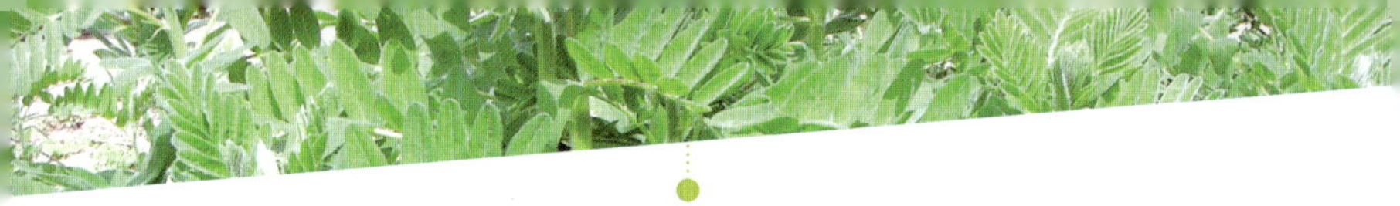

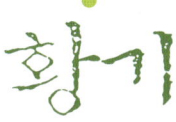

# 황기

*Astragalus mongholicus* Bunge

- 식물명 : 콩과(豆科, Leguminosae) 다년생 초본. 단너삼
- 생약명 : ASTRAGALI RADIX(황기黃芪)
- 다른 이름 : 황기(黃耆), 금황(綿黃), 재분(戴粉), 촉태(蜀胎), 백본(百本)
- 사용부위 : 뿌리를 건조한 것.

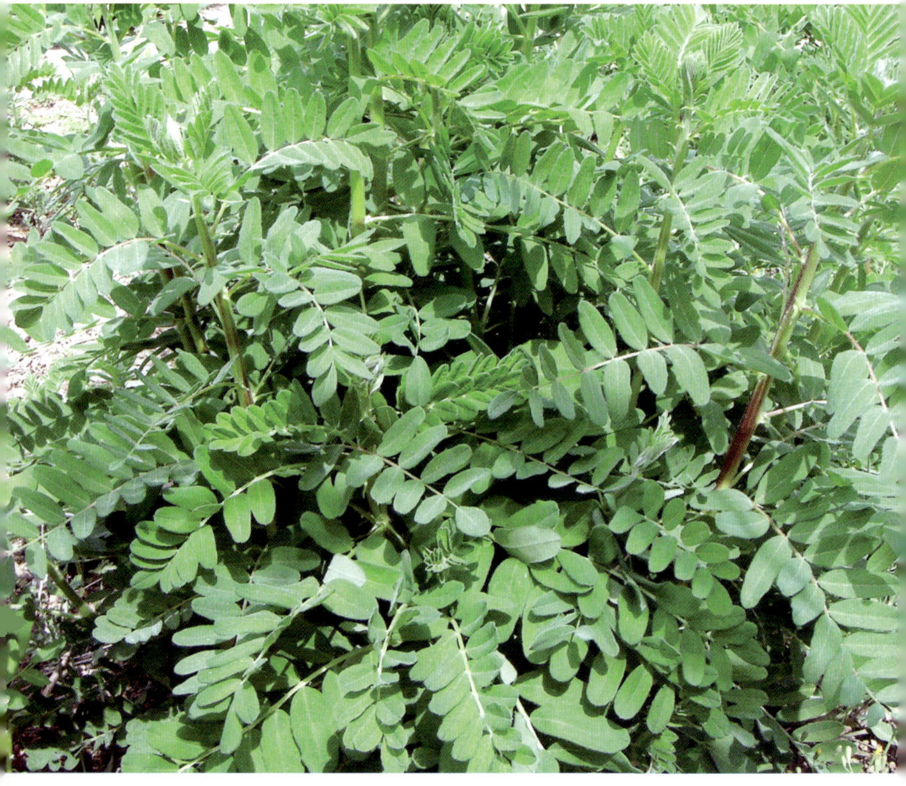

| 생김새 | 다년생 초본으로 60~100㎝ 정도 곧게 자라며 전체에 부드러운 털이 있고 주근(主根)이 길며 황백색이다. 잎은 어긋나고 홀수깃꼴겹잎으로 6~11쌍이고, 소엽은 긴 타원형으로 끝이 둔하다. 7~8월에 담황색 또는 담자색을 띠는 꽃이 피며, 총상화서는 잎과 줄기 사이에서 나오는 액생(腋生) 또는 줄기의 끝에 나오는 정생(頂生)을 하고 열매는 8~9월에 열린다. 약재로 쓰이는 뿌리는 긴 원주(圓柱)형을 이루고 길이 30~90㎝, 지름 1~3.5㎝이고 드문드문 작은 가지뿌리가 붙어 있으나 분지되는 일은 없고 뿌리의 머리 부분에는 줄기의 잔기가 남아 있다.

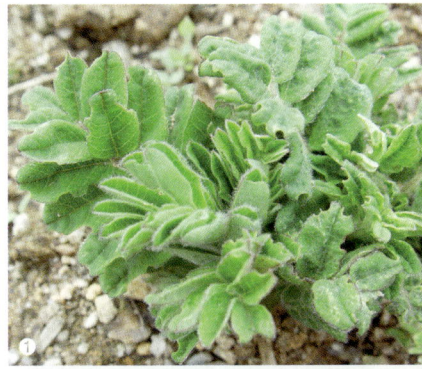
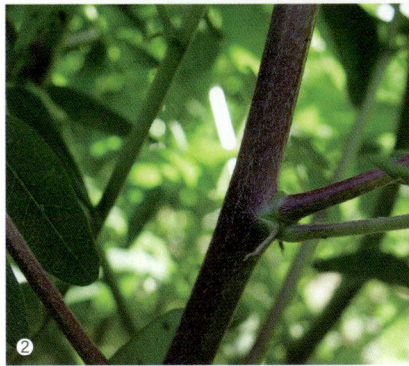

❶ 새순 올라오는 모습 / ❷ 줄기

뿌리의 표면은 엷은 갈황색 또는 엷은 갈색이며 회갈색의 코르크층이 군데군데 남아 있고 불규칙한 거친 세로주름과 가로로 피목 같은 모양이 보인다. 질은 단단하고 절단하기 힘들며 단면은 섬유성이다. 횡단면을 현미경으로 보면 가장 바깥층은 주피(主皮)이고 껍질부(피부皮部)는 엷은 황백색, 목부(木部)는 엷은 황색이며 형성층 부근은 약간의 황갈색을 띤다.

| 주요 생산지 | 경북, 강원, 함남북의 산지와 고산에 분포되어 자생하는데, 현재는 전국 각지에서 재배하며, 강원도 정선과 충북 제천 등이 주산지이다. 중국에서는 산서, 흑룡강, 내몽고에서 주로 생산

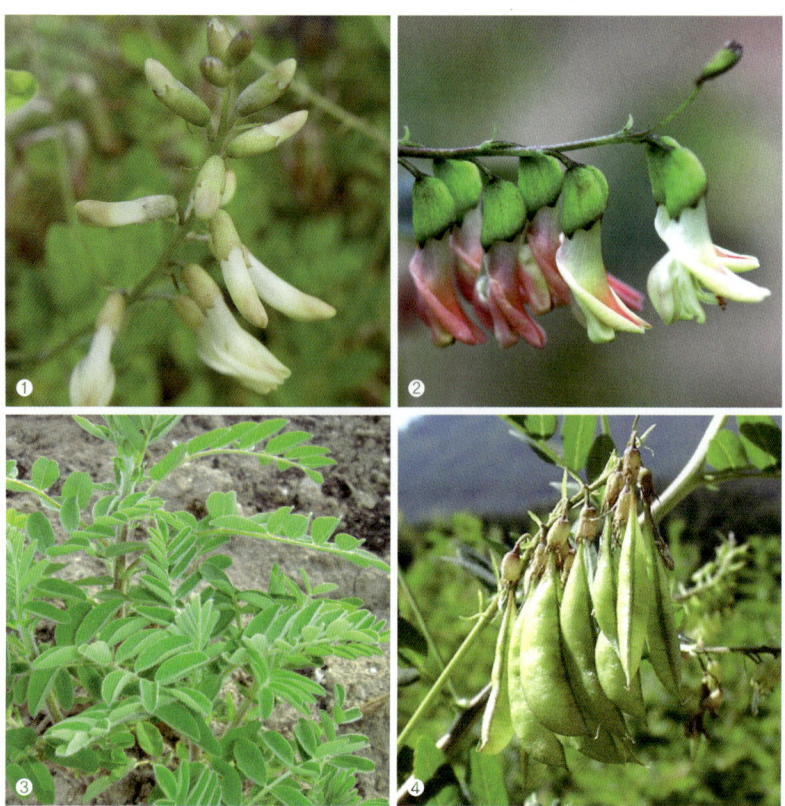

❶ 꽃봉오리 / ❷ 꽃 / ❸ 황기 자라는 모습 / ❹ 열매

한다.

| 성품과 맛 | 성은 따뜻하고(온溫) 맛은 달며(감甘) 독성은 없다.

| 작용 부위 | 폐(肺), 비(脾), 신(腎) 경락에 작용한다.

| 효능주치 | 몸을 튼튼하게 하는 강장(强壯), 기를 더하는 익기(益氣), 땀을 멈추게 하는 지한(止汗), 소변을 잘 통하게 하는 이수(利水), 살을 돋게 하는 생기(生肌), 종기를 제거하는 소종(消腫), 몸 안의 독을 밖으로 내보내는 탁독(托毒) 등의 효능이 있으며 다음과 같이 응용

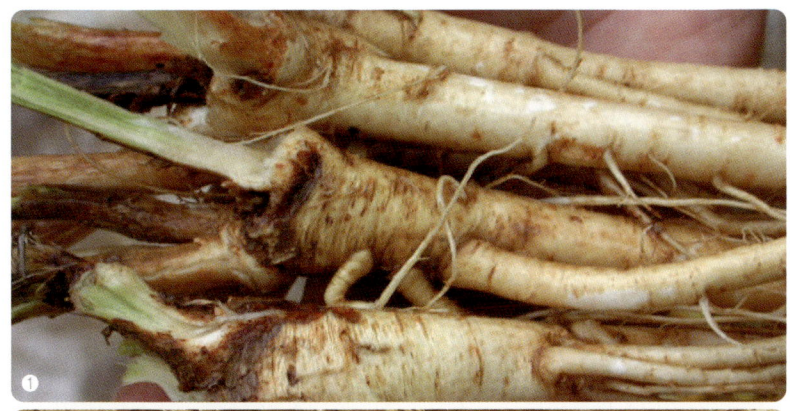
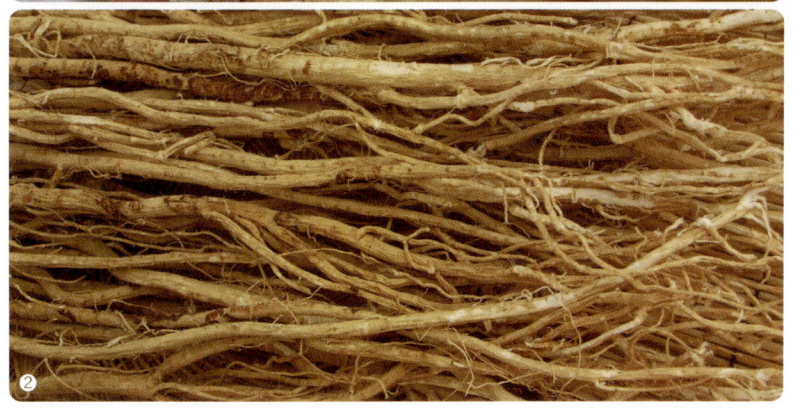

❶ 황기 생뿌리 / ❷ 말린 뿌리

한다.
① **생용**(生用, 말린 것을 그대로 사용) : 위기(衛氣)를 더하여 피부를 튼튼하게 하며(익위고표益衛固表), 수도를 이롭게 하고 종기를 없애고(이수소종利水消腫), 독을 배출하며(탁독托毒), 살을 잘 돋게 하고(생기生肌), 자한과 도한을 치료하며(치자한治自汗, 도한盜汗), 부종과 옹저를 치료한다(부종浮腫, 옹저불궤癰疽不潰, 궤구불렴潰久不斂).
② **자용**(炙用, 꿀물을 흡수시켜 볶아서 사용) : 중초(中焦, 주로 소화기능)를 보하고 기를 더하며(보중익기補中益氣), 내상노권을 치료한

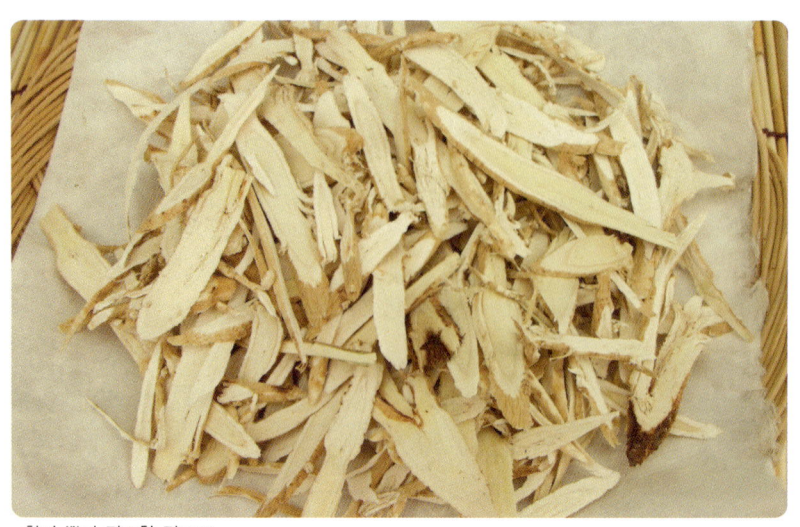
황기 뿌리 건조한 것(절편)

다(치내상노권治內傷勞倦). 비가 허하여 오는 설사(비허설사脾虛泄瀉), 탈항(脫肛), 기가 허하여 오는 혈탈(기허혈탈氣虛血脫), 붕루대하(崩漏崩帶) 등을 다스리고 기타 일체의 기가 쇠약한 증상이나 혈허(血虛) 증상에 응용한다(일절기쇠혈허지증一切氣衰血虛之證).

| 채취 및 가공 | 봄과 가을에 채취하여 수염뿌리(수근鬚根)와 머리 부분(두부頭部)을 제거하고 햇볕에 말린 다음 이물질을 제거하고 절편하여 보관한다.

| 용법 | 자한(自汗, 기가 허해서 오는 식은땀), 도한(盜汗, 잠 잘 때 오는 식은땀) 및 익위고표(益衛固表)에는 생용하고, 보기승양(補氣升陽, 기를 보하고 양기를 끌어올림)에는 밀자(蜜炙, 약재에 꿀물을 흡수시킨 다음 약한 불에서 천천히 볶아내는 것)하여 사용한다. 민간에서는 산후증 치료나 식은땀 치료, 어지럼증 치료를 위해 황기를 애용하는데, 산후증 치료에는 황기 15~20g에 물 700mL를 붓고 끓기 시작하면 불을 약하게 줄여서 200~300mL로 달여 하루 2~3회 나누어 먹는다.

또 어지럼증이 심한 경우에는 노란색 닭 한 마리를 잡아 뱃속의 내장을 꺼내고 거기에 황기 30~50g을 넣은 다음 중탕으로 푹 고아서 닭고기와 물을 2~3회 나누어 하루에 먹는다. 여러 가지 원인으로 오는 빈혈과 어지럼증에도 효과가 있다.

| 용량 | 말린 것으로 하루 4~12g. 대제(大劑)에는 37.5~75g까지 사용할 수 있다.

| 사용상의 주의사항 | 이 약재는 정기를 증진시키는 약재이므로 모든 실증(實證), 양증(陽症) 또는 음허양성(陰虛陽盛, 진액이 부족한 상태에서 양기가 심하게 항진된 경우)의 경우에는 사용하면 안 된다.

| 응용 | 식은땀 치료를 위해서는 황기 12g에 물 1,200mL를 붓고 끓기 시작하면 불을 약하게 줄여서 200~300mL 정도로 달여서 하루 3번에 나누어 식사 후에 먹는다.

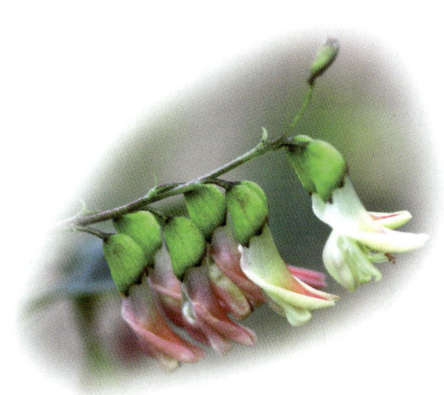

# 흑삼릉

*Sparganium erectum* L.

- **식물명** : 흑삼릉과(黑三稜科, Sparganiaceae) 다년생 초본. 흑삼릉, 사초과 (莎草科, Cyperaceae) 다년생 초본인 매자기(*Scirpus maritimus* L.)
- **생약명** : **SPARGANII RHIZOMA**(흑삼릉黑三稜, 매자기)
- **다른 이름** : 형삼릉(荊三稜), 경삼릉(京三稜), 홍포근(紅蒲根), 광삼릉(光三稜)
- **사용부위** : 덩이줄기(塊莖)를 건조한 것.

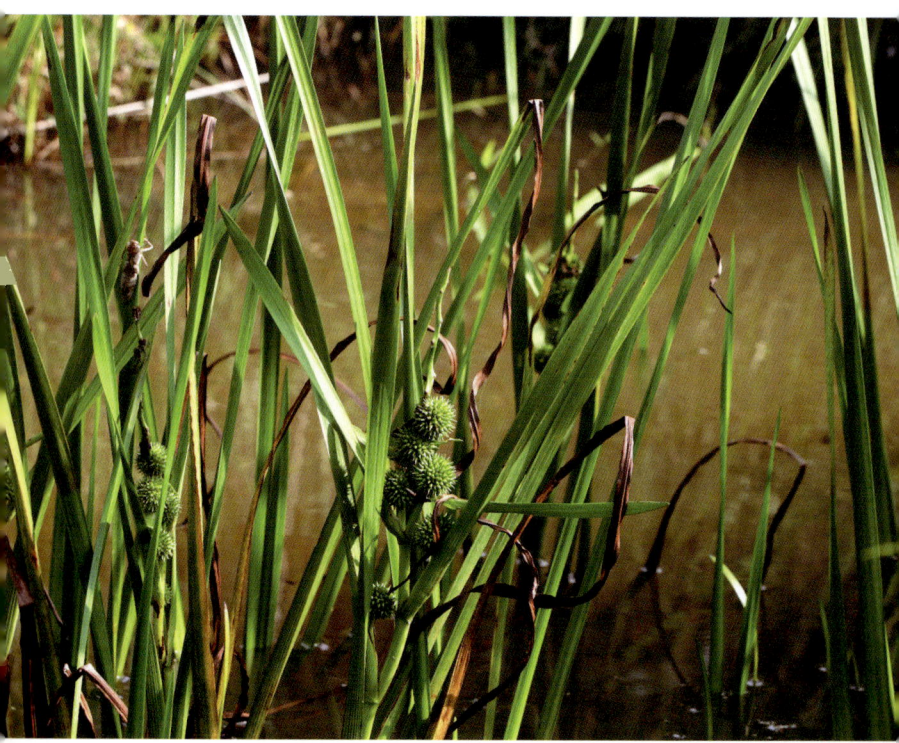

| **생김새** | 흑삼릉은 다년생 초본으로서 원줄기는 50~100㎝ 정도 자라고, 근경은 옆으로 벋고 기는줄기로 퍼져나간다. 잎은 선형으로 뒷면에 1개의 능선이 있다. 꽃은 6~7월에 백색으로 피며 두상화서이고 열매는 7~8월에 열린다. 약재는 원추형으로 약간 납작하고, 길이 2~6㎝, 지름 2~4㎝이다. 표면은 황백색 또는 회황색으로 칼로 깎은 자국이 있으며, 작은 점상의 수염뿌리(수근鬚根)가 떨어져 나간 흔적이 가로로 고리 모양(環狀)으로 배열되어 있다. 몸체는 무겁고 질은 견실하다.

| **주요 생산지** | 흑삼릉은 우리나라의 중남부 지방 경상남북도, 전라도, 제주도 그리고 충북 지방의 연못이나 늪지대 및 하천 같은 데서 자란다. 중국의 동북 지방과 황하 유역 및 양자강 중하류의 각 성과 서장 지역에 분포한다.

| **성품과 맛** | 성품은 평(平)하고, 맛은 쓰며(고苦) 독은 없다.

| **작용 부위** | 간(肝), 심(心), 비(脾) 경락에 작용한다.

| **효능주치** | 기를 통하게 하는 행기(行氣), 월경을 잘 통하게 하는 통경(通經), 죽은피를 없애주는 파혈(破血), 기가 뭉친 것을 깨뜨려주는 소적(消積), 통증을 멈추게 하는 진통(鎭痛) 등의 효능이 있으며, 징가(癥痂, 오래된 체증으로 인하여 몸 안에 덩어리가 생긴 증상)와 적취(積聚)를 치료하고, 기혈응체(氣血凝滯, 기혈이 뭉쳐서 몸 안에 머무르는 증상), 심복동통(心腹疼痛, 심복부의 심한 통증), 옆구리 아래 부위의 통증(脇下脹痛), 경폐(經閉, 월경이 멈춤), 산후어혈복통(産後瘀血腹痛, 출산 후 오로가 다 빠져나오지 않아서 생기는 심한 복통), 질타손상(跌打損傷, 타박상), 창종견경(瘡腫堅硬, 부스럼과 종기가 단단하게 굳어진 증상) 등의 치료에 응용한다.

| **채취 및 가공** | 가을과 겨울에 괴경을 캐어 줄기와 잎, 수염뿌리 등을 제거하고 씻은 다음 겉껍질을 깎아내고 햇볕에 말린다. 이물질을 제거하고 물에 담가 수분을 충분히 윤투(潤透, 누기를 주어 부드럽게

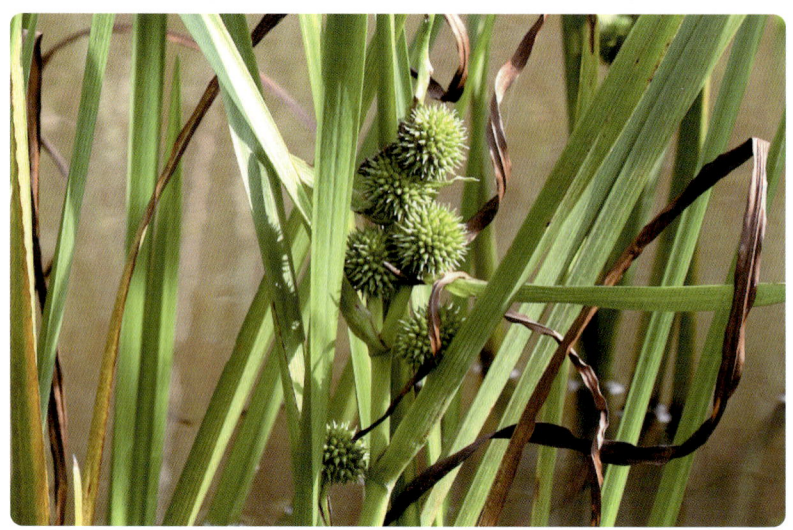

종자 결실

함)시켜 가늘게 썰고 햇볕에 말려서 사용하거나 초초(醋炒, 식초를 흡수시켜 약한 불로 볶아내는 가공법) 또는 초(炒, 프라이팬에 볶아냄)하여 사용한다.

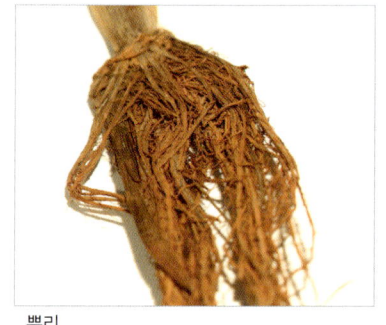

뿌리

| 용법 | 약재 10g에 물 700mL를 붓고 끓기 시작하면 불을 약하게 줄여서 200~300mL 정도로 달여서 아침저녁으로 두 차례에 나누어 복용한다. 가루나 환으로 만들어 복용하기도 한다.

| 용량 | 건조한 약재로 하루 4~12g.

| 사용상의 주의사항 | 이 약재는 파기(破氣, 울체된 기를 깨는 것)하고 거어(去瘀, 어혈을 제거함)하는 효능이 있기 때문에 월경과다나 임산부

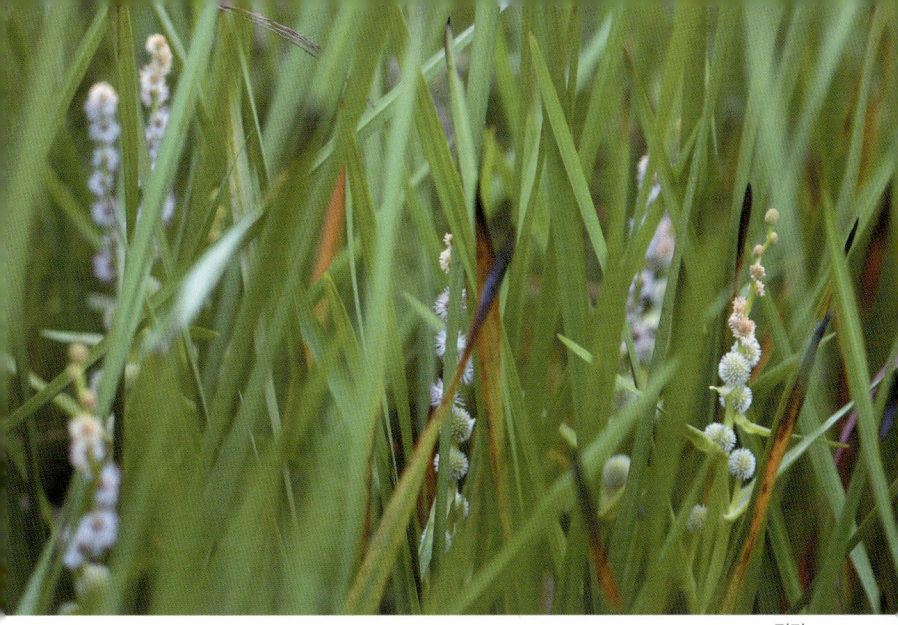

집단

의 경우에는 사용하면 안 된다.

| 응용 | 완복창만(脘腹脹滿, 위 부분이 그득하게 차오르면서 오는 복통)을 다스리기 위해서 이 약재에 봉출(蓬朮), 목향(木香), 빈랑(檳榔), 청피(靑皮), 신국(神麴), 맥아(麥芽), 산사(山楂) 등의 약재를 배합하여 응용하고, 만약 비(脾) 기능이 허(虛)할 경우에는 여기에 인삼(人蔘)과 백출(白朮)을 가미한다.

# 그림으로 보는 꽃과 잎

## | 꽃의 구조 |

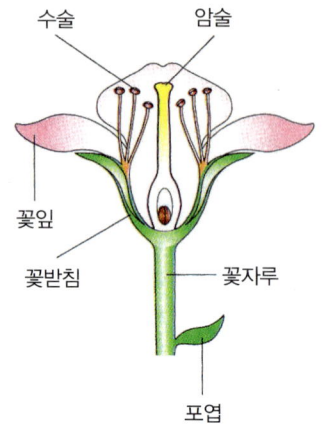

## | 꽃의 모양 |

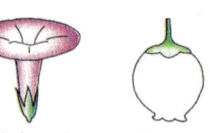
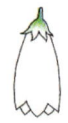

나팔 모양　단지 모양　종 모양

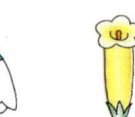
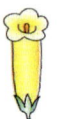

십자 모양

술잔 모양　통 모양

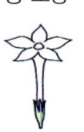

바퀴 모양

입술 모양　긴 술잔 모양　나비 모양

## | 꽃차례 |

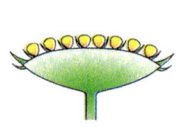
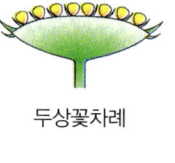

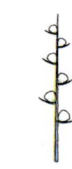
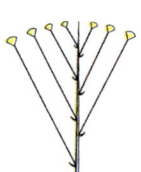

두상꽃차례　총상꽃차례　수상꽃차례　산방꽃차례

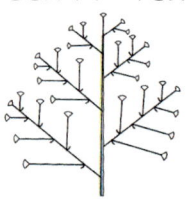
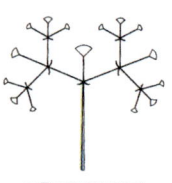

산형꽃차례　원뿔꽃차례　2출집산꽃차례

## 잎의 구조

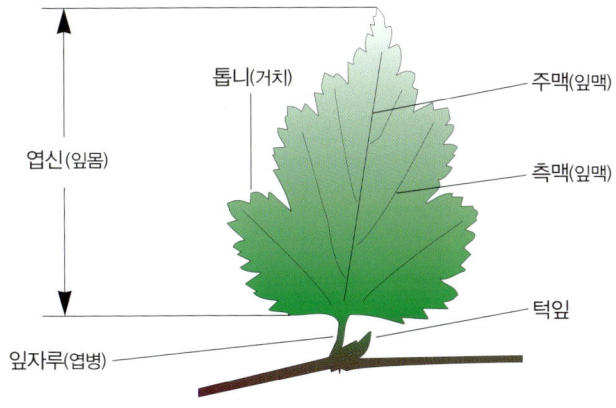

## 잎의 모양

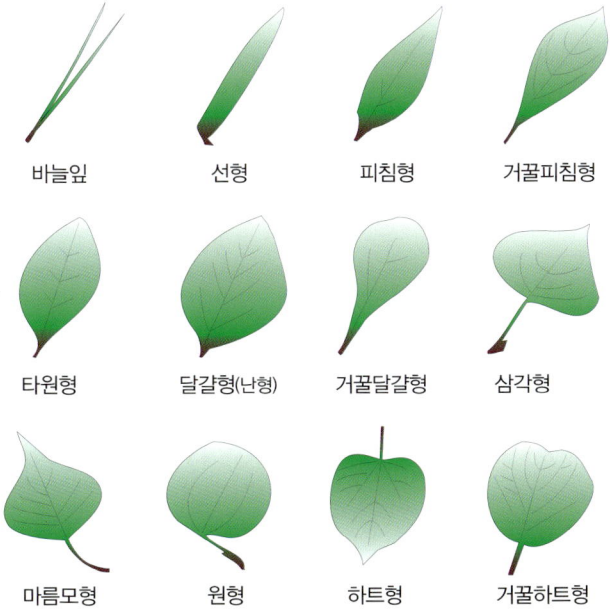

## ◼ 참고문헌

- Lin Gongwang(1999). Chinese Herbal Medicine(Ⅰ·Ⅱ). Hua Xia Publishing House.
- Manuchair Ebadi(2002). Pharmacodynamic Basis of Herbal Medicine. CRC Press.
- Thomas S. C. Li(2002). Chinese and Related North American Herbs. CRC Press.
- 강병수·김영판(1996). 임상배합본초학. 영림사.
- 강병수 외(전국본초학교수 공편저)(1999). 본초학. 영림사.
- 고병섭 외(2000). 한약재표준품 개발 수집 및 활용방안 연구. 보건복지부.
- 곽준수·장광진·정연옥·성환길(2009). 약용작물 재배와 이용. 푸른행복.
- 곽준수·한종현(2011). 약선식료 입문. 푸른행복.
- 곽준수·성환길·장광진(2011). 약용식물 재배(성분, 약효, 이용법). 푸른행복.
- 곽준수·최미애(2009). 약선재료분류감별. 푸른행복.
- _____(2009). 약선포제학. 푸른행복.
- _____(2009). 약초생산학. 푸른행복.
- 김길춘(2008). 약선본초학. 의성당.
- 김동일 외(1990). 동의학사전. 까치출판사.
- 김영상 외 6인(1990). 한국의 자생식물. 농촌진흥청.
- 김재길(1984). 원색천연약물대사전 상·하. 남산당.
- 김종덕(2008). 한의학에서 바라본 농산물(Ⅰ·Ⅱ). 부경대학교한약재개발연구소.
- 김창민 외(1998). 완역 중약대사전(전 11권). 정담.
- 김창민 외(한국생약학교수협의회 편저)(2003). 본초학. 아카데미서적.

- 김태정(1996). 한국의 자원식물. 서울대.
- 문관심(과학백과사전출판사편)(1984). 약초의 성분과 이용. 일월서각.
- 배기환(2000). 한국의 약용식물. 교학사.
- 서부일·최호영(2004). 임상한방본초학. 영림사.
- 송기엽·윤주복(2003). 야생화 쉽게찾기. 진선출판사.
- 신길구(1988). 신씨본초학 각론. 수문사.
- _____(1988). 신씨본초학 총론. 수문사.
- 신민교(2002). 임상본초학. 영림사.
- 이영노(1996). 원색한국식물도감. 교학사.
- 이영은·홍승헌(2004). 한방식품재료학. 교문사.
- 이원호(1990). 약초재배의 기술(야생약초의 민간요법). 장학출판사.
- 이정원·강병수(1991). 한방임상을 위한 한약포제와 응용. 영림사.
- 이정일·계봉명(1994). 약용식물의 이용과 신재배기술. 선진문화사.
- 이창복(1980). 대한식물도감. 향문사.
- 이창복·김윤식·김정석·이정석(1985). 식물분류학. 향문사.
- 이철호(1994). 이야기 한방(1·2). 예문당.
- 임록재(1999). 조선약용식물지(Ⅰ·Ⅱ·Ⅲ). 한국문화사.
- 정연옥·오장근·신영준(2012). 야생화 백과사전(봄·여름·가을). 가람누리.
- 조무연(1989). 한국수목도감. 아카데미서적.
- 최성규(2006). 한약생산학각론. 신광출판사.
- 허준(동의학연구소 역)(1994). 동의보감(전 5권). 여강출판사.
- 황도연원저(신민교 편역)(2002). 신증방약합편. 영림사.

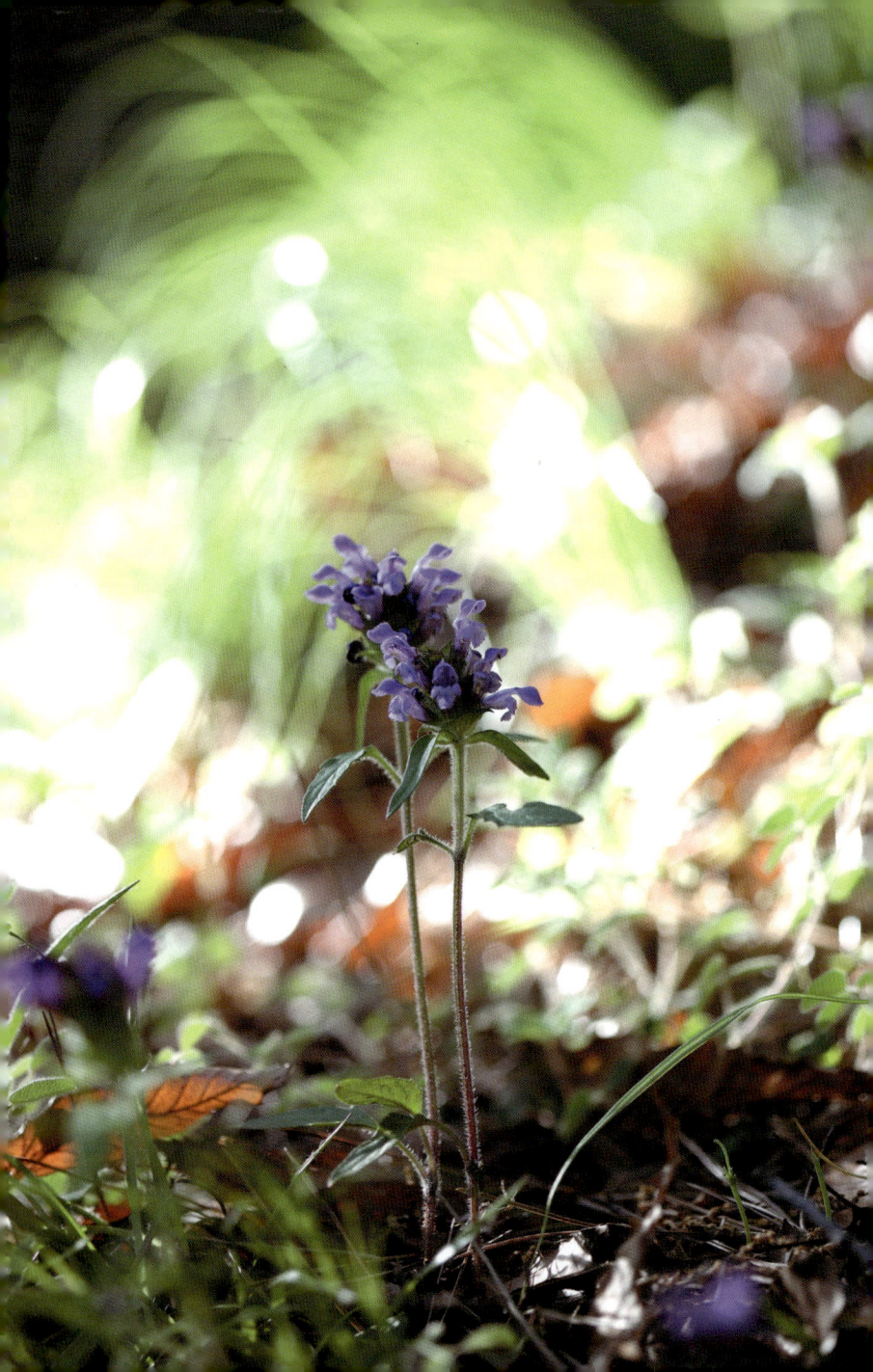